L. Habermann-Horstmeier
Anatomie, Physiologie und Pathologie
3. Auflage

Anatomie, Physiologie und Pathologie

Lehrbuch für Arzthelferinnen und andere Berufe
im Gesundheitswesen

Dr. med. Lotte Habermann-Horstmeier

3., neu bearbeitete Auflage

Mit 194 Abbildungen und 42 Tabellen

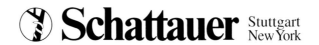

Anschrift der Autorin:

Dr. med. Lotte Habermann-Horstmeier
Gartenstraße 4
D-66132 Saarbrücken

Umschlagfoto:

Fotostudio Ulrich Behrend
Markgröninger Straße 61/1
70435 Stuttgart

Die Deutsche Bibliothek – CIP-Einheitsaufnahme

Habermann-Horstmeier, Lotte:
Anatomie, Physiologie und Pathologie : Lehrbuch für
Arzthelferinnen und andere Berufe im Gesundheitswesen ; mit
42 Tabellen / Lotte Habermann-Horstmeier. – 3., überarb. und
erg. Aufl. – Stuttgart ; New York : Schattauer, 1996
   ISBN 3-7945-1722-9

In diesem Buch sind die Stichwörter, die zugleich eingetragene Warenzeichen sind, als solche nicht besonders kenntlich gemacht. Es kann also aus der Bezeichnung der Ware mit dem für diese eingetragenen Warenzeichen nicht geschlossen werden, daß die Bezeichnung ein freier Warenname ist.
Hinsichtlich der in diesem Buch angegebenen Dosierungen von Medikamenten usw. wurde die größtmögliche Sorgfalt beachtet. Gleichwohl werden die Leser aufgefordert, die entsprechenden Prospekte der Hersteller zur Kontrolle heranzuziehen.
Das Werk ist urheberrechtlich geschützt. Alle Rechte, insbesondere das Recht des Nachdrucks, der Wiedergabe in jeder Form und der Übersetzung in andere Sprachen, behalten sich Urheber und Verlag vor.
Kein Teil des Werkes darf in irgendeiner Form ohne schriftliche Genehmigung des Verlags reproduziert werden. Das gilt insbesondere für Vervielfältigungen, Übersetzungen, Mikroverfilmungen und die Einspeicherung, Nutzung und Verwertung in elektronischen Systemen.

© 1996 by F. K. Schattauer Verlagsgesellschaft mbH, Lenzhalde 3, 70192 Stuttgart, Germany

Printed in Germany

Lektorat: Dr. med. vet. Gisela Jöhnssen

Gedruckt auf chlor- und säurefrei gebleichtem Papier.

ISBN 3-7945-1722-9

Meinen Kindern Katja Magdalena
und Lukas Maximilian gewidmet

Vorwort zur 3. Auflage

Dem Wunsch zahlreicher Leser und Benutzer dieses Lehrbuches entsprechend wurde in dieser Neuauflage ein Großteil der Abbildungen farbig gestaltet. Zur Veranschaulichung des Textes habe ich eine Reihe neuer Abbildungen (z. B. auch ein Ultraschallbild und ein Kernspintomogramm) eingefügt. Besonders wichtige Aussagen, Aussagen mit Praxisrelevanz und Merksätze sind nun mit einem farbigen Raster unterlegt. Dies alles soll Ihnen zur Erleichterung des Lernens und Auffindens dienen.

Der Stoff wurde auch dieses Mal wieder aktualisiert, der Inhalt überarbeitet, zum Teil erweitert, an anderen Stellen gestrafft. Ich habe versucht, neuere Erkenntnisse der Psychoneuroimmunologie (einer neuen wissenschaftlichen Richtung, die sich mit dem Zusammenspiel von Psyche, Nerven-, Hormon- und Immunsystem beschäftigt) unter dem Aspekt einer ganzheitlichen Sicht des Menschen in die neue Auflage einzuarbeiten. Auch aktuelle Ergebnisse der Hirnforschung wurden berücksichtigt (z. B. bei der optischen Wahrnehmung). Wichtig erschienen mir noch einige Ergänzungen zu den Themen »Alterserkrankungen« und »Sterben und Tod«. Beide Bereiche werden in Zukunft auch für Arzthelferinnen und andere Mitarbeiter im Gesundheitswesen noch an Bedeutung gewinnen. Wer sich hier näher informieren will, sei auf »Das Altenpflegelehrbuch« von Dühring/Habermann-Horstmeier, Schattauer Verlag, verwiesen.

An dieser Stelle möchte ich mich bei den Mitarbeitern des Schattauer Verlages, insbesondere dem wissenschaftlichen Leiter, Dipl.-Psych. Dr. med. W. Bertram und Frau Dipl.-Biol. C. Cohnen vom Lektorat, für die gute Zusammenarbeit herzlich bedanken.

Mein Dank gilt im besonderen Maße den Lesern und Benutzern dieses Buches, von denen ich zahlreiche Anregungen erhielt. Soweit dies möglich war, wurden sie berücksichtigt. Mir bleibt nun noch zu hoffen, daß Sie mich auch künftig mit ihrer konstruktiven Kritik bei meiner Arbeit unterstützen werden.

Saarbrücken, im Frühjahr 1996   L. Habermann-Horstmeier

Vorwort zur 1. Auflage

In den letzten Jahren haben sich die Anforderungen an das Wissen der ärztlichen Mitarbeiter/-innen ständig erhöht. Man erwartet von ihnen nicht mehr nur fundierte Kenntnisse auf den Gebieten des Abrechnungswesens und der Buchführung. Arzthelferinnen sollen auch im medizinischen Bereich „mitdenken" können.

Dieses neue Lehrbuch soll als Hilfe zum Erwerb der Grundlagen von Anatomie, Physiologie und Krankheitslehre dienen. In anschaulicher und leicht verständlicher Form vermittelt es angehenden Arzthelfern/-helferinnen den in der Arzthelfer-Ausbildungsverordnung vom 1. August 1986 aufgeführten Lehrstoff. Arzthelferinnen in der Praxis ermöglicht es ein schnelles Nachschlagen bislang nicht vertrauter Fachbegriffe. Auch Auszubildenden in anderen medizinischen Assistenzberufen gibt es einen guten Überblick über die wichtigsten Zusammenhänge auf den Gebieten Anatomie, Physiologie und Pathologie.

Ein völlig neuer didaktischer Aufbau – die entsprechenden Krankheiten werden direkt im Anschluß an die besprochene Anatomie und Physiologie eines Organs oder Organsystems abgehandelt – erleichtert dem Lernenden das Begreifen pathologischer Prozesse. Zahlreiche Abbildungen tragen zur Veranschaulichung des Textes bei. Eine reiche Ausstattung mit Fußnoten zur Erläuterung der verwendeten Fachbegriffe erspart das lästige Nachschlagen in medizinischen Wörterbüchern.

Im Anhang finden sich zu jedem Kapitel Testfragen mit den entsprechenden Antworten, die eine Überprüfung des Wissens zur Examensvorbereitung ermöglichen.

Danken möchte ich meinem Mann, Gerrit Horstmeier, der mir bei der Zusammenstellung des Sachverzeichnisses behilflich war.

Olpe, im Juli 1989   L. Habermann-Horstmeier

Inhaltsverzeichnis

	Kurze Einführung	1
I.	**Allgemeiner Teil**	1
	Der Mensch	1
	Topographie des menschlichen Körpers	1
1.	**Die Zelle**	4
1.1.	**Bau der Zelle**	4
1.2.	**Zellteilung**	7
1.3.	**Zellstoffwechsel**	8
2.	**Gewebelehre**	9
2.1.	**Epithelgewebe**	9
2.2.	**Binde- und Stützgewebe**	12
2.2.1.	Bindegewebe	13
2.2.2.	Knorpelgewebe	15
2.2.3.	Knochengewebe	16
2.3.	**Muskelgewebe**	18
2.4.	**Nervengewebe**	19
3.	**Grundbegriffe der Pathologie**	22
3.1.	**Krankheitsursachen**	22
3.2.	**Krankheitsverlauf**	23
3.3.	**Sterben und Tod**	24
3.4.	**Krankheitsformen**	25
3.4.1.	Entzündungen	25
3.4.2.	Degenerative Erkrankungen	26
3.4.3.	Steinleiden	27
3.4.4.	Tumoren	27
II.	**Spezieller Teil**	30
4.	**Knochen und Gelenke – Allgemeiner Teil**	31
4.1.	**Knochenarten**	31
4.2.	**Knochenverbindungen**	33
5.	**Knochen und Gelenke – Spezieller Teil**	35
	Das Skelettsystem	35
5.1.	**Die Wirbelsäule**	35
5.2.	**Der Brustkorb**	39
5.3.	**Die obere Extremität**	40
5.3.1.	Der Schultergürtel	40
5.3.2.	Der Oberarmknochen	41
5.3.3.	Die Unterarmknochen	43
5.3.4.	Die Handknochen	44
5.4.	**Die großen Gelenke der oberen Extremität**	46
5.4.1.	Das Schultergelenk	46
5.4.2.	Das Ellenbogengelenk	46
5.4.3.	Das Handgelenk	47
5.5.	**Die untere Extremität**	47
5.5.1.	Der Beckengürtel	47
5.5.2.	Der Oberschenkelknochen	49
5.5.3.	Die Kniescheibe	49
5.5.4.	Die Unterschenkelknochen	50

5.5.5.	Die Fußknochen	51
5.6.	**Die großen Gelenke der unteren Extremität**	53
5.6.1.	Das Hüftgelenk	53
5.6.2.	Das Kniegelenk	54
5.6.3.	Das obere und das untere Sprunggelenk	54
5.7.	**Der Schädel**	54
5.7.1.	Der Hirnschädel	55
5.7.2.	Der Gesichtsschädel	59
6.	**Pathologie des passiven Bewegungsapparates**	63
6.1.	**Degenerative Erkrankungen**	63
6.1.1.	Arthrose	63
6.2.	**Entzündliche Erkrankungen**	63
6.2.1.	Arthritis	63
6.2.2.	Osteomyelitis	64
6.3.	**Systemerkrankungen**	64
6.3.1.	Osteoporose	64
6.4.	**Tumoren**	65
6.5.	**Knochenbrüche**	66
6.6.	**Erkrankungen der Wirbelsäule**	68
6.6.1.	Skoliose	68
6.6.2.	Kyphose und Lordose	68
6.6.3.	Bandscheibenschaden	69
6.6.4.	Wirbelgelenkerkrankungen	69
6.7.	**Erkrankungen des Brustkorbes**	70
6.7.1.	Trichterbrust	70
6.8.	**Erkrankungen der oberen Extremität**	70
6.8.1.	Luxation	70
6.9.	**Erkrankungen der unteren Extremität**	70
6.9.1.	Distorsion	70
6.9.2.	Bein- und Fußdeformitäten	70
6.9.3.	Kontusion	72
7.	**Muskulatur – Allgemeiner Teil**	73
8.	**Muskulatur – Spezieller Teil**	76
8.1.	**Die Muskulatur des Kopfes**	76
8.2.	**Muskulatur des Halses**	77
8.3.	**Muskulatur des Rückens**	78
8.4.	**Brustmuskulatur**	79
8.5.	**Zwerchfell**	79
8.6.	**Muskulatur des Bauchs**	80
8.7.	**Beckenboden**	82
8.8.	**Muskulatur der oberen Extremität**	82
8.8.1.	Schultermuskulatur	83
8.8.2.	Muskeln des Oberarms	84
8.8.3.	Muskeln des Unterarms	85
8.8.4.	Handmuskeln	89
8.9.	**Muskulatur der unteren Extremität**	90
8.9.1.	Hüftmuskeln	90
8.9.2.	Muskulatur des Oberschenkels	91
8.9.3.	Muskulatur des Unterschenkels	95
8.9.4.	Fußmuskulatur	99

9.	**Ausgewählte Erkrankungen der Muskulatur und ihrer Hilfseinrichtungen**	100
9.1.	**Neuromuskuläre Erkrankungen**	100
9.2.	**Progressive Muskeldystrophie**	100
9.3.	**Formen der Muskellähmung**	101
9.4.	**Myositis**	102
9.5.	**Kontrakturen**	102
9.6.	**Entzündungen im Bereich der Hilfseinrichtungen der Muskulatur**	103
9.6.1.	Bursitis	103
9.6.2.	Tendovaginitis	103
10.	**Das Herz-Kreislauf-System**	104
10.1.	**Herz**	104
10.1.1.	Der Weg des Blutes im Herzen	105
10.1.2.	Herztätigkeit	106
10.1.3.	Erregungsbildung und Erregungsleitung	107
10.1.4.	Herzkranzgefäße	108
10.1.5.	Untersuchungsmethoden des Herzens	109
10.2.	**Die Blutgefäße**	109
10.2.1.	Arterien	109
10.2.2.	Venen	110
10.2.3.	Gefäßverbindungen	110
10.3.	**Der Blutkreislauf**	111
11.	**Erkrankungen des Herzens, der Blutgefäße und des Kreislaufsystems**	115
11.1.	**Erkrankungen des Herzens**	115
11.1.1.	Koronare Herzkrankheiten	115
11.1.2.	Herzinsuffizienz	118
11.1.3.	Myokarditis	118
11.1.4.	Herzklappenfehler	119
11.1.5.	Herzrhythmusstörungen	119
11.2.	**Erkrankungen der Blutgefäße und des Kreislaufsystems**	120
11.2.1.	Arteriosklerose	120
11.2.2.	Embolie	120
11.2.3.	Phlebitis, Thrombophlebitis und Phlebothrombose	121
11.2.4.	Varizen	121
11.2.5.	Hämorrhoiden	121
11.2.6.	Hypertonie	122
11.2.7.	Hypotonie	122
11.2.8.	Schock, Kollaps	122
12.	**Das Blut**	123
12.1.	**Erythrozyten**	124
12.1.1.	Blutgruppen	124
12.2.	**Leukozyten**	125
12.3.	**Thrombozyten**	127
12.3.1.	Blutgerinnung	127
12.4.	**Das Abwehrsystem des Menschen**	127
13.	**Erkrankungen des Blutes**	129
13.1.	**Anämie**	129
13.2.	**Polyglobulie, Polyzythämie**	129
13.3.	**Leukozytose, Leukopenie**	129
13.4.	**Leukämie**	130
13.5.	**Thrombozytopenie, Thrombozytose**	130

13.6.	**Hämorrhagische Diathese**	131
13.7.	**Hämophilie**	131
14.	**Das Lymphsystem**	**132**
14.1.	**Lymphgefäßsystem**	132
14.2.	**Lymphknoten**	133
14.3.	**Mandeln** (Tonsillen)	135
14.4.	**Lymphfollikel**	136
14.5.	**Thymus** (Bries)	136
14.6.	**Milz** (Splen, Lien)	137
15.	**Erkrankungen aus dem Bereich der lymphatischen Organe**	**139**
15.1.	**Lymphangitis, Lymphadenitis**	139
15.2.	**Tonsillitis**	139
15.3.	**Adenoide Vegetationen**	139
16.	**Atmungsorgane**	**141**
16.1.	**Nase und Nasennebenhöhlen**	142
16.2.	**Der Rachen**	143
16.3.	**Der Kehlkopf**	143
16.4.	**Die Luftröhre**	144
16.5.	**Die Lunge**	144
16.5.1.	**Atmung**	147
17.	**Erkrankungen der Atmungsorgane**	**148**
17.1.	**Entzündungen**	148
17.1.1.	Rhinitis	148
17.1.2.	Sinusitis	148
17.1.3.	Pharyngitis, Laryngitis	148
17.1.4.	Tracheitis, Bronchitis	149
17.1.5.	Pneumonie	149
17.1.6.	Pleuritis	149
17.1.7.	Lungentuberkulose	150
17.2.	**Bronchialasthma**	150
17.3.	**Lungenemphysem**	151
17.4.	**Pneumothorax**	151
17.5.	**Bronchialkarzinom**	152
18.	**Niere und ableitende Harnwege**	**153**
18.1.	**Die Niere** (Ren)	153
18.1.1.	Der Harn	157
18.2.	**Die ableitenden Harnwege**	157
19.	**Erkrankungen der Niere und der ableitenden Harnwege**	**159**
19.1.	**Entzündliche Nierenerkrankungen**	159
19.1.1.	Glomerulonephritis	159
19.1.2.	Pyelonephritis	159
19.2.	**Entzündliche Erkrankungen der ableitenden Harnwege**	160
19.2.1.	Urethritis, Zystitis und Ureteritis	160
19.3.	**Steinerkrankungen**	161
19.4.	**Niereninsuffizienz**	162
19.5.	**Fehlbildungen der Niere und der ableitenden Harnwege**	163
19.6.	**Tumoren**	163

20.	**Nahrung und Stoffwechsel**	164
20.1.	**Eiweiße**	164
20.2.	**Kohlenhydrate**	164
20.3.	**Fette**	165
20.4.	**Mineralien**	165
20.5.	**Vitamine**	166
20.5.1.	Fettlösliche Vitamine	166
20.5.2.	Wasserlösliche Vitamine	167
20.6.	**Stoffwechsel**	168
21.	**Gewichtsprobleme**	169
21.1.	**Fettleibigkeit**	169
21.2.	**Unterernährung**	169
21.3.	**Eßstörungen**	170
21.3.1.	Anorexia nervosa	170
21.3.2.	Bulimia nervosa	170
22.	**Verdauungsorgane**	171
22.1.	**Die Mundhöhle**	171
22.1.1.	Die Zähne	171
22.1.2.	Die Zunge	174
22.1.3.	Die Speicheldrüsen	176
22.2.	**Der Rachen**	177
22.2.1.	Der Schluckakt	177
22.3.	**Die Speiseröhre**	178
22.4.	**Der Magen**	179
22.5.	**Der Dünndarm**	181
22.5.1.	Verdauung und Resorption	184
22.6.	**Der Dickdarm**	186
23.	**Erkrankungen im Bereich des Verdauungstrakts**	189
23.1.	**Erkrankungen der Zähne und des Zahnhalteapparats**	189
23.1.1.	Karies	189
23.1.2.	Parodontitis und Parodontose	189
23.2.	**Erkrankungen im Bereich der Mundhöhle**	190
23.2.1.	Stomatitis	190
23.2.2.	Soor (Candidiasis, Candidose) der Mundschleimhaut	190
23.2.3.	Tumoren im Mundbereich	191
23.3.	**Erkrankungen der Speicheldrüsen**	191
23.3.1.	Parotitis	191
23.4.	**Erkrankungen der Speiseröhre**	192
23.4.1.	Ösophagitis	192
23.4.2.	Ösophaguskarzinom	192
23.5.	**Erkrankungen des Magens**	192
23.5.1.	Gastritis	192
23.5.2.	Ulkuskrankheit	193
23.5.3.	Magenkarzinom (Carcinoma ventriculi)	194
23.6.	**Erkrankungen des Darms**	194
23.6.1.	Enteritis	194
23.6.2.	Kolitis	195
23.6.3.	Chronisch entzündliche Darmerkrankungen	195
23.6.4.	Appendizitis	196
23.6.5.	Maligne Tumoren des Dickdarms	197

23.7.	**Ileus** (Darmverschluß)	198
23.8.	**Peritonitis** (Bauchfellentzündung)	199
24.	**Die großen Darmdrüsen**	200
24.1.	**Leber und Gallenblase**	200
24.1.1.	Leber	200
24.1.2.	Gallenwege und Gallenblase	203
24.2.	**Die Bauchspeicheldrüse**	204
25.	**Erkrankungen der großen Darmdrüsen**	206
25.1.	**Erkrankungen der Leber**	206
25.1.1.	Entzündliche Lebererkrankungen	206
25.1.2.	Leberzirrhose	208
25.1.3.	Lebertumoren	209
25.2.	**Erkrankungen der Gallenwege und der Gallenblase**	209
25.2.1.	Cholangitis (Gallenwegsentzündung)	209
25.2.2.	Cholezystitis (Gallenblasenentzündung)	210
25.2.3.	Cholelithiasis (Gallensteinleiden)	210
25.3.	**Erkrankungen der Bauchspeicheldrüse**	211
25.3.1.	Pankreatitis	211
25.3.2.	Pankreaskarzinom	211
26.	**Stoffwechselerkrankungen**	212
26.1.	**Diabetes mellitus**	212
26.2.	**Gicht**	213
26.3.	**Fettstoffwechselstörungen**	214
27.	**Drüsen innerer Sekretion**	215
27.1.	**Hypothalamus**	216
27.2.	**Hypophyse**	216
27.3.	**Epiphyse**	217
27.4.	**Nebennieren**	217
27.5.	**Schilddrüse**	218
27.5.1.	Hormonaler Regelkreis	221
27.6.	**Epithelkörperchen oder Nebenschilddrüsen**	221
28.	**Die männlichen Geschlechtsorgane**	222
28.1.	**Die Hoden**	222
28.1.1.	Samenzellbildung	224
28.2.	**Die Nebenhoden**	224
28.3.	**Der Samenleiter**	225
28.4.	**Das Samenbläschen**	225
28.5.	**Die Vorsteherdrüse**	225
28.6.	**Zusammensetzung des Spermas**	225
28.7.	**Das Glied**	225
29.	**Erkrankungen der männlichen Geschlechtsorgane**	227
29.1.	**Hodenhochstand**	227
29.2.	**Phimose**	227
29.3.	**Orchitis**	227
29.4.	**Prostataadenom**	227
29.5.	**Maligne Tumoren der männlichen Geschlechtsorgane**	228
29.5.1.	Hodentumoren	228
29.5.2.	Prostatakarzinom	228

30.	**Die weiblichen Geschlechtsorgane**	229
30.1.	**Die Eierstöcke**	229
30.1.1.	Eizellbildung	231
30.2.	**Die Eileiter**	231
30.3.	**Die Gebärmutter**	232
30.3.1.	Menstruationszyklus	234
30.4.	**Die Scheide**	235
30.5.	**Äußere Geschlechtsorgane der Frau**	236
31.	**Erkrankungen der weiblichen Geschlechtsorgane**	237
31.1.	**Entzündungen**	237
31.1.1.	Adnexitis	237
31.1.2.	Kolpitis	237
31.2.	**Lageveränderungen der Genitalorgane**	237
31.2.1.	Descensus und Prolaps	237
31.3.	**Geschwülste des weiblichen Genitals**	238
31.3.1.	Myome	238
31.3.2.	Gebärmutterpolypen	239
31.3.3.	Maligne Tumoren des Uterus	239
31.4.	**Periodenstörungen**	240
31.4.1.	Amenorrhö	240
31.4.2.	Dysmenorrhö	240
31.4.3.	Hypermenorrhö	240
32.	**Schwangerschaft und Geburt**	241
32.1.	**Schwangerschaft** (Gravidität)	241
32.2.	**Geburt** (Partus)	246
33.	**Störungen des Schwangerschaftsverlaufs**	249
33.1.	**Fehlgeburt** (Abort)	249
33.2.	**Frühgeburt**	250
33.3.	**Totgeburt**	250
33.4.	**Eileiterschwangerschaft**	250
34.	**Möglichkeiten der Geburtenregelung**	251
34.1.	**Mechanische und chemische Methoden**	251
34.1.1.	Kondom	251
34.1.2.	Coitus interruptus	251
34.1.3.	Spermatizide Substanzen	251
34.1.4.	Scheidendiaphragma	252
34.1.5.	Portiokappe	252
34.1.6.	Intrauterinpessar	252
34.2.	**Zeitwahlmethode und Basaltemperaturmessung**	252
34.2.1.	Zeitwahlmethode	252
34.2.2.	Basaltemperaturmessung	253
34.3.	**Hormonale Kontrazeptiva**	253
34.4.	**Sterilisation**	254
35.	**Geschlechtskrankheiten**	255
35.1.	**Lues** (Syphilis)	255
35.2.	**Gonorrhö** (Tripper)	255
35.3.	**AIDS**	256

36.	**Die weibliche Brust**	258
37.	**Erkrankungen der weiblichen Brust**	259
37.1.	**Mastitis**	259
37.2.	**Tumoren der weiblichen Brust**	259
37.2.1.	Gutartige Brusttumoren	259
37.2.2.	Bösartige Brusttumoren	260
38.	**Das Nervensystem**	262
38.1.	**Das Gehirn**	263
38.1.1.	Das Endhirn	263
38.1.2.	Das Zwischenhirn	264
38.1.3.	Der Hirnstamm	265
38.1.4.	Das Kleinhirn	266
38.1.5.	Die Hüllen des Rückenmarks und des Gehirns	267
38.1.6.	Das Ventrikelsystem	267
38.1.7.	Die Hirnnerven	268
38.2.	**Das Rückenmark**	269
38.3.	**Reflexe**	270
38.4.	**Periphere Nerven**	270
38.5.	**Vegetatives Nervensystem**	270
39.	**Erkrankungen des Nervensystems**	271
39.1.	**Entzündliche Erkrankungen**	271
39.1.1.	Neuritis und Neuropathie	271
39.1.2.	Enzephalitis und Meningitis	271
39.2.	**Apoplexie**	271
39.3.	**Epilepsie**	272
39.4.	**Hydrozephalus**	275
39.5.	**Multiple Sklerose**	275
39.6.	**Tumoren des Nervensystems**	277
39.7.	**Vegetative Dysregulation**	277
40.	**Psychiatrische Erkrankungen**	278
40.1.	**Endogene Psychosen**	278
40.2.	**Akute organische Psychosen und organisches Psychosyndrom**	281
40.3.	**Neurosen, Konfliktreaktionen, Persönlichkeitsstörungen**	282
41.	**Das Auge**	285
41.1.	**Hilfsorgane des Auges**	285
41.2.	**Aufbau des Auges**	285
41.2.1.	Die Hornhaut (Cornea)	287
41.2.2.	Die Regenbogenhaut (Iris)	287
41.2.3.	Der Ziliarkörper (Corpus ciliare)	288
41.2.4.	Die Linse (Lens)	288
41.2.5.	Der Glaskörper (Corpus vitreum)	288
41.2.6.	Die Aderhaut (Chorioidea)	288
41.2.7.	Die Netzhaut (Retina)	288
41.3.	**Funktion des Auges**	290
41.3.1.	Bildwerfender (dioptischer) Apparat	290
41.3.2.	Netzhaut	290
41.4.	**Zentrale Sehbahn**	290
41.5.	**Augenmuskeln**	290

42. Erkrankungen des Auges ... 291

42.1.	**Entzündliche Erkrankungen**	291
42.1.1.	Konjunktivitis	291
42.1.2.	Hordeolum	291
42.2.	**Glaukom**	291
42.3.	**Katarakt**	292
42.4.	**Strabismus**	292
42.5.	**Astigmatismus**	292
42.6.	**Hyperopie**	292
42.7.	**Myopie**	293
42.8.	**Presbyopie**	293

43. Das Ohr ... 294

43.1.	**Äußeres Ohr**	294
43.2.	**Mittelohr**	294
43.3.	**Innenohr**	295
43.4.	**Schalleitung und Reizaufnahme**	296
43.5.	**Funktion des Gleichgewichtsorgans**	297

44. Erkrankungen des Ohrs ... 298

44.1.	**Gehörgangsekzem**	298
44.2.	**Otitis media**	298
44.3.	**Ménièresche Krankheit**	298
44.4.	**Altersschwerhörigkeit**	299

45. Die Haut und ihre Anhangsgebilde ... 300

45.1.	**Aufbau der Haut**	300
45.2.	**Funktionen der Haut**	301
45.3.	**Anhangsgebilde der Haut**	302
45.3.1.	Die Haare (Pili)	302
45.3.2.	Die Nägel (Ungues)	303
45.3.3.	Die Hautdrüsen (Glandulae cutis)	303

46. Erkrankungen der Haut und ihrer Anhangsgebilde ... 304

46.1.	**Verschiedene Hautblüten**	304
46.2.	**Eitrige Erkrankungen der Haut**	305
46.2.1.	Abszeß	305
46.2.2.	Phlegmone	305
46.2.3.	Erysipel	305
46.2.4.	Impetigo contagiosa	306
46.3.	**Erkrankungen durch Pilze und tierische Erreger**	306
46.3.1.	Mykosen	306
46.3.2.	Hautparasiten	307
46.4.	**Ekzem**	307
46.5.	**Urtikaria**	307
46.6.	**Psoriasis**	308
46.7.	**Hauttumoren**	308
46.8.	**Erkrankungen durch physikalische Einwirkungen**	309
46.8.1.	Wunden	309
46.8.2.	Verbrennungen	309
46.8.3.	Erfrierungen	309

46.9.	**Erkrankungen der Hautanhangsgebilde**	309
46.9.1.	Furunkel und Karbunkel	309
46.9.2.	Akne	310
46.9.3.	Panaritium und Paronychie	310
47.	**Erkrankungen des Immunsystems**	**311**
47.1.	**Erkrankungen mit einer Unter- oder Überproduktion von Antikörpern**	311
47.2.	**Überempfindlichkeitsreaktionen**	311
47.3.	**Immunkomplexerkrankungen**	312
47.4.	**Autoimmunerkrankungen**	312
47.4.1.	Autoimmunerkrankungen der Schilddrüse	313
47.4.2.	Autoimmunerkrankungen des Magen-Darm-Traktes	314
47.4.3.	Myasthenie	314
47.4.4.	Durch Immunreaktion ausgelöste Bindegewebskrankheiten und Vaskulitiden	315
47.4.5.	Chronische Polyarthritis	317
47.4.6.	Weitere Autoaggressionskrankheiten	319
48.	**Infektionskrankheiten – Allgemeiner Teil**	**320**
48.1.	**Bakterien und bakterienähnliche Mikroorganismen**	320
48.2.	**Viren**	320
48.3.	**Pilze**	321
48.4.	**Protozoen und Würmer**	322
48.5.	**Merkmale einer Infektionskrankheit**	323
49.	**Infektionskrankheiten – Spezieller Teil**	**324**
49.1.	**Kinderkrankheiten**	324
49.1.1.	Masern (Morbilli)	324
49.1.2.	Röteln (Rubeola)	324
49.1.3.	Windpocken (Varizellen)	325
49.1.4.	Scharlach (Scarlatina)	325
49.1.5.	Keuchhusten (Pertussis)	326
49.1.6.	Mumps (Ziegenpeter, Parotitis epidemica)	326
49.1.7.	Diphtherie	327
49.1.8.	Kinderlähmung (Poliomyelitis epidemica oder Poliomyelitis acuta anterior)	327
49.2.	**Weitere Infektionskrankheiten**	328
49.2.1.	Pocken (Variola)	328
49.2.2.	Salmonellosen	328
49.2.3.	Typhus	329
49.2.4.	Tetanus	329
49.2.5.	Influenza	329
49.3.	**Impfungen**	329
49.3.1.	Allgemeiner Teil	329
49.3.2.	Empfohlene Schutzimpfungen	330
49.3.3.	Impfkalender für Kinder und Jugendliche	335
50.	**Wiederholungsfragen**	**336**
51.	**Literaturverzeichnis**	**399**
52.	**Stichwortverzeichnis**	**401**

Kurze Einführung

Als *Anatomie*[1] bezeichnet man die Lehre vom Bau der Körperteile. Die *Physiologie*[2] befaßt sich mit den normalen Lebensvorgängen. Die Lehre von den Krankheiten nennt man *Pathologie*[3]. Krankhafte Veränderungen der Gewebe und Organe werden in der pathologischen Anatomie beschrieben. Die topographische Anatomie (Topographie[4]) ist die Lehre von den Lagebeziehungen der Organe zueinander. Weiterhin unterscheidet man die *makroskopische*[5] Anatomie, die sich mit den mit bloßem Auge sichtbaren Bestandteilen des menschlichen Körpers befaßt, von der *mikroskopischen*[6] Anatomie. Die mikroskopische Anatomie oder *Histologie*[7] beschreibt den Aufbau der Gewebe, der mit Hilfe eines Mikroskops erkennbar wird.

I. Allgemeiner Teil

Der Mensch

Schon seit der Antike gibt es immer wieder Ansätze, den Menschen als ein Wesen zu betrachten, das aus Leib und Seele (Geist) besteht. Nach *Descartes*, einem französischen Mathematiker und Philosophen des 17. Jahrhunderts, sind Seele und Leib zwei voneinander getrennte, unabhängige Existenzen. Auf der einen Seite steht die Welt der Materie, der Körper. Er wird als eine perfekte Maschine betrachtet. Auf der anderen Seite sieht Descartes die unsterbliche Seele (den Geist), die unser Denken und Fühlen, unsere geistigen Wünsche und Funktionen bestimmt. Sie unterliegt im Gegensatz zum Körper nicht den Gesetzen der Physik. Zwischen Körper und Geist finden jedoch Wechselwirkungen statt.

Diese strikte Teilung des Menschen in Körper und Geist bewirkte, daß nur der Körper als wissenschaftlich erforschbar galt. Die Seele war objektiven und systematischen Beobachtungen nicht zugänglich. Infolge dieser Trennung entwickelte sich die traditionelle westliche Medizin auf einer materialistischen, mechanistischen Basis. Nach *von Uexküll*, einem deutschen Psychosomatiker, existiert daher zur Zeit eine „seelenlose Körpermedizin", die sich stark von der „körperlosen Seelenmedizin" unterscheidet.

In den letzten Jahren gibt es jedoch zunehmend Bestrebungen, den Menschen als ein **ganzheitliches Wesen** zu betrachten. Körper und Seele (Geist) lassen sich nicht voneinander trennen. Der Mensch wird heute von vielen als ein Netzwerk betrachtet, bei dem kein Organsystem isoliert arbeitet. So gibt es z. B. nachweislich vielfache Beziehungen zwischen der Psyche (Seele), dem Hormonsystem und der Körperabwehr des Menschen. Psychisches Befinden und Gesundheitszustand stehen in einem Zusammenhang. Es ist daher nicht verwunderlich, daß an der Entstehung von Krankheiten immer biologische, psychische und soziale Faktoren beteiligt sind.

Topographie des menschlichen Körpers

Der menschliche Körper gliedert sich in folgende Hauptabschnitte: den *Rumpf* (Truncus[8]), den *Kopf* (Caput[9]) und die *oberen* und *unteren Gliedmaßen* (Extremitäten[10]) (Abb. 1).

---

[1] anatemno (gr.): zerschneide; Anatomie: Kunst des Zergliederns
[2] physis (gr.): Natur; logos (gr.): Wort, Lehre; Physiologie: Lehre von den Lebensvorgängen
[3] pathos (gr.): Leiden; Pathologie: Lehre von den Krankheiten
[4] topos (gr.): Ort, Stelle; Topographie: Beschreibung der Körpergegenden und der gegenseitigen Lageverhältnisse der Organe
[5] makros (gr.): groß; skopeo (gr.): ich sehe; makroskopisch: mit bloßem Auge sichtbar
[6] mikros (gr.): klein; skopeo: s. 5; mikroskopisch: nur mit dem Mikroskop sichtbar
[7] histos (gr.): Gewebe; Histologie: Gewebelehre
[8] truncus (lat.): Stamm, Rumpf
[9] caput (lat.): Kopf
[10] extremus (lat.): äußerst; Extremitäten: Gliedmaßen, Arme und Beine

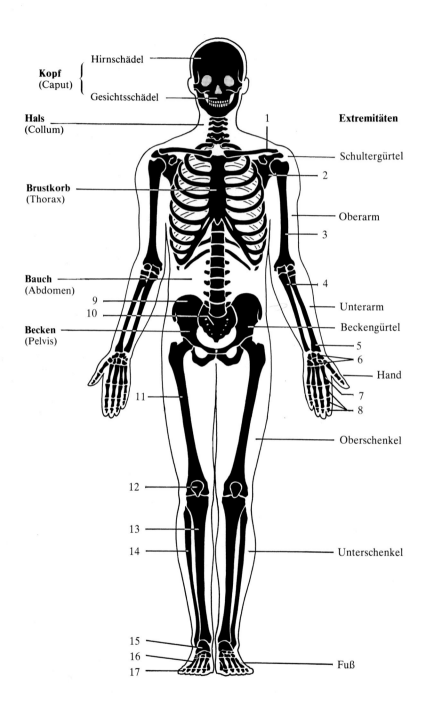

Abb. 1. Topographie des menschlichen Körpers.
1 Schlüsselbein; *2* Schulterblatt; *3* Oberarmknochen; *4* Elle; *5* Speiche; *6* Handwurzelknochen; *7* Mittelhandknochen; *8* Fingerknochen; *9* Beckenknochen; *10* Kreuzbein; *11* Oberschenkelknochen; *12* Kniescheibe; *13* Schienbein; *14* Wadenbein; *15* Fußwurzelknochen; *16* Mittelfußknochen; *17* Zehenknochen. (Aus: 11)

1. Allgemeiner Teil

Die Vorderfläche des Kopfes bezeichnet man als *Gesicht* (Facies[11]). Der *Hals* (Collum[12], Cervix[13]) verbindet den Kopf mit dem Rumpf. Seine Rückseite nennt man *Nacken* (Nucha[14]). Am Rumpf unterscheidet man den *Brustkorb* (Thorax[15]) mit der *Brust* (Pectus[16]) vom *Bauch* (Abdomen[17], Venter[18]). Als *Becken* (Pelvis[19]) bezeichnet man den unteren Teil des Rumpfes. Das Gebiet zwischen After und den Geschlechtsöffnungen nennt man *Damm* (Perineum[20]).

Die oberen Extremitäten, die Arme, sind durch den *Schultergürtel* mit dem Rumpf verbunden. Man gliedert den Arm in *Oberarm* (Brachium[21]), *Unterarm* (Antebrachium[22]) und *Hand* (Manus[23]). Der *Beckengürtel* verbindet die unteren Extremitäten (die Beine) mit dem Rumpf. Ein Bein besteht aus dem *Oberschenkel* (Femur[24]), dem *Unterschenkel* (Crus[25]) und dem *Fuß* (Pes[26]).

Den Körper bedeckt als äußere Hülle die *Haut* (Cutis[27], Dermis[28]). Sie dient als Schutz-, Ausscheidungs- und Sinnesorgan. Die *Gliedmaßen* bestehen hauptsächlich aus Knochen und Muskeln. In der Regel sind es Gelenke, die hier die Verbindung zwischen den einzelnen Knochen herstellen. Man bezeichnet Arme und Beine auch als den Bewegungsapparat des Menschen. Der *Stamm* enthält die Eingeweide (Viscera[29]). Unter diesem Begriff faßt man die Organe des Verdauungs-, des Atmungs-, des Harn- und Geschlechtstraktes zusammen. Auch das Herz als Motor des in den Blutgefäßen kreisenden Blutes (Herz-Kreislauf-System) zählt zu den Eingeweiden. Der knöcherne *Schädel* (Cranium[30]) schützt das Gehirn, das in das im Wirbelkanal verlaufende *Rückenmark* übergeht. Sehen, hören, riechen, schmecken und das Gleichgewicht herstellen kann der Mensch mit Hilfe der im Bereich des Schädels liegenden *Sinnesorgane*.

Zur genauen Orientierung am Körper gibt es eine Reihe von Begriffen, die sich immer auf den zu beschreibenden Menschen beziehen:

anterior (lat.): vorderer
posterior (lat.): hinterer
superior (lat.): oberer
inferior (lat.): unterer
dexter (lat.): rechts
sinister (lat.): links
cranial: oben, kopfwärts
  [von kranion (gr.): Schädel]
caudal: unten, steißwärts
  [von cauda (lat.): Schwanz]
dorsal: hinten, rückenwärts
  [von dorsum (lat.): Rücken]
ventral: vorne, bauchwärts
  [von venter (lat.): Bauch]
medial: innen, zur Mitte hin gelegen
  [von medium (lat.): zur Mitte hin]
lateral: außen, zur Seite hin gelegen
  [von latus (lat.): zur Seite hin]
proximal: rumpfwärts, gegen die Extremitätenwurzel zu gelegen
  [von proximalis (lat): rumpfwärts gelegen]
distal: weiter vom Rumpf entfernt, gegen das Extremitätenende zu gelegen
  [von distalis (lat.): weiter vom Rumpf entfernt gelegen]
radial: zur Speiche, einem Unterarmknochen, hin gelegen
  [von radius (lat.): Stab, Speiche eines Rades]
ulnar: zur Elle, einem Unterarmknochen, hin gelegen
  [von ulna (lat.): Elle]
tibial: zum Schienbein, einem Unterschenkelknochen, hin gelegen
  [von tibia (lat.): Schienbein]
fibular: zum Wadenbein, einem Unterschenkelknochen, hin gelegen
  [von fibula (lat.): Spange; Wadenbein].

---

[11] facies (lat.): Gesicht, Außenfläche
[12] collum (lat.): Hals
[13] cervix (lat.): Nacken, Hals
[14] nucha (arab.): Nacken
[15] thorax (gr.): Brustpanzer, Brustkorb
[16] pectus (lat.): Brust
[17] abdomen (lat.): Bauch, Unterleib
[18] venter (lat.): Bauch
[19] pelvis (lat.): Becken
[20] perineo (gr.): Mittelfleisch, Damm
[21] brachium (lat.): Arm, Oberarm
[22] ante- (lat.): vor; brachium: s. 21, antebrachium: Vorderarm, Unterarm
[23] manus (lat.): Hand
[24] femur (lat.): Oberschenkel, Oberschenkelknochen
[25] crus (lat.): Schenkel, Unterschenkel
[26] pes (lat.): Fuß
[27] cutis (lat.): Haut
[28] derma (gr.): Haut
[29] viscera (lat.): Eingeweide
[30] kranion (gr.): Schädel

1. Die Zelle

Der menschliche Körper besteht aus einer großen Anzahl von Zellen (Cella[1]). Eine Zelle ist fähig, sich zu ernähren, zu wachsen, sich fortzupflanzen und auf Reize von außen zu reagieren. Es gibt Zellen unterschiedlicher Größe und Form. Die größte menschliche Zelle ist die Eizelle (0,15 mm). Sie ist gerade noch mit dem bloßen Auge sichtbar. Zu den kleinen Zellen gehören die roten Blutkörperchen (7,5 µm). Auch in der Lebensdauer unterscheiden sich die Zellen zum Teil erheblich. Bestimmte weiße Blutkörperchen leben nur wenige Tage, Nervenzellen verlieren im reifen Zustand ihre Teilungsfähigkeit. Ein Ersatz von Nervenzellen ist nach der Geburt nicht mehr möglich. Die dann vorhandenen Zellen bleiben während des ganzen Lebens eines Menschen funktionsfähig (sofern keine Schädigung erfolgt).

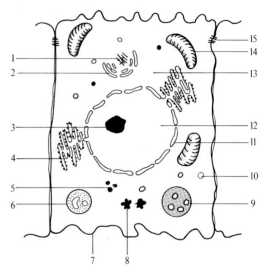

Abb. 1.1. Schema einer Zelle.
1 Zentralkörperchen; *2* Golgi-Apparat; *3* Nucleolus; *4* rauhes endoplasmatisches Reticulum; *5* Granula; *6* Lysosom; *7* Zellmembran; *8* Lipoidtröpfchen; *9* Pigmentkorn; *10* kleine Vakuole; *11* Kernmembran; *12* Nucleus; *13* Zytoplasma; *14* Mitochondrium; *15* Haftpunkt zu einer benachbarten Zelle.

1.1. Bau der Zelle

Jede menschliche oder tierische Zelle (Abb. 1.1) besitzt eine *Zellmembran*[2]. Sie umhüllt das *Zellplasma* (Zytoplasma[3]). Eiweißkörper und fettähnliche Substanzen (Lipoide) sind Hauptbestandteile dieser Membran. Durch sie können Stoffe von außen nach innen und umgekehrt von innen nach außen gelangen. Als äußere Hülle schützt sie die Zelle vor dem Eindringen schädlicher Stoffe.

Das **Zytoplasma** ist eine zähflüssige Masse. In ihm befinden sich zahlreiche Zellorganellen und der Zellkern. Es besteht zu 75 bis 95 % aus Wasser, weitere Bestandteile sind Eiweißkörper, Salze und verschiedene Stoffwechselprodukte. In unterschiedlichem Umfang werden in der Zelle noch Kohlenhydrate (in Form von Glykogen), Fette, Lipoide und Pigmente gespeichert.

Zu den *Zellorganellen*, den nur im Elektronenmikroskop sichtbaren »Organen« der Zelle, gehören die **Mitochondrien**[4]. Man bezeichnet sie als die Energiezentren der Zelle. Durch den Abbau von Kohlenhydraten entstehen hier energiereiche Phosphatverbindungen, die die Zelle für ihre zahlreichen Aufgaben benötigt (vgl. Tab. 1.1.).

Eine Ansammlung von übereinanderliegenden flachen Hohlräumen, von Schläuchen und Bläschen faßt man unter dem Begriff **Golgi-Apparat**[5] zusammen. Er dient der Ausscheidung von Stof-

---

[1] cella (lat.): Hohlraum, Zelle
[2] membrana (lat.): (zarte) Haut, Grenzfläche
[3] kytos (gr.): Zelle; plasma (gr.): Gebilde
[4] mitos (gr.): Faden; chondros (gr.): Kern
[5] Golgi, Camillo; ital. Anatom (1844–1926)

1.1. Bau der Zelle

fen, die in der Zelle nicht mehr gebraucht werden. Auch dort produzierte Sekrete und Hormone werden vom Golgi-Apparat nach außen abgegeben. Dies geschieht durch Abschnürung kleiner Bläschen (Vesikel[6]). Die Bläschenmembran verschmilzt schließlich mit der Zellmembran, der Bläscheninhalt wird nach außen an den Extrazellulärraum[7] abgegeben. Eine weitere Aufgabe des Golgi-Apparates ist die Bereitstellung von Verdauungsenzymen[8] für die Lysosomen[9].

Lysosomen oder *Zytosomen*[10] enthalten Verdauungsenzyme. Enzyme sind Stoffe, die als Biokatalysatoren im lebenden Organismus ablaufende chemische Reaktionen beschleunigen, ohne daß sie sich selbst dabei in ihrem Aufbau verändern. Mit Hilfe der in den Lysosomen vorhandenen Verdauungsenzyme können große Moleküle in kleinere zerlegt werden. Auf diese Weise werden körperfremde Stoffe (z. B. Bakterien) ebenso wie Abfallprodukte der Zelle abgebaut und unschädlich gemacht.

Das **endoplasmatische Retikulum**[11] besteht aus einem dreidimensionalen Röhrensystem, das die gesamte Zelle durchzieht und die Zellmembran mit dem Zellkern verbindet. An seiner Oberfläche können feine Körnchen (Granula[12]) anliegen. Die Granula dieses *granulierten* oder *rauhen* endoplasmatischen Retikulums heißen *Ribosomen*[13]. Sie dienen dem Eiweißaufbau. Das *glatte* oder *ungranulierte* endoplasmatische Retikulum besitzt keine Ribosomen. Zu seinen Aufgaben gehören der Transport von Flüssigkeiten, die Speicherung verschiedener Stoffe (z. B. Glykogen, Fette) und der Aufbau von Hormonen.

Die **Zentralkörperchen** werden auch *Zentriolen* oder *Zentrosom*[14] genannt. Meist liegen sie paarig angeordnet in der Nähe des Zellkerns. Ihre Aufgabe im Rahmen der Zellteilung liegt in der Herstellung der Mitosespindel, die das Auseinanderweichen der Chromosomen polwärts gestattet (s. Zellteilung).

Jede Zelle besitzt einen oder mehrere **Zellkerne** (Nucleus[15]). Den Zellkern umgibt die Kernmembran. Im Zellkern befindet sich das *Kernplasma* (Karyoplasma[16]), außerdem ein Gerüst aus Eiweißkörpern. Dieses Kerngerüst wird beim Anfärben der Zelle sichtbar. Man bezeichnet es deshalb als *Chromatin*[17]. Weitere Bestandteile des Zellkerns sind die *Kernkörperchen* (Nucleoli[18]). Sie kommen in unterschiedlicher Zahl vor und besitzen eine zentrale Bedeutung beim Eiweißstoffwechsel.

Das Chromatin ordnet sich zu **Chromosomen**[19], den Trägern der Erbinformation, sobald die Zelle in Teilungsvorgänge eintritt. Die Chromosomen enthalten die *Desoxyribonuklein-*

Tab. 1.1. Die wichtigsten Funktionen der Zellorganellen	
• Mitochondrien	Energiezentren („Kraftwerke")
• Golgi-Apparat	Ausscheidung
• Lysosomen	Abbau von körperfremdem Material und Abfallprodukten
• Ribosomen	Eiweißaufbau
• glattes ER (endoplasmatisches Retikulum)	Transport von Flüssigkeiten, Speicherung von Stoffen, Bildung von Hormonen
• Zentralkörperchen	Herstellung der Mitosespindel
• Zellkern	enthält die Erbinformation

---

[6] vesicula (lat.): Bläschen
[7] extra- (lat.): außerhalb, außen, äußerlich; cella: s. 1; Extrazellulärraum Raum außerhalb der Zelle, in dem sich die extrazelluläre Flüssigkeit befindet
[8] zyme (gr.): Sauerteig; Enzym: Ferment, Biokatalysator
[9] lysis (gr.): Auflösung; soma (gr.): Körper
[10] kytos: s. 3; soma: s. 9
[11] endo- (gr.): innen, inwendig, innerhalb; plasma: s. 3; reticulum (lat.): kleines Netz
[12] granulum (lat.): Körnchen
[13] Ribose: Zuckerbestandteil der Ribonukleinsäure (RNS); soma: s. 9; Ribosom: RNS-reiches Körperchen
[14] centrum (lat.): Mitte; soma: s. 9
[15] nucleus (lat.): Kern
[16] karyon (gr.): Nuß, Fruchtkern; plasma: s. 3; Karyoplasma: Kernsaft, Kernplasma
[17] chroma (gr.): Farbe
[18] nucleolus (lat.): kleiner Kern; pl.: nucleoli
[19] chroma: s. 17; soma: s. 9

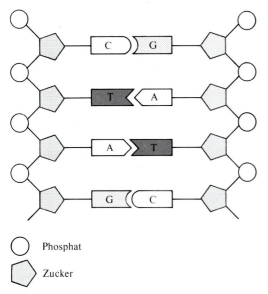
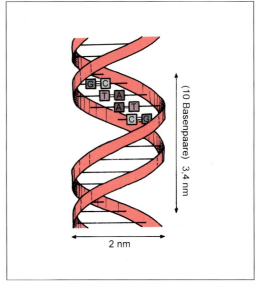

Abb. 1.2.*a*. Ausschnitt aus einem DNA-Molekül. Darstellung als ebene Leiter; [die Sprossen der Leiter bilden die Basenpaare Adenin (A) und Thymin (T) sowie Zytosin (C) und Guanin (G)].

Abb. 1.2.*b*. Schraubig ineinander verdrehte Doppelstränge der DNA (Doppel-Helix). (Aus: 2)

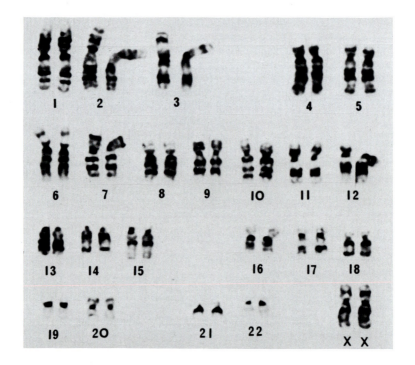

Abb. 1.3. Fotografische Darstellung der menschlichen Chromosomen (Karyogramm). Bei der Färbung der Chromosomen mit Giemsa zeigt sich das charakteristische Bandenmuster (Aus: 4)

1.2. Zellteilung

säure (DNS), die die Erbanlagen eines Menschen, die **Gene**, bestimmt. Nukleinsäuren sind große Moleküle (Makromoleküle), die sich aus einzelnen *Nukleotiden* zusammensetzen. Ein Nukleotid besteht jeweils aus einer Pentose, aus einer *Purin-* oder *Pyrimidinbase* und aus *anorganischem Phosphat*. Die Pentose der DNS, ein zuckerartiger Stoff, ist die 2-Desoxyribose. Bei der in den Ribosomen vorkommenden Ribonukleinsäure (RNS) ist dies die Ribose. Die Desoxyribonukleinsäure besitzt eine *Doppelhelix-Struktur*, d. h. zwei Nukleinsäureketten sind wendeltreppenartig gewunden (Abb. 1.2). Die Sprossen der Leiter bestehen aus je zwei Basen, die über Wasserstoffbrücken miteinander verbunden sind. Die Purinbasen der DNS heißen Adenin und Guanin, die Pyrimidinbasen Thymin und Zytosin. Es können jeweils nur Adenin mit Thymin sowie Guanin mit Zytosin Basenpaare bilden. Durch die Reihenfolge der Basen in der DNS sind die Erbinformationen des Menschen in Form eines Codes (**genetischer Code**) festgelegt. In der RNS tritt anstelle des Thymins die Pyrimidinbase Uracil. Die RNS liegt meist als Einzelstrang vor. Sie dient der Eiweißsynthese.

Der Mensch besitzt 46 Chromosomen (Abb. 1.3). Man unterscheidet 22 Chromosomenpaare die man als *Autosomen*[20] oder homologe Chromosomen[21] bezeichnet. Das 23. Chromosomenpaar sind die *Geschlechtschromosomen*. Die Frau besitzt zwei X-Chromosomen (*XX-Paar*, homologe Chromosomen), der Mann ein X- und ein Y-Chromosom (*XY-Paar*, heterologe Chromosomen[22]). Homologe Chromosomen stimmen in der Zahl und Anordnung ihrer Gene (Erbanlagen) überein. Bei der Reifungs- oder Reduktionsteilung kommt es zu einer Trennung der Chromosomenpaare und zu einer zufälligen Neuverteilung der Erbanlagen (s. Meiose).

1.2. Zellteilung

Neue Zellen entstehen durch Teilung. Bei der *indirekten Zellteilung* (Mitose[23]) werden Zellkern und Zelleib halbiert. Es entstehen Tochterzellen, die sämtliche Eigenschaften der Mutterzelle besitzen.

Die **Mitose** läuft in mehreren aufeinanderfolgenden Stadien ab (Abb. 1.4). Sie wird eingeleitet durch das Sichtbarwerden der Chromosomen im Zellkern. Die Zentralkörperchen weichen auseinander. Die Kernmembran löst sich auf. Gleichzeitig wandern die Zentralkörperchen zu den beiden Zellpolen und bilden dabei eine Kernspindel aus Plasmafäden aus. Die Zentralkörperchen sind jetzt zu Polkörperchen geworden. Dieses erste Stadium der Mitose nennt man *Knäuelstadium* oder *Prophase*[24].

In der zweiten Phase der Mitose ordnen sich die Chromosomen in der Mitte des Zelleibs, der Äquatorialebene, an. Als wichtigster Schritt der Zellteilung folgt nun die Längsteilung der Chromosomen. Nach der sternförmigen Anordnung der Chromosomen bezeichnet man dieses Stadium als *Muttersternstadium* oder *Metaphase*[25].

Nun beginnt das Auseinanderweichen der Chromosomen polwärts, längs der Kernspindel. Im Bereich der Zellpole lagern sich die Chromosomenhälften zu einer neuen, sternförmigen Figur zusammen. Der Zelleib beginnt sich in der Mitte einzuschnüren. Damit ist die dritte Phase der indirekten Zellteilung (*Tochtersternstadium* oder *Anaphase*[26]) abgeschlossen.

Während des *Abschluß- und Wiederaufbaustadiums* (*Telophase*[27]) entstehen zwei neue Zellen mit je einem Zellkern. Es bildet sich wieder ein Ruhekern aus. Aus den Polkörperchen werden wieder Zentralkörperchen.

Wachstum und Entwicklung eines Lebewesens ist nur durch Zellteilung möglich. Überalterte Zellen werden so durch neue Zellen ersetzt. Die Mitose garantiert dabei, daß die Erbmasse eines Individuums erhalten bleibt und von der Mutterzelle an die Tochterzellen weitergegeben wird.

---

[20] autos (gr.): selbst, eigen, unmittelbar; soma: s. 9
[21] homos (gr.): gleich; logos (gr.): Wort, Lehre; homolog: ähnlich, übereinstimmend
[22] hetero (gr.): ein anderer; logos; s. 21; heterolog: abweichend, nicht übereinstimmend
[23] mitos: s. 4; Mitose: indirekte Kernteilung
[24] pro (gr.): vorher; phasis (gr.): Erscheinung
[25] meta (gr.): nach; phasis: s.24
[26] ana (gr.): hinauf; phasis: s.24
[27] telos (gr.): Ende; phasis: s.24

Die **Meiose**[28] oder *Reduktionsteilung* stellt eine Sonderform der Zellteilung dar. Sie spielt bei der *Fortpflanzung* des Menschen eine Rolle. Dabei wird die Chromosomenzahl der weiblichen Ei- und der männlichen Samenzelle auf die Hälfte reduziert. Die Reduktion wird dadurch erreicht, daß in der Metaphase die Längsteilung der Chromosomen ausbleibt. Im Verlauf der Reduktionsteilung werden homologe Chromosomenabschnitte ausgetauscht und die Erbsubstanz neu verteilt. Die beiden neu entstandenen Zellen erhalten nur den halben Chromosomensatz. Der sich aus der Vereinigung von Ei- und Samenzelle bildende neue Organismus besitzt daher wieder 46 Chromosomen.

Unter einer **Amitose**[29] versteht man die einfache Durchschnürung einer Zelle, wobei es oft zu einer ungleichen Verteilung der Zellbestandteile kommt. Die Teilung des Zellkerns geschieht ohne vorangehendes Sichtbarwerden der Chromosomen. Unterbleibt danach die Teilung des Zelleibs, führt dies zur Mehrkernigkeit der Zelle. Eine solche *direkte Kernteilung* findet man in stoffwechselaktiven Geweben (z. B. Lebergewebe).

1.3. Zellstoffwechsel

Die in der Zelle ablaufenden Lebensvorgänge dienen der Ernährung und dem Aufbau der Zelle sowie der Durchführung ihrer Aufgaben. Man unterscheidet dabei den *Baustoffwechsel* und den *Betriebsstoffwechsel* einer Zelle. Der Baustoffwechsel dient dazu, aufgenommene Stoffe zu zelleigenen, dem Zellaufbau dienenden Stoffen umzubauen. Die Stoffe des Betriebsstoffwechsels stehen für die jeweiligen Funktionen der Zelle zur Verfügung. Diese können von Zelle zu Zelle verschieden sein.

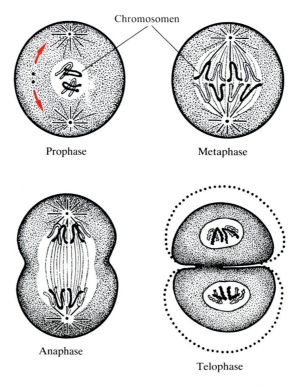

Abb. 1.4. Schematische Darstellung der Mitosestadien (nach Benninghoff). (Aus: 13)

---

[28] meiosis (gr.): Verminderung
[29] a (gr.): ohne, nicht; mitos: s. 4; Amitose: direkte Kernteilung

2. Gewebelehre

Verbände von gleichartigen Zellen, die eine gemeinsame Funktion besitzen, nennt man **Gewebe**. Man unterscheidet vier Grundgewebearten: das *Epithelgewebe* (Deckgewebe), das *Binde- und Stützgewebe*, das *Muskelgewebe* und das *Nervengewebe*. Als **Organe** bezeichnet man Körperteile, die sich aus Zellen und Geweben zusammensetzen und als Einheit bestimmte Funktionen ausüben.

2.1. Epithelgewebe

Das **Deck- oder Epithelgewebe**[1] bildet als oberste Hautschicht die schützende Hülle des Körpers. Daneben kleidet es als oberflächliche Schicht der Schleimhäute Körperhöhlen aus (z.B. im Magen-Darm-Trakt, in der Harnblase etc.).

Das Epithelgewebe kann verschiedene Aufgaben übernehmen. Es schützt als Überzug äußerer und innerer Körperoberflächen den Körper vor Austrocknung und dem Eindringen von Krankheitserregern. Seine **Schutzfunktion** erstreckt sich auch auf weitere mechanische Einflüsse wie Reibung, Druck und wechselnde Temperaturen. Das Sekretions-[2] und Resorptionsepithel[3] dient dem **Stoffaustausch**. Die in der Zelle gebildeten Stoffe werden nach außen, d. h. an innere oder äußere Körperoberflächen oder an das Blut abgegeben (sezerniert[4]). Zellen, die diese Aufgabe wahrnehmen, nennt man Drüsenzellen. Aufgabe des Resorptionsepithels ist die Stoffaufnahme. Epithelzellen des Darms resorbieren z. B. die in Bruchstücke zerlegten Nährstoffe. Besonders spezialisierte Zellen des Deckgewebes können Reize aus der Umgebung aufnehmen. Diese **Sinnesepithelien** kommen z. B. in Ohr und Auge vor.

Man unterscheidet nach Aussehen und Funktion verschiedene Formen des Epithelgewebes. Epithelzellen können *einschichtig, mehrschichtig* oder *mehrreihig* vorkommen. Mehrreihige Epithelien unterscheiden sich vom mehrschichtigen Epithelgewebe dadurch, daß alle Zellen Kontakt zur *Basalmembran*[5], einem dünnen Häutchen zwischen Epithelzellen und darunterliegendem Bindegewebe, aufweisen. Beim mehrschichtigen Epithel liegen nur die untersten Zellen der Basalmembran auf.

Epithel- oder Deckzellen weisen eine *plattenförmige*, *kubische* (isoprismatische) oder *zylindrische* (hochprismatische) Form auf. Das *Plattenepithel* besteht aus flachen, nebeneinanderliegenden Zellen. *Einschichtiges Plattenepithel* kleidet beispielsweise das Innere von Blut- und Lymphgefäßen aus. Man nennt ein solches Epithelgewebe Endothel[6]. *Mehrschichtiges Plattenepithel* (Abb. 2.1a) findet man an mechanisch stark beanspruchten Stellen. Es kommt als *verhorntes* oder *unverhorntes Plattenepithel* vor. Beim verhornten Plattenepithel verlieren die Epithelzellen, die keinen Kontakt zur Basalmembran mehr haben, ihren Zellkern, sterben ab und werden als Hornschüppchen abgestoßen. Sie werden ständig durch nachrückende tiefere Zellschichten ersetzt. Ein verhorntes Plattenepithel ist die oberste Schicht der Haut, die Epidermis[7]. Unverhorntes Plattenepithel findet man im Bereich der Mundhöhle und des Rachens.

Die länglichen Zellen des *Zylinderepithels* (Abb. 2.1b) dienen oft dem Stoffaustausch. Ein typisches Zylinderepithel kleidet den Magen-Darm-Kanal aus. Zylinderepithelzellen können feine »Flimmerhärchen« besitzen. Man nennt sie

---

[1] epitheleo (gr.): wachse auf etwas, wachse über etwas hinweg
[2] secretum (lat.): Absonderung
[3] resorbere (lat.): aufsaugen
[4] secernere (lat.): absondern
[5] basis (gr.): Untergrund; membrana (lat.): dünne Haut
[6] endon (gr.): innen; theleo (gr.): blühe, wachse
[7] epi- (gr.): auf, darauf, darüber; derma (gr.): Haut; Epidermis: Oberhaut

2. Gewebelehre

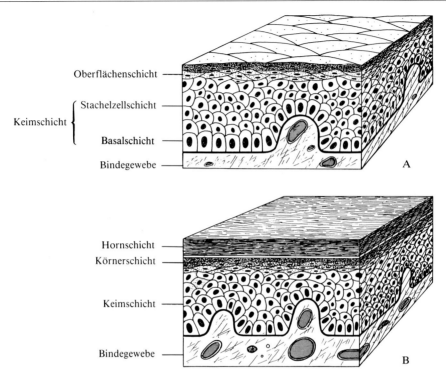

Abb. 2.1a. Schichtengliederung des mehrschichtigen Plattenepithels. *A* Unverhorntes, mehrschichtiges Plattenepithel. *B* Verhorntes, mehrschichtiges Plattenepithel. (Aus: 13)

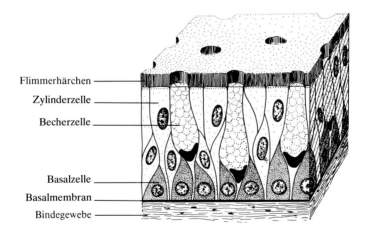

Abb. 2.1b. Aufbau des Flimmerepithels der Atemwege (Respirationsepithel: mehrreihiges Zylinderepithel). (Aus: 13)

Zilien[8], ein Zilien tragendes Epithel *Flimmerepithel*. Zilien sind bewegliche Zellfortsätze, die durch rhythmische Bewegungen Stoffe weitertransportieren können. Dies geschieht z. B. in den Atemwegen, wo Flimmerepithel dafür sorgt, daß kleine Staubpartikel wieder nach draußen transportiert werden. Auch in den Eileitern findet man ein Zilien-tragendes Zylinderepithel.

---

[8] cilium (lat.): Flimmerhaar

2.1. Epithelgewebe

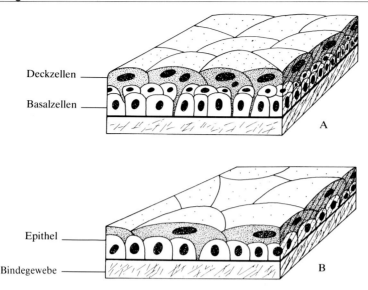

Abb. 2.1c. Verformung des Übergangsepithels bei Dehnung. Deckzellen grau. *A* normal; *B* gedehnt. (Aus: 13)

Hier dient es dem Transport der Eizelle.

Eine Sonderform des Epithelgewebes ist das *Übergangsepithel* (Abb. 2.1c). Es kommt in den ableitenden Harnwegen (Harnblase, Harnleiter) vor und paßt sich den dort vorkommenden unterschiedlichen Spannungszuständen an.

Als **Schleimhaut** (Tunica mucosa[9]) bezeichnet man die das Innere von Hohlorganen überziehende, Schleim produzierende und aus einem oberflächlichen Epithel bestehende, mit dem darunter gelegenen Bindegewebe verbundene Schicht. Ein Beispiel hierfür wäre die Magenschleimhaut, die aus Zylinderepithelzellen besteht, in die Drüsenzellen eingestreut sind.

Drüsen sondern Stoffe ab. Sie bestehen aus Drüsenzellen, spezialisierten Deckzellen, die entweder einzeln liegen (z. B. die Becherzellen der Darmschleimhaut) oder auch ganze Organe bilden können (z. B. die Schilddrüse).

Man unterscheidet *exokrine*[10] Drüsen, die ein *Sekret*[11] an eine innere oder äußere Oberfläche abgeben, von den *endokrinen*[12] *Drüsen*. Zu den Drüsen exokriner Funktion gehören die Schweißdrüsen, Duft- und Talgdrüsen sowie die Drüsen des Magen-Darm-Trakts. Endokrine Drüsen produzieren *Inkrete*[13] (*Hormone*[14]), die sie an den Blutkreislauf abgeben. Beispiele hierfür sind die Schilddrüse, die Hirnanhangdrüse und die Nebennieren. Ein Organ mit sowohl exokriner als auch endokriner Funktion ist die Bauchspeicheldrüse. Sie gibt Verdauungssäfte an den Darm ab und produziert Hormone, unter ihnen das Insulin.

Exokrine Drüsen (Abb. 2.2) geben ihr Sekret an einen *Ausführungsgang* ab. Nach der Form ihrer *Endstücke* unterscheidet man *tubuläre*[15] (schlauchförmige) und *alveoläre*[16] (bläschenförmige) Drüsen. Auch Mischformen zwischen beiden Typen kommen vor. Man bezeichnet sie als *tubuloalveolär* oder *tubuloazinös*[17] (bläschen- bzw. beerenförmiges Endstück an einem schlauchförmigen Ausführungsgang).

Weiterhin kann man exokrine Drüsen nach der Art ihrer Funktion unterscheiden. Es gibt exo-

---

[9] tunica (lat.): Hülle, Haut, Gewebsschicht; mucus (lat.): Schleim
[10] ex- (lat.): aus, heraus; krinein (gr.): absondern; exokrin: nach außen absondern
[11] secretum: s. 2
[12] endon: s. 6; krinein: s. 10; endokrin: nach innen d.h. an das Blut abgeben
[13] in (lat.): hinein; cernere (lat.): scheiden; Inkret: Absonderung einer Drüse in die Blutbahn
[14] hormao (gr.): ich treibe an; Hormon: Informationsüberträger
[15] tubuius (lat.): Röhrchen
[16] alveolus (lat.): kleine Aushöhlung
[17] tubulus: s. 15; acinus (lat.): Beere

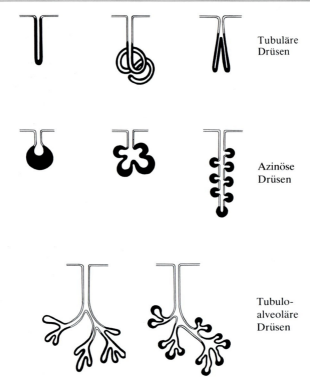

Abb. 2.2. Verschiedene Formen exokriner Drüsen. (Aus: 13)

krine Drüsen ekkriner, apokriner und holokriner Sekretion. *Ekkrine*[18] *Drüsenzellen* scheiden ein Sekret ab. Abgestoßene Zellteile werden dabei ständig regeneriert, die Zelle bleibt vollständig erhalten. Speicheldrüsen und Schweißdrüsen sind Drüsen ekkriner Sekretion. *Apokrine*[19] *Drüsenzellen* wandeln einen Teil ihres Zellplasmas in Sekret um und geben es nach außen ab. Nach einer Ruhezeit, während der die Zelle ihre Bestandteile erneuert, kommt es zur neuerlichen Sekretion. Eine solche Drüse ist die Milchdrüse; auch Duftdrüsen stellen auf diese Art und Weise ihr Sekret her. *Holokrine*[20] *Drüsenzellen* werden vollständig in Sekret umgewandelt und abgestoßen. Ein Beispiel hierfür ist die Talgdrüse.

2.2. Binde- und Stützgewebe

Zur Gruppe der Binde- und Stützgewebe zählt man das *Bindegewebe*, das *Knorpelgewebe* und das *Knochengewebe*.

Die Eigenschaften des Binde- und Stützgewebes leiten sich hauptsächlich von der zwischen den einzelnen Zellen liegenden Grundsubstanz her. Man bezeichnet sie als *Zwischenzell-* oder *Interzellularsubstanz*[21]. Geformte Bestandteile dieser Zwischenzellsubstanz sind verschiedene Faserarten, die man, entsprechend ihren Eigenschaften, in *retikuläre*[22] (netzförmige), *kollagene*[23] (leimbildende) und elastische Fasern unterteilt. Retikuläre Fasern bezeichnet man auch als

---

[18] ek- (gr.): aus, heraus; krinein: s. 10
[19] apokrinein (gr.): ausscheiden, absondern
[20] holos (gr.): ganz; krinein: s. 10
[21] inter (lat.): zwischen; cellula (lat.): kleine Zelle; Interzellularsubstanz: Zwischenzellsubstanz
[22] reticulum (lat.): kleines Netz; retikulär: netzförmig
[23] kolla (gr.): Leim; genes (gr.): hervorbringend: kollagen: leimbildend, da die Fasern beim Kochen Leim bilden

2.2. Binde- und Stützgewebe

Gitterfasern. Sie finden sich als Fasernetze um Kapillaren[24] (haarfeine Blutgefäße) und auch in den Basalmembranen. Aus kollagenen Fasern kann man durch Kochen Leim gewinnen. Sie sind leicht gewellt und immer in Faserbündeln angeordnet. Die zugfesten, nicht dehnbaren kollagenen Fasern kommen in allen Stützgewebearten vor, besonders zahlreich sind sie in den Sehnen des Körpers und im Trommelfell. Gelbliche elastische Fasern bilden Fasernetze. Durch ihre Elastizität werden z. B. in den herznahen Arterien hohe Druckschwankungen ausgeglichen. Auch die Haut enthält elastische Fasern, ebenso bestimmte Bänder wie die Ligamenta flava[25] zwischen benachbarten Wirbelbögen der Wirbelsäule. Sie erhielten ihren Namen von der gelben Farbe elastischer Fasern.

Außer den geformten und ungeformten Bestandteilen der Interzellularsubstanz findet man in den Binde- und Stützgeweben *freie* und *fixe*, d. h. ortsständige *Zellen*. Fixe Zellen werden jeweils nach den Geweben bezeichnet, in denen sie vorkommen. Man unterscheidet also *Bindegewebszellen*, *Knorpelzellen* und *Knochenzellen*. Freie Zellen sind bewegliche Zellen (*Wanderzellen*), sie können unter bestimmten Bedingungen in ein Gewebe einwandern. Man findet sie in den Gewebsspalten. Ihre Hauptaufgabe liegt in der Abwehr von Fremdkörpern und Bakterien. Freie Zellen sind Histiozyten[26], Mastzellen[27], Plasmazellen[28], Lymphozyten[29], Monozyten[30].

2.2.1. Bindegewebe

Das aus der geformten und ungeformten Zwischenzellsubstanz sowie freien und fixen Zellen bestehende Bindegewebe unterteilt man in verschiedene Unterarten, das *retikuläre Bindegewebe*, das *straffe Bindegewebe* und das *interstitielle*[31] *Bindegewebe*.

Die fixen Zellen des Bindegewebes nennt man *Fibrozyten*[32]. Sie liegen vereinzelt in der Interzellularsubstanz, deren geformte Bestandteile, die Fasern, je nach Aufgabe und Beanspruchung des Gewebes in unterschiedlicher Zusammensetzung vorkommen.

Das Muttergewebe aller Formen von Binde- und Stützgeweben ist das *embryonale Bindegewebe* (*Mesenchym*[33]) (Abb. 2.3). Es ist von schwammiger Struktur. Aus ihm entwickeln sich auch glatte Muskelzellen, Herzmuskulatur, Blutzellen und andere Gewebe.

Das netzförmige **retikuläre Bindegewebe** bildet das Grundgerüst lymphatischer und blutbildender Organe (Milz, Lymphknoten, Knochenmark). Zu seinen ortsständigen Zellen gehören die *Retikulumzellen*. Retikulumzellen können Stoffe in sich aufnehmen (phagozytieren[34]) und speichern. Weiterhin kommen im netzförmigen Bindegewebe noch rote und verschiedene Arten weißer Blutkörperchen vor.

Straffes Bindegewebe besitzt wenig Zellen und Grundsubstanz, jedoch einen hohen Anteil an kollagenen Fasern. Das weißliche, glänzende Gewebe kommt an Stellen mit hoher Beanspruchung vor. Sehnen bestehen aus straffem Bindegewebe, ebenso Palmar- und Plantaraponeurose[35], die flächenförmigen Sehnenplatten in der Hohlhand und an der Fußsohle. Es bildet auch flächenhafte Organkapseln, Muskelhüllen und kleidet Körperhöhlen aus.

Interstitielles Bindegewebe bezeichnet man auch als lockeres Bindegewebe. Es füllt die Fugen zwischen einzelnen Organteilen (z. B. Muskelbündeln) aus und bildet lockere Verschiebeschichten. Bündel kollagener Fasern und vereinzelte elastische Fasern sind seine Hauptbestandteile.

---

[24] capillus (lat.): Haar; Kapillare: Haargefäß
[25] ligamentum (lat.): Band; flavus (lat.): gelb
[26] Histiozyten: ruhende Wanderzellen, große Gewebsfreßzellen (Makrophagen)
[27] Mastzellen: finden sich als Gewebsmastzellen in der Nähe kleiner Blutgefäße; Blutmastzellen zählen zu den weißen Blutkörperchen
[28] Plasmazellen: sie entstehen aus B-Lymphozyten und bilden Antikörper
[29] Lymphozyten: die kleinsten weißen Blutkörperchen besitzen eine zentrale Bedeutung bei der Immunabwehr
[30] Monozyten: größte Form der weißen Blutkörperchen im Blut, können als Freßzellen in das Gewebe einwandern
[31] interstitium (lat.): Zwischenraum; interstitiell: im Zwischengewebe liegend
[32] fibra (lat.): Faser; kytos (gr.): Zelle
[33] enchein (gr.): hineingießen; Mesenchym: embryonales Bindegewebe
[34] phagein (gr.): fressen; Phagozyten: Freßzellen, die Gewebstrümmer, Fremdkörper, Bakterien etc. aufnehmen und verdauen können
[35] palma (lat.): Handfläche; planta (lat.): Fußsohle; neuron (gr.): Sehne, Nerv; Aponeurose: flächenhafte Sehne

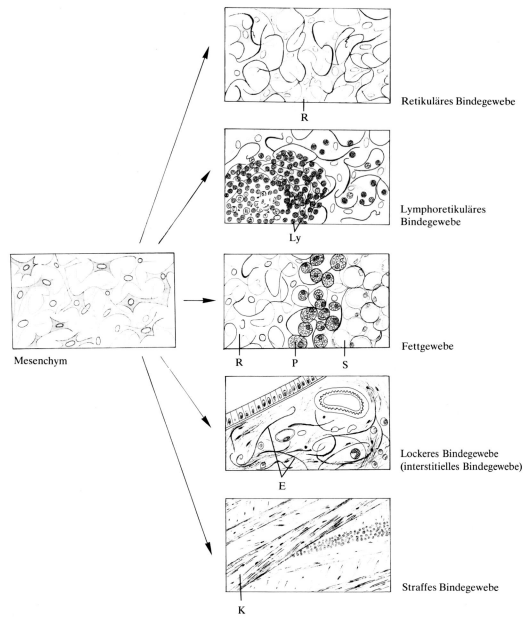

Abb. 2.3. Schema über die Entwicklung der verschiedenen Bindegewebsarten aus dem Mesenchym.
E elastische Fasern; *K* kollagene Fasern; *Ly* Lymphozyten; *P* Fettzelle mit mehreren Fetttröpfchen (plurivakuoläre Fettzelle); *R* Retikulumzellen; *S* Siegelringzelle (Fettzelle mit einer großen Fettvakuole und einem randständigen Zellkern). (Aus: 13)

2.2.1.1. Fettgewebe

Auch das Fettgewebe zählt man zur Gruppe der Bindegewebsarten. Es leitet sich vom retikulären Bindegewebe ab. Die einzelnen Fettzellen sind große Zellen mit randständigem Zellkern. Das Fett füllt das Innere der Zelle fast vollständig aus. Man unterscheidet das *weiße Fettgewebe* mit nur einem großen Fetttropfen (einer Fettvakuole[36]) im Zellinneren vom *braunen Fett-*

---

[36] Vakuole: Hohlraum in Zellen

2.2. Binde- und Stützgewebe

gewebe, das in der Zelle viele kleine Fettvakuolen enthält. Letzteres kommt fast ausschließlich im Säuglingsalter vor. Es wird im Laufe der Entwicklung durch weißes Fettgewebe ersetzt. Interstitielles Bindegewebe untergliedert das Fettgewebe in einzelne *Läppchen*. Neben seiner Aufgabe als Vorratsspeicher für den Organismus dient das Fettgewebe auch dem Schutz vor Kälte, es polstert Organe gegen ihre Umgebung ab. Das vom Ernährungszustand abhängige *Speicherfettgewebe* wird bei Bedarf abgebaut. Man findet es vor allem als Unterhautfettgewebe (subkutanes[37] Fettpolster) und im Gekröse[38] des Darms. *Baufettgewebe* findet sich unabhängig vom Ernährungszustand des Körpers z. B. in Gelenken, im Knochenmark, als Wangenfettkörper, im Bereich der Fußsohle. Es wird im Hungerzustand erst spät abgebaut. Seine Aufgabe ist es, besonders beanspruchte Stellen des Körpers abzupolstern und Lücken auszufüllen.

2.2.2. Knorpelgewebe

Knorpelgewebe besteht aus *Knorpelzellen* (Chondrozyten[39]), die in eine festigende Grundsubstanz (Interzellularsubstanz) eingelagert sind. Je nach Art dieser Grundsubstanz unterscheidet man *hyalinen Knorpel, elastischen Knorpel* und *Faserknorpel*.

Knorpel ist biegungs- und druckelastisch. Er ist sehr wasserreich und enthält fast keine Nerven und Blutgefäße. Die Ernährung des Knorpels erfolgt von außen durch Diffusion. Infolge dieser Gefäßarmut kommt es im Knorpelgewebe leicht zu degenerativen[40] Prozessen, das sind Alters- und Abnutzungserscheinungen, da das Gewebe von außen nur schlecht versorgt werden kann.

Knorpelzellen sind beim **hyalinen**[41] **Knorpel** (Glasknorpel) in eine *hyaline Grundsubstanz* eingebettet (Abb. 2.4). Ihr verdankt er sein milchglasartiges Aussehen. Hyaliner Knorpel ist

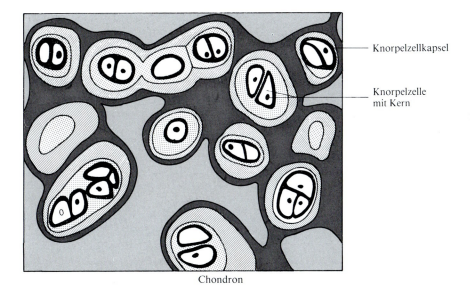

Chondron

Abb. 2.4. Aufbau des hyalinen Knorpels. Chondron: Knorpelzellnest und umgebende fibrillenfreie Grundsubstanz. (Aus: 13)

---

[37] sub- (lat.): unter, unterhalb; cutis (lat.): Haut; subcutan: unter der Haut
[38] Verdoppelung des Bauchfells, dient der Aufhängung z.B. des Darms an der hinteren Bauchwand; in ihm verlaufen die Blutgefäße der betreffenden Organe
[39] chondros (gr.): Knorpel; kytos: s. 32
[40] degenerare (lat.): aus der Art schlagen; Degeneration: Schädigung spezifischer Zelleigenschaften; verschlechterte Fähigkeit zur Entwicklung, Anpassung und Heilung
[41] hyalos (gr.): Glas; hyalin: glasartig

besonders druck- und biegungselastisch. Als Gelenkknorpel überzieht er die Gelenkkörper, die an einem Gelenk beteiligten knöchernen Anteile. Auch der Rippenknorpel zwischen den knöchernen Rippenteilen und dem Brustbein sowie die Knorpelspangen der Luftröhre und die Epiphysenfugen[42] (die Wachstumsfugen der Knochen) bestehen aus hyalinem Knorpel.

Elastischen Knorpel bezeichnet man auch als *Netzknorpel*. Seine Elastizität erhält er durch die Anreicherung *elastischer Fasern* in der Zwischenzellsubstanz. Ebenso wie der Kehlkopfdeckel bestehen der Ohrmuschelknorpel und der Knorpel des äußeren Gehörgangs aus elastischem Knorpelgewebe.

Die Interzellularsubstanz des **Faserknorpelgewebes** enthält reichlich *kollagene Fasern*. Dies verleiht ihm eine hohe Zugfestigkeit. Faserknorpel ist Hauptbestandteil der Zwischenwirbelscheiben (Bandscheiben) und kommt im Schamfugenknorpel, der knorpeligen Verbindung der beiden Schambeine, vor.

2.2.3. Knochengewebe

Knochengewebe besteht aus *Knochenzellen* (Osteozyten[43]), die in eine *Grundsubstanz* eingelagert sind. Weitere Bestandteile sind *kollagene Fibrillen*[44], eine *Kittsubstanz* und verschiedene *Salze*. Die Salze bilden den anorganischen Teil des Knochens. Durch sie erlangt der Knochen seine hohe Festigkeit. Den Hauptbestandteil der Salze bilden Kalzium und Phosphor als Kalziumphosphat, aber auch Magnesiumphosphat und Kalziumkarbonat kommen vor.

Vom Aufbau her unterscheidet man zwei Arten von Knochengewebe, den *Geflechtknochen* und den *Lamellenknochen*.

Der grobfaserige **Geflechtknochen** entspricht verknöchertem Bindegewebe. Er kommt beim Menschen vor allem im Laufe seiner Entwicklung vor. Beim Erwachsenen findet man ihn noch in der Labyrinthkapsel (im Innenohr) und in der Nähe der Schädelnähte. Fast alle Knochen des Menschen sind feinfaserige **Lamellenknochen**[45] (Abb. 2.5). Im Gegensatz zum Geflechtknochen zeigt der Lamellenknochen eine deutliche Schichtung von Knochenzellen und Grundsubstanz um einen zentralen Gefäßkanal. Dieses Blutgefäß mit den umgebenden Lamellen aus Knochenzellen und Grundsubstanz bezeichnet man als *Haverssches System*[46]. Die Lamellen bilden übereinander liegende kleine Säulen. Im Knocheninneren ordnen sich die Lamellen zu einem Maschenwerk aus Knochenbälkchen, der *Substantia spongiosa*[47]. Die Zwischenräume des schwammartigen Gerüstes füllt rotes (blutbildendes) oder gelbes Knochenmark aus. Massives Knochenmaterial, die *Substantia compacta*[48], findet sich an der Außenseite des Knochens als feste Schale. Die Lamellen ordnen sich hier als größere Platten um die nach innen gelegenen Säulen.

Die Ernährung des Knochens erfolgt durch das *Periost*[49], die Knochenhaut, die den Knochen umkleidet. Ausgenommen hiervon sind die von Knorpel überzogenen Gelenkflächen. Die Knochenhaut ist reich an Blut- und Lymphgefäßen sowie an Nerven. Von ihr aus ziehen die für die Ernährung des Knochens wichtigen Blutgefäße in das Knocheninnere (Volkmannsche Gefäße).

Die Knochenbildung erfolgt durch spezielle *Knochenbildungszellen*, die Osteoblasten[50]. Sie sondern die Interzellularsubstanz, das *Osteoid*[51], ab. Aus den Osteoblasten entwickeln sich später die Knochenzellen (Osteozyten). Osteoklasten[52] sind mehrkernige *Knochenabbauzellen*. Sie werden auch beim gesunden Erwachsenen zusammen mit den Osteoblasten für den ständig ablaufenden Knochenumbau benötigt.

Bei der Knochenentwicklung unterscheidet man zwei Arten der Verknöcherung oder Ossifi-

---

[42] epiphyomai (gr.): auf etwas wachsen; Epiphyse: Enden der langen Röhrenknochen; Epiphysenfuge: Knorpelgewebe zwischen Schaft und Ende eines Röhrenknochens, von dem das Knochenwachstum ausgeht
[43] osteon (gr.): Knochen; kytos: s. 32
[44] fibrilla (lat.): Fäserchen
[45] lamella (lat.): Plättchen
[46] Havers, Clopton; engl. Anatom (1650 bis 1702)
[47] substantia (lat.): Wesen, Beschaffenheit, Substanz; spoggia (gr.): Schwamm
[48] substantia: s. 47; compactus (lat.): zusammengedrängt, fest
[49] peri (gr.): um, herum; osteon: s. 43
[50] osteon: s. 43; blaste (gr.): Sproß
[51] osteon: s. 43; -eides (gr.): ähnlich; osteoid: knochenähnlich
[52] osteon: s. 43; klao (gr.): breche

2.2. Binde- und Stützgewebe

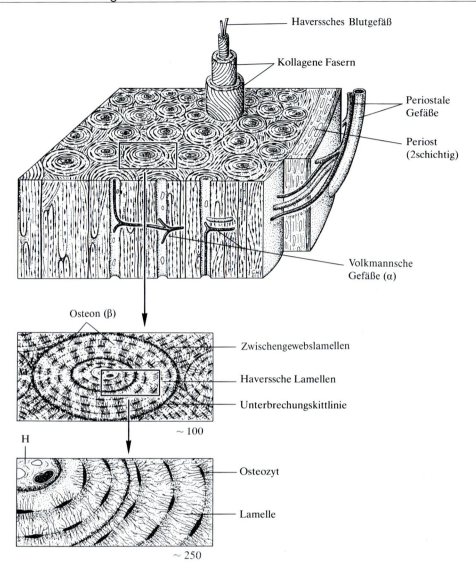

Abb. 2.5. Aufbau des Lamellenknochens. *H* Haversscher Kanal mit jugendlichem (juvenilem) Bindegewebe und Haversschen Gefäßen. (α) Volkmannsche Gefäße münden in die Haversschen Blutgefäße und verbinden diese untereinander. (β) Als Osteon bezeichnet man die Baueinheit des Knochengewebes. Sie besteht aus einem zentralen Haversschen Gefäß und den darum angeordneten Knochenlamellen. (Aus: 13)

kation[53], die *direkte oder desmale*[54] *Ossifikation* und die *indirekte oder chondrale*[55] *Ossifikation*.

Bei der **direkten Verknöcherung** entwickelt sich der Knochen aus Bindegewebe, ohne knorpelige Vorstufe. Ursprünglich entsteht so Faserknochen, der dann zu Lamellenknochen umgebaut wird. Die Knochen des Schädeldaches, Teile des Gesichtsschädels und die Schlüsselbeine werden so gebildet.

Bei der **chondralen Ossifkation** werden knorpelig vorgebildete Skeletteile durch Knochengewebe ersetzt. Man nennt diese Art der Verknöcherung deshalb auch *Ersatzknochenbildung*. Der Vorgang läuft bei allen übrigen Knochen

---

[53] os (lat.): Knochen; facere (lat.): machen
[54] desmos (gr.): Band; desmal: bindegewebig
[55] chondros: s. 39; chondral knorpelig

während der kindlichen Entwicklung ab. Wachstum ist nur so lange möglich, so lange noch Knorpel in den Wachstumszonen der Knochen, den Epiphysenfugen, vorhanden ist. Dabei muß der Knorpel von Knorpelabbauzellen (Chondroklasten[56]) abgebaut werden, um Raum für die neugebildete Knochensubstanz zu schaffen. Bei der chondralen Ossifikation eines Röhrenknochens entsteht zuerst eine von der Knorpelhaut ausgehende *Knochenmanschette* um den späteren Schaft des Röhrenknochens. Im Knorpelinneren bilden sich dann *Verknöcherungszentren* in der Mitte des Schaftes (*Diaphyse*[57]) und den beiden Enden (*Epiphysen*[58]) aus. Später entsteht die Markhöhle im Inneren der Diaphyse, ein röhrenförmiger Raum, der der Aufnahme des Knochenmarks dient. Das weitere *Längenwachstum* geht von den *Epiphysenfugen* aus. Die Knorpelsubstanz trennt die Epiphysen von der Diaphyse. Ist auch diese knorpelige Epiphysenfuge verknöchert, ist kein Längenwachstum mehr möglich.

Auch im Erwachsenenalter unterliegt der Knochen ständig *Umbauprozessen*, je nach seiner Belastung und Beanspruchung.

2.3. Muskelgewebe

Das Muskelgewebe besteht aus langen, faserigen Zellen, den *Muskelfasern*. In diesen länglichen Muskelgewebszellen verlaufen zahlreiche *Myofibrillen*[59], die sich kontrahieren[60] (zusammenziehen) können. Eine Muskelfaser baut sich aus einer Reihe von Myofibrillen auf.

Nach Aufbau und Funktion des Muskelgewebes unterscheidet man drei Muskelarten: die *glatte Muskulatur*, die *quergestreifte Muskulatur* und als Sonderform die *quergestreifte Herzmuskulatur*.

Glatte Muskulatur bezeichnet man auch als *Eingeweidemuskulatur*. Man findet sie beispielsweise als Muskulatur des Magen-Darm-Trakts, der Blutgefäße, der Harnblase. Sie funktioniert *unwillkürlich*, d. h. ihre Bewegungen sind nicht dem Willen unterworfen. Im Aufbau unterscheiden sich die Myofibrillen der glatten Muskulatur von denen der quergestreiften Muskulatur durch die fehlende Querstreifung.

Die Muskelgewebszellen der **quergestreiften Muskulatur** (Abb. 2.6a) sind größer und länger

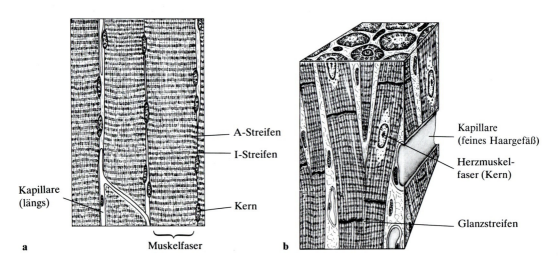

Abb. 2.6. *a* Quergestreifte Skelettmuskelfaser im Längsschnitt. *b* Längsschnitt durch quergestreiftes Herzmuskelgewebe. (Aus: 13)

---

[56] chondros: s. 39; klao: s. 52
[57] diaphyomai (gr.): dazwischenwachsen
[58] epiphyomai: s. 42
[59] mys (gr.): Muskel; fibrilla: s. 44
[60] contrahere (lat.): zusammenziehen

2.4. Nervengewebe

als die der glatten Muskeln. Betrachtet man quergestreifte Muskelfasern durch ein Mikroskop, zeigt sich neben der durch die Myofibrillen erzeugten Längsstreifung zusätzlich eine Querstreifung. Helle und dunkle Abschnitte wechseln sich ab. Dies entspricht der Anordnung von *Aktin- und Myosinmolekülen* in den Myofibrillen. Aktin und Myosin sind die für die Muskelkontraktion verantwortlichen Eiweißmoleküle. Quergestreifte Muskulatur ist die *Skelettmuskulatur*. Sie bildet den *aktiven Bewegungsapparat* des Menschen. Im Gegensatz zur glatten Eingeweidemuskulatur funktioniert sie *willkürlich*, sie ist unserem Willen unterworfen.

Eine Sonderform der quergestreiften Muskulatur bildet die **quergestreifte Herzmuskulatur** (Abb. 2.6b). Sie weist wie die Skelettmuskeln eine Querstreifung auf. Der Zellkern ist hier jedoch wie bei der glatten Muskelfaser zentral gelegen, und die Muskelfasern bilden untereinander *Netze*. Herzmuskelfasern sind aus Muskelzellen aufgebaut, die durch besondere Kittlinien, die *Glanzstreifen*, miteinander verbunden sind. Eine Kontraktion der Herzmuskulatur ist nicht dem Willen unterworfen, sie läuft *unwillkürlich* ab.

2.4. Nervengewebe

Nervengewebe besteht aus *Nervenzellen* und Stütz- und Hüllzellen, den *Gliazellen*[61]. Nervenzellen haben die Fähigkeit zur Erregungsbildung, -leitung und -verarbeitung. Sie können auf Reize antworten.

Eine **Nervenzelle** (Neuron[62]) setzt sich zusammen aus dem *Zentralkörper* oder Zelleib, den Fortsätzen (*Dendriten*[63]) und dem Hauptfortsatz, der auch *Axon*[64] oder *Neurit*[65] genannt wird (Abb. 2.7). Dieser Hauptfortsatz kann beim Menschen bis zu einem Meter lang sein. An den verzweigten Dendriten enden die Fortsätze anderer Neuronen. Sie sind die Orte des Erregungsempfangs. Das Axon leitet die Erregung weiter. Die Erregungsübertragung findet an den **Synapsen**[66] statt. Synapsen (Abb. 2.8) sind kolbige Erweiterungen am Ende eines Axons. Sie stehen über einen feinen Spalt *(synaptischer Spalt)* mit dem Ende eines Dendriten oder einem Nervenzelleib in Verbindung. Auch Muskel- oder Drüsenzellen können Erfolgsorgane eines Axons sein. Die Synapse, an der die Erregungsübertragung zwischen Nervenfaser und Muskel stattfindet, bezeichnet man als motorische Endplatte (vgl. auch Kap. 7, Abb. 7.2). In *Vesikeln*[67] (kleinen Bläschen) sind Reizübertragerstoffe, die man auch als *Transmitterstoffe*[68] bezeichnet, im Synapsenköpfchen gespeichert. Kommt eine über das Axon weitergeleitete Erregung hier an, werden diese Reizüberträgerstoffe in den Spalt abgegeben. Dies geschieht, indem die Vesikelmembran mit der *präsynaptischen*[69] Membran verschmilzt. Die Transmitter erreichen so die postsynaptische[70] *Membran* des Dendriten oder Zentralkörpers. In der postsynaptischen Membran befinden sich Auffangorgane (*Rezeptoren*[71]), die die Überträgerstoffe aufnehmen können. Über diesen Mechanismus wird die Erregung von einem Nerven zum anderen weitergeleitet. Beispiele zweier hierfür benötigter Transmittersubstanzen sind *Azetylcholin* und *Noradrenalin*.

Neurogliazellen erfüllen die Aufgaben des Bindegewebes im Nervensystem. Hierzu gehören die von ihnen ausgeübte Stützfunktion, der Stoffaustausch und der Abbau kranken Gewebes mit anschließender Narbenbildung. Weiterhin sind Gliazellen für die Ernährung der Nervenzellen von Bedeutung.

Nervenfasern (Neuriten) werden oft von Hüllen umgeben. Man nennt diese Hüllen *Markscheiden*. Bei peripheren Nerven werden sie von

---

[61] glia (gr.): Kitt, Leim
[62] neuron (gr.): Nerv
[63] dendron (gr.): Baum; Dendriten ähneln den Verzweigungen eines Baums
[64] axon (gr.): Achse
[65] neuron: s. 62
[66] synhapsis (gr.): Verknüpfen
[67] vesicula (lat.): Bläschen
[68] transmittere (lat.): hinüberschicken, durchlassen
[69] prä- (lat.): vor; synhapsis: s. 66
[70] post- (lat.): nach; synhapsis: s. 66
[71] recipere (lat.): aufnehmen; Rezeptor: Empfangs- oder Aufnahmeeinrichtung von Zellen für den Empfang bestimmter Reize

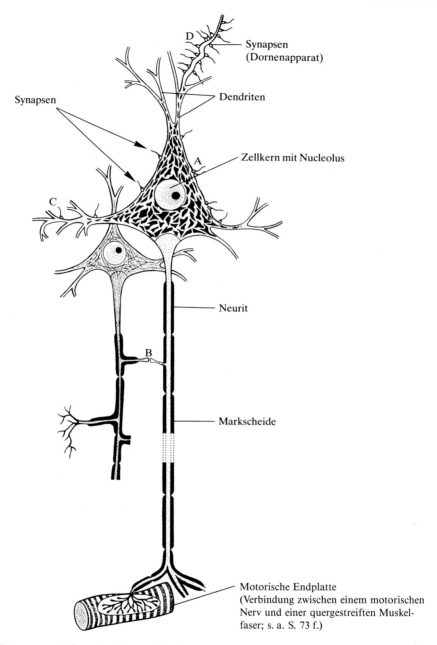

Abb. 2.7. Schema vom Aufbau einer Nervenzelle mit allen Fortsätzen (Neuron).
A Synapse zwischen Axon und Zentralkörper; *B* Synapse zwischen zwei Axonen; *C* Einfache Synapsen zwischen Axon und Dendrit; *D* Komplexe Synapsen zwischen Axonen und Dendriten (Dornenapparat). (Aus: 13)

Schwannschen[72] Zellen gebildet. Nervenzellen mit einer dicken Markscheide werden *markhaltige* Fasern genannt. Findet man nur eine geringe oder fehlende Markscheide, spricht man von *markarmen* bzw. *marklosen* Fasern. Markscheiden bestehen aus *Myelin*[73], einer Substanz,

---

[72] Schwann, Theodor; belg. Anatom (1810 – 1882)
[73] myelos (gr.): Mark

2.4. Nervengewebe

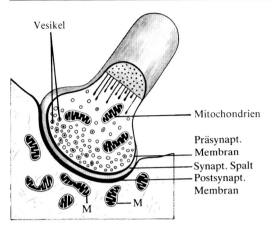

Abb. 2.8. Feinbau einer Synapse. (Aus: 13)

die sich aus Eiweiß- und Lipidmolekülen zusammensetzt. Sie isolieren die einzelnen Nervenfasern gegeneinander und beschleunigen so die Erregungsübertragung. Markhaltige Fasern leiten die Erregung also schneller weiter als marklose Fasern. Die Nervenleitgeschwindigkeit markhaltiger Fasern kann bis zu 120 m/s betragen, die markloser Fasern liegt nur bei ca. 1 m/s.

Eine große Anzahl von Neuriten wird durch Bindegewebe zu *Bündeln* oder *Faszikeln*[74] zusammengefaßt. Ein Nerv besteht meist aus mehreren solcher Faszikel.

Für Ihre Notizen:

---

[74] fasciculus (lat.): Bündel

3. Grundbegriffe der Pathologie

Der Versuch, den Begriff der Krankheit zu definieren, fällt nicht leicht. Man geht dabei von der einleuchtenden Überlegung aus, daß Krankheit und Gesundheit sich gegenseitig ausschließen. Was versteht man aber unter dem Begriff *Gesundheit*?

Die WHO (World Health Organisation, Weltgesundheitsorganisation) hat Gesundheit folgendermaßen definiert: »Gesundheit beschreibt einen Zustand völligen körperlichen, seelischen und sozialen Wohlbefindens.« Dementsprechend wurde *Krankheit* definiert als »eine Störung des Gleichgewichts der Körperfunktionen, die einhergeht mit verminderter Leistungsfähigkeit, Herabsetzung des Lebensgenusses und mit seelischen Belastungen.«

Diese Definitionen der Begriffe Krankheit und Gesundheit sind sehr weit gefaßt. Von Kritikern wird vor allem angeführt, daß ein Zustand völligen sozialen Wohlbefindens wohl selten zu erreichen ist. Betrachtet man den Menschen als ein ganzheitliches Wesen, bei dem sich Körper und Seele (Geist) nicht voneinander trennen lassen, so kann man Krankheit auch als Kommunikationsstörung zwischen den biologischen, psychischen (seelischen) und sozialen Vorgängen auffassen.

3.1. Krankheitsursachen

Krankheiten verändern die Funktion einzelner Organe oder des gesamten Organismus. Das Krankheitsgeschehen wird in der Regel durch mehrere ursächliche Faktoren ausgelöst. Krankheiten sind nie rein körperlich bzw. rein seelisch bedingt. Geist und Körper stehen in vielfältiger Weise miteinander in Kontakt, so daß beim Ausbruch einer Krankheit immer biologische, psychische und soziale Faktoren mitwirken.

Die Lehre von den Ursachen der Krankheiten bezeichnet man als Ätiologie[1]. Üblicherweise hat man die Krankheitsursachen bislang in zwei Gruppen eingeteilt, die **endogenen (genetischen) Ursachen** und die **exogenen Ursachen**.

Endogene[2] **Ursachen** sind Informationsstörungen. Der von der DNS gelieferte genetische Code weist Fehler auf. Mutationen[3], das sind solche erblichen Änderungen der Basenfolge in der DNS, können, wenn sie in den Keimzellen auftreten, zu *Erbkrankheiten* (z. B. Down-Syndrom, s. Abb. 3.1.) führen.

Zur Gruppe der **exogenen**[4] **Krankheitsursachen** zählen die *belebten Krankheitserreger*. Es sind dies Bakterien, Viren, Pilze, Einzeller (Protozoen) und Vielzeller (z. B. Würmer) sowie die

Tab. 3.1. Krankheitsursachen

Endogene Ursachen	Exogene Ursachen
Gestörte Erbinformation (z.B. durch Mutation oder Chromosomenfehlverteilung während der Meiose)	Belebte Krankheitserreger (Bakterien, Viren, Pilze, Einzeller, Vielzeller; Toxine dieser Erreger) Verletzungen (Traumata) Fehlerhafte Nahrungszufuhr Veränderungen der Temperatur Chemisch-toxische Substanzen Strahlen Elektrizität Psychosoziale Faktoren

---

[1] aita (gr.): Ursache; logos (gr.): Lehre
[2] endo- (gr.): innen, innwendig, innerhalb; -genes (gr.): entstehend; endogen: aus der Anlage des Körpers hervorgegangen, nicht durch äußere Einflüsse entstanden
[3] mutare (lat.): verändern
[4] ex- (lat.): aus, heraus; -genes: s. 2; exogen: außen entstanden, von außen eingeführt

3.2. Krankheitsverlauf

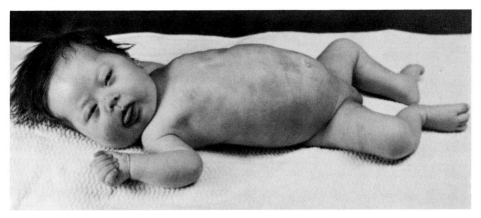

Abb. 3.1. Beispiel einer erblichen Änderung der Basenfolge der DNA: Säugling mit Down-Syndrom. (Aus: 16)

von ihnen produzierten Gifte (Toxine[5]). Weiterhin können eine *Verletzung* (Trauma[6]), die mengenmäßig oder in ihrer Zusammensetzung *fehlerhafte Nahrungszufuhr* (z. B. Fettsucht, Vitaminmangelerkrankungen) sowie eine *Veränderung der Temperatur* (durch Hitze bzw. Kälte hervorgerufene Erkrankungen wie Hitzschlag, Erfrierungen, Verbrennungen) Ursachen von Krankheiten sein. Häufig sind es auch *chemisch-toxische Substanzen*, die Krankheiten verursachen. In diese Gruppe gehören außer Chemikalien wie Säuren und Laugen, die z. B. Verätzungen hervorrufen können, auch Drogen. Eine Überdosierung von Medikamenten kann ebenfalls den Organismus schädigen. Man spricht dann von einer Intoxikation (Vergiftung). Eine weitere exogene Krankheitsursache sind *Strahlen*. In erster Linie ist hier die radioaktive Strahlung zu nennen, die verschiedene Zellen, Gewebe und Organe in unterschiedlichem Umfang schädigt. Am strahlenempfindlichsten sind Zellen, die sich häufig teilen, wie Blutstammzellen, die Stammzellen der männlichen Samenzellen, die Zellen der Darmschleimhaut. Auch eine falsche Anwendung der *Elektrizität* kann zu Krankheitserscheinungen führen. Lokale Auswirkungen sind Gewebszerstörungen (Verbrennungen). Schwerwiegender sind jedoch die Auswirkungen auf das Reizleitungssystem des Herzens mit der Folge von Herzrhythmusstörungen bis hin zum Herzstillstand.

Die auf den Körper einwirkenden exogenen Krankheitsursachen bewirken in der Regel nicht nur körperliche Veränderungen (z. B. Entzündungserscheinungen), sie beeinflussen auch die Psyche (Seele) und das soziale Leben des betroffenen Menschen. Umgekehrt können auch seelische Probleme zu körperlichen Krankheitssymptomen führen. So kommt es z. B. durch Streß im Beruf oder Schwierigkeiten in der Familie bei manchen Menschen zur Bildung von Magengeschwüren. Bei den meisten der sog. Körperkrankheiten ist ein solcher Zusammenhang jedoch nicht so offensichtlich. Wie biologische, psychische und soziale Faktoren bei der Krankheitsentstehung ineinandergreifen, soll das folgende Beispiel verdeutlichen: Ein einsamer alter Mensch ist bei schlechtem Wetter in seinen sozialen Kontakten stark eingeschränkt. Das düstere Wetter verstärkt seine depressive Stimmungslage. Diese beeinflußt auch seine Körperabwehr. Nach einem Kontakt mit Grippeviren kommt es infolge des geschwächten Immunsystems rasch zur Ausbreitung der Viren im ganzen Körper. Der Mensch ist an einer schweren Virusgrippe erkrankt.

---

[5] tox- (gr.): Gift-; Toxin: Giftstoff
[6] trauma (gr.): Verletzung, Wunde, Gewalteinwirkung in körperlicher oder psychischer Hinsicht
[7] pathos (gr.): Leiden; genesis (gr.): Entstehung

3.2. Krankheitsverlauf

Man unterscheidet leichte und schwere Krankheitsverläufe; Krankheiten halten nur kurzfristig an oder erstrecken sich über Monate oder Jahre. **Akute Krankheiten** treten plötzlich auf und gehen oft mit heftigen Symptomen einher. **Chronische Erkrankungen** beginnen in der Regel schleichend und ziehen sich dann über einen längeren Zeitraum hin. Krankheitsverläufe, die zwischen akuten und chronischen Krankheiten stehen, nennt man *subakut*[8]. Besonders heftige Erkrankungen verlaufen *perakut*[9].

Flammt eine Erkrankung nach völliger Abheilung wieder auf, nennt man dies ein *Krankheitsrezidiv*[11]. Davon zu unterscheiden ist die *Remission*[12], bei der sich zwar vorübergehend die Krankheitszeichen zurückbilden, die Krankheit an sich jedoch weiter bestehenbleibt.

Allgemeine Krankheitszeichen (*Symptome*[13]) sind z. B. Fieber, Blässe, Müdigkeit. Sie kommen bei sehr verschiedenartigen Erkrankungen vor. Andere Symptome sind spezifisch, d. h. typisch für eine bestimmte Krankheit. Die sogenannte Himbeerzunge ist z. B. ein klassisches Zeichen beim Scharlach, einer Infektionserkrankung.

Eine Krankheit endet mit der **Heilung** des Patienten oder mit dessen **Tod**. Bei der Heilung unterscheidet man die *völlige Wiederherstellung der Funktion* des betroffenen Körperteils (Restitutio ad integrum[10]) von der *Defektheilung*. Hierbei bleibt als Folge der Erkrankung ein Defekt (z.B. eine Lähmung) bestehen. Krankheiten, die mit ausgeprägten Defekten abheilen, nennt man **Leiden**.

Als **Behinderung** bezeichnet man eine nicht nur vorübergehende körperliche, geistige oder seelische Beeinträchtigung, die zu einer Minderung der Erwerbsfähigkeit (MdE) um mindestens 10% führt. Eine solche Beeinträchtigung kann angeboren oder erworben (z. B. durch Unfall oder Erkrankung) sein. Die Integration (Eingliederung) behinderter Menschen in ihre soziale Umgebung ist ein Ziel unserer Gesellschaft, das vielfach noch kaum verwirklicht wurde. Vor allem Geistigbehinderten stehen die meisten Menschen hilflos oder ablehnend gegenüber.

3.3. Sterben und Tod

Altern und Tod sind die natürliche Konsequenz jedes Lebens.

In den letzten Jahrzehnten wurde dem Vorgang des **Sterbens** zunehmend Beachtung geschenkt. Verschiedene Autoren beschreiben das Sterben als einen in Phasen ablaufenden Prozeß (sog. *Phasenmodelle*). So berichtet z. B. die amerikanische Psychiaterin Elisabeth Kübler-Ross, daß der Vorgang des Sterbens normalerweise in fünf Phasen abläuft (1. Nichtwahrhabenwollen und Isolierung, 2. Zorn und Auflehnung, 3. Verhandeln mit dem Schicksal, 4. Depression und 5. Zustimmung). Solche Phasenmodelle können jedoch nur Modellcharakter haben. Sie zeigen auf, welche Reaktionsformen bei der Auseinandersetzung mit dem nahen Tod auftreten *können*. Das Erleben und Verhalten sterbender Menschen läuft jedoch sicher nicht nach einem allgemeingültigen Schema ab („Jeder Mensch stirbt seinen eigenen Tod").

Als **Agonie** oder „Todeskampf" bezeichnet man die Absterbevorgänge, die vor dem Eintritt des Todes durchlaufen werden.

Der Begriff „**Intermediäres Leben**" beschreibt den Zeitraum zwischen dem Tod des Individuums und dem Absterben der letzten Zelle. Die *Wiederbelebungszeit* beträgt z. B. für das Gehirn nur ca. 4–6 Minuten. Das Herz kann noch nach etwa 15–30 Minuten wiederbelebt werden. Bei Säuglingen, Kindern und Unterkühlten ist die Wiederbelebungszeit in der Regel länger.

Ein Mensch ist klinisch tot, wenn der Tod durch klinische Untersuchungsmethoden festgestellt wurde. Zu den Kriterien des **klinischen Todes** gehören: der Herzstillstand, der fehlende Nachweis peripherer Pulse, der Atemstillstand sowie die klinischen Anzeichen nicht mehr zu behebender zentralnervöser Störungen (Koma, fehlende Reflexe, Muskelerschlaffung, weite Pupillen, vollkommener Atemstillstand).

Seit den 60er Jahren ist zunehmend der **Hirntod** das entscheidende Kriterium zur Feststellung des Todes. Ein Mensch ist dann hirntot, wenn es zu einem nicht mehr rückgängig zu machenden Ausfall aller Hirnfunktionen (auch bei

---

[8] sub- (lat.): unter, unterhalb; subakut: weniger heftig verlaufend, nicht ganz akut
[9] per- (lat.): 1. durch, 2. sehr; perakut: sehr akut
[10] restitutio ad integrum (lat.): Wiederherstellung des früheren Zustands, völlige Heilung
[11] recidere (lat.): zurückfallen; Rezidiv: Rückfall
[12] remissio (lat.): Nachlassen; Remission: vorübergehendes Zurückgehen von Krankheitserscheinungen
[13] symptoma (gr.): Zusammenfallen; Symptom: Krankheitszeichen

evtl. noch aufrechterhaltener Kreislauffunktion!) gekommen ist. Hierzu muß nachgewiesen werden, daß keinerlei hirnelektrische Aktivität mehr vorhanden ist. Dies kann beim Erwachsenen z. B. durch mehrfach durchgeführte dreißigminütige EEG-Ableitungen (Hirnstrommessungen) in einem Zeitraum von 12 Stunden geschehen. Auch die Hirndurchblutung muß sicher zum Erliegen gekommen sein. Die Feststellung des Hirntodes ist eine notwendige Voraussetzung für die Entnahme von Organen zur Transplantation.

Das Hirntod-Konzept ist sehr umstritten. Von Gegnern wird z. B. angeführt, daß bei Hirntoten in der Regel die Kreislauffunktion noch intakt ist. Stoffwechselvorgänge laufen weiter ab. Man kann bei manchen Hirntoten noch reflexhafte Bewegungen beobachten. All dies nehmen Gegner des Hirntod-Konzeptes als Anzeichen dafür, daß der Vorgang des Sterbens noch nicht abgeschlossen, der Mensch also noch nicht tot ist.

In der Regel erfolgt die Feststellung des Todes jedoch anhand der sog. **Todeszeichen**. Man unterscheidet sichere von unsicheren Zeichen des Todes. Zu den *unsicheren Todeszeichen* gehören: Hautblässe, Abkühlung, das Fehlen von Reflexen, das Fehlen erkenntlicher Atemtätigkeit, das Fehlen peripherer Pulse und der fehlende Herztonnachweis. Unsichere Todeszeichen können auch durch andere Ursachen hervorgerufen werden.

Sichere Todeszeichen sind dagegen: Totenflecken, Totenstarre und Fäulnis.

Nach Eintritt des Todes erschlafft zunächst die gesamte Muskulatur. Die *Totenstarre* beginnt dann gewöhnlich nach etwa 2 Stunden, nach 6 – 12 Stunden ist sie vollständig ausgeprägt. Durch Abbauvorgänge in der Muskulatur löst sich die Totenstarre dann wieder. Der Zeitpunkt ist temperaturabhängig. Bei Zimmertemperatur geschieht die Lösung etwa 36 bis 48 Stunden nach Eintritt des Todes. *Totenflecken* entstehen durch Blutansammlungen in den sog. abhängigen Gebieten. Sie fehlen an den Aufliegestellen der Leiche.

3.4. Krankheitsformen

3.4.1. Entzündungen

Unter einer **Entzündung** versteht man eine lokale (begrenzte) Abwehrreaktion des Körpers auf eine Schädigung. Diese kann durch sehr *unterschiedliche Noxen*[14] wie Krankheitskeime, Fremdkörper, Strahlen, Hitze etc. hervorgerufen werden. Entzündungen können in jedem Organ des Körpers auftreten.

Als klassische Merkmale einer Entzündung kennt man die *Schwellung*, die *Rötung*, die *Erwärmung* des betroffenen Gebiets, den *Schmerz* und die sich durch die Schädigung ergebende *gestörte Funktion*. Entzündungen bestimmter Organe bzw. Organsysteme kennzeichnet man durch die Endung »*-itis*«. So bezeichnet man eine Entzündung der Haut als Dermatitis[15], eine Leberentzündung als Hepatitis[16], eine Entzündung der Bauchspeicheldrüse als Pankreatitis[17]. *Allgemeinsymptome* einer Entzündung sind Fieber, der schnelle Puls (Tachykardie), die Vermehrung der weißen Blutkörperchen (Leukozytose) und die beschleunigte Blutkörperchensenkungsgeschwindigkeit (BSG).

Nach der Art der Flüssigkeit, die bei einer entzündlichen Reaktion aus den kleinsten Blutgefäßen des betroffenen Gebiets in den Raum um die Gefäße herum (extravasaler[18] Raum) gelangt, unterscheidet man verschiedene *Formen der Entzündung*. Die dabei abgegebene (ausgeschwitzte) Flüssigkeit nennt man *Exsudat*[19].

Bei der **serösen Entzündung** wird eine klare Gewebsflüssigkeit ausgeschwitzt. Sie entspricht in ihrer Zusammensetzung etwa dem Serum, dem von Blutkörperchen und Fibrin befreiten wäßrigen Bestandteil des Blutes. Seröse Entzündungen heilen in der Regel vollständig aus. Die Flüssigkeit wird über die Lymphgefäße abtransportiert.

Eine Sonderform der serösen Entzündung ist die **katarrhalische**[20] **Entzündung**. Hierbei kommt es zu einer serös-schleimigen Exsudation. Erkältungskrankheiten gehen oft mit einer Schleimabsonderung einher.

---

[14] noxa (lat.): Schaden; Noxe: Schadstoff, krankheitserregende Ursache
[15] derma (gr.): Haut; -itis: Entzündung
[16] hepar (gr.): Leber; -itis: Entzündung
[17] pan (gr.): ganz, vollständig; kreas (gr.): Fleisch; pankreas: Bauchspeicheldrüse; -itis: Entzündung
[18] extra- (lat.): außerhalb, außen, äußerlich; vas (lat.): Gefäß; extravasaler Raum: Raum außerhalb eines Blutgefäßes
[19] exsudare (lat.): ausschwitzen
[20] katarrhein (gr.): herabfließen

Enthält das ausgeschwitzte Plasma zusätzlich den Gewebeklebstoff Fibrin, einen für die Blutgerinnung wichtigen Bestandteil des Blutes, kommt es zur **fibrinösen Entzündung**. Die abgesonderte Flüssigkeit gerinnt schnell und bildet dichte, grauweiße Beläge. Geschieht dies zwischen zwei Häuten (z. B. zwischen Brust- und Lungenfell), verkleben die Häute miteinander, es bilden sich dicke Schwarten. Eine fibrinöse Entzündung ist z. B. die Diphtherie, aber auch seröse Häute wie die Blätter des Herzbeutels und Brust- bzw. Lungenfell können sich auf diese Weise entzünden.

Wenn das Exsudat reichlich weiße Blutkörperchen (Leukozyten) enthält, bezeichnet man eine Entzündung als **eitrige Entzündung**, die Flüssigkeit als *Eiter*. Eine solche eitrige Entzündung wird meist durch Bakterien hervorgerufen. Eiter enthält daher neben Leukozyten und Gewebstrümmern auch Bakterien. Er kann dick- oder dünnflüssig sein, die Farbskala reicht von grauweiß über gelb bis gelblichgrün. Besondere Formen der eitrigen Entzündung sind der Abszeß[21], das Empyem[22] und die Phlegmone[23]. Als *Abszeß* bezeichnet man eine Eiteransammlung in einer Höhle, die sich durch Einschmelzung des geschädigten Gewebes (Nekrose[24]) bildet. Meist ist eine bestimmte Bakterienart, die Staphylokokken, Verursacher eines Abszesses. Im Gegensatz dazu sammelt sich beim *Empyem* Eiter in einer schon vorhandenen Höhle an. Dies kann zum Beispiel in der Gallenblase (wenn ihr Ausführungsgang verschlossen ist), im Herzbeutel oder in der Bauchhöhle sein. Bei der *Phlegmone* kommt es zur Ausbreitung der eitrigen Entzündung in den Gewebsspalten. Man definiert daher die Phlegmone als eine sich flächenhaft ausbreitende eitrige Entzündung. Phlegmonen werden in der Regel durch eine weitere Bakterienart, die Streptokokken, verursacht. Sie breiten sich oft im lockeren Bindegewebe (z. B. in der Unterhaut) aus.

Symptom einer Entzündung ist oftmals das **Fieber**. Mögliche Meßorte sind die Mundhöhle, die Achselhöhle, der Enddarm und bei Frauen auch die Scheide. Man spricht von der oralen[25], axillaren[22], rektalen[27] und vaginalen[28] Messung. Der Temperaturwert im Enddarm liegt dabei um 0,5°C höher als der axillare Wert. Die *normale Körpertemperatur* liegt um 37°C. Als *mäßig erhöht* bezeichnet man eine Temperatur bis 38,5°C. Es folgt das *hohe Fieber* bis 40,5°C. Bei Temperaturen über 40,5°C spricht man von *sehr hohem Fieber*. Mit dem Fieber gehen weitere Symptome einher wie Mattigkeit, Appetitlosigkeit, ein Krankheitsgefühl sowie die Beschleunigung von Puls und Atmung.

Beim *Fieberverlauf* unterscheiden wir den Fieberanstieg, die Höhe und den Abfall des Fiebers. Bleibt das Fieber über einen längeren Zeitraum gleich hoch, bezeichnet man das als Dauerfieber (*Kontinua*[29]). Von *remittierendem*[30] Fieber spricht man, wenn sich fieberfreie Intervalle mit Fieberphasen abwechseln. Neuere Untersuchungen haben gezeigt, daß die Zellen des Immunsystems (der Körperabwehr) ihre Aktivität bei einer mäßig erhöhten Körpertemperatur sowie im Schlaf steigern. Für die Krankheitsbekämpfung ist es daher wichtig, leichtes Fieber nicht sofort durch Medikamente zu senken und dem Kranken genügend Ruhe und Schlaf zu lassen.

Der Begriff **Sepsis** beschreibt einen Zustand, bei dem von einem Entzündungsherd irgendwo im Körper ständig Krankheitskeime an das Blut abgegeben werden. Der Organismus ist in diesem Fall nicht in der Lage, die Keime unschädlich zu machen. Eine Sepsis kann mit Schüttelfrost und sehr hohen Temperaturen einhergehen.

---

[21] abscessus (lat.): Weggang
[22] empyos (gr.): voll Eiter
[23] phlegmone (gr.): Entzündung
[24] nekros (gr.): tot; Nekrose: örtlicher Gewebetod
[25] os (lat.): Mund; oralis: zum Mund gehörig, durch den Mund, vom Mund her
[26] axilla (lat.): Achsel; axillar: in der Achsel
[27] rectum (lat.): Mastdarm; rectal: den Mastdarm betreffend
[28] vagina (lat.): Scheide; vaginal: die Scheide betreffend
[29] continua febris (lat.): anhaltendes Fieber
[30] remittere (lat.): nachlassen

3.4. Krankheitsformen

3.4.2. Degenerative Erkrankungen

Als **degenerative**[31] **Erkrankungen** bezeichnet man Alters- und Abnutzungskrankheiten. Charakteristisch für diese Erkrankungen sind Abnutzungserscheinungen in einzelnen Organen oder Organsystemen, die mit einem *Elastizitätsverlust* des Gewebes einhergehen. Typische degenerative Erkrankungen entstehen durch eine Minderdurchblutung des Gewebes infolge Fett- und Kalkeinlagerungen in die Wände der Blutgefäße (*Arteriosklerose*[32]). Man spricht umgangssprachlich von einer »Verkalkung« der Gefäße. Diese hat, je nachdem, welche Arterien betroffen sind, unterschiedliche Auswirkungen. Kommt es zur Arteriosklerose der Beinschlagadern, werden die Beine nicht ausreichend durchblutet. Eine Folge ist das streckenweise (*intermittierende*[33]) Hinken oder auch das Absterben der Zehen (*Nekrose*). Eine teilweise oder vollständige Verlegung der das Herz versorgenden Herzkranzgefäße führt zu Durchblutungsstörungen im Bereich der Herzmuskulatur. Die Herzenge (*Angina pectoris*[34]) und der Herzinfarkt (*Myokardinfarkt*[35]) entstehen auf diese Weise. Auch im Bereich der Hirngefäße führt eine arteriosklerotische Veränderung der Arterien zur Minderdurchblutung des Gewebes. Die Folge ist ein Sauerstoffmangel, der zum Nachlassen der geistigen Funktion führt. Weiterhin besteht die Gefahr, daß die Gefäße leichter einreißen. Es kommt zum Schlaganfall (*Apoplexie*[36]) infolge einer Massenblutung oder eines Hirninfarkts.

In die Gruppe der degenerativen Erkrankungen gehören auch Krankheiten, die durch einen *Elastizitätsverlust* des *Knorpelgewebes* entstehen. Da Knorpel fast keine ihn ernährenden Blutgefäße besitzt, sondern von außen mit Nährstoffen versorgt werden muß, ist er besonders anfällig. Mit zunehmendem Alter, infolge von Stoffwechselveränderungen oder durch Überbeanspruchung, kommt es zur Abnutzung der Gelenkknorpel (*Arthrose*[37]). Auch die Zwischenwirbelscheiben (Bandscheiben) zeigen degenerative Veränderungen.

3.4.3. Steinleiden

Steinleiden entstehen durch eine Veränderung in der Zusammensetzung der Körpersäfte (Galle, Speichel, Harn). Sie werden durch die Endung »-lithiasis« gekennzeichnet. Treten infolge einer Gallensteinbildung Krankheitssymptome auf, spricht man von einem Gallensteinleiden, der *Cholelithiasis*[38]. Wesentlich seltener sind die in den Mundspeicheldrüsen vorkommenden Speichelsteine. Man bezeichnet die durch die Verlegung des Gangsystems entstehende Erkrankung als *Sialolithiasis*[39]. Auch im Bereich des Harntrakts kann es zur Steinbildung kommen. Man unterscheidet hier Nieren-, Harnleiter- und Blasensteine und spricht demgemäß von einer *Nephro-*[40], *Uretero-*[41] und *Zystolithiasis*[42].

3.4.4. Tumoren

Mit dem Begriff **Tumor** bezeichnet man im weitesten Sinne jede umschriebene Anschwellung, z. B. durch eine akute oder chronische Entzündung oder durch Flüssigkeitseinlagerungen in das betroffene Gewebe. Im engeren Sinne versteht man darunter eine *Geschwulst*, die durch unkontrolliertes Wachstum körpereigener Zellen entsteht. Die Gewebsvermehrung hält auch dann an, wenn der das Wachstum auslösende Reiz

---

[31] degenerare (lat.): aus der Art schlagen; Degeneration: Ersatz vollwertiger Substanz durch minderwertige; verschlechterte Fähigkeit zur Entwicklung, Anpassung und Heilung
[32] arteria (gr.): Schlagader, Arterie; skleros (gr.): hart, spröde; Arteriosklerose: »Arterienverkalkung«
[33] intermittere (lat.): unterbrechen
[34] angere (lat.): verengen; Angina: Enge; pectus (lat.): Brust; Angina pectoris: Herzenge
[35] mys (gr.): Muskel; kardia (gr.): Herz; Myokard: die muskuläre Wand des Herzens; infarcire (gr.): hineinstopfen; Infarkt: Durchblutungsstörung infolge Verschluß einer Arterie
[36] apoplexia (gr.): Schlagfluß; Schlaganfall, Gehirnschlag
[37] arthron (gr.): Gelenk
[38] chole (gr.): Galle; lithos (gr.): Stein
[39] sialon (gr.): Speichel; lithos: s. 38
[40] nephros (gr.): Niere; lithos: s. 38
[41] ouron (gr.): Harn; terein (gr.): enthalten; ureter: Harnleiter; lithos: s. 38
[42] kystis (gr.): Blase; lithos: s. 38

Tab. 3.2. Merkmale gutartiger (benigner) und bösartiger (maligner) Tumoren.

Benigne Tumoren	Maligne Tumoren
Oft scharf begrenzt	Unscharf begrenzt
Verdrängendes Wachstum	Infiltriertes Wachstum
Besitzt oft Geschwulstkapsel aus gesundem Gewebe	Destruierendes Wachstum
Wächst relativ langsam	Wächst meist schnell
Zellen ähneln stark dem Muttergewebe	Atypische Zellen
Keine Metastasierung	Metastasierung

nicht mehr vorhanden ist. Tumoren[43] oder Neubildungen (*Neoplasien*[44]) gehen von einem *Muttergewebe* aus. Man versteht darunter das Gewebe, dem die Tumorzellen vor ihrer Entartung angehört haben.

Eine Geschwulst kennzeichnet man durch die Endung »-om«. So wird ein vom Fettgewebe ausgehender gutartiger Tumor als Lipom[45] bezeichnet, eine gutartige Muskelgeschwulst als Myom[46].

Die Unterscheidung in gutartige (**benigne**[47]) und bösartige (**maligne**[48]) Tumoren (Tab. 3.2) trifft man im Hinblick auf das den Tumorträger erwartende Schicksal. Gutartige Neubildungen verursachen nur in Ausnahmefällen den Tod des Patienten, bösartige Geschwülste jedoch in der Regel, sofern der Tumor nicht radikal entfernt wird.

Charakteristische Merkmale *gutartiger (benigner) Tumoren* sind das *relativ langsame Wachstum*, das *verdrängende Wachstum* und das Vorkommen von *Zellen*, die sich *nicht oder nur wenig von denen des Muttergewebes unterscheiden*. Benigne Tumoren sind oft *scharf begrenzt*. Sie wachsen nicht in das umgebende gesunde Gewebe (oder in Blutgefäße) ein, drängen es aber an den Rand, so daß sich eine sogenannte *Geschwulstkapsel* bildet. Aus dieser Kapsel, die aus gesundem Gewebe besteht, läßt sich ein solcher Tumor leicht herausschälen. Gutartige Tumoren können, obwohl sie langsam wachsen, sehr groß werden. Dadurch kann auf das umgebende Ge-

Tab. 3.3. Bezeichnung der Tumoren nach dem Muttergewebe.

Gewebeart	benigne	maligne
Muskelgewebe	Myom	Myosarkom
Stützgewebe: Bindegewebe Fettgewebe Knorpelgewebe Knochengewebe	Fibrom Lipom Chondrom Oseom	Fibrosarkom Liposarkom Condrosarkom Osteosarkom
Epithelgewebe	Epitheliom, Papillom	Karzinom

---

[43] tumor (lat.): Geschwulst
[44] neo- (gr.): neu-, jung-; plasma (gr.): Gebilde
[45] lipos (gr.): Fett
[46] mys: s. 35
[47] benignus (lat.): gutartig
[48] malignus (lat.): bösartig

3.4. Krankheitsformen

webe Druck ausgeübt werden, was unter Umständen (z. B. im Gehirn) schwerwiegende Schäden verursacht. In solchen Fällen ist es ratsam, auch benigne Geschwülste möglichst frühzeitig zu entfernen.

Eines der wichtigsten Unterscheidungskriterien zu bösartigen Tumoren ist die *fehlende Metastasierung*[49]. Ein *gutartiger Tumor metastasiert nie.*

Unter einer Metastase versteht man eine *Tochtergeschwulst*. *Maligne Tumoren* sind *unscharf begrenzt*, sie wachsen in das sie umgebende Gewebe ein und zerstören es. Man bezeichnet dies als *infiltrierendes*[50] und *destruierendes*[51] *Wachstum*. Auch vor den Wänden der Blut- und Lymphgefäße machen bösartige Tumoren nicht halt. Sie dringen in die Lichtung der Gefäße ein. Geschwulstzellen werden so mit dem Blut und/oder der Lymphe verschleppt, bleiben dann in anderen Organen hängen, wo sie weiterwachsen und Tochtergeschwülste (Metastasen) bilden. Man bezeichnet eine Metastasenbildung, die auf dem Blutweg erfolgt, als *hämatogene*[52] *Metastasierung*. Geschieht dies über das Lymphgefäßsystem, spricht man von einer *lymphogenen*[53] *Metastasenbildung*. Ein Tumor kann jedoch auch durch direktes Einwachsen (*per continuitatem*[54]) in ein Nachbarorgan metastasieren.

Maligne Tumoren *wachsen relativ schnell*. Ihre Zellen ähneln nur noch entfernt denen des Muttergewebes. Man findet meist große Zellkerne, das Verhältnis von Zellkern zu Zellplasma ist zugunsten des Kerns verschoben. Die Form der Zellkerne ist sehr variabel. Solche *Zellen* bezeichnet man als *atypisch* (vgl. Tab. 3.2).

Bösartige Tumoren, die vom Epithelgewebe ausgehen, nennt man *Karzinome*[55] (Carcinoma, Ca). Von einem *Sarkom*[56] (Sa) spricht man, wenn Stütz-, Muskel- oder Nervengewebe maligne entartet. So bezeichnet man eine vom Muskelgewebe ausgehende bösartige Geschwulst als Myosarkom, einen vom Plattenepithel ausgehenden malignen Tumor nennt man Plattenepithelkarzinom (vgl. Tab. 3.3).

Für Ihre Notizen:

---

[49] metastasis (gr.): Veränderung, Wanderung; Metastase: Tochtergeschwulst
[50] filtrum (lat.): Seihetuch; infiltrierendes Wachstum: Wachstum durch Eindringen meist bösartiger Geschwulstzellen in gesundes Gewebe
[51] destruo (lat.): zerstören, vernichten
[52] haima (gr.): Blut; -genes (gr.): entstehend; hämatogen: über das Blut, auf dem Blutweg
[53] lympha (lat.): klare Flüssigkeit; -genes: s. 52; lymphogen: von den Lymphorganen ausgehend oder durch Lymphgefäße weitergetragen
[54] per (lat.): durch; continuitas (lat.): Berührung, Nachbarschaft; per continuitatem: Ausbreitung direkt auf das Nachbargewebe
[55] karkinos (gr.): Krebs
[56] sarkoma (gr.): Fleischgeschwulst

II. Spezieller Teil

4. Knochen und Gelenke – Allgemeiner Teil

4.1. Knochenarten

Das knöcherne Skelett besteht aus einer Anzahl verschieden geformter Knochen. Man unterscheidet lange Knochen (*Ossa longa*[1]), flache oder platte Knochen (*Ossa plana*[2]), kurze Knochen (*Ossa brevia*[3]) und lufthaltige Knochen (*Ossa pneumatica*[4]).

Lange Knochen werden auch als *Röhrenknochen* bezeichnet (Abb. 4.1). Sie bestehen aus einem mittleren Teil, dem Schaft (*Diaphyse*[5]) und den beiden verdickten Enden (*Epiphysen*[6]). Im Schaft befindet sich die Markhöhle (*Cavum medullare*[7]), die beim Erwachsenen das gelbe Knochenmark (Fettmark) enthält. Beim Kind findet sich hier noch das blutbildende rote Knochenmark. Die Markhöhle umhüllt massives Knochenmaterial, die *Substantia compacta oder corticalis*[8]. Man bezeichnet sie auch als Knochenrinde. Die Epiphysen sind aus einem Maschenwerk von Knochenbälkchen, der *Substantia spongiosa*[9], aufgebaut. Zwischen den Knochenbälkchen befindet sich auch beim Erwachsenen rotes Knochenmark. Während der Wachstumsphase liegt zwischen Dia- und Epiphyse die knorpelige *Epiphysenfuge*, von der das Längenwachstum des Röhrenknochens ausgeht (vgl. Kap. 2.2.3: Knochenentwicklung). Schließlich verknöchert auch die Epiphysenfuge, es ist kein Längenwachstum mehr möglich.

Wie alle Knochen werden auch lange Knochen von einer Knochenhaut umkleidet. Diese Haut, das *Periost*[9], ist reich an Blut- und Lymphgefäßen sowie Nerven. Von ihr aus ziehen Blutgefäße in das Knocheninnere und versorgen den Knochen mit Nährstoffen.

Zu den Röhrenknochen des menschlichen Skeletts zählen die Knochen des Ober- und des Unterarms, Oberarmknochen (Humerus[10]), Elle (Ulna[11]) und Speiche (Radius[12]) sowie der Oberschenkelknochen (Femur[13]), das Schienbein (Tibia[14]) und das Wadenbein (Fibula[15]).

Flache Knochen bestehen aus zwei stabilen Platten kompakten Knochenmaterials (*Compacta*), zwischen denen sich die Bälkchen der *Spongiosa* befinden. Die Zwischenräume dieses schwammartig aussehenden Maschenwerkes enthalten reichlich rotes Knochenmark. Beispiele flacher oder platter Knochen sind das Schulterblatt (Scapula[16]), das Brustbein (Sternum[17]) oder auch die Hüftknochen (Os coxae[18]). Da Brustbein und Hüftknochen von außen leicht zu-

---

[1] os (sing.), ossa (pl.) (lat.): Knochen; longus (lat.): lang
[2] os: s. 1; planus (lat.): flach, eben, glatt
[3] os: s. 1; brevis (lat.): kurz
[4] os: s. 1; pneumo- (gr.): Wortteil mit der Bedeutung Luft-, Atem-, Lunge
[5] diaphyomai (gr.): dazwischenwachsen
[6] epiphyomai (gr.): auf etwas wachsen
[7] cavum (lat.): Höhlung, Hohlraum; medulla (lat.): Mark
[8] substantia (lat.): Wesen, Beschaffenheit, Substanz; compactus (lat.): zusammengedrängt, fest; cortex (lat.): Rinde
[9] peri (gr.): um, herum; osteon (gr.): Knochen
[10] humerus (lat.): Oberarmknochen
[11] ulna (lat.): Elle
[12] radius (lat.): Stab, Speiche
[13] femur (lat.): Oberschenkel, Oberschenkelknochen
[14] tibia (lat.): Schienbein
[15] fibula (lat.): Spange; Wadenbein
[16] scapula (lat.): Schulterblatt
[17] sternon (gr.): Brustbein
[18] os coxae (lat.): Hüfte

4. Knochen und Gelenke – Allgemeiner Teil

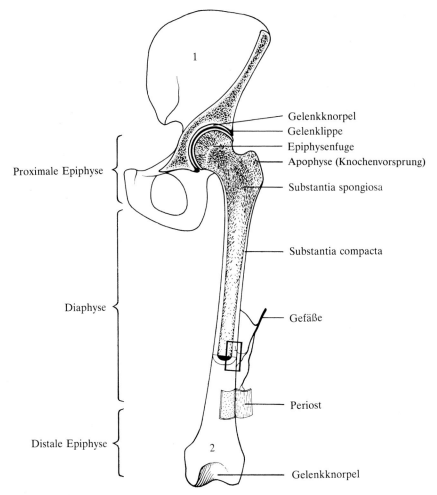

Abb. 4.1. Längsschnitt durch einen Röhrenknochen. *1* Hüftknochen (os coxae); *2* Oberschenkelknochen (Femur). (Aus: 11)

gänglich sind, sind sie bevorzugte Punktionsorte zur Gewinnung von Knochenmark. Dies ist zur Beurteilung verschiedener Blutkrankheiten nötig.

Kurze Knochen haben oft ein würfelförmiges Aussehen. Sie sind außen von einer Schicht Knochenrinde (*Compacta*) umgeben und enthalten innen *spongiöses Knochenmaterial*. Im Gegensatz zu den platten Knochen können sie in alle drei Richtungen (Länge, Breite, Tiefe) wachsen. Zu den kurzen Knochen gehören die Handwurzelknochen, die man unter dem Begriff Carpus[19] zusammenfaßt, und die Fußwurzelknochen (Tarsus[20]).

Lufthaltige Knochen sind meist unregelmäßig geformt und enthalten mit *Luft gefüllte*, von einer *Schleimhaut ausgekleidete Hohlräume*. Solche Hohlräume sind z. B. die Nasennebenhöhlen. Beispiele für im Bereich des Schädels vorkommende lufthaltige Knochen sind das Stirnbein (Os frontale[21]), es enthält die Stirnhöhlen, das Siebbein (Os ethmoidale[22]) mit den Siebbeinzellen und der Oberkiefer (Maxilla[23]), in dem sich die Kieferhöhlen befinden.

---

[19] karpos (gr.): Handwurzel
[20] tarsos (gr.): Fußwurzel
[21] os: s. 1; frontalis (lat.): zur Stirn gehörend
[22] os: s. 1; ethmoides (gr.): siebähnlich
[23] maxilla (lat.): Oberkiefer

4.2. Knochenverbindungen

Die Knochen des Skeletts stehen miteinander über kontinuierliche und diskontinuierliche Knochenverbindungen in Kontakt. *Kontinuierliche Verbindungen* sind feste Verbindungen, man nennt sie auch **Haften**. *Diskontinuierliche, bewegliche Knochenverbindungen* sind die **Gelenke**.

Man unterscheidet drei Formen der **Haft**. Die *Bandhaft* ist eine Verbindung zweier oder mehrerer Knochen durch kollagenes oder elastisches Bindegewebe. Eine solche Form der Haft findet man z. B. als Zwischenknochenhaut (Membrana interossea[24]) zwischen den Unterarmknochen Elle und Speiche. Werden Knochen durch Knorpelgewebe fest miteinander verbunden, spricht man von einer *Knorpelhaft*. Eine solche Knorpelhaft ist die Symphyse[25], der Schamfugenknorpel, der die beiden Schambeine miteinander verbindet. Die Epiphysenfuge ist eine Sonderform der Knorpelhaft, die nur während des Wachstumsalters vorkommt. Sie verbindet die Diaphyse mit der Epiphyse eines Röhrenknochens. Die *Knochenhaft* ist die festeste Verbindung zwischen zwei Knochen. Hier werden Knochen durch Knochengewebe miteinander verbunden. Eine solche Knochenhaft findet man am Hüftknochen (Os coxae) zwischen den drei Teilen Schambein, Sitzbein und Darmbein. Beim Kind sind diese Knochenteile noch durch Knorpel miteinander verbunden. Auch die verknöcherten Epiphysenfugen nach Abschluß des Längenwachstums kann man als Knochenhaften bezeichnen.

Ein **Gelenk** ist eine bewegliche Verbindung zweier oder mehrerer Knochen (Abb. 4.2). Es besitzt mindestens zwei *Gelenkkörper*, das sind die sich gegeneinander bewegenden Knochenenden. Sie haben oft die Form eines annähernd kugelförmigen *Gelenkkopfs* und einer entsprechend ausgehöhlten *Gelenkpfanne*. Im Gelenkbereich sind sie von meist hyalinem Knorpel (*Gelenkknorpel*) überzogen. Zwischen den Gelenkkörpern befindet sich der Gelenkspalt. Er enthält die *Gelenkschmiere* (Synovia[26]), eine klare Flüssigkeit, die Hühnereiweiß ähnlich sieht. Sie schmiert die Gelenkkörper und ernährt den Gelenkknorpel. Umgeben ist das Gelenk von einer

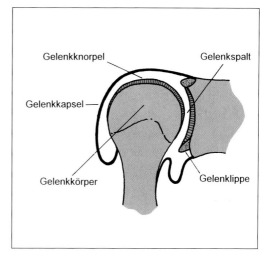

Abb. 4.2. Längsschnitt durch ein Gelenk (Beispiel: Schultergelenk). (Aus: 2)

Gelenkkapsel, die in der Nähe der überknorpelten Fläche an den Gelenkkörpern befestigt ist. Sie besteht aus je einer Schicht elastischen und kollagenen Bindegewebes. Die Gelenkinnenhaut sondert die Synovia, die Gelenkschmiere, ab.

Nicht immer passen die Enden der Gelenkkörper genau aufeinander. Es gibt deshalb Einrichtungen wie die *Zwischenscheiben* und die Gelenklippen, die dies ausgleichen. *Zwischenscheiben* bestehen aus kollagenem Bindegewebe mit Faserknorpelmaterial. Sie kommen in Form eines *Discus*[27] oder eines *Meniscus*[28] vor. Ein Discus besitzt die Form einer Scheibe. Er unterteilt einen Gelenkspalt vollständig. Beim Menschen findet man einen solchen Discus z. B. zwischen den Gelenkkörpern des Kiefergelenks. Der halbmondförmige Meniscus unterteilt den Gelenkspalt nur unvollständig. Das Kniegelenk besitzt zwei dieser Menisci, die die ungleichen Gelenkflächen einander angleichen. Ist die Gelenkpfanne im Verhältnis zum Gelenkkopf relativ zu klein, kann durch einen Randwulst die Gelenkfläche vergrößert werden. Solche *Gelenklippen* kommen beispielsweise am Schultergelenk vor. Sie bestehen aus kollagenem Bindegewebe mit eingestreuten Knorpelzellen.

---

[24] membrana (lat.): zarte Haut; inter (lat.): zwischen; os: s. 1; membrana interossea: Zwischenknochenhaut
[25] symphomai (gr.): wachse zusammen
[26] der Begriff besitzt keine sprachliche Grundlage, er wurde von Paracelsus (gest. 1541) geprägt
[27] diskos (gr.): Scheibe
[28] meniskos (gr.): mondförmiger Körper

Oft verstärken *Bänder* eine Gelenkkapsel (Verstärkungsbänder). Sie können auch Bewegungen hemmen oder in eine bestimmte Richtung lenken (Hemmungs- und Führungsbänder). *Gleit- und Schleimbeutel* stehen oft mit dem Gelenkspalt in Verbindung und vergrößern so den Gelenkraum. Sie vermindern die Reibung von Muskeln und Sehnen am Knochen (Tab. 4.1).

Tab. 4.1. Bestandteile eines Gelenks.

Regelmäßig vorkommende Bestandteile:
Gelenkkörper (Gelenkkopf, Gelenkpfanne)
Gelenkkapsel
Gelenkspalt
Gelenkschmiere (Synovia)
Gelenkknorpel
Besondere Bestandteile:
Verstärkungs-, Führungs- und Hemmungsbänder
Zwischenscheiben (Disci oder Menisci articulares)
Gelenklippen
Gleit- und Schleimbeutel

Nach der Form ihrer Gelenkkörper unterscheidet man Scharnier-, Sattel-, Ei- und Kugelgelenke (Abb. 4.3).

Das *Scharniergelenk* besteht aus einem walzenförmigen Gelenkkopf und einer muldenförmigen Gelenkpfanne. Es erlaubt Bewegungen nur in eine Richtung. Solche Scharniergelenke sind z. B. die Fingergelenke.

Ein *Sattelgelenk* besitzt wie das *Eigelenk* zwei Bewegungsachsen. Beispiel für ein Sattelgelenk ist das Daumengrundgelenk, das Handgelenk ist ein Eigelenk.

Die größte Beweglichkeit ermöglicht das *Kugelgelenk*. Man spricht hier von einem vielachsigen Gelenk. Den kugeligen Gelenkkopf und die ausgehöhlte Pfanne findet man beispielsweise am Schultergelenk. Ist der Gelenkkopf zum Großteil von der Gelenkpfanne umgeben, wird der Bewegungsumfang eines solchen Gelenks eingeschränkt. Diese Sonderform des Kugelgelenks bezeichnet man als *Nußgelenk*. Ein Beispiel hierfür ist das Hüftgelenk.

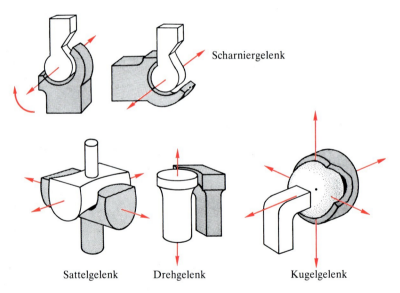

Abb. 4.3. Schematische Darstellung verschiedener Gelenkformen. Die Pfeile deuten die Bewegungsrichtungen (Freiheitsgrade) der Gelenke an. (Aus: 11)

5. Knochen und Gelenke – Spezieller Teil

Das Skelettsystem

Das Skelettsystem ist Teil des Bewegungsapparates des menschlichen Körpers. Die Knochen des Skeletts bilden zusammen mit den Gelenken den *passiven Bewegungsapparat*. Er wird durch die an ihm ansetzende Muskulatur – den *aktiven Bewegungsapparat* – bewegt.

Der menschliche Körper gliedert sich in den Körperstamm (Truncus) und die daran ansetzenden Gliedmaßen (Extremitäten). Zum Skelett des *Körperstamms* zählt die Wirbelsäule mit den daran ansetzenden Rippen sowie das Brustbein. Knöcherne Grundlage des Kopfes ist der Schädel (Cranium). An das Knochengerüst des Stamms sind seitlich die Gliedmaßen angefügt. Arme und Beine gleichen sich in ihrer Gliederung. Zur *oberen Extremität* gehören Schultergürtel, Oberarmknochen, die beiden Unterarmknochen und die Knochen der Hand. Entsprechend untergliedert man die Knochen der *unteren Gliedmaßen* in den Beckengürtel, den Oberschenkelknochen, die Knochen des Unterschenkels und die Fußknochen.

5.1. Die Wirbelsäule

Die stützende Achse des Körperstamms ist die Wirbelsäule (*Columna vertebralis*[1]) (Abb. 5.1). An ihr setzen die Rippen des Brustkorbs an, sie trägt den knöchernen Schädel. Ein Teil der Wirbelsäule, das Kreuzbein, ist ebenfalls Teil des Beckengürtels. Es überträgt die Last des Rumpfs auf das Becken und die freie untere Extremität.

Im Wirbelkanal verläuft geschützt das Rückenmark, ein Teil des Zentralnervensystems (ZNS).

Die Wirbelsäule besteht aus 32 bis 34 *Wirbeln* (Vertebrae[2]), von denen die ersten 24 Wirbel gegeneinander beweglich sind. Zwischen diesen liegen die 23 *Zwischenwirbelscheiben* (Disci intervertebrales[3]) der Wirbelsäule. Man bezeichnet sie auch oft als »Bandscheiben«. Wirbel und Zwischenwirbelscheiben sind so angeordnet, daß daraus die *doppelt gebogene S-Form* der Wirbelsäule entsteht.

Von kranial nach kaudal unterscheidet man verschiedene Abschnitte der Wirbelsäule. Die 7 Hals- oder Zervikalwirbel[4] bilden die *Halswirbelsäule* (HWS). Die *Brustwirbelsäule* (BWS) besteht aus 12 Brust- oder Thorakalwirbeln[5]. Daran schließen sich 5 Lenden- oder Lumbalwirbel[6] an (*Lendenwirbelsäule*, LWS). Den Abschluß bilden das *Kreuzbein* (Os sacrum[7]), das sich aus 5 miteinander verwachsenen Kreuz- oder Sakralwirbeln zusammensetzt, und das *Steißbein* (Os coccygis[8]), dessen 3 bis 5 Steißwirbel als Kokzygealwirbel bezeichnet werden.

Zwischenwirbelscheiben (»Bandscheiben«) findet man erst ab dem zweiten Halswirbel zwischen den jeweils aneinander grenzenden Wirbelkörpern. Sie verbinden diese miteinander im Sinne einer Knorpelhaft. Kreuz- und Steißbein besitzen keine Zwischenwirbelscheiben.

Die aus faserreichem Knorpelgewebe bestehenden Zwischenwirbelscheiben besitzen einen Kern aus weicher Gallerte. Durch die Elastizität der Scheiben wird die Beweglichkeit der Wirbelsäule verstärkt. Eine größte Bewegungsmöglichkeit wird so im Bereich der Lendenwirbelsäule und im Bereich der Halswirbelsäule erreicht.

---

[1] columna (lat.): Säule; vertebra (lat.): Wirbel; columna vertebralis: Wirbelsäule
[2] vertebra: s. 1
[3] diskos (gr.): Scheibe; inter (lat.): zwischen; vertebra: s. 1; discus intervertebralis: Zwischenwirbelscheibe
[4] cervix (lat.): Nacken, Hals
[5] thorax (gr.): Brustpanzer; Brustkorb
[6] lumbus (lat.): Lende
[7] os (lat.): Knochen; sacrum (lat.): heilig; os sacrum: Kreuzbein
[8] os s. 7; kokkyx (gr.): Kuckuck; os coccygis: Steißbein, das einem Kuckucksschnabel ähnelt

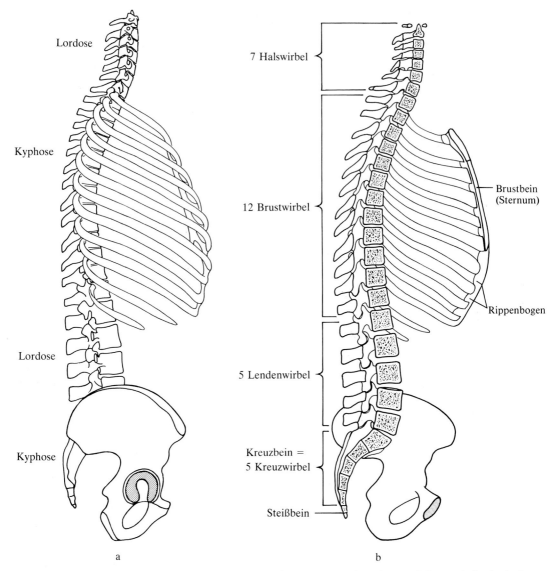

Abb. 5.1. Die Wirbelsäule. *a* Krümmungen der Wirbelsäule (Lordosen und Kyphosen). *b* Längsschnitt durch die Wirbelsäule. (Aus: 11)

Nachteil dieser größeren Mobilität in diesen Abschnitten ist die Möglichkeit eines Bandscheibenvorfalls (Prolaps[9] der Zwischenwirbelscheibe). Die aus dem Rückenmark austretenden Nervenwurzeln können dadurch komprimiert (gequetscht) werden.

Für die Elastizität der Wirbelsäule sind noch zahlreiche *Bandverbindungen* zwischen den einzelnen Wirbeln von Bedeutung.

Bis auf die ersten beiden Halswirbel sowie Kreuz- und Steißbein sind alle Wirbel prinzipiell gleich gebaut. Ein solcher Wirbel besteht aus dem *Wirbelkörper*, den beiden vom Wirbelkörper ausgehenden *Wirbelbögen*, die sich zum *Dornfortsatz* vereinigen, den 4 *Gelenkfortsätzen* und den beiden seitlichen *Querfortsätzen*. Die Hauptmasse des *Wirbelkörpers* bildet spongiöses (schwammartiges) Knochenmaterial, das von ei-

---

[9] prolapsus (lat.): Vorfall, Heraustreten von inneren Organen

5.1. Die Wirbelsäule

ner schmalen Randzone kompakten Knochens umgeben ist. Zwischen den Knochenbälkchen befindet sich rotes (blutbildendes) Knochenmark. Die massiven, nach ventral gerichteten Wirbelkörper tragen die Last des Körpers. Von kranial nach kaudal nehmen sie an Dicke und Massivität zu.

Die Hinterfläche des Wirbelkörpers und die beiden davon ausgehenden *Wirbelbögen* umschließen das *Wirbelloch* (Foramen vertebrale[10]). Ebenso wie die Wirbelkörper liegen die Wirbellöcher der einzelnen Wirbel genau übereinander. Es entsteht so der *Wirbelkanal*, in dem das Rückenmark verläuft.

Ursprungs- und Ansatzstellen für Muskeln sind die Dorn- und die Querfortsätze. Die *Dornfortsätze* entstehen durch die Vereinigung der beiden Wirbelbögen. Man kann sie deutlich in der Mittellinie von Hals und Rücken tasten. Der Dornfortsatz des 7. Halswirbels steht besonders hervor. Man bezeichnet den Wirbel daher als *Vertebra prominens*[11] und orientiert sich beim Abzählen der einzelnen Wirbel an ihm. Im Bereich der Brustwirbelsäule treten die Rippen über kleine Gelenke mit den *Querfortsätzen* in Verbindung.

Die seitlich an den Wirbelbögen ansetzenden beiden oberen und unteren *Gelenkfortsätze* dienen der gelenkigen Verbindung zwischen benachbarten Wirbeln.

Ebenfalls seitlich liegen die Ein- und Austrittsstellen der Rückenmarksnerven, die *Zwischenwirbellöcher*. Ein solches Zwischenwirbelloch (Foramen intervertebrale[12]) wird von Einbuchtungen im Bereich zweier übereinander liegender Wirbelbögen gebildet.

Wie schon erwähnt, nehmen die Wirbel von kranial nach kaudal an Größe zu (Abb. 5.2). Die Lendenwirbel sind, entsprechend ihrer Belastung, die größten Wirbel.

Die ersten beiden Halswirbel unterscheiden sich grundsätzlich von den übrigen Wirbeln. Nach einem Gott der griechischen Mythologie bezeichnet man den ersten Halswirbel, den Träger des Kopfes, als *Atlas*[13]. Der weite Knochenring besitzt keinen Wirbelkörper, die vorderen Wirbelbögen tragen an den Seiten jedoch Gelenkflächen für die gelenkige Verbindung mit dem knöchernen Schädel. Auch eine Gelenkfläche, die der Aufnahme eines Fortsatzes des 2. Halswirbels dient, liegt im Bereich der vorderen Bögen. An den Seiten erkennt man die beiden Querfortsätze.

Der 2. Halswirbel (*Axis*[14]) trägt am Wirbelkörper einen zapfenförmigen Fortsatz, der nach kranial zum ersten Halswirbel gerichtet ist. Man nennt diesen Fortsatz den Zahn (*Dens*[15]). Der Atlas dreht sich mit dem Schädel um den Zahn. Aus diesem Grund nennt man den 2. Halswirbel auch Drehwirbel oder Dreher.

Drehbewegungen des Kopfes finden also zwischen Atlas und Axis statt, *Nickbewegungen* (Beugen und Strecken des Kopfes) zwischen Atlas und den Gelenkflächen an der Schädelbasis.

Die 5 Kreuzwirbel sind miteinander zu einem Knochen verwachsen, dem *Kreuzbein* (Os sacrum). Es besitzt eine nach hinten gewölbte (konvexe[16]) Krümmung. Über die seitlichen Gelenkflächen steht es mit den beiden Hüftbeinen in Verbindung und überträgt so als Teil des knöchernen Beckenrings die Last des Rumpfs auf das Becken und die freie untere Extremität. Lendenwirbelsäule und Kreuzbein sind deutlich gegeneinander abgewinkelt. Den dadurch stark nach ventral vorstehenden Teil des 5. Lendenwirbels und der sich daran anschließenden Zwischenwirbelscheibe bezeichnet man als *Promotorium*[17].

An das Kreuzbein schließt sich nach kaudal das *Steißbein* (Os coccygis) an. Es besteht aus 3 bis 5 kleinen, runden Knöchelchen. Diese Knöchelchen sind rudimentäre[18], d. h. verkümmerte Wirbel, an denen sich kaum Einzelheiten unterscheiden lassen. Sie sind zum Teil knöchern miteinander verwachsen.

Die charakteristische *doppelte S-Form* der Wirbelsäule ist durch verschiedene Krümmungen bedingt (s. Abb. 5.1a). Man unterscheidet nach

---

[10] foramen (lat.): Loch; vertebra: s. 1
[11] vertebra: s. 1; prominens (lat.): vorstehend, vorragend
[12] foramen: s. 10; inter: s. 3; vertebra: s. 1; foramen intervertebrale: Zwischenwirbelloch
[13] atlas (lat.): Träger; nach dem griech. Gott Atlas, der die Säulen des Himmelsgewölbes trug
[14] axis (lat.): Achse
[15] dens (lat.): Zahn
[16] convexus (lat.): gewölbt; konvex: nach außen gewölbt; Gegenteil: konkav
[17] promotorium (lat.): Vorsprung
[18] rudis (lat.): roh, unbearbeitet; rudimentär: verkümmert, unterentwickelt

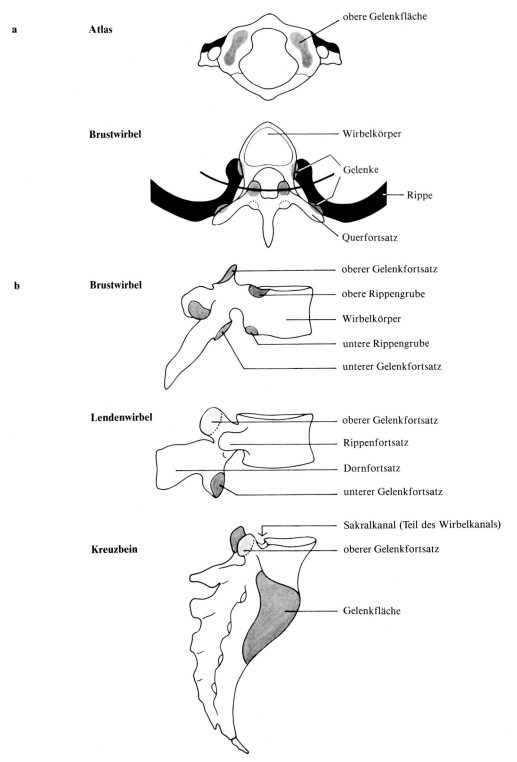

Abb. 5.2. Verschiedene Wirbelformen. *a* Atlas, Brustwirbel, von oben gesehen. *b* Brustwirbel, Lendenwirbel, Kreuzbein, Seitenansicht. Die Gelenkflächen sind grau eingezeichnet. (Aus: 11)

5.2. Der Brustkorb

vorne und nach hinten gebogene Abschnitte, die *Lordosen*[19] und die *Kyphosen*[20]. Halswirbelsäule und Lendenwirbelsäule wölben sich nach vorne. Man bezeichnet dies als Hals- und als Lendenlordose. Dagegen weisen Brustwirbelsäule und Kreuzbein Wölbungen nach dorsal auf (Brust- und Kreuzbeinkyphose). Auf diese Art und Weise kann die Wirbelsäule Belastungen gleichmäßig auf die einzelnen Wirbel verteilen und ihrer *Stützfunktion* für den Körper gerecht werden. Die *Schutzfunktion* der Wirbelsäule wird durch die Wirbelkörper und die von ihnen ausgehenden Wirbelbögen gewährleistet. Sie umgeben das im Wirbelkanal verlaufende Rückenmark und schützen es vor äußeren Einwirkungen.

Den Brustkorb (*Thorax*) bilden die 12 *Brustwirbel* mit den dazwischen liegenden *Zwischenwirbelscheiben*, die daran ansetzenden 12 *Rippenpaare* und das *Brustbein* (Abb. 5.3). Er umschließt schützend die Brusteingeweide (Lunge, Herz). Die Beweglichkeit der Rippen ist eine wichtige Voraussetzung für die Atmung. Bei der Einatmung (*Inspiration*[21]) heben sich die Rippen und erweitern dadurch den Brustraum. Bei der Ausatmung (*Exspiration*[22]) kommt es durch die Senkung der Rippen zu einer Verkleinerung des Brustkorbdurchmessers.

Die *Rippen* (Costae[23]) bestehen aus einem

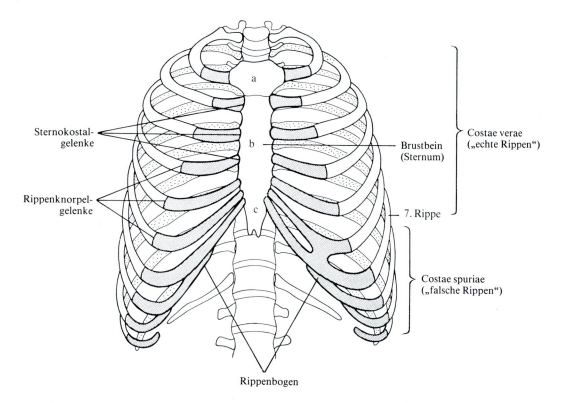

Abb. 5.3. Der Brustkorb, von vorne gesehen. *a* Handgriff (Manubrium) des Brustbeins; *b* Brustbeinkörper; *c* Schwertfortsatz (Processus xiphoideus) des Brustbeins. Als Sternokostalgelenke bezeichnet man die gelenkigen Verbindungen zwischen Brustbein und Rippenknorpeln. (Aus: 11)

---

[19] lordos (gr.): vorwärts gekrümmt
[20] kyphos (gr.): krumm; Kyphose: bezeichnet eigentlich eine krankhafte Krümmung des Rückens, den Buckel
[21] inspiratio (lat.): Einatmung
[22] exspiratio (lat.): Ausatmung
[23] costa (lat.): Rippe

knöchernen und einem knorpeligen Anteil. Der *Kopf* der knöchernen Rippe setzt am Wirbelkörper an. Ein Höcker am *Rippenhals* trägt eine Gelenkfläche zur Verbindung mit dem Querfortsatz des zugehörigen Brustwirbels. Der sich an den Hals anschließende *Rippenkörper* geht schließlich in den *Rippenknorpel* über.

Die ersten 7 Rippen stehen *direkt* über die Rippenknorpel mit dem Brustbein in Verbindung. Diese Verbindungen sind zum Teil gelenkiger Art, zum Teil sind es Knorpelhaften. Die nächsten 3 Rippen (8. bis 10. Rippe) setzen nur *indirekt* über den knorpeligen Anteil der darüberliegenden Rippen am Brustbein an. Diese Knorpelansätze bilden den Rippenbogen. Die 11. und 12. Rippe sind *freie Rippen*, sie haben überhaupt keinen Kontakt mit dem Brustbein.

Den Raum zwischen den einzelnen Rippen nennt man Zwischenrippenraum (*Interkostalraum*[24]). Hier verlaufen die Interkostalgefäße (Zwischenrippengefäße) hinter den inneren und äußeren Zwischenrippenmuskeln.

Das Brustbein (*Sternum*[25]) zählt zu den platten oder flachen Knochen. Das spongiöse Knochenmaterial im Inneren ist außen von einer Schicht kompakten Knochens umgeben. Zwischen den Knochenbälkchen befindet sich reichlich rotes, blutbildendes Knochenmark. Das Sternum ist infolge seiner oberflächlichen Lage bevorzugter Punktionsort zur Gewinnung von Knochenmark. Eine solche *Sternalpunktion*[26] ist zur Beurteilung bestimmter Blutkrankheiten (z. B. Leukämien[27]) notwendig.

Das Brustbein setzt sich aus drei Teilen zusammen, dem Handgriff (*Manubrium*[28]), dem Körper (*Corpus*[29]) und dem Schwertfortsatz (*Processus xiphoideus* oder *Xiphoid*[30]). Der nach kranial gerichtete Handgriff besitzt seitlich gelegene Gelenkflächen, die dem Ansatz der beiden Schlüsselbeine dienen. Das Gelenk zwischen Brustbein (Sternum) und Schlüsselbein (Clavicula), das *Sternoklavikulargelenk*, ist ein kompliziertes Gelenk; eine Knorpelscheibe (Discus) scheidet den Gelenkraum in zwei Teile.

Die knorpeligen Anteile der Rippen setzen seitlich am Brustbeinkörper an. Es handelt sich hierbei nur zum Teil um gelenkige Verbindungen, die übrigen Rippen sind mit dem Sternum im Sinne einer Knorpelhaft verbunden.

Nach kaudal schließt sich der kleine, bewegliche Schwertfortsatz an den Brustbeinkörper an. Er ist von variabler Form. Rechter und linker Rippenbogen vereinigen sich im Bereich des Processus xiphoideus zum *epigastrischen Winkel*[31].

5.3. Die obere Extremität

Obere und untere Extremität zeigen im Prinzip den gleichen Bauplan, wobei jedoch die unteren Gliedmaßen durch den aufrechten Gang des Menschen stärker entwickelt sind als die oberen.

Gliederung der oberen Extremität
Die obere Extremität besteht aus
a) dem *Schultergürtel*, der sich aus den beiden *Schlüsselbeinen* und den beiden *Schulterblättern* zusammensetzt,
b) dem *Oberarmknochen*,
c) den beiden *Unterarmknochen Elle* und *Speiche* und
d) den *Handknochen*, die sich wiederum aus den *Handwurzelknochen*, den *Mittelhandknochen* und den *Fingerknochen* zusammensetzen.

5.3.1. Der Schultergürtel

Die Verbindung zwischen Rumpf- und Armskelett stellt der *Schultergürtel* her (vgl. auch die Abbildung des Skeletts, Abb. 1, S. 2). Er wird von den beiden Schlüsselbeinen und den beiden Schulterblättern gebildet.

Die Unterfläche des **Schulterblatts** (Scapula[32]) (Abb. 5.4) liegt dem Brustkorb hinten flach auf. Der platte Knochen ist von annähernd dreieckiger Form. Die *Schulterblattgräte* (Spina scapulae[33]) verläuft schräg von medial nach lateral an

---

[24] inter (lat.): zwischen; costa: s. 23
[25] sternon (gr.): Brustbein
[26] sternon: s. 25; Punktion: Einstich einer Hohlnadel in ein Blutgefäß oder Organ
[27] leukos (gr.): weiß; haima (gr.): Blut; Leukämie: Weißblütigkeit; maligne Erkrankung der weißen Blutzellen
[28] manubrium (lat.): Handgriff
[29] corpus (lat.): Körper
[30] processus (lat.): Fortsatz; xiphos (gr.): Schwert; xiphoideus: schwertförmig
[31] epi (gr.): auf; gaster (gr.): Magen; epigastrisch: auf dem Bauch oder Magen befindlich
[32] scapula (lat.): Schulterblatt
[33] spina (lat.): Dorn, Rückgrat; scapula: s. 32; spina scapulae: Schulterblattgrat

5.3. Die obere Extremität

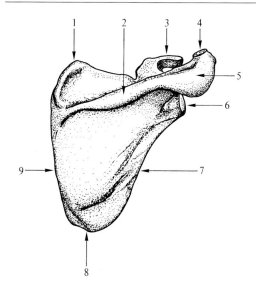

Abb. 5.4. Rechtes Schulterblatt von dorsal.
1 Oberer Winkel (Angulus superior); 2 Schulterblattgräte; 3 Rabenschnabelfortsatz; 4 Gelenkfläche zur Verbindung mit dem Schlüsselbein (Facies articularis acromii); 5 Schulterhöhe; 6 Gelenkpfanne des Schultergelenks (Cavitas glenoidalis); 7 äußerer Rand (Margo lateralis); 8 unterer Winkel (Angulus inferior); 9 innerer Rand (Margo medialis).

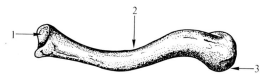

Abb. 5.5. Linkes Schlüsselbein von unten.
1 Gelenkfläche zur Verbindung mit dem Brustbein (Facies articularis sternalis); 2 Schlüsselbeinkörper (Corpus); 3 Gelenkfläche zur Verbindung mit der Schulterhöhe des Schulterblattes (Facies articularis acromialis).

der Schulterblattaußenfläche. Das verbreiterte Ende dieses Knochenkammes ist die *Schulterhöhe* (Acromion[34]), die mit dem äußeren Schlüsselbeinende eine straffe Gelenkverbindung bildet. Das *Akromioklavikulargelenk* wird auch als *laterales Schlüsselbeingelenk* bezeichnet (im Gegensatz zum *medialen Schlüsselbeingelenk* zwischen Brustbein und Schlüsselbein). Vom lateralen oberen Rand des Schulterblatts geht ein weiterer Knochenvorsprung aus, der *Rabenschnabelfortsatz* oder Processus coracoideus[35]. Knöcherner Bestandteil des Schultergelenks ist die unterhalb des Rabenschnabelfortsatzes gelegene *Gelenkpfanne*, die der Aufnahme des Oberarmkopfs dient. Am Schulterblatt setzen zahlreiche Schultermuskeln an, die unter anderem das Anheben des Oberarms im Schultergelenk ermöglichen.

Das **Schlüsselbein** (Clavicula[35a]) (Abb. 5.5) ist ein S-förmig gebogener Knochen, der medial mit dem Brustbein (Sternum), lateral mit dem Schulterblatt über Gelenke in Verbindung steht. Da das leicht verdickte, mediale Ende der Clavicula und die Gelenkfläche des Sternums nicht genau aufeinander passen, werden die Unebenheiten durch eine knorpelige Zwischenscheibe, einen *Discus*, ausgeglichen. Im Gegensatz zu diesem *medialen Schlüsselbeingelenk* (Sternoklavikulargelenk) weist das *laterale Schlüsselbeingelenk* (Akromioklavikulargelenk) keinen solchen Discus auf. Hier stehen sich zwei annähernd gerade, mit Faserknorpel überzogene Gelenkflächen gegenüber.

5.3.2. Der Oberarmknochen

Wie bei jedem Röhrenknochen oder langen Knochen unterscheidet man auch am **Oberarmknochen** (Humerus[36]) (Abb. 5.6) den *Schaft* (Diaphyse) und die beiden verdickten *Enden* (Epiphysen). Die Enden tragen Gelenkflächen zur Verbindung mit dem Schulterblatt und den Unterarmknochen. Der *Oberarmkopf* (Caput humeri[37]), das proximale Ende des Humerus, bildet mit der Gelenkpfanne der Scapula das Schultergelenk. An ihn schließt sich der *anatomische Hals* (Collum anatomicum[38]) an. Er stellt eine leichte Einschnürung am Übergang zwischen Kopf und Schaft dar. Als Ansatzstellen für Oberarmmuskeln dienen zwei Höcker proximal

---

[34] acros (gr.): äußerst; omos (gr.): Schulter; acrominon: Schulterblatthöhe
[35] processus: s. 30; korax (gr.): Rabe; processus coracoideus: Rabenschnabelfortsatz
[35a] clavis (lat.): Schlüssel; clavicula: Schlüsselbein
[36] humerus (lat.): Oberarmknochen
[37] caput (lat.): Kopf; humerus: s. 36
[38] collum (lat.): Hals; anatemnein (gr.): zerschneiden; Anatomie: Lehre vom Bau der Körperteile

5. Knochen und Gelenke – Spezieller Teil

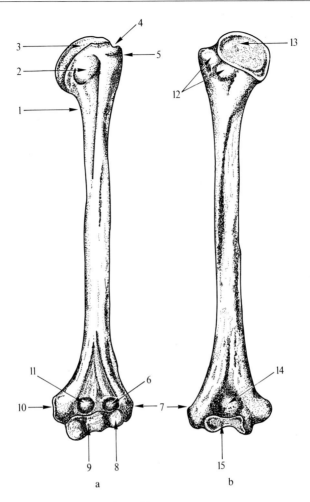

Abb. 5.6. Linker Oberarmknochen. *a* Von vorne; *b* von hinten.
1 Chirurgischer Hals; *2* kleiner Höcker; *3* Oberarmkopf; *4* anatomischer Hals; *5* großer Höcker; *6* Grube für die Speiche (Fossa radialis); *7* äußerer Gelenkknorren (Epicondylus lateralis); *8* Oberarmköpfchen; *9* Oberarmrolle; *10* innerer Gelenkknorren (Epicondylus medialis); *11* Grube für die Elle (Fossa coronoidea); *12* großer Höcker; *13* Oberarmkopf; *14* Grube für den Ellenhaken (Fossa olecrani); *15* Oberarmrolle.

des anatomischen Halses. Der *große Höcker* (Tuberculum majus[39]) ist lateral gelegen, der *kleine Höcker* (Tuberculum minus[40]) medial. Als *chirurgischen Hals* (Collum chirurgicum[41]) bezeichnet man den sich anschließenden Übergang zum Humerusschaft. Er erhielt seinen Namen von den hier gehäuft auftretenden Oberarmschaftbrüchen.

Der *Schaft* des Oberarmknochens geht schließlich in das verbreiterte *distale Ende* über. Es besitzt an der Vorderseite *Gruben* zur Aufnahme der Unterarmknochen Elle und Speiche bei der Beugung des Ellenbogengelenks. Die Rückseite weist eine Grube für den Ellenhaken auf. Medial und lateral dieser Gruben findet man Ausbuchtungen, die *Gelenkknorren* oder Epikondylen[42].

---

[39] tuberculum (lat.): kleiner Höcker; major (lat.): größer, der Größere
[40] tuberculum: s. 39; minor (lat.): kleiner
[41] collum: s. 38; chirourgeia (gr.): handwerkliche Medizin; operative Behandlung
[42] epi (gr.): auf; kondylos (gr.): Gelenkfortsatz; Epicondylus: der auf dem Condylus liegende Fortsatz

5.3. Die obere Extremität

Sie dienen Beuge- und Streckmuskeln des Unterarms als Ansatzstellen. Mit den proximalen Enden von Elle und Speiche stehen die distalen Gelenkflächen des Oberarmknochens in Verbindung. Man bezeichnet sie als *Garnrolle* (Trochlea[43]) und *Oberarmköpfchen* (Capitulum humeri[44]).

5.3.3. Die Unterarmknochen

Die beiden Unterarmknochen **Elle** (Ulna[45]) und **Speiche** (Radius[46]) sind, ebenso wie der Oberarmknochen, lange Knochen oder Röhrenknochen (Abb. 5.7). Die an der Kleinfingerseite liegende Elle ist etwas länger als die an der Daumenseite gelegene Speiche. Beide Knochen sind sowohl an ihrem proximalen als auch an ihrem distalen Ende gelenkig miteinander verbunden. Die sich zwischen Elle und Speiche ausspannende *Zwischenknochenmembran* (Membrana interossea) verhindert eine Parallelverschiebung der beiden Knochen und überträgt Druck- und Zugbelastungen auf den jeweils anderen Knochen.

Das proximale Ende der Ulna, einen hakenförmig nach hinten gebogenen Fortsatz, bezeichnet man als *Ellenhaken* (Olecranon[47]). Durch den nach vorne gelegenen *Kronenfortsatz* (Processus coronoideus[48]) entsteht eine Ausbuchtung. Diese Gelenkpfanne dient der Aufnahme der Garnrolle des Humerus. Lateral davon liegt eine kleine Gelenkfläche, die mit dem Speichenköpfchen in Verbindung steht.

Der Schaft der Elle geht schließlich in das *distale, schlanke Ende* über. Es trägt eine Gelenkfläche zur Verbindung mit den beiden Handwurzelknochen Dreiecksbein und Mondbein. Das *Ellenköpfchen* (Caput ulnae[49]) ist zur Speiche hin gelegen. Seine Gelenkfläche ist Teil des *distalen Radioulnar-Gelenks*, des Gelenks zwischen den distalen Enden von Elle und Speiche. Lateral findet man am schlanken Ende der Elle den *Griffelfortsatz* (Processus styloideus ulnae[50]), den

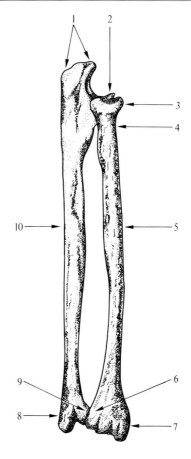

Abb. 5.7. Rechte Elle und Speiche in Supinationsstellung.
1 Ellenhaken; *2* Kronenfortsatz; *3* Radiusköpfchen; *4* Hals der Speiche; *5* Speiche; *6* Gelenkfläche für die Elle; *7* Griffelfortsatz der Speiche; *8* Griffelfortsatz der Elle; *9* Gelenkfläche für die Speiche; *10* Elle.

man gut durch die Haut hindurch tasten kann.

Die an der Daumenseite gelegene Speiche ist an ihrem proximalen Ende schmal. Das leicht verdickte *Speichenköpfchen* (Caput radii[51]) trägt Gelenkflächen, die Bewegungen sowohl gegen

---

[43] trochlea (lat.): Rolle
[44] capitulum (lat.): Köpfchen; humerus: s. 36
[45] ulna (lat.): Elle
[46] radius (lat.): Stab, Speiche
[47] olene (gr.): Ellenbogen; kranon (gr.): Kopf; Olecranon: Kopf des Ellenbogens, Ellenhaken
[48] processus: s. 30; koronoeides (gr.): das Gekrümmte oder corona (lat.): Kranz, Krone; Processus coronoideus: hakenähnlicher Fortsatz oder Kronenfortsatz
[49] caput: s. 37, ulna: s. 45
[50] processus: s. 30; styloeides (gr.): griffelförmig; ulna: s. 45; Proc. styloideus ulnae: Griffelfortsatz der Elle
[51] caput: s. 37; radius: s. 46

das Oberarmköpfchen als auch gegen die Elle erlauben. Nach distal geht das Speichenköpfchen in den *Speichenhals* über. Es folgt der *Radiusschaft*, der sich zum Handgelenk hin verdickt. Am *distalen Speichenende* finden sich Gelenkflächen zur Verbindung mit den beiden Handwurzelknochen Kahnbein und Mondbein, seitlich die entsprechende Gelenkfläche zur Elle hin. Als Processus styloideus radii[52] bezeichnet man den lateralen Griffelfortsatz der Speiche.

5.3.4. Die Handknochen

Zu den Knochen der Hand gehören die *Handwurzelknochen*, die *Mittelhandknochen* und die *Fingerknochen* (Abb. 5.8).

Die 8 **Handwurzelknochen**, die man unter dem Begriff **Carpus**[53] zusammenfaßt, sind in zwei Reihen angeordnet. Die proximale Reihe bilden von radial nach ulnar das *Kahnbein* (Os scaphoideum[54]), das *Mondbein* (Os lunatum[55]), das *Dreiecksbein* (Os triquetrum[56]) und das *Erbsenbein* (Os pisiforme[57]). In der distalen, den Mittelhandknochen zugewandten Reihe finden wir das *große und das kleine Vieleckbein* (Os trapezium[58] und Os trapezoideum[59]), das *Kopfbein* (Os capitatum[60]) und schließlich das *Hakenbein* (Os hamatum[61]). Ein Merkspruch erleichtert das Lernen der Namen: Ein *Kahn*, der fuhr im *Monden*schein *dreieckig* übers *Erbsenbein, vieleckig groß, vieleckig klein*, der *Kopf*, der muß am *Haken* sein!

Obwohl alle 8 Handwurzelknochen gelenkig miteinander verbunden sind, erlauben doch straffe Bänder keine große Bewegungsfreiheit der Knochen gegeneinander.

Im Gegensatz zu den Handwurzelknochen, die man zu den kurzen Knochen zählt, sind die **Mittelhandknochen** (Metacarpus oder Ossa metacarpalia[62]) Röhrenknochen. Ihre proximalen, leicht verdickten Enden stehen mit der distalen Reihe der Handwurzelknochen in gelenkiger Verbindung. Auch diese Gelenke sind durch straffe Bänder in ihrer Beweglichkeit eingeschränkt. Eine Ausnahme bildet der 1. Mittelhandknochen. Sein proximales Ende ist Teil des *Daumengrundgelenks*. Es steht mit dem großen Vieleckbein in Kontakt. Das Sattelgelenk besitzt eine weite Gelenkkapsel. Es erlaubt dem Menschen, den Daumen den anderen Fingern gegenüberzustellen und ermöglicht so das *Greifen*, eine wichtige Voraussetzung, unsere Umwelt zu erkunden. Erst durch das Be-greifen können wir uns ein Bild von der uns umgebenden Welt machen.

Die distalen Enden der Mittelhandknochen, die Köpfchen, weisen Gelenkflächen zur Verbindung mit den Fingerknochen auf.

Die 5 **Finger** (Digiti[63]) besitzen bis auf den Daumen jeweils 3 Glieder (*Phalangen*[64]). Man bezeichnet die kleinen Röhrenknochen als *Grund-, Mittel- und Endglied* eines Fingers. Eine Ausnahme bildet der *Daumen*, der nur aus *Grund- und Endglied* besteht.

Fingergrundgelenke nennt man die Gelenke zwischen den proximalen Enden der Fingergrundglieder und den zugehörigen Mittelhandknochen. Es sind Kugelgelenke mit eingeschränkter Beweglichkeit. Als *Fingermittelgelenke* bezeichnet man die Gelenke zwischen Grund- und Mittelgliedern, als *Fingerendgelenke* diejenigen zwischen Mittel- und Endgliedern der Finger. Beides sind Scharniergelenke, die nur eine Beugung (*Flexion*[65]) und Streckung (*Extension*[66]) der Glieder erlauben.

---

[52] processus: s. 30; styloeides: s. 50; radius: s. 46
[53] karpos (gr.): Handwurzel
[54] os: s. 7; skaphoeides (gr.): kahnförmig
[55] os: s. 7; luna (lat.): Mond
[56] os: s. 7; triquetrus (lat.): dreieckig
[57] os: s. 7; pisum (lat.): Erbse; pisiforme (lat.): erbsenförmig
[58] os: s. 7; trapeza (gr.): Tisch, Tafel, Trapez
[59] os: s. 7; trapezoides (gr.): tischförmig, trapezförmig
[60] os: s. 7; capitatus (lat.): mit einem Kopf versehen
[61] os: s. 7; hamus (lat.): Haken; hamatus (lat.): mit einem Haken versehen
[62] meta (gr.): zwischen; karpos: s. 53; ossa metacarpalia: Mittelhandknochen
[63] digitus (lat.): Finger
[64] phalanx (gr.): 1. rundes Holz, Rolle; 2. Schlachtordnung; Finger- oder Zehenglied
[65] flexio (lat.): Beugung
[66] extendere (lat.): ausstrecken

5.3. Die obere Extremität

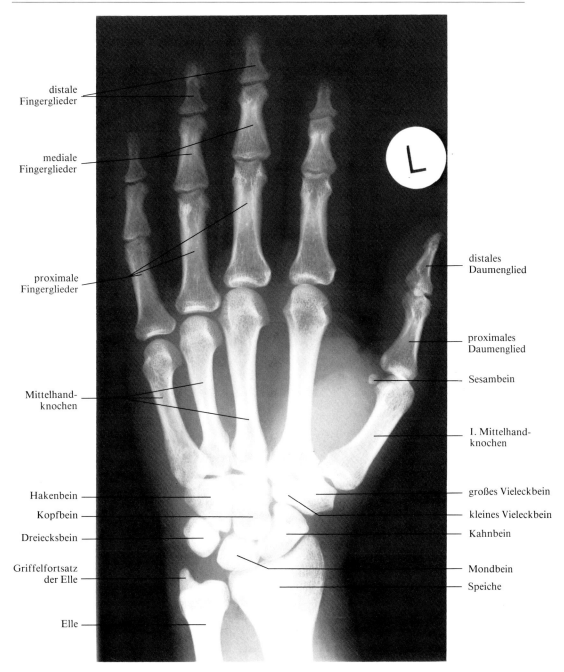

Abb. 5.8. Die Knochen der Hand (Röntgenaufnahme). Sesambeine sind in Sehnen, Bänder oder Gelenkkapseln eingefügte rundliche Schaltknochen. (Aus: 12)

5.4. Die großen Gelenke der oberen Extremität

5.4.1. Das Schultergelenk

Der **Oberarmkopf** und die unterhalb des Rabenschnabelfortsatzes gelegene **Gelenkpfanne des Schulterblatts** bilden die knöchernen Bestandteile des Schultergelenks (*Articulatio humeri*[67]). Es ist das beweglichste *Kugelgelenk* des Menschen und erlaubt Bewegungen in drei Freiheitsgraden. Das Wegführen des Armes vom Körper nennt man *Abduktion*[68], das Heranführen an den Körper *Adduktion*[69]. Weitere Bewegungsmöglichkeiten sind die Rückhebung (*Retroversion*[70]) und das nach vorne Heben des Armes, die *Anteversion*[71]. Der Arm kann auch nach innen und nach außen gedreht werden (*Innen- und Außenrotation*[72]). Kombiniert man Innen- und Außenrotation, führt der Arm eine Kreisbewegung aus (*Zirkumduktion*[73]).

Die relativ kleine Gelenkpfanne des Schultergelenks wird durch aus Faserknorpelmaterial bestehende Gelenklippen vergrößert. Trotzdem kommt es im Bereich dieses Gelenks recht häufig zu Verrenkungen (Luxationen[74]), da der Oberarmkopf im Verhältnis zur Pfanne wesentlich größer ist und leichter aus seiner Verankerung herausgleiten kann. Andererseits erlauben die Größenverhältnisse von Gelenkkopf und Gelenkpfanne erst die große Beweglichkeit des Schultergelenks.

5.4.2. Das Ellenbogengelenk

An der Bildung des Ellenbogengelenks (*Articulatio cubiti*[75]) sind drei Gelenkkörper beteiligt. Es sind die mit Knorpel überzogenen Enden von **Humerus, Ulna** und **Radius** (s. Abb. 5.9.). Das zusammengesetzte Gelenk besteht, streng genommen, aus drei Einzelgelenken. Eingefaßt wird es von einer schlaffen Gelenkkapsel.

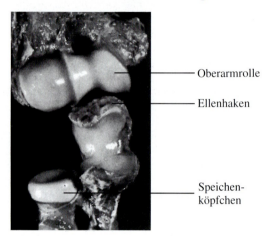

Abb. 5.9. Ellenbogengelenk

Das Ellenbogengelenk ermöglicht das Beugen (*Flexion*) und Strecken (*Extension*) des Unterarms gegen den Oberarm. Weitere Bewegungsmöglichkeiten sind die *Pronation*[76] und die *Supination*[77]. Hierbei handelt es sich um Drehbewegungen des Radius um die Ulna. Als Pronation bezeichnet man eine Drehung der Speiche um die Elle. Beide Knochen überkreuzen sich, und die Handfläche zeigt bei ausgestreckter Hand nach unten. (Merke: Bei der *Pro*nation hält die Hand ein Messer wie beim *Brot*schneiden.) Man spricht von einer Supinationsbewegung, wenn beide Knochen parallel liegen und die Handfläche bei ausgestreckter Hand nach oben zeigt. (Merke: Bei der *Sup*ination hält die Hand einen Löffel wie beim *Suppe*essen.)

---

[67] articulatio (lat.): Gelenk; humerus: s. 36
[68] abducere (lat.): wegführen
[69] adducere (lat.): heranführen
[70] retro (lat.): zurück; versio (lat.): Neigung
[71] ante (lat.): vor; versio; s. 70
[72] rotare (lat.): herumdrehen
[73] circum (lat.): um, -herum; duco (lat.): führen
[74] luxare (lat.): verrenken
[75] articulatio; s. 67; cubitus (lat.): Ellenbogen
[76] pronare (lat.): vornüberneigen; Pronation: Einwärtsdrehung
[77] supinare (lat.): rücklings beugen, nach oben drehen; Supination: Auswärtsdrehung

5.4.3. Das Handgelenk

Das Handgelenk wird auch als *proximales Handwurzelgelenk* (Articulatio radiocarpea[78]) bezeichnet. Es ist ein *Eigelenk*, das das distale Speichenende mit der proximalen Reihe der Handwurzelknochen verbindet. Die Elle tritt nur indirekt über eine knorpelige Zwischenscheibe (Discus) mit den Handwurzelknochen in Kontakt. Das Gelenk umschließt eine schlaffe Kapsel, die durch zahlreiche Bänder verstärkt wird.

Das Handgelenk ermöglicht Rand- und Flächenbewegungen der Hand. Randbewegungen sind die *Radial-* und die *Ulnarabduktion*. Hierbei wird die Hand in Richtung Speiche bzw. Elle abgewinkelt. Zu den Flächenbewegungen zählen die Beugung (Flexion) und die Streckung (Extension). Die Beugung der Hand zur Handfläche hin bezeichnet man als *Palmarflexion*[79]. Eine Streckbewegung ist die *Dorsalflexion*[80], bei der die Hand nach der Streckung noch zum Handrücken hin gebeugt werden kann.

5.5. Die untere Extremität

Gliederung der unteren Extremität

Entsprechend dem Bauplan der oberen Extremität unterscheidet man an der unteren Extremität
a) den *Beckengürtel*, der sich aus dem *Kreuzbein* und dem *Hüftbein* zusammensetzt; das Hüftbein besteht aus drei Teilen, dem *Darmbein*, dem *Sitzbein* und dem *Schambein*,
b) den *Oberschenkelknochen* mit der *Kniescheibe*,
c) die *Unterschenkelknochen* Schienbein und Wadenbein und
d) die *Fußknochen*, die sich wiederum aus den *Fußwurzelknochen*, den *Mittelfußknochen* und den *Zehen* zusammensetzen.

5.5.1. Der Beckengürtel

Der Beckengürtel (Abb. 5.10), ein fest geschlossener Ring, überträgt das Gewicht des Rumpfes auf die Beine. Er setzt sich aus dem **Kreuzbein** (Os sacrum) und den beiden *Hüftbeinen* zusammen. Das Kreuzbein, ein Teil der Wirbelsäule, bildet die dorsale Begrenzung des Beckens, die beiden Hüftbeine schließen den Ring nach vorne und zu den Seiten hin ab. Zwischen Kreuzbein und Hüftbein besteht eine gelenkige Verbindung, das *Iliosakralgelenk* (Articulatio sacroiliaca[81]). Es verfügt nur über eine geringe Beweglichkeit, da zahlreiche feste Bänder verhindern, daß sich beide Knochen gegeneinander verschieben.

Das aus drei Teilen bestehende **Hüftbein** (*Os coxae*[82]) (Abb. 5.11) wächst erst im Laufe der kindlichen Entwicklung knöchern zusammen. Man spricht dann von einer Knochenhaft. Der größte der drei Knochen ist das **Darmbein** (Os ilium[83]). Auf den großen *Darmbeinschaufeln* (Ala ossis ilii[84]) ruhen die Eingeweide. Den oberen Rand einer solchen Schaufel bezeichnet man als *Darmbeinkamm* (Crista iliaca[85]). Stark hervorspringende Stellen des Darmbeinkammes sind der *vordere* und der *hintere obere Darmbeinstachel* (Spina iliaca anterior superior und Spina iliaca posterior superior[86]). Der vordere obere Darmbeinstachel ist gut durch die Haut tastbar.

Wie bei allen platten Knochen findet man im Inneren des Darmbeins zwischen den Knochenbälkchen reichlich rotes, blutbildendes Knochenmark. Da der Darmbeinkamm eine von außen gut zugängliche Stelle darstellt, führt man hier – ähnlich wie im Bereich des Brustbeins – bei bestimmten Blutkrankheiten Knochenmarkpunktionen in Form einer *Beckenkammbiopsie*[87] durch.

Der untere Teil des Darmbeins bildet zusammen mit den anderen beiden Hüftknochen die *Gelenkpfanne* des *Hüftgelenks*. Sie dient der Aufnahme des Oberschenkelkopfes. Das Darm-

---

[78] articulatio: s. 67; radius: s. 46; karpos: s. 53
[79] palma (lat.): Handfläche, flexio: s. 65
[80] dorsum (lat.): Rücken, flexio: s. 65
[81] articulatio: s. 67; os sacrum: s. 7; ilia, ilium (lat.): die Weiche; os ilium: Darmbein; articulatio sacroiliaca: Gelenk zwischen Kreuzbein und Darmbein
[82] os coxae (lat.): Hüfte
[83] os: s. 7; ilia, ilium: s. 81
[84] ala (lat.): Flügel; os ilium: s. 81
[85] crista (lat.): Leiste, Kamm; os ilium: s. 81
[86] spina (lat.): Dorn; os ilium s. 81; anterior (lat.): vordere; posterior (lat.): hintere; superior (lat.): obere
[87] bio- (gr.): Lebens-; opsis (gr.): Betrachten; Biopsie: Entnahme von Gewebe am Lebenden

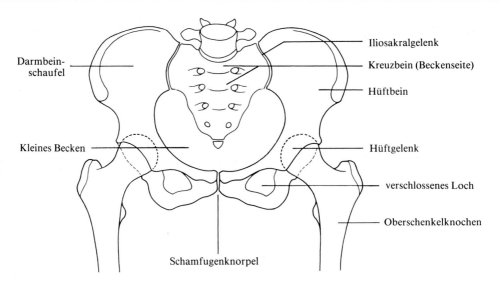

Abb. 5.10. Das knöcherne Becken, von vorne gesehen. (Aus: 11)

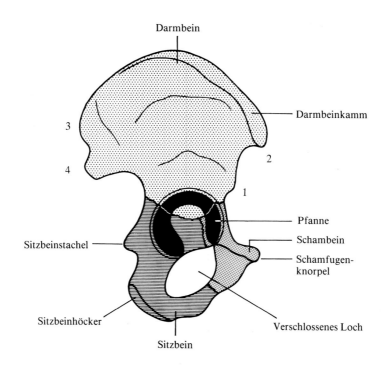

Abb. 5.11. Rechtes Hüftbein (Os coxae), von der Seite gesehen. *1* Vorderer unterer Darmbeinstachel; *2* vorderer oberer Darmbeinstachel; *3* hinterer oberer Darmbeinstachel; *4* hinterer unterer Darmbeinstachel. (Aus: 11)

5.5. Die untere Extremität

bein ist Ansatzstelle der großen Gesäßmuskeln und einiger Bauchmuskeln.

Den hinteren, unteren Teil des Hüftbeines bildet das **Sitzbein** (Os ischii[88]). Vom *Sitzbeinkörper* zieht ein starker *Knochenast* nach vorne zum Schambein. Dieser Ast des Sitzbeines begrenzt zusammen mit dem Schambein eine ovale Knochenlücke. Man nennt den so entstehenden Hohlraum *Foramen obturatum*[89] (verschlossenes Loch), da er durch eine Bindegewebsmembran verschlossen ist. Tiefster Punkt des Sitzbeins ist der *Sitzbeinhöcker* (Tuber ischiadicum[90]), den man beim Sitzen deutlich durch die Haut spüren kann. Der vordere, obere Teil des Sitzbeins ist an der Bildung der Hüftgelenkspfanne beteiligt. Vom Sitzbein aus ziehen starke Bandverbindungen zum Kreuz- und zum Steißbein.

Als **Schambein** (Os pubis[91]) bezeichnet man den nach vorne, unten liegenden Teil des Hüftbeins. Beide Schambeine sind durch eine Knorpelhaft, den Schamfugenknorpel (*Symphyse*), miteinander verbunden. Wie das Darmbein und das Sitzbein bildet auch das Schambein einen Teil der Hüftgelenkspfanne. Wegen ihrer halbkugeligen Form wird die Pfanne auch Essignäpfchen (*Acetabulum*[92]) genannt. Sie ist nur zum Teil von Knorpel ausgekleidet.

An der Bildung des **Beckens** sind nicht nur die Beckenknochen, sondern auch die Beckenbodenmuskulatur und eine Reihe von straffen Bändern beteiligt. Das Becken schließt die Bauchhöhle nach kaudal hin ab. Man unterscheidet das *große Becken*, worunter man den Raum, den die beiden Darmbeinschaufeln umschließen, versteht, vom *kleinen Becken*. Kreuz- und Steißbein sowie Scham- und Sitzbeine bilden die knöchernen Begrenzungen des kleinen Beckens. Die Abmessungen des kleinen Beckens sind beim Durchtritt des kindlichen Kopfes während der Geburt von Bedeutung. Der kleinste Beckendurchmesser ist die *Conjugata vera*[93], der Abstand zwischen Promotorium und Symphyse.

5.5.2. Der Oberschenkelknochen

Der größte Knochen des menschlichen Körpers ist der Oberschenkelknochen (*Femur*[94]) (Abb. 5.12). Wie alle Röhrenknochen oder langen Knochen besteht er aus einem Schaft und den beiden Enden. Sein proximales Ende wird *Oberschenkelkopf* (Caput femoris[95]) genannt. Proximal des sich anschließenden *Schenkelhalses* finden sich zwei Ausbuchtungen die *Trochanteren*[96] oder Rollhügel. Den lateral gelegenen großen Rollhügel (Trochanter major) kann man als massiven Knochenvorsprung durch die Haut hindurch tasten. Der kleine Rollhügel (Trochanter minor) liegt an der medialen Seite des Femurs. An der Rückseite des Oberschenkelschafts verläuft eine rauhe Leiste, die *Linea aspera*[97]. Auch das distale Ende des Oberschenkelknochens ist durch zwei Ausbuchtungen aufgetrieben. Man bezeichnet sie als Oberschenkelknorren oder *Kondylen* (Condylus medialis und Condylus lateralis[98]). Sie tragen die mit Knorpel überzogenen Gelenkflächen. Der Oberschenkelknochen tritt hier mit dem Schienbein in eine gelenkige Verbindung (s. Kniegelenk).

5.5.3. Die Kniescheibe

Die Kniescheibe ist ein flacher, runder Knochen von etwa 4 cm Durchmesser. Sie liegt an der Vorderseite der Femurkondylen und ist in die Sehne des vierköpfigen Oberschenkelmuskels (*Musculus quadriceps femoris*[99]) eingelagert. An ihrer Rückseite ist die *Patella*[100] von Knorpel überzogen. Neben dem Oberschenkelknochen und dem Schienbein ist sie an der Bildung des Kniegelenks beteiligt.

---

[88] os: s. 7; ischion (gr.): Hüfte, Gesäß; os ischii: Sitzbein
[89] foramen (lat.): Loch; obturatus (lat.): verstopft; foramen obturatum: verstopftes Loch, da es durch eine Bindegewebsmembran verschlossen ist
[90] tuber (lat.): Höcker; os ischii: s. 88
[91] os: s. 7; pubes (lat.): Schamgegend; os pubis; Schambein
[92] acetum (lat.): Essig; acetabulum (lat.): Essigschälchen
[93] conjugatus (lat.): verbunden; verus (lat.): wahr, echt; conjugata vera: echte Verbindungslinie
[94] femur (lat.): Oberschenkel, Oberschenkelknochen
[95] caput: s. 37; femur: s. 94
[96] trochazein (gr.): laufen; trochanter: Rollhügel
[97] linea (lat.): Linie; asper (lat.): uneben, schroff
[98] kondylos (gr.): Fingerknöchel; Gelenkhöcker, speziell an Femur und Tibia
[99] musculus (lat.): Muskel, von mus (lat.): Maus; quatuor (lat.): vier; caput: s. 37; musculus quadriceps femoris: vierköpfiger Oberschenkelmuskel
[100] patella (lat.): Kniescheibe

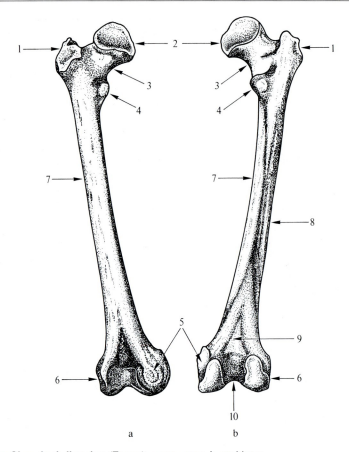

Abb. 5.12. Rechter Oberschenkelknochen (Femur). *a* von vorne; *b* von hinten.
1 Großer Rollhügel; *2* Oberschenkelkopf; *3* Schenkelhals; *4* kleiner Rollhügel; *5* innerer Gelenkknorren; *6* äußerer Gelenkknorren; *7* Oberschenkelschaft; *8* Oberschenkelleiste (Linea aspera); *9* Kniekehlenfläche; *10* Grube zwischen den Gelenkknorren.

5.5.4. Die Unterschenkelknochen

Wie der Oberschenkelknochen sind auch die beiden Knochen des Unterschenkels lange Knochen oder Röhrenknochen. Vor allem das kräftige **Schienbein** (*Tibia*[101]) (Abb. 5.13) überträgt das Gewicht des Körpers vom Oberschenkelknochen auf den Fuß. Das dünne **Wadenbein** (*Fibula*[102]) dient hauptsächlich als Ursprungs- und Ansatzstelle für Muskeln des Ober- und des Unterschenkels.

Das proximale Ende der Tibia bezeichnet man als *Schienbeinkopf*. Man unterscheidet an ihm den *äußeren* und den inneren *Gelenkknorren* (Condylus lateralis und Condylus medialis). Die Gelenkflächen der Schienbeinkondylen sind in der Mitte durch die *Zwischenknorrenerhebung* (Eminentia intercondylaris[103]) voneinander getrennt. Das proximale Ende der Tibia geht nach distal in den *Schienbeinschaft* über, der mit seiner breiten Vorderfläche gut durch die Haut zu fühlen ist. Das distale Ende des Schienbeins läuft in einem Knochensporn aus. Dieser Knochensporn bildet den *Innenknöchel* (Malleolus medialis[104]). Eine Gelenkfläche an der Unterfläche des distalen Endes steht mit dem Sprungbein, einem der Fußwurzelknochen, in Kontakt. Beide sind zusammen mit dem distalen Fibulaende Teile des *Fußgelenks* (oberes Sprunggelenk).

---

[101] tibia (lat.): Schienbein
[102] fibula (lat.): spange; Wadenbein
[103] eminere (lat.): herausragen; eminemia (lat.): Vorsprung; inter (lat.): zwischen; kondylos: s. 98
[104] malleolus (lat.): Hämmerchen; Knöchel

5.5. Die untere Extremität

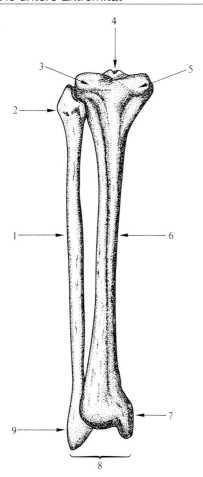

Abb. 5.13. Rechtes Schienbein und Wadenbein, von vorne.
1 Wadenbein; *2* Wadenbeinköpfchen; *3* äußerer Gelenkknorren; *4* Zwischenknorrenerhebung; *5* innerer Gelenkknorren; *6* Schienbein; *7* Innenknöchel; *8* Malleolengabel; *9* Außenknöchel.

Das Wadenbein ist ein langer, sehr dünner Knochen. An seinem proximalen Ende, dem *Wadenbeinköpfchen* (Caput fibulae[105]), trägt es seitlich eine Gelenkfläche zur Verbindung mit dem Schienbein. Der nach distal folgende *Fibulaschaft* geht schließlich in das leicht verdickte untere Ende des Wadenbeins über. Es bildet den *Außenknöchel* (Malleolus lateralis). An der Innenfläche des unteren Wadenbeinendes befindet sich eine Gelenkfläche zur Artikulation[106] mit dem Sprungbein. Außenknöchel und Innenknöchel begrenzen die *Knöchelgabel* (Malleolengabel), die den proximalen Teil des oberen Sprunggelenks bildet.

Wie die beiden Unterarmknochen sind auch Schienbein und Wadenbein an ihren oberen und unteren Enden miteinander verbunden. Die Verbindung der proximalen Enden geschieht durch ein straffes Gelenk, die distalen Enden treten über eine syndesmotische[107] Verbindung (Bandhaft) miteinander in Kontakt. Zusätzlich ist zwischen den beiden Knochen eine bindegewebige Zwischenknochenhaut (*Membrana interossea*) ausgespannt. Sie dient einigen Muskeln als Ursprung.

5.5.5. Die Fußknochen

Zum Fußskelett (Abb. 5.14) gehören die 7 *Fußwurzelknochen* (Merke: Es gibt 7 Fußwurzelknochen, aber 8 Handwurzelknochen!), die 5 *Mittelfußknochen* und die Knochen der 5 Zehen.

Die **Fußwurzelknochen** faßt man unter dem Begriff *Tarsus*[108] zusammen. Es sind – wie die Handwurzelknochen – kurze Knochen. Zum Tarsus zählen das *Sprungbein* (Talus[109]), das *Fersenbein* (Calcaneus[110]), das *Kahnbein* (Os naviculare[111]), das *Würfelbein* (Os cuboideum[112]) und die 3 *Keilbeine* (Ossa cuneiformia[113]).

Das Sprungbein ist zusammen mit dem Schienbein und dem Wadenbein an der Bildung des Fußgelenks (*oberes Sprunggelenk*) beteiligt. Es ruht auf dem Fersenbein und überträgt die Last des Körpers auf den Fuß.

Größter Fußwurzelknochen ist das Fersenbein. Sein Körper springt als Ferse weit nach hinten vor.

An das Sprungbein schließt sich in Richtung Zehen das Kahnbein an. Sprungbein, Fersenbein

---

[105] caput: s. 37; fibula: s. 102
[106] articulatio (lat.): Gelenk; Artikulation: gelenkige Verbindung
[107] syn (gr.): zusammen, mit; desmos (gr.): Band; Syndesmose: Bandhaft, Verbindung zweier oder mehrerer Knochen durch kollagenes oder elastisches Bindegewebe
[108] tarsos (gr.): Fußwurzel
[109] talus (lat.): Würfel; Sprungbein
[110] calx (lat.): Ferse; calcaneus: Fersenbein
[111] os: s. 7; navicula (lat.): kleines Schiff
[112] os: s. 7; kuboeides (gr.): würfelförmig
[113] os: s. 7; cuncus (lat.): Keil; cuneiforme: keilförmig

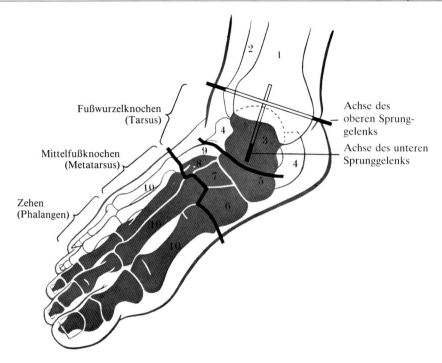

Abb. 5.14. Das Fußskelett. *1* Schienbein; *2* Wadenbein; *3* Sprungbein; *4* Fersenbein; *5* Kahnbein; *6* Keilbein I; *7* Keilbein II ; *8* Keilbein III ; *9* Würfelbein; *10* Mittelfußknochen. (Aus: 12)

und Kahnbein sind an der Bildung des *unteren Sprunggelenks* beteiligt. Sein Gelenkspalt befindet sich zwischen Talus und Calcaneus einerseits und Talus, Calcaneus und Os naviculare andererseits.

Die restlichen Fußwurzelknochen, das Würfelbein und die 3 Keilbeine, liegen distal von Fersenbein und Kahnbein.

Alle Knochen des Tarsus sind durch Gelenke miteinander verbunden. Die gelenkigen Verbindungen erlauben jedoch nur eine geringe gegenseitige Beweglichkeit.

An die Fußwurzelknochen schließt sich der **Mittelfuß** (*Metatarsus*[114]) an. Er besteht aus 5 kleinen Röhrenknochen, die eine zum Fußrücken gerichtete Wölbung aufweisen. Die zu den Fußwurzelknochen gerichteten Enden dieser Röhrenknochen bezeichnet man als Basis, die mit den Zehen in Verbindung stehenden Enden als *Köpfchen*. An der Basis und am Köpfchen eines Mittelfußknochens findet man Gelenkflächen, die der Artikulation mit den Fußwurzel-

knochen bzw. den Zehengrundgliedern dienen. In den Furchen zwischen den Mittelfußknochen findet man regelmäßig *Sesambeine*[115], das sind rundliche Schaltknochen, die in Sehnen, Bänder oder Gelenkkapseln eingefügt sind. Sie sind in Lage und Anzahl variabel.

Der Aufbau der **Zehen** entspricht dem der Finger. Die Zehen II bis V besitzen je 3 Glieder (*Phalangen*). Man unterscheidet hier wieder *Grund-*, *Mittel-* und *Endglied*. Die *Großzehe* besteht nur aus *Grund-* und *Endglied*. Auch die kleinen Zehenknochen sind Röhrenknochen. Wie an den Mittelfußknochen nennt man die proximalen Enden dieser Knöchelchen *Basis*, die distalen Enden *Köpfchen*. Die zwischen den Mittelfußknochen und den Zehengrundgliedern bestehenden gelenkigen Verbindungen bezeichnet man als *Zehengrundgelenke*. Es sind *Kugelgelenke*. Zwischen Grund- und Mittelgliedern sowie zwischen Mittel- und Endgliedern der Zehen findet man *Scharniergelenke*. Durch straffe Bandverbindungen sind jedoch alle Zehenge-

---

[114] meta (gr.): mitten, zwischen; tarsos: s. 108
[115] Sesambeine = Ossa sesamoidea; der Name kommt von der arabischen Sesampflanze, deren Schotenfrucht diesen Knochen ähneln soll

5.6. Die großen Gelenke der unteren Extremität

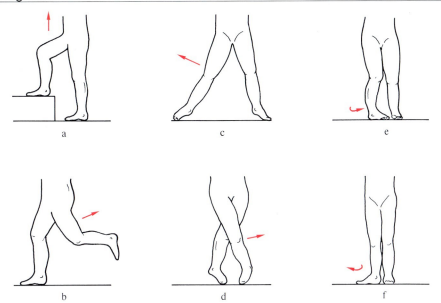

Abb. 5.15. Gelenkbewegungen im Hüftgelenk.
a Beugung (Flexion); b Streckung (Extension); c Abspreizung (Abduktion); d Anspreizung (Adduktion); e Innendrehung (Innenrotation); f Außendrehung (Außenrotation).

lenke in ihrer Beweglichkeit eingeschränkt. Sie ermöglichen eine Hebung bzw. Streckung (*Extension*), eine Beugung (*Flexion*) und eine leichte Seitwärtsbewegung (*Abduktion*) der Zehen.

Die Knochen des Fußskeletts liegen nicht flach auf dem Boden auf. Fußwurzel- und Mittelfußknochen bilden eine **Längs-** und ein **Quergewölbe**, so daß nur die Zehen, die Köpfchen des Os metatarsale I und V sowie der Fersenhöcker (Tuber calcanei[116]) den Boden berühren. Für den Halt des Fußgewölbes von entscheidender Bedeutung sind jedoch Muskeln und Bänder.

5.6. Die großen Gelenke der unteren Extremität

5.6.1. Das Hüftgelenk

An der Bildung des Hüftgelenks (*Articulatio coxae*[117]) sind die durch einen Knorpelrand verbreiterte **Hüftgelenkspfanne** (Acetabulum) und der **Oberschenkelkopf** (Caput femoris) beteiligt. Das Gelenk wird durch kräftige Bänder gesichert, unter ihnen das stärkste Band des menschlichen Körpers, das *Ligamentum iliofemorale*[118].

Das Hüftgelenk erlaubt Bewegungen in verschiedene Richtungen (Abb. 5.15). Die Beugung des Beins, bei der der Oberschenkel gegen den Rumpf bewegt wird, bezeichnet man als *Anteversion*[119]. Von einer *Retroversion*[120] spricht man, wenn das Bein vom Rumpf wegbewegt, also gestreckt, wird. Wird das Bein seitwärts von der Körpermitte weggeführt, d. h. abgespreizt, nennt man dies eine *Abduktion*. Bei der *Adduktion* wird das Bein in Richtung Körpermitte herangeführt. Bewegungen um die Längsachse sind die *Innenrotation* (Innendrehung) und die *Außenrotation* (Außendrehung). Die *Zirkumduktion*, ein Kreisen des Beins, entsteht aus der Kombination der beiden Bewegungen.

---

[116] tuber (lat.): Höcker, Vorsprung; calcaneus: s. 110
[117] articulatio: s. 67; os coxae: s. 82
[118] ligamentum (lat.): Band; os ilium: s. 81; femur: s. 94; ligamentum iliofemorale: starkes Band zwischen Spina iliaca anterior inferior und dem Rand des Acetabulums einerseits und der Linie zwischen den Trochanteren des Femur andererseits
[119] ante (lat.): vor; versio (lat.): Neigung
[120] retro (lat.): zurück; versio: s. 119

5.6.2. Das Kniegelenk

Das Kniegelenk (*Articulatio genus*[121]), das größte Gelenk des Menschen, verbindet den **Oberschenkelknochen** mit dem **Schienbein**. An der Vorderseite der Femurkondylen liegt die **Kniescheibe**, das größte Sesambein des Menschen, auf. Sie ist mit ihrer von Knorpel überzogenen Rückseite ebenfalls an der Bildung des Kniegelenks beteiligt. Keinen Anteil an der Kniegelenksbildung hat das Wadenbein, das seitlich am Schienbein ansetzt.

Da die Gelenkflächen von Femur und Tibia nicht exakt aufeinander passen, werden die Unebenheiten durch einen relativ dicken Knorpelüberzug der Gelenkflächen und zwei halbmondförmige Knorpelscheiben, die *Menisken*, ausgeglichen. Mit ihrem Außenrand sind die gefäß- und nervenlosen Scheiben an der Gelenkkapsel angewachsen. Bei dauernder Überbelastung oder plötzlichen Bewegungen kommt es an den Menisken häufiger zu Verletzungen. Der zur Körpermitte hin gelegene (mediale) Meniskus ist hierbei etwa 20mal häufiger betroffen als der laterale Meniskus.

Die Kniescheibe (Patella) ist in das Kniescheibenband (*Ligamentum patellae*[122]), die sehnige Verlängerung des Musculus quadriceps femoris, eingelagert. Weitere Bänder verstärken die schlaffe Gelenkkapsel des Kniegelenks. Zu ihnen gehören die außen gelegenen *Kollateralbänder* (Ligamentum collaterale mediale und Ligamentum collaterale laterale[123]). Im Inneren des Kniegelenks befinden sich die *Kreuzbänder* (Ligamentum cruciatum anterius und posterius[124]), die der Kontakterhaltung im Gelenk bei Drehbewegungen dienen.

Die Bewegungen, die mit Hilfe des Kniegelenks ausgeführt werden können, sind die Beugung (*Flexion*), die Streckung (*Extension*) sowie die Innendrehung (*Innenrotation*) und die Außendrehung (*Außenrotation*). Innen- und Außenrotation sind jedoch nur bei gleichzeitig gebeugtem Knie möglich.

5.6.3. Das obere und das untere Sprunggelenk

Zu den *Fußgelenken* (Articulationes pedis[125]) gehören das obere und das untere Sprunggelenk.

Knöcherne Bestandteile des oberen **Sprunggelenks** (Articulatio talocruralis[126]) sind die distalen Enden von **Tibia** und **Fibula**, die die Malleolengabel bilden, und das **Sprungbein** (Talus). Das Gelenk gestattet eine Hebung des Fußes gegen den Unterschenkel. Man bezeichnet dies als *Dorsalflexion*. Die Senkung des Fußes in Richtung Fußsohle wird *Plantarflexion*[127] genannt.

Das **untere Sprunggelenk**, das eine funktionelle Einheit bildet, besteht aus zwei voneinander getrennten Einzelgelenken. Zwischen **Fersenbein** und **Sprungbein** befindet sich das hintere Teilgelenk (*Articulatio subtalaris*[128]), das vordere Teilgelenk (*Articulatio talocalcaneonavicularis*[129]) zwischen **Sprungbein**, **Fersenbein** und **Kahnbein**. Das untere Sprunggelenk erlaubt Drehbewegungen des Fußes. Man spricht hier, entsprechend den Drehbewegungen der Unterarmknochen, ebenfalls von Pronation und Supination. Unter der *Pronation* des Fußes versteht man eine Hebung des äußeren Fußrandes mit gleichzeitiger Außendrehung. Die *Supination* bezeichnet das Anheben des inneren Fußrandes.

Meist werden die angeführten Bewegungen jedoch kombiniert, so daß der Fuß im oberen und im unteren Sprunggelenk gleichzeitig bewegt wird.

5.7. Der Schädel

Der Schädel (*Cranium*[130]), die knöcherne Grundlage des Kopfs, umgibt schützend Gehirn und Sinnesorgane. Im Bereich der Schädelknochen beginnen Atmungs- und Verdauungstrakt.

Man untergliedert den Schädel in zwei Teile, den *Hirnschädel* (Neurocranium[131]) und den *Gesichtsschädel* (Viscerocranium[132]).

---

[121] articulatio: s. 67; genu (lat.): Knie
[122] ligamentum: s. 118; patella: s. 100
[123] ligamentum: s. 118; collateralis (lat.): gleichseitig, seitlich
[124] ligamentum: s. 118; cruciatus (lat.): kreuzförmig, gekreuzt
[125] articulatio: s. 67; pes (lat.): Fuß
[126] articulatio: s. 67; talus: s. 109; crus (lat.): Schenkel, Unterschenkel
[127] planta (lat.): Fußsohle; flexio: s. 65
[128] articulatio: s. 67; sub (lat.): unter, unterhalb; talus: s. 109
[129] articulatio: s. 67; talus: s. 109; calcaneus: s. 110; os naviculare: s. 111
[130] kranion (gr.): Schädel

5.7. Der Schädel

5.7.1. Der Hirnschädel

Die meist platten Knochen des Hirnschädels bilden das *Schädeldach* (Schädelkalotte) und einen Großteil des *Schädelgrundes* (Schädelbasis). Wie alle platten Knochen bestehen sie aus zwei äußeren Lagen kompakten Knochenmaterials mit dazwischen liegenden, schwammartig angeordneten Knochenbälkchen (Spongiosa). Einige Knochen enthalten luftgefüllte, von Schleimhaut ausgekleidete Hohlräume. Man zählt sie zu den lufthaltigen Knochen (Ossa pneumatica).

Außen ist der Schädel von einer derben Knochenhaut (Pericranium[133]) umgeben, innen wird er von der harten Hirnhaut (Dura mater[134]), dem Endocranium[135], ausgekleidet.

Die Knochen des Hirnschädels sind durch *Knochennähte* (Bandhaften) miteinander verbunden. Bei der Geburt sind diese bindegewebigen Areale zwischen schon verknöcherten Schädelbereichen noch relativ weit. An den Stellen, wo mehrere Schädelknochen aufeinandertreffen, entstehen Lücken, die **Fontanellen**[136] (Abb. 5.16). Sie erlauben eine gewisse Verschieblichkeit der Knochen gegeneinander, so daß sich unter der Geburt der Schädel auf diese Weise etwas dem Geburtskanal anpassen kann. Die Lage der Schädelnähte und Fontanellen gestatten ebenfalls die Kontrolle des normalen oder pathologischen Geburtsverlaufs. Wichtig ist hierbei die *große, vordere Fontanelle* (Fonticulus anterior). Sie ist annähernd viereckig und schließt sich erst im Verlauf des 3. Lebensjahrs. Die *kleine, hintere Fontanelle* (Fonticulus posterior) hat eine dreieckige Form und ist schon nach dem 3. Lebensmonat nicht mehr nachweisbar. Neben diesen für die Geburtshilfe wichtigen Fontanellen findet man auch noch die paarig angelegten *seitlichen Fontanellen*.

Zu den **Knochen des Neurocraniums** zählen das *Stirnbein* (Os frontale), die paarig angelegten *Scheitelbeine* (Ossa parietalia), die beiden *Schlä-*

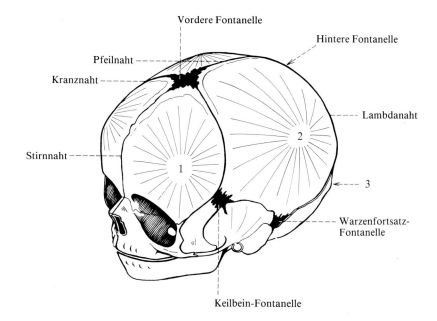

Abb. 5.16. Schädel eines Neugeborenen. *1* Stirnbein; *2* Scheitelbein; *3* Hinterhauptsbein. (Aus: 11)

---

[131] neuro- (gr.): Nerven-; kranion: s. 130; Neurocranium: Hirnschädel
[132] viscera (lat.): Eingeweide; kranion: s. 130; Viscerocranium: Gesichtsschädel
[133] peri (gr.): um, herum; kranion: s. 130
[134] durus (lat.): hart; mater (lat.): Mutter; dura mater: harte Hirn- und Rückenmarkshaut
[135] endo (gr.): innen, inwendig, innerhalb; kranion: s. 130
[136] fonticulus (lat.): kleine Quelle; Fontanelle: Knochenlücke am kindlichen Schädel

fenbeine (Ossa temporalia), das *Keilbein* (Os sphenoidale) und das *Hinterhauptbein* (Os occipitale).

Die Knochen des Schädeldachs (*Calvaria*[137]) sind durch Schädelnähte miteinander verbunden (Abb. 5.17). Die Naht zwischen Stirnbein und den beiden Scheitelbeinen bezeichnet man als *Kranznaht* (Sutura coronalis[138]). Zwischen den beiden Scheitelbeinen befindet sich die *Pfeilnaht* (Sutura sagittalis[139]), zwischen Hinterhauptbein und den Scheitelbeinen die *Lambdanaht* (Sutura lambdoidea[140]). Seitlich liegt die *Schuppennaht* (Sutura squamosa[141]) zwischen Scheitelbein und Schläfenbein.

Die Grundfläche des Hirnschädels bildet die *Schädelbasis* (Abb. 5.18). Auf ihr ruht das Gehirn. Sie gliedert sich in die *vordere*, die *mittlere* und die *hintere Schädelgrube*.

Ein Großteil der hinteren Schädelgrube wird vom **Hinterhauptbein** (Os occipitale[142]) gebildet. Es umschließt das große Loch (*Foramen magnum*[143]), durch das das Rückenmark aus dem Schädel austritt. Seitlich des Foramen occipitale magnum befinden sich an der Außenseite des Hinterhauptbeins zwei Ausbuchtungen, die Gelenkfächen tragen. Sie stellen die gelenkige Verbindung zum ersten Halswirbel (Atlas) her.

An der Bildung der mittleren Schädelgrube sind die beiden *Schläfenbeine* (Ossa temporalia[144]) und das *Keilbein* (Os sphenoidale[145]) beteiligt. Am **Keilbein** unterscheidet man den *Keilbeinkörper*, die beiden *großen* und die beiden *kleinen Keilbeinflügel*. Der in der Mitte gelegene Keilbeinkörper besitzt eine zentrale Eindellung, den *Türkensattel* (Sella turcica[146]). Er bildet eine ovale Grube zur Aufnahme der *Hirnanhangdrüse* (Hypophyse[147]), einem übergeordneten Steuerorgan des Hormonhaushalts. Unterhalb des Türkensattels befindet sich die *Keilbeinhöhle* (Sinus sphenoidalis[148]). Die lufthaltige Höhle steht mit der Nasenhöhle in Verbindung, man zählt sie deshalb zu den Nasennebenhöhlen. In den kleinen Keilbeinflügeln verläuft, rechts und links des Türkensattels, je ein *Sehnervenkanal* (Canalis opticus[149]). In ihm zieht der Sehnerv (Nervus opticus oder Fasciculus opticus[150]) durch die Schädelbasis zur Augenhöhle. Die zwischen Stirnbein, Scheitelbein und Schläfenbein gelegenen großen Keilbeinflügel weisen je drei Löcher auf. Man bezeichnet sie als *rundes Loch* (Foramen rotundum[151]), *ovales Loch* (Foramen ovale[152]) und *Dornloch* (Foramen spinosum[153]). Sie dienen als Durchtrittsstellen für Hirnnerven und eine Hirnarterie.

Das **Schläfenbein** besteht aus drei Teilen, dem *Felsenteil* (Pars petrosa[154]), dem *Paukenteil* (Pars tympanica[155]) und dem *Schuppenteil* (Pars squamosa[156]). Felsenteil und Paukenteil sind an der Bildung der mittleren Schädelgrube der Schädelbasis beteiligt, während der Schuppenteil zum Schädeldach zählt. Der auch als *Felsenbein* bezeichnete Felsenteil des Schläfenbeins enthält den *Gehör- und Gleichgewichtsapparat* des Menschen, das Innenohr. Wegen seiner pyramidenartigen Form gab man ihm den Namen *Felsenbeinpyramide*. An der Basis der Pyramide liegt der *Warzenfortsatz* (Processus mastoideus oder Mastoid[157]). Man kann diesen Knochenvorsprung

---

[137] calvaria (lat.): Schädel; knöchernes Schädeldach
[138] sutura (lat.): Naht; corona (lat.): Kranz
[139] sutura: s. 138; sagitta (lat.): Pfeil; sagittalis: in Pfeilrichtung
[140] sutura: s. 138; lambda: griechischer Buchstabe; lambdoidea (gr.): lambdaförmig
[141] sutura: s. 138; squama (lat.): Schuppe; squamosus (lat.): geschuppt
[142] os: s. 7; occiput (lat.): Hinterhaupt
[143] foramen (lat.): Loch; magnus (lat.): groß; foramen occipitale magnum: großes Hinterhauptloch
[144] os: s. 7; tempora (lat.): Schläfe; os temporale: Schläfenbein
[145] os: s. 7; sphen (gr.): Keil; sphenoides (gr.): keilförmig
[146] sella (lat.): Sessel; turcicus (lat.): türkisch
[147] hypo (gr.): unter, unterhalb; phyomai (gr.): wachse; hypophyse: Hirnanhangdrüse
[148] sinus (lat.): Vertiefung, Höhle, hier: lufthaltiger Hohlraum im Knochen; os sphenoidale: s. 145
[149] canalis (lat.): Kanal, Röhre; opticus (lat.): zum Sehen gehörend
[150] nervus (lat.): Nerv; fasciculus (lat.): Bündel, Nervenbündel; opticus: s. 149
[151] foramen: s. 143, rotundus (lat.): rund
[152] foramen: s. 143, ovale (lat.): oval, eiförmig
[153] foramen: s. 143; spina (lat.): Dorn, Stachel
[154] pars (lat.): Teil; petros (gr.): Stein, Fels
[155] pars: s. 154; tympanon (gr.): Pauke
[156] pars: s. 154; squama: s. 141
[157] processus: s. 30; mastoideus (lat.): brustwarzenförmig

5.7. Der Schädel

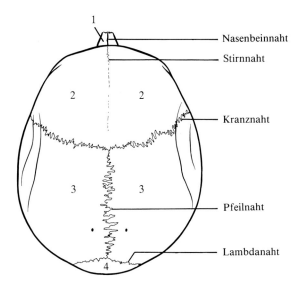

Abb. 5.17. Die Schädelkalotte, von oben gesehen. Erkennbar sind die Schädelnähte. *1* Nasenbein; *2* Stirnbein; *3* Scheitelbein; *4* Hinterhauptbein. (Aus: 12)

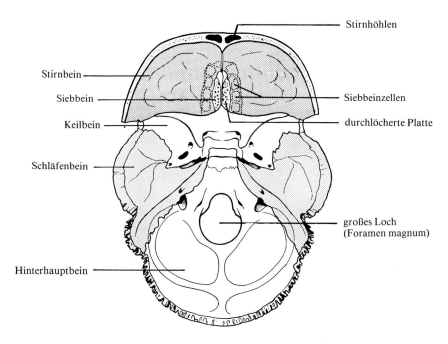

Abb. 5.18. Die Schädelbasis, von innen gesehen. (Aus: 11)

gut hinter dem Ohr tasten. Er enthält zahlreiche kleine, lufthaltige Zellen, die mit dem Innenohr in Verbindung stehen. Der Paukenteil des Schläfenbeins umfaßt die *Paukenhöhle* und einen Teil des äußeren Gehörgangs. In der zum Mittelohr zählenden Paukenhöhle liegen die drei *Gehörknöchelchen* Hammer, Amboß und Steigbügel, die zum Schalleitungsapparat des Ohres gehören.

5. Knochen und Gelenke – Spezieller Teil

Hirnschädel **Gesichtsschädel**

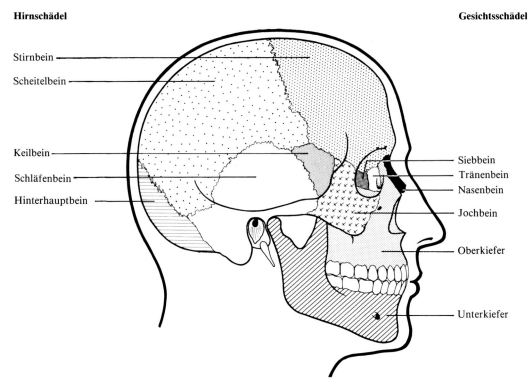

Abb. 5.19. Laterale Schädelansicht. (Aus: 11)

Von der Paukenhöhle geht die *Ohrtrompete* (Tuba auditiva[158] oder Eustachische Röhre) aus. Sie stellt eine Verbindung vom Mittelohr zum Rachen dar und dient dem Druckausgleich in der Paukenhöhle. Da auch die luftgefüllten, mit einer Schleimhaut ausgekleideten Zellen des Warzenfortsatzes mit der Paukenhöhle in Verbindung stehen, können sich Erkrankungen aus dem Rachen- und Mittelohrbereich bis in den Warzenfortsatz ausbreiten. Der zur Schädelkalotte gehörende platte *Schuppenteil* des Schläfenbeins trägt die muldenförmige *Kiefergelenksfläche*. Die kleine Gelenkpfanne steht mit dem Gelenkfortsatz des Unterkieferknochens in Verbindung.

Den größten Teil der vorderen Schädelgrube nimmt das **Stirnbein** (Os frontale[159]) ein. Die *durchlöcherte Platte* (Lamina cribrosa[160]), ein Teil des zum Gesichtsschädel zählenden Siebbeins, ragt in den mittleren Teil der vorderen Schädelgrube hinein. Die beiden *kleinen Keilbeinflügel* bilden die Abgrenzung zur mittleren Schädelgrube (Abb. 5.19).

Das aus zwei Hälften zusammengewachsene Stirnbein bildet mit seinem vorderen, unteren Rand den *oberen Augenhöhlenrand* (Margo supraorbitalis[161]). Der lateral davon liegende *Jochbeinfortsatz* (Processus zygomaticus[162]) steht mit dem angrenzenden Jochbein, einem Knochen des Gesichtsschädels, in Kontakt. Medial befindet sich der *Nasenfortsatz*. Oberhalb des Nasenfortsatzes liegen in der Tiefe des Knochens die *Stirnhöhlen* (Sinus frontalis[163]). Zu den mit Luft gefüllten, von Schleimhaut ausgekleideten Nasennebenhöhlen führt ein Verbindungsweg vom mittleren Nasengang. Die Stirnhöhlen können sehr variabel ausgebildet sein. Den größten Teil des Stirnbeins bildet die *Stirnbeinschuppe*, die nach hinten mit den beiden Scheitelbeinen in Verbindung steht.

---

[158] tuba (lat.): Tube, Trompete; auditivus (lat.): dem Hören dienend
[159] os: s. 7; frontalis (lat.): zur Stirn gehörend
[160] lamina (lat.): Blatt, dünne Platte, Schicht; cribrum (lat.): Sieb; cribrosus (lat.): siebförmig
[161] margo (lat.): Rand; supra (lat.): oberhalb; orbita (lat.): Augenhöhle, verwandt mit orbis (lat.): Kreis
[162] processus: s. 30; zygoma (gr.): Jochbogen; os zygomaticum: Jochbein
[163] sinus: s. 148; os frontale: s. 159

5.7. Der Schädel

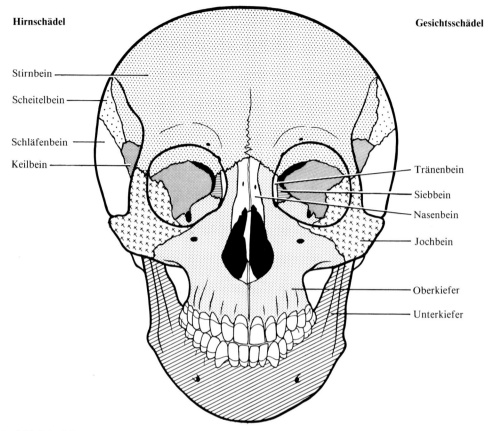

Abb. 5.20. Schädel, von vorne. (Aus: 11)

Die beiden **Scheitelbeine** (Ossa parietalia[164]), platte, schalenförmige Knochen, weisen keine Besonderheiten auf. An der Innenfläche der Scheitelbeine kann man, wie an allen Knochen des Schädeldachs, Eindrücke der Gehirnwindungen und Blutgefäße erkennen.

5.7.2. Der Gesichtsschädel

Zu den Knochen des Gesichtsschädels (Abb. 5.20) zählen die *knöchernen Nasenteile*, die *Kieferknochen* und die *Gehörknöchelchen*.
Letztere werden aufgrund ihrer Entwicklungsgeschichte zum Gesichtsschädel gerechnet.

In die Gruppe der knöchernen Nasenteile gehört das *Siebbein* (Os ethmoidale[165]), das auch einen Teil der vorderen Schädelgrube bildet, das *Nasenbein* (Os nasale[166]), das *Tränenbein* (Os lacrimale[167]) und das *Pflugscharbein* (Vomer[168]).

Das **Siebbein** ist ein unregelmäßig geformter Knochen (Abb. 5.21). Seine zahlreichen kleinen, lufthaltigen Hohlräume nennt man *Siebbeinzellen* (Sinus ethmoidalis oder Cellulae ethmoidales[169]). Auch sie zählen zu den Nasennebenhöhlen. Die *durchlöcherte Platte* (Lamina cribrosa) des Siebbeins ist am Aufbau der Schädelbasis (vordere Schädelgrube) beteiligt. Sie weist eine Reihe von Öffnungen auf, durch die die Riechnervenfasern aus den Nasenhöhlen in das Schädelinnere eintreten. Auch an der Bildung der

---

[164] os: s. 7; parietalis (lat.): zur Wand gehörend; os parietale: Scheitelbein
[165] os: s. 7; ethmos (gr.): Sieb
[166] os: s. 7; nasus (lat.): Nase
[167] os: s. 7; lacrima (lat.): Träne
[168] vomer (lat.): Pflugschar, da die Form des Knochens einer Pflugschar ähnelt
[169] sinus: s. 148; cellula (lat.): kleine Zelle; os ethmoidale: s. 165

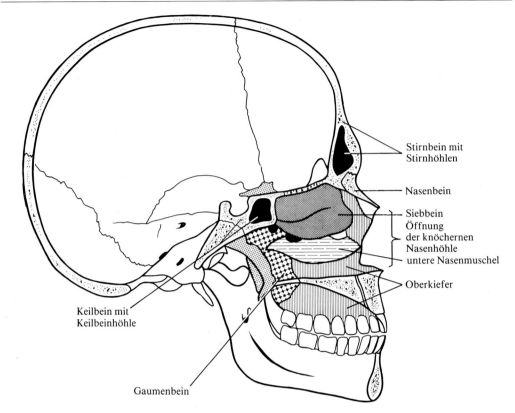

Abb. 5.21. Längsschnitt durch den knöchernen Schädel mit Blick auf das Nasenskelett. (Aus: 11)

knöchernen Nasenscheidewand ist das Siebbein beteiligt. Es bildet den oberen, hinteren Teil des *Nasenseptums* (Septum nasi[170]), das den Nasenraum in zwei Nasenhöhlen (Cavum nasi[171]) aufteilt.

Den hinteren, unteren Teil der knöchernen Nasenscheidewand formt eine senkrecht gestellte Knochenplatte, das **Pflugscharbein** (Vomer). Es steht nach oben mit dem Siebbein in Verbindung, nach unten grenzt es an den harten, den knöchernen Gaumen, nach vorne schließt sich die knorpelige Nasenscheidewand an.

Die *Nasenwurzel* wird von den beiden kleinen **Nasenbeinen** (Ossa nasalia) gebildet. Sie sind durch eine mittlere Naht miteinander verbunden. Seitlich werden sie vom Oberkieferknochen begrenzt, nach oben schließt sich das Stirnbein an.

Das **Tränenbein** (Os lacrimale) bildet einen Teil der zur Nase hin gerichteten dünnen, medialen Wand der Augenhöhle (Orbita). Diese ist gleichzeitig laterale Wand der Nasenhöhle. Der kleine Knochen wird von Stirnbein, Siebbein und Oberkieferknochen eingerahmt.

An der Bildung der *Augenhöhle* sind – ebenso wie am Aufbau der Nasenhöhle – mehrere Knochen beteiligt. Die mediale Wand der pyramidenförmigen Orbita bilden Stirnbein, Oberkieferknochen, Tränenbein und Siebbein. Den Boden der Augenhöhle formen Oberkiefer und Gaumenbein, die laterale Wand des Jochbein und der große Keilbeinflügel. Nach oben wird die Orbita vom Stirnbein und dem kleinen Keilbeinflügel begrenzt.

Zu den *Kieferknochen* gehören der *Oberkiefer* (Maxilla[172]), der *Unterkiefer* (Mandibula[173]), das

---

[170] septum (lat.): Scheidewand; nasus: s. 166
[171] cavum (lat.): Höhle, Hohlraum; nasus: s. 166
[172] maxilla (lat.): Oberkiefer
[173] mandibula (lat.): Unterkiefer

5.7. Der Schädel

Jochbein (Os zygomaticum[174]), das *Gaumenbein* (Os palatinum[175]) und das *Zungenbein* (Os hyoideum[176]).

Die Mitte des Gesichtsschädels bildet der große **Oberkieferknochen**. Er besteht aus dem *Körper* (Corpus maxillae[177]) und *vier Fortsätzen*. Der Oberkieferkörper enthält die luftgefüllten *Oberkieferhöhlen* (Sinus maxillaris[178]), die größten Nasennebenhöhlen. Sie stehen wie die Stirnhöhlen, die Siebbeinzellen und die Keilbeinhöhle mit dem Nasenraum in Verbindung. Vom Körper des Oberkiefers zieht der *Stirnfortsatz* (Processus frontalis[179]) nach vorne, oben. Er bildet die mediale Wand der Augenhöhle und grenzt nach oben an das Stirnbein. Seitlich des Oberkieferkörpers befindet sich der *Jochfortsatz* (Processus zygomaticus), der mit dem Jochbein in Verbindung steht. Der *Zahnfortsatz* (Processus alveolaris[180]) der Maxilla trägt die Zahnfächer (Alveolen). In ihnen sind die Zähne der oberen Reihe verankert. Der ebenfalls nach unten gelegene *Gaumenfortsatz* (Processus palatinus[181]) bildet zusammen mit dem Gaumenbein das Dach der Mundhöhle, den harten, knöchernen Gaumen.

Vom **Unterkieferkörper** (Corpus mandibulae[182]) gehen die beiden nach oben gebogenen Äste aus. Im *Zahnfortsatz* des Unterkieferkörpers sind die Zähne der unteren Reihe verankert. Die steil aufsteigenden *Unterkieferäste* (Ramus mandibulae[183]) bilden mit dem Körper der Mandibula den *Kieferwinkel* (Angulus mandibulae[184]). Jeder Ast gabelt sich in zwei Fortsätze, die man als *Gelenkfortsatz* (Processus condylaris[185]) und als *Kronenfortsatz* (Processus coronoideus[186]) bezeichnet. Der Gelenkfortsatz endet im *Gelenkkopf*, einem Teil des *Kiefergelenks*. Der Gelenkkopf des Unterkieferknochens und die Gelenkpfanne im Schuppenteil des Schläfenbeins bilden die knöchernen Bestandteile des Kiefergelenks. Zwischen beiden Teilen befindet sich eine knorpelige Zwischenscheibe, ein **Discus**. Das Kiefergelenk erlaubt Dreh-, Schiebe- und Mahlbewegungen des Unterkiefers. Beim Kauen werden diese Bewegungen miteinander kombiniert. Der Unterkieferknochen ist – neben den Gehörknöchelchen – der einzige bewegliche Schädelknochen. Der zweite Fortsatz des Unterkieferasts, der *Kronenfortsatz*, dient als Ansatzstelle für den Schläfenmuskel (Musculus temporalis[187]).

Das unregelmäßig geformte **Jochbein** bildet mit seinem Körper den Backenknochen. Vom *Jochbeinkörper* gehen verschiedene Fortsätze aus. Es steht nach kranial mit dem Stirnbein und dem Keilbein in Verbindung, daneben ist es an der Bildung der seitlichen Augenhöhlenwand beteiligt. Die das Wangenprofil maßgeblich bestimmende Knochenbrücke, der *Jochbogen*, wird vom Schläfenfortsatz (Processus temporalis) des Jochbeins und vom Jochfortsatz des Schläfenbeins gebildet. Der Jochbogen ist unter anderem Ursprungsstelle des großen Kaumuskels (Musculus masseter[188]).

Die untere Abgrenzung der Nasenhöhle und gleichzeitig das Dach der Mundhöhle bildet das **Gaumenbein** (Os palatinum), zusammen mit dem Gaumenfortsatz der Maxilla. An den *harten oder knöchernen Gaumen* schließt sich nach hinten der *weiche Gaumen* an. Er besteht hauptsächlich aus Muskeln und Bindegewebe.

Das **Zungenbein** (Os hyoideum oder Hyoid) (Abb. 5.22) steht nur über Muskeln und Bänder mit dem übrigen Schädel in Verbindung. Es liegt am Mundboden, im Bereich zwischen Unterkiefer und Kehlkopf. Der kleine Knochen ist ähnlich einem Hufeisen geformt und dient als Ursprungs- und Ansatzstelle für Schluck- und Kaumuskeln.

---

[174] os: s. 7; zygoma: s. 162
[175] os: s. 7; palatum (lat.): Gaumen
[176] os: s. 7; hys (gr.): Schwein; eides (gr.): ähnlich; hyoideum: dem Schweinerüssel ähnlich: os hyoideum: Zungenbein
[177] corpus (lat.): Körper; maxilla: s 172
[178] sinus: s. 148; maxilla: s. 172
[179] processus: s. 30; os frontale: s. 159
[180] processus: s. 30; alveolus (lat.): kleine Mulde
[181] processus: s. 30; os palatinum: s. 175
[182] corpus: s. 177; mandibula: s. 173
[183] ramus (lat.): Ast, Zweig; mandibula: s. 173
[184] angulus (lat.): Winkel; mandibula: s. 173
[185] proccssus: s. 30; kondylos (gr.): Faust; Gelenkkopf, Knochenende, Gelenkhöcker
[186] processus: s. 30; coronoideus (lat.): kronenartig
[187] musculus: s. 99; os temporale: s. 144
[188] musculus: s. 99; masseter (gr.): Kaumuskel

5. Knochen und Gelenke – Spezieller Teil

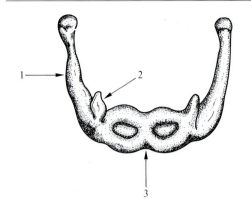

Abb. 5.22. Zungenbein, von vorne.
1 Großes Horn (Cornu majus); *2* kleines Horn (Cornu minus); *3* Körper (Corpus).

Wegen der gemeinsamen Entwicklungsgeschichte – die **Gehörknöchelchen** leiten sich aus den ersten beiden Kiemenbögen her – zählt man *Hammer, Amboß* und *Steigbügel* und den Knochen des Gesichtsschädels (s. Abb. 43.1, S. 295). Sie liegt in der zum Mittelohr gehörenden *Paukenhöhle* im Schläfenbein. Ihre Aufgabe ist es, die durch die Schallwellen am Trommelfell erzeugten Vibrationen zum Innenohr weiterzuleiten und zu verstärken. Man rechnet sie deshalb zum Schalleitungsapparat des Ohres. Am *Hammer* (Malleus[189]) unterscheidet man den Hammergriff und den Hammerkopf. Der *Hammergriff* ist fest mit dem Trommelfell verbunden. Er nimmt die ankommenden Vibrationen auf und leitet sie über ein Gelenk zwischen Hammerkopf und Amboßkörper an den *Amboß* (Incus[190]) weiter. Am langen *Amboßschenkel* setzt das *Steigbügelköpfchen* ebenfalls mit einer gelenkigen Verbindung an. Auf diese Weise wird die Vibration vom Amboß auf den *Steigbügel* (Stapes[191]) übertragen. Die *Fußplatte des Steigbügels* liegt auf dem Vorhoffenster (ovalen Fenster), einer Verbindung zwischen Mittelohr und Innenohr. Mit ihrer Hilfe werden die Schwingungen an das Innenohr übergeleitet.

Für Ihre Notizen:

---

[189] malleus (lat.): Hammer
[190] incus (lat.): Amboß
[191] stapes (lat.): Steigbügel

6. Pathologie des passiven Bewegungsapparates

6.1. Degenerative Erkrankungen

6.1.1. Arthrose

Als Arthrose oder *Arthrosis deformans*[1] bezeichnet man eine degenerative Gelenkserkrankung, die mit einer Bewegungseinschränkung einhergeht. Ursachen sind die Überbeanspruchung der Gelenke, z.B. durch schwere Arbeit oder durch hohes Körpergewicht, aber auch eine verminderte Leistungsfähigkeit der Gelenke bei Stoffwechselveränderungen und im Alter. Weiterhin kommt es gehäuft zu arthrotischen Veränderungen bei angeborenen und erworbenen Gelenkfehlbildungen (z. B. beim Beckenschrägstand, bei O- und X-Bein oder Plattfüßen).

Im Verlauf der Erkrankung treten *Erosionen*[2] (oberflächliche Gewebsdefekte) am degenerativ veränderten *Gelenkknorpel* auf. Es kommt zur schmerzhaften *Synovitis*[3], einer Entzündung der inneren Membran der Gelenkkapsel, die auch mit einer Flüssigkeitsansammlung im Gelenkspalt (*Ergußbildung*) einhergehen kann.

Häufig kommen Arthrosen bei älteren Menschen vor, wobei die unteren Extremitäten (Knie- und Hüftgelenk) bevorzugt befallen sind. Schmerzen treten vor allem bei Belastung auf, aber auch der morgendliche Einlaufschmerz, der dann kontinuierlich abnimmt, ist typisch. In schweren Fällen kann es bis zur *Einsteifung* des Gelenks kommen.

6.2. Entzündliche Erkrankungen

6.2.1. Arthritis

Verschiedene Formen entzündlicher Gelenkserkrankungen (*Arthritis*[4]) sind die *eitrige oder bakterielle Arthritis* (Infektarthritis) und die *chronische Polyarthritis*[5].

Zu **akuten eitrigen Gelenksinfektionen** kommt es entweder durch *direkte Keimbesiedelung* (z. B. bei offenen Verletzungen oder durch Einschleppung von Keimen bei ärztlichen Eingriffen wie Gelenkpunktionen, Injektionen oder Operationen) oder indirekt durch die *hämatogene Streuung* eines Infektionsherds irgendwo im Körper. Die Krankheitskeime werden hierbei mit dem Blut weitertransportiert und siedeln sich dann im Gelenkbereich ab. Eine weitere Möglichkeit der Entstehung einer eitrigen Arthritis ist der *Einbruch eines gelenknahen entzündlichen Prozesses* in den Gelenkraum.

Infolge einer Infektarthritis kann es zur *Zerstörung des Gelenkknorpels* und auch der knöchernen Gelenkkörper kommen. Besonders schwere Gelenkschäden treten am wachsenden Skelett auf, oft resultiert eine *Versteifung* des Gelenks. Sind auch noch die Wachstumsfugen betroffen, kommt es zum *Fehlwachstum* des Knochens.

Die **chronische Polyarthritis** (Abb. 6.1; s. a. Kap. 47.4.5.) zählt zu den *rheumatischen*[6] Erkrankungen. Man spricht daher auch vom chronisch entzündlichen Gelenkrheumatismus. Die Erkrankung befällt bevorzugt die *Gelenke und Sehnenscheiden*, es können jedoch auch andere Organe (z. B. der Herzbeutel) entzündliche Veränderungen aufweisen.

---

[1] arthron (gr.): Gelenk; deformans (lat.): zu Formveränderungen führend, deformierend
[2] erodere (lat.): abnagen, zerfressen
[3] synovia: der Begriff besitzt keine sprachliche Grundlage, er wurde von Paracelsus (gest. 1541) geprägt
[4] arthron: s. 1; -itis: Entzündung
[5] poly- (gr.): viel, zahlreich; arthritis: s. 4; Polyarthritis: Entzündung zahlreicher Gelenke
[6] rheuma (gr.): Fluß

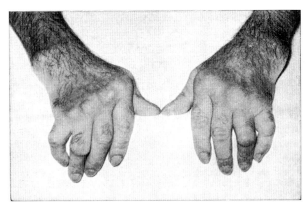

Abb. 6.1. Hände bei rheumatoider Arthritis (chronische Polyarthritis). Typisch ist die Abweichung der Finger zur Ellenseite hin (Ulnardeviation). (Aus: 1)

Die Ursachen der chronischen Polyarthritis sind nicht restlos geklärt. Sicherlich spielen *immunologische Reaktionen* bei der Entstehung der Krankheit eine Rolle. Frauen erkranken häufiger als Männer.

Beim meist *symmetrischen Befall* großer und kleiner Gelenke kommt es zu *Gelenkschwellungen* durch eine entzündliche Verdickung der Gelenkkapsel. Später treten *Bewegungseinschränkungen* der Gelenke und *Gelenkdeformierungen* mit Fehlstellungen (Achsenabweichungen) auf. Die Funktion ist eingeschränkt. Meist nimmt die Erkrankung einen chronisch fortschreitenden Verlauf.

6.2.2. Osteomyelitis

Der Begriff **Osteomyelitis**[7] bezeichnet ein Krankheitsbild, bei dem es zu einer *eitrigen Entzündung des Knochens und des Knochenmarks* kommt.

Im Kindesalter treten vor allem Osteomyelitiden auf, die durch hämatogene Streuung eines Entzündungsherds (z. B. einer Mittelohrentzündung oder einer Mandelentzündung) und die Absiedelung der Krankheitskeime im Knochen und Knochenmark entstehen. Diese *akute hämatogene Form* der Osteomyelitis befällt bevorzugt die langen Röhrenknochen.

Im Erwachsenenalter kommt es häufiger zur *akuten exogenen*[8] *Osteomyelitis*, einer Infektion, die durch äußeren Kontakt mit den Erregern entsteht. Meist sind Knochenverletzungen mit Beteiligung der Weichteile (Muskeln, Haut, Sehnen), d. h. offene Frakturen (s. u.), die Ursache. Auch bei Operationen an Knochen und Gelenken kann es zur Verschleppung von Krankheitskeimen in das Operationsgebiet kommen.

Osteomyelitiden sind meist langwierige, schwer heilende Erkrankungen. Im befallenen Bereich stirbt der Knochen ab. Es bilden sich *Sequester*, abgestorbene Knochenbruchstücke. Diese brechen oft mit dem umgebenden Eiter nach außen durch. Es entsteht eine *Fistel*[9]. Trotz Antibiotikatherapie dauert es lange, bis eine Osteomyelitis abheilt. Der Sequester wird dann operativ ausgeräumt, die Lücke im Knochen mit Knochenspänen aufgefüllt.

6.3. Systemerkrankungen

6.3.1. Osteoporose

Mit zunehmendem Alter findet man in vielen Knochen des menschlichen Körpers einen Verlust an Knochenmasse. Man bezeichnet diesen normalen, altersbedingten Knochenschwund – nicht ganz korrekt – auch als **physiologische Osteoporose**[10]. Ursache der zunehmenden Knochenbrüchigkeit ist häufig eine verminderte körperliche Aktivität bei älteren Menschen. Durch An-, Ab- und Umbauvorgänge paßt sich der Knochen an die jeweilige Beanspruchung an.

---

[7] osteon (gr.): Knochen; myelos (gr.): Mark; -itis: Entzündung
[8] exogen (gr.): außen entstanden, von außen eingeführt
[9] fistula (lat.): Röhre
[10] osteon: s. 7; poros (gr.): Loch

Osteoporotische Veränderungen findet man jedoch nicht nur im Alter. Auch bei jüngeren Leuten führt mangelnde Bewegung zu einer Rückbildung des Knochengewebes. Man kann dies häufig nach der Ruhigstellung einer Gliedmaße im Gipsverband beobachten. Bei der **Osteoporose** als krankhaftem Prozeß ist das Gleichgewicht zwischen Knochenaufbau und -abbau gestört. In die Knochengrundsubstanz werden vermindert Kalksalze eingelagert. Es entsteht ein poröser Knochen.

Zahlreiche Faktoren können zur **Entstehung** einer Osteoporose beitragen. Im Alter ist es vorwiegend die eingeschränkte Beweglichkeit, die zu einem Verlust an Knochenmasse führt. Aber auch eine Überfunktion der Schilddrüse und eine Therapie mit Steroiden („Kortison") bzw. Heparin (ein gerinnungshemmender Stoff) können eine vermehrte Knochenbrüchigkeit hervorrufen. Ebenso fördern Eiweiß- und Vitamin-D-Mangel die Entstehung einer Osteoporose. Beides kommt beim alten Menschen nicht selten vor. Bei vielen Frauen nimmt der Knochenabbau in den Wechseljahren und danach stark zu. Der Verlust an Knochensubstanz kann schließlich – bei entsprechender Veranlagung – zu einer ausgeprägten Osteoporose führen. Eine der Hauptursachen ist das allmähliche Nachlassen der Hormonproduktion durch die Eierstöcke. Weibliche Geschlechtshormone (Östrogene) hemmen den Knochenabbau. Bei Männern kommt es meist erst in einem späteren Alter zu Komplikationen infolge einer Osteoporose, da ihre Knochen im allgemeinen massiver sind als die der Frauen.

Schwerwiegendste **Folge** einer Osteoporose ist die erhöhte Knochenbruchgefahr. Die Osteoporose kann so ausgeprägt sein, daß es sogar zu Knochenbrüchen kommen kann, ohne daß ein äußerer Anlaß vorliegt (Spontanfraktur). Die häufigsten Brüche an den Extremitäten sind Schenkelhals- und Speichenbrüche. Typisch bei einer ausgeprägten Osteoporose sind Veränderungen an der Wirbelsäule. Hier führt die geringere Belastbarkeit des Knochens zur Fisch- und Keilwirbelbildung.

6.4. Tumoren

Auch im Bereich des passiven Bewegungsapparats unterscheidet man *gutartige* (benigne) und *bösartige* (maligne) *Neubildungen*.

Zu den *benignen Tumoren* zählt das **Chondrom**[11]. Die vom Knorpelgewebe ausgehende Geschwulst kann maligne entarten. Sie tritt gehäuft im Kindesalter und in der Jugend auf und befällt bevorzugt lange und kurze Röhrenknochen. Diese werden durch den Tumor spindelförmig aufgetrieben.

Chondrosarkome[12] sind bösartige Tumoren, die vom Knorpelgewebe ausgehen. Sie können jedoch auch aus Chondromen entstehen, die maligne entarten. Im Gegensatz zu den gutartigen Chondromen kommen Chondrosarkome im Erwachsenenalter (4. bis 7. Lebensjahrzehnt) vor.

Bösartige Tumoren, die vom Knochengewebe ausgehen, nennt man **Osteosarkome**[13]. Sie treten oft im Kindes- und Jugendalter auf, wobei die langen Röhrenknochen bevorzugt befallen werden. Es kommt meist zu heftigen Schmerzen. Durch die frühzeitige Metastasierung, vor allem in die Lunge, hat der Tumor eine relativ schlechte Prognose.

Als therapeutische Maßnahmen werden die operative Entfernung (meist Amputation der betroffenen Gliedmaßen), eine palliative[14] Bestrahlung bei nicht operablen Tumoren und in letzter Zeit auch die Chemotherapie, eine Verabreichung zellschädigender Mittel, durchgeführt.

Die häufigsten Knochentumoren sind jedoch **Knochenmetastasen** bösartiger Tumoren. Tumorzellen gelangen auf dem Blutweg (hämatogen) in den Knochen und siedeln sich dort ab. Im Gegensatz zu den primären Knochentumoren, d. h. den Tumoren, die vom Knochen selbst ausgehen, trifft man diese *sekundären Knochengeschwülste* vorwiegend bei älteren Menschen an. Bösartige Tumoren der Vorsteherdrüse (Prostata), der weiblichen Brust (Mamma) und der Harnblase bilden oft Knochenmetastasen, ebenso maligne Lungen- und Nierentumoren.

---

[11] chondros (gr.): Knorpel
[12] chondros: s. 11; sarkoma (gr.): Fleischgeschwulst
[13] osteon (gr.): Knochen; sarkoma: s. 12
[14] palliare (lat.): mit einem Mantel bedecken; palliative Behandlung: lindernde Behandlung, wirkt gegen einzelne Symptome, nicht gegen die Ursachen der Krankheit, im Gegensatz zur heilenden Behandlung

6.5. Knochenbrüche

Als Knochenbruch (*Fraktur*[15]) bezeichnet man eine durch direkte oder indirekte Gewalteinwendung entstandene Unterbrechung der Kontinuität des Knochens. Es entstehen dadurch zwei oder mehrere Knochenbruchstücke, *Fragmente*, die durch einen *Bruchspalt* voneinander getrennt sind. Man unterscheidet die durch ein Trauma (eine direkte oder indirekte Gewalteinwirkung wie Schlag oder Stoß) hervorgerufene **traumatische Fraktur** von der **pathologischen Fraktur**. Letztere entsteht am krankhaft veränderten Knochen schon durch eine geringe »Gewalteinwirkung«. Man bezeichnet sie daher auch als *Spontanfraktur*. Sie tritt z. B. an tumorös oder entzündlich veränderten Skeletteilen auf.

Ist der Knochen ganz oder teilweise durchtrennt, der Weichteilmantel aus Muskeln, Sehnen und Haut jedoch intakt, bezeichnet man dies als **geschlossene Fraktur**. Bei der **offenen Fraktur** ist der Knochen durchtrennt und der Weichteilmantel mitsamt der ihn umgebenden Haut zerstört. Dies kann durch eine Gewalteinwirkung von außen nach innen geschehen. Auch die Durchspießung von Knochenteilen von innen nach außen mit Schädigung der Weichteile und der Haut führt zur offenen Fraktur.

Komplikationen bei Knochenbrüchen entstehen durch Zerstörung benachbarter *Blutgefäße*. Es können große Mengen Blut nach außen oder in das umgebende Gewebe austreten. Durch die Blutverluste besteht oft *Schockgefahr*. Auch *Nerven* können durch Frakturen geschädigt werden. Die Folge sind z. B. *Muskellähmungen* im Versorgungsgebiet des betroffenen Nerven. Weitere Komplikationen sind die Fettembolie und die Infektion des Wundgebiets. Jede offene Fraktur birgt die Gefahr der *Infektion* in sich. Vor allem Keime aus der umgebenden Haut dringen in die Wunde ein. Bei der *Fettembolie* gelangen Fetttröpfchen in den Blutkreislauf und werden mit dem Blut bis in die feinsten Haargefäße (Kapillaren[16]) geschwemmt. Auf diese Weise gelangen sie auch in das Kapillarnetz der Lunge, wo sie die Blutgefäße verstopfen. Es kommt zur Lungenembolie. Fettembolien entstehen meist nach Fettgewebszerstörungen bei Frakturen, wobei Fetttröpfchen aus dem gelben Knochenmark (Fettmark) in die Blutbahn geschwemmt werden.

Frakturen im Bereich der **Wirbelsäule** können die Wirbelkörper oder auch die von ihnen ausgehenden Fortsätze betreffen. Durch die enge Nachbarschaft zum Rückenmark und zu den austretenden Rückenmarksnerven besteht die Gefahr einer Verletzung dieser Strukturen. Es kann zu *neurologischen Ausfällen* (Lähmungen, Empfindungsstörungen) bis hin zur *Querschnittslähmung* kommen. Am häufigsten sind der 12. Brustwirbel und der 1. und 2. Lendenwirbel betroffen. Die konservative Behandlung einer Wirbelsäulenfraktur besteht z. B. in der Ausübung einer Zugwirkung auf die Wirbelsäule zur schrittweisen *Reposition*[17] der Wirbelteile. Besteht Verdacht auf Schädigung des Rückenmarks oder eines Rückenmarksnerven, ist eine solche *Extensionsbehandlung*[18] jedoch nicht angezeigt. Es sollte hier frühzeitig operativ eingegriffen werden, um den Nerv zu entlasten und eventuellen Folgeschäden vorzubeugen. Eine langdauernde konservative Behandlung durch Flachlagerung sollte vor allem bei alten Menschen vermieden werden, da bei ihnen die Immobilisation nicht nur eine Schwächung der Muskulatur zur Folge hat, sondern auch häufig Komplikationen im Bereich des Atmungs- und Herz-Kreislauf-Systems auftreten.

Frakturen im **Thoraxbereich** führen oft zur Instabilität des Brustkorbs. Meist sind mehrere aufeinanderfolgende Rippen betroffen. Man spricht dann von einer *Rippenserienfraktur*. Auch *Sternumfrakturen* kommen vor. Folge eines instabilen Thorax ist die Einschränkung der Atmung. Es kommt zur *paradoxen Atmung*, d. h. bei der Einatmung entsteht infolge des Zwerchfellsogs ein Kollaps der instabilen Thoraxwand, beim Ausatmen dehnt sich der Brustkorb im verletzten Bereich aus.

Häufige Frakturen im Bereich der **oberen Extremität** sind die *Humeruskopf-* und die *Humerusschaftfraktur* sowie die *suprakondyläre*[19] *Humerusfraktur* beim Kind. Humerusschaftfrakturen entstehen meist durch direkte oder indirekte Gewalteinwirkung. Als Begleitverletzung findet man oft eine Schädigung des Nervus radialis, der an der Rückseite des Humerus verläuft. Zur suprakondylären Humerusfraktur, einem Bruch

---

[15] fractura (lat.): Knochenbruch
[16] capillaris (lat.): Haar-; Kapillare: Haargefäß
[17] repositio (lat.): Wiederzurücksetzen; wieder in die ursprüngliche Position bringen
[18] extendere (lat.): ausdehnen; Extension: Ausdehnung; Zug, z. B. in Längsrichtung eines Gliedabschnitts bei Frakturen
[19] supra (lat.): oberhalb; suprakondylär: oberhalb der Kondylen

6.5. Knochenbrüche

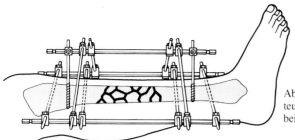

Abb. 6.2. Dreidimensionaler äußerer Festhalter (Fixateur externe) bei einem Trümmerbruch des Schienbeins. (Aus: 9)

des Oberarmknochens proximal der Gelenkknorren, kommt es beim Sturz auf die Hand. Bei gestrecktem Ellenbogengelenk führt der Sturz auf die Hand häufig zur *Radiusköpfchenfraktur*. Ein Sturz auf das gebeugte Ellenbogengelenk kann eine *Olekranonfraktur* zur Folge haben. *Unterarmschaftfrakturen* sind beim Kind die häufigsten Bruchformen. Es treten ebenso häufig isolierte Frakturen von Radius und Ulna wie Brüche beider Knochen auf. Als *Grünholzfrakturen* bezeichnet man die nur im Kindesalter auftretenden Knochenbrüche bei noch intakter Knochenhaut (Periost). Es sind oft die langen Röhrenknochen, meist Elle und Speiche, betroffen. Zur *distalen Radiusfraktur* kann es beim Sturz auf die gestreckte Hand kommen. Diese Bruchform ist mit 25% die häufigste Fraktur überhaupt.

Bei alten Menschen kommt es an der **unteren Extremität** häufig zu *Schenkelhalsfrakturen*, d. h. Brüchen des Oberschenkelknochens im Bereich des Schenkelhalses. Hier ist meist eine operative Behandlung nötig. Oberschenkelschaftfrakturen treten dann auf, wenn hohe Biegungs- und Drehkräfte auf den Oberschenkel einwirken, z. B. bei Verkehrsunfällen. Auch *Frakturen der Unterschenkelknochen* sind oft durch Verkehrsunfälle verursacht. Meist sind es offene Frakturen mit erheblichen Zerstörungen des umgebenden Weichteilmantels. Zur Stabilisierung solcher Unterschenkelfrakturen (meist Trümmerbrüche) mit ausgedehnten Weichteilschäden benutzt man heute den *Fixateur externe*[20] (äußeren Festhalter) (Abb. 6.2). Die Knochen werden dabei außerhalb des eigentlichen Wundgebiets von Metalldrähten durchspießt, die durch Metallstäbe und Schrauben rechts und links der Extremität befestigt werden. *Frakturen des oberen Sprunggelenks* sind häufig mit Bandverletzungen und Weichteilschäden verbunden. Meist ist eine operative Behandlung angezeigt.

Spaltbrüche, die häufig im Bereich der **Schädelkalotte** auftreten, bezeichnet man als *Fissuren*[21]. Auch am knöchernen Schädel unterscheidet man offene und geschlossene Frakturen. *Geschlossene Frakturen* sind alle Brüche, die die harte Hirnhaut, die Dura mater[22], intakt belassen. Ist zusätzlich zum Knochen die Dura verletzt, spricht man von einer *offenen Schädelverletzung*.

Allgemeine therapeutische Maßnahmen bei der Behandlung von Knochenbrüchen sind die *Reposition* der Bruchenden, meist in lokaler Betäubung (Lokalanästhesie) oder Narkose, eventuell die *Extension* (s. o.), die *operative Wiederherstellung* des ursprünglichen Zustands durch Nagelung, Verschraubung, Verplattung oder das Einsetzen einer Endoprothese[23] (z. B. eines künstlichen Hüftgelenks) sowie die Ruhigstellung im *Gipsverband*.

Die Knochenheilung geschieht durch *Kallusbildung*[24], d. h. die Frakturenden werden anfangs durch eine festigende Gewebsmasse (Kallus) miteinander verbunden, die nach und nach durch reguläres Knochengewebe ersetzt wird.

---

[20] fixateur externe (frz.): äußerer Festhalter
[21] findere, fissum (lat.): spalten
[22] durus (lat.): hart; mater (lat.): Mutter; Dura mater: harte Hirnhaut
[23] endo (gr.): innen, inwendig; prothesis (gr.): Vorsatz; Endoprothese: Glieder- oder Organersatz durch künstliches Material
[24] callus (lat.): Schwiele, Narbe

6. Pathologie des passiven Bewegungsapparates

6.6. Erkrankungen der Wirbelsäule

6.6.1. Skoliose[25]

Als Skoliose bezeichnet man die *Seitwärtsverbiegung der Wirbelsäule*, meist nach rechts (rechtskonvexe Skoliose). Es kommen S-förmige, doppelt S-förmige und C-förmige Krümmungen vor (Abb. 6.3). Bei der Mehrzahl der diagnostizierten Skoliosen ist die Ursache unbekannt. Die Wirbelsäulenerkrankung kann angeboren sein oder auch erst im Laufe der kindlichen Entwicklung auftreten. Therapeutische Maßnahmen sind die passive Korrektur in der Gipsliegeschale, unterstützt durch Gymnastik, das Korsett und die operative Korrektur der verkrümmten Wirbelsäule.

6.6.2. Kyphose[26] und Lordose[27]

Die physiologische Form der Wirbelsäule weist eine doppelt S-förmige Krümmung auf. Abschnitte, die sich nach hinten (dorsal) wölben, bezeichnet man als *Kyphosen* (Brust- und Kreuzbein-Kyphose) (Abb. 6.4), nach vorne gebogene Abschnitte als *Lordosen* (Hals- und Lendenlordose).

Pathologische Formen der Kyphose treten bei verschiedenen Erkrankungen auf. Häufig ist der *jugendliche Rundrücken* (Adoleszentenkyphose[28] oder Morbus Scheuermann[29]). Es treten hierbei Veränderungen an den Zwischenwirbelscheiben (Bandscheiben) auf. Auch eine Schwäche der Rückenmuskulatur kann zur Entstehung der Erkrankung beitragen. Im fortgeschrittenen Stadium kommt es zur Versteifung des befallenen Wirbelsäulengebiets, es resultiert eine fixierte großbogige Verbiegung, der *Rundrücken*. Wich-

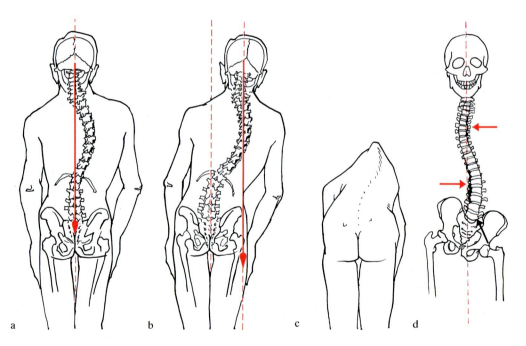

Abb. 6.3. Skolioseformen. *a* C-förmige, in sich ausgeglichene Skoliose (Totalskoliose); *b* C-förmige Skoliose (Totalskoliose) mit Überhang; *c* Rippenbuckel; *d* S-förmige (zusammengesetzte) Skoliose. Degenerative Erkrankung der Wirbelkörper und Zwischenwirbelscheiben (Spondylose) durch mechanische Überbeanspruchung der Zwischenwirbelscheiben und Wirbelkörperränder (Bildung von Osteophyten → ← : Knochenneubildungen in Form von Spangen, Höckern, Randzacken oder flächenhaften Auflagerungen). (Aus: 6)

---

[25] skolios (gr.): krumm
[26] kyphos (gr.): krumm; Kyphose: bezeichnet eigentlich eine krankhafte Krümmung des Rückens, den Buckel
[27] lordos (gr.): vorwärts gekrümmt
[28] adolescens (lat.): heranwachsend; kyphos: s. 26
[29] morbus (lat.): Krankheit; Scheuermann, Holger W., dän. Orthopäde (1877 – 1960)

6.6. Erkrankungen der Wirbelsäule

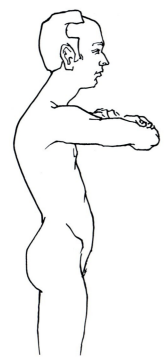

Abb. 6.4. Kyphose, Rundrücken. (Aus: 6)

tigste therapeutische Maßnahme ist die aktive Korrektur durch intensive Muskelkräftigung.

Von einer *Hohlkreuzbildung* spricht man bei einer *verstärkten Lendenwirbelsäulenlordose*. Als Ursache kommt eine Senkung des Kreuzbeins in Frage. Meist findet man eine Hohlkreuzbildung jedoch kompensatorisch zum Ausgleich einer Rundrückenbildung.

Die sehr seltene *Kyphoskoliose* ist eine Buckelbildung bei gleichzeitiger seitlicher Verkrümmung der Wirbelsäule.

6.6.3. Bandscheibenschaden

Alterungsprozesse in den Zwischenwirbelscheiben sowie mechanisch bedingter Verschleiß durch falsche Belastung der Wirbelsäule können einen *Bandscheibenvorfall*, einen *Prolaps*[30] *der Zwischenwirbelscheibe*, bedingen. Die an den Wirbelkörpern auftretenden Reizerscheinungen bei Bandscheibenzermürbungen bezeichnet man als *Osteochondrose*.

Man unterscheidet den totalen vom teilweisen (partialen) Vorfall. Durch einen Prolaps der Zwischenwirbelscheibe kann es zur *Wurzelkompression*[31] kommen, d.h. die aus dem Rückenmark austretenden Wurzeln der Rückenmarksnerven werden komprimiert. Am häufigsten geschieht dies im Lendenbereich. Es kommt dann zur sehr schmerzhaften *Ischialgie*[32], dem »Ischias« oder Hüftweh. Die dabei auftretenden Schmerzen strahlen in den Versorgungsbereich des Nervus ischiadicus (in das betroffene Bein) aus. Andere Ursachen für das Auftreten einer Ischialgie sind Erkältungen, Entzündungen oder eine Zerrung des Nerven. Als *Lumbago*[33] bezeichnet man den sog. Hexenschuß, das Lendenweh. Es kommt hierbei nicht zur Ausstrahlung in die untere Extremität, die Schmerzen bleiben auf den Lendenbereich beschränkt. Schwerwiegende Folgen der Quetschung eines austretenden Rückenmarksnerven sind Lähmungen und Empfindungsstörungen. Eine absolute Operationsindikation ist die Blasen- und Mastdarmlähmung. Das prolabierte Bandscheibengewebe wird dabei entfernt, der auf den Nerv einwirkende Druck wird genommen.

6.6.4. Wirbelgelenkerkrankungen

Wirbelgelenkerkrankungen sind die *Spondylarthrose*[34] und die *Spondylarthritis*[35].

Die **Spondylarthrose** ist eine degenerative Erkrankung, bei der es zur Einschränkung der Beweglichkeit der Wirbelsäule kommt.

Eine entzündliche Erkrankung der Wirbelgelenke bezeichnet man als **Spondylarthritis**. In die Gruppe der rheumatischen Erkrankungen gehört die *Spondylarthritis ankylopoetica*[36] (Morbus Bechterew[37]). Die dabei auftretenden entzündlichen Veränderungen beginnen an den *Iliosakralfugen* (den Fugen zwischen Darmbein und Kreuzbein) und den *Wirbelbogengelenken*. Die schubweise verlaufende Krankheit führt zur Versteifung der erkrankten Wirbelsäulenabschnitte. Es sind meist junge Männer im 2. und 3. Lebensjahrzehnt betroffen.

---

[30] prolapsus (lat.): Vorfall, Heraustreten von inneren Organen
[31] comprimere (lat.): zusammendrücken; Kompression: Quetschung
[32] ischion (gr.): Hüfte; -algie (gr.): Wortteil mit der Bedeutung Schmerz
[33] lumbus (lat.): Lende
[34] spondylos (gr.): Wirbel; arthrosis: s. 1
[35] spondylos: s. 34; arthritis: s. 4
[36] spondylarthritis: s. 35; ankylos (gr.): krumm, verschlungen; -poesis (gr.): Wortteil mit der Bedeutung Bildung
[37] morbus: s. 29; von Bechterew, Wladimir, russ. Neurologe (1857 – 1927)

6.7. Erkrankungen des Brustkorbs

6.7.1. Trichterbrust

Bei der meist angeborenen Brustkorbdeformität findet man eine *trichterförmige Einziehung* im Bereich des Sternums (Abb. 6.5). Je nach Ausprägung des Krankheitsbildes können auch Atmung und Herz-Kreislauf-Funktion beeinträchtigt sein. Im Kleinkindalter führt eine konsequente Atemgymnastik oft zu einer Besserung der Situation. Operative Maßnahmen sind bei schwerwiegender Beeinträchtigung der Lungen- und Herz-Kreislauf-Funktion angezeigt. Das günstigste Operationsalter liegt zwischen dem 4. und dem 14. Lebensjahr.

6.8. Erkrankungen der oberen Extremität

6.8.1. Luxation

Bei der Luxation[38] (Verrenkung) kommt es zu einer Verschiebung zweier durch ein Gelenk

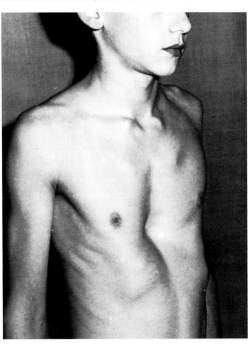

Abb. 6.5. Trichterbrust. (Aus: 9)

miteinander verbundenen Knochenenden zueinander. Oft ist eine solche Verrenkung mit einer *Kapsel-Band-Zerreißung* kombiniert. Besonders häufig ist das *Schultergelenk* betroffen. Durch den anatomischen Aufbau bedingt – die Gelenkpfanne umfaßt nicht den ganzen Gelenkkopf – kommt es dann zur *Schultergelenkluxation*. Um Folgeschäden wie die Überdehnung von Kapsel und Sehnen sowie Druckschäden an Nerven und Gefäßen zu vermeiden, sollte schnellstmöglich reponiert werden. Die *Reposition* kann mit oder ohne Narkose vorgenommen werden. Gelingt das konservative Wiedereinrichten der Schulterluxation nicht, muß operativ vorgegangen werden.

6.9. Erkrankungen der unteren Extremität

6.9.1. Distorsion

Bei der Verstauchung (Distorsion[39]) kommt es zu einer Zerrung der Gelenkkapselbänder. Oft geht diese mit *Zerreißungen und Blutergüssen* (Hämatombildung[40]) im Bereich des *Kapsel-Band-Apparats* eines Gelenks einher. Bevorzugt betroffen ist das *obere Sprunggelenk*. »Falsche Bewegungen«, wie das Umknicken des Fußes, sind meist Ursache einer Distorsion. Kapsel-Band-Rupturen müssen operativ versorgt werden. Danach ist eine Ruhigstellung im Gipsverband nötig. Distorsionen ohne Verlust der Gelenkstabilität bedürfen nur einer kurzfristigen Schonung und Ruhigstellung.

6.9.2. Bein- und Fußdeformitäten

6.9.2.1. O-Bein (Genu varum[41])

Die O-förmige Verbiegung eines oder beider Beine, das O-Bein oder Genu varum (Abb. 6.6), kann angeboren oder erworben sein. Zu den Ursachen einer erworbenen O-Bein-Bildung gehört die Rachitis (Vitamin-D-Mangelerkrankung). Auch das Fehlwachstum durch asymmetrische Schädigung der Wachstumsfugen (z. B. durch Traumata, Entzündungen oder Tumoren) kann zur – dann einseitigen – O-Bein-Bildung führen. Die Beindeformität kann durch Fehlbelastung anderer Skelettabschnitte zur Knick-Senkfuß-Bildung und zur Skoliose führen. Auch arthrotische Veränderungen treten mit zunehmendem

---

[38] luxare (lat.): verrenken
[39] distorsio (lat.): Verzerrung, Verrenkung
[40] haima (gr.): Blut; Hämatom: Bluterguß
[41] genu (lat.): Knie

6.9. Erkrankungen der unteren Extremität

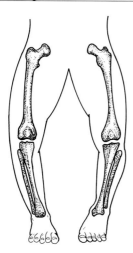

Abb. 6.6. O-Bein (Genu varum).

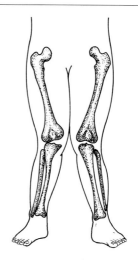

Abb. 6.7. X-Bein (Genu valgum).

Alter gehäuft auf und gehen mit belastungsabhängigen Schmerzen einher. Meist sind korrigierende Osteotomien[42] (Durchtrennung von Knochen mit Meißel und/oder Säge, um Fehlstellungen auszugleichen) nötig, um die Deformität zu beheben. Zu den konservativen Maßnahmen gehören die Behandlung einer eventuell vorhandenen Rachitis, die korrigierende Gipsliegeschale und bei Erwachsenen die Schuhaußenranderhöhung.

6.9.2.2. X-Bein (Genu valgum[43])

Die x-förmige Verbiegung eines oder beider Beine (Abb. 6.7) bezeichnet man als Genu valgum (X-Bein). Auch hier unterscheidet man die angeborene von der erworbenen Form. Seltener ist es die Rachitis, die das X-Bein bedingt. Meist kommt es zum erworbenen X-Bein durch ein Fehlwachstum der Knochen bei asymmetrischer Funktion der Wachstumsfugen. Diese häufigste Fehlstellung des Kniegelenks kann zu vorzeitigen Verschleißprozessen führen (*Kniegelenksarthrose*). Es treten dann belastungsabhängige Schmerzen und Gelenkergüsse auf. Wie bei der O-Bein-Bildung können als konservative Behandlungsmaßnahmen neben der krankengymnastischen Übung die korrigierende Gipsliegeschale, die eventuell indizierte antirachitische Therapie und beim Erwachsenen die mediale Schuhsohlenerhöhung erfolgversprechend sein. Ist dies nicht möglich, kann die Achsenfehlstellung durch eine Korrekturosteotomie ausgeglichen werden.

6.9.2.3. Fuß- und Zehendeformitäten

Zu den zahlreichen Fußdeformitäten gehören der Klumpfuß, der Spitzfuß, der Plattfuß und der Spreizfuß.

Beim **Klumpfuß** unterscheidet man die angeborene von der erworbenen Form. Nach medial, oben gerichtete Fußsohlen sind neben anderen Kennzeichen charakteristisch für diese komplexe Fußdeformität. Der angeborene Klumpfuß tritt überwiegend doppelseitig auf. Eine frühzeitige Behandlung ist hier von entscheidender Bedeutung. Sie wird zunächst konservativ – im Oberschenkelgipsverband – durchgeführt. Bei zu spät begonnener Behandlung muß operativ eingegriffen werden.

Der zur Sohle hin gebeugte Fuß kann beim **Spitzfuß** weder aktiv noch passiv zum Fußrücken hin gestreckt werden. Eine solche Veränderung kommt oft bei langdauernder Fehlhaltung des Fußes (z. B. im Gipsverband oder bei langer Bettlägerigkeit) vor. Das Fußgewölbe ist stark ausgeprägt.

Der **Plattfuß** ist gekennzeichnet durch ein abgeflachtes Fußgewölbe. Beim angeborenen Plattfuß kann sich die Fußsohle sogar nach unten durchbiegen. Man bezeichnet dies als Schaukelfuß.

Die häufigste Belastungsdeformität des Fußes ist der **Spreizfuß**. Oft sind unzweckmäßiges Schuhwerk, Übergewicht und langes Stehen Ursachen einer Spreizfußbildung. Es kommt zum Auseinanderweichen der Mittelfußknochen. Die Köpfchen der Mittelfußknochen treten tiefer,

---

[42] osteon: s. 7; tome (gr.): Schnitt; -tomie: Wortteil mit der Bedeutung Schnitt, Eröffnung
[43] genu: s. 41; valgus (lat.): krumm, nach innen gewölbt

was zu einer Abflachung des Quergewölbes und zu einer Verbreiterung des Vorfußes führt. Dadurch entsteht ein Muskelungleichgewicht, was oft *Zehenveränderungen* wie den Hallux valgus, die Krallen- oder die Hammerzehe (s. u.) zur Folge hat.

Zu den *Zehendeformitäten* zählen der Hallux valgus[44], die Krallen- und die Hammerzehe.

Der **Hallux valgus** (Abb. 6.8) entsteht meist durch Störung des muskulären Gleichgewichts als Folge einer Spreizfußentwicklung. Es kommt zu einer Achsenabweichung nach lateral. Weitere Ursachen sind zu enge Schuhe, rheumatische Entzündungsprozesse, Lähmungen oder auch Verletzungen.

Krallen- und Hammerzehe kommen oft als Folge von Fußdeformitäten wie Knickfuß, Spreizfuß, Spitzfuß etc. vor. Auch eine Zehenfehlhaltung bei zu engen Strümpfen und Schuhen kann ebenso wie entzündliche Veränderungen zur Beugung der Zehenmittel- und Endgelenke bei Überstreckung im Grundgelenk (*Krallenzehe*) oder zur Streckung im Grundgelenk bei gleichzeitiger Beugung des End- oder auch des Mittelgelenks (*Hammerzehe*) führen. Oft kommt es bei diesen Zehendeformitäten zur Bildung sehr schmerzhafter Hühneraugen (*Clavi*[45]). Die arthrotisch veränderten Zehengelenke bedingen einen belastungsabhängigen Schmerz.

6.9.3. Kontusion[46]

Als Kontusion (*Prellung, Quetschung*) bezeichnet man die Schädigung eines Organs oder Körperteils durch Schlag, Stoß oder Fall. Meist kommt es zur Ausbildung eines *Hämatoms*. Im Bereich des Blutergusses tritt eine schmerzhafte Schwellung auf, die umgebende Haut bzw. das umgebende Gewebe verfärbt sich blau. Die Farbe ändert sich nach einiger Zeit, sie geht über in violett, dann in grün und schließlich gelb. Ursache ist die Umwandlung des Blutfarbstoffs Hämoglobin in Gallenfarbstoffe.

Tritt eine *Kontusion* im Bereich eines *Knochens* auf, z. B. an der unteren Extremität, kommt es zur Hämatombildung unter der Knochenhaut (Periost). Eine solche Verletzung wird ruhiggestellt und mit feuchten Umschlägen behandelt.

Eine Kontusion im Bereich des *Schädels* entsteht meist durch stumpfe Gewalteinwirkung und führt zu einer Gewebeschädigung des Gehirns.

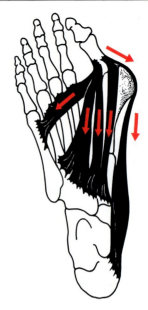

Abb. 6.8. Hallux valgus. Deutlich wird die Verdrehung der Großzehenlängsachse. (Aus: 6)

Oft sind keine knöchernen Schäden sichtbar. Die Verletzung des Gehirns entsteht vielfach auf der Gegenseite der Gewalteinwirkung, da das Gehirn durch den Stoß an die gegenüberliegende Schädelseite geschleudert wird (*Gegenstoßwirkung*).

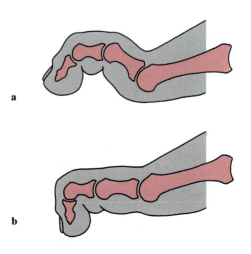

Abb. 6.9. Zehendeformitäten: *a* Krallenzehe; *b* Hammerzehe. (Aus: 2)

---

[44] hallux (lat.): Großzehe; valgus: s. 43
[45] clavus (lat.): Hühnerauge, Leichdorn
[46] contundere (lat.): zerquetschen

7. Muskulatur – Allgemeiner Teil

Die Knochen und die Gelenke des *passiven Bewegungsapparats* werden durch die Skelettmuskulatur, den *aktiven Bewegungsapparat*, bewegt.

Am **Skelettmuskel** unterscheidet man Ursprung und Ansatz. Als *Ursprung* bezeichnet man den Teil des Muskels, der am unbeweglicheren Knochen ansetzt. An den Extremitäten ist dies meist das proximale Muskelende. Dagegen steht der an den Extremitäten distal gelegene *Ansatz* meist mit dem beweglicheren Knochen in Verbindung. Der eigentliche Muskel, den man auch als Muskelbauch (*Venter*[1]) bezeichnet, endet oft in einer Sehne (*Tendo*[2]), die an Knochenoberflächen oder -vorsprüngen ansetzt. Sie kann jedoch auch an einer bindegewebigen Zwischenknochenmenbran (Membrana interossea[3]), wie sie z. B. zwischen Elle und Speiche vorkommt, inserieren[4].

Unter den etwa 400 Skelettmuskeln des menschlichen Körpers finden sich spindelförmige, einfach und doppelt gefiederte[5], ein- und mehrköpfige sowie mehrbäuchige Muskeln (Abb. 7.1). Oftmals werden bestimmte Bewegungen erst durch das Zusammenspiel mehrerer Muskeln möglich. Gleichsinnig wirkende Muskeln nennt man *Synergisten*[6]. Entgegengesetzt arbeitende Muskeln bezeichnet man als *Agonist* (Spieler) und *Antagonist*[7] (Gegenspieler). An der Bewegung des Unterarms gegen den Oberarm sind z. B. zwei Muskelgruppen beteiligt. Die Beugung des Unterarms ermöglichen die Beugemuskeln Musculus biceps brachii[8] und Musculus brachialis[9], die Streckung erfolgt durch die Streckmuskulatur (M. triceps brachii[10]). Beide Muskelgruppen stehen sich als Gegenspieler gegenüber.

Die Steuerung der Muskeltätigkeit geschieht über das Nervensystem. Ein Reiz, der über spezielle Synapsen[11] vom Nerven direkt auf den Muskel übertragen wird, führt dazu, daß sich Muskelfasern zusammenziehen. Solche Synapsen, kolbig aufgetriebene Enden motorischer Nervenfasern, nennt man *motorische Endplatten* (Abb. 7.2). Als Überträgerstoff (Transmittersubstanz[12]) enthalten sie *Azetylcholin*. Erreicht eine Nervenerregung die motorische Endplatte, wird Azetylcholin in den Spalt zwischen Synapse und Muskelfaser freigesetzt. Dies bewirkt Veränderungen in der Ionenzusammensetzung[13] des Nerven. Es entsteht ein *Aktionspotential*, das das Zusammenziehen der Muskelfasern, die *Muskelkontraktion*[14], bewirkt.

Auch im Ruhezustand befinden sich die Muskeln in einem gewissen Spannungszustand, den man als *Tonus*[15] bezeichnet. Unter einem *Muskeltetanus*[16] versteht man die Dauerkontraktion eines Muskels.

---

[1] venter (lat.): Bauch
[2] tendo (lat.): Sehne
[3] membrana (lat.): zarte Haut; inter (lat.): zwischen; os (lat.): Knochen
[4] inserere (lat.): einfügen, einlassen; inserieren: ansetzen
[5] gefiederte Muskeln ähneln in ihrem Aussehen einer Vogelfeder
[6] syn (gr.): zusammen; ergon (gr.): Werk
[7] antagonizomai (gr.): kämpfe dagegen; antagonistes (gr.): Gegner
[8] biceps (lat.): zweiköpfig; brachium (lat.): Arm
[9] brachialis (lat.): zum Arm gehörend
[10] triceps (lat.): dreiköpfig; brachium: s. 8
[11] synhapsis (gr.): verknüpfen
[12] transmittere (lat.): hinüberschicken, durchlassen
[13] ion (gr.): gehend, wandernd; Ionen: elektrisch geladene Atome, hier Na^+ und K^+
[14] contractio (lat.): Zusammenziehung
[15] tonos (gr.): Spannung
[16] tetanos (gr.): Spannung

7. Muskulatur – Allgemeiner Teil

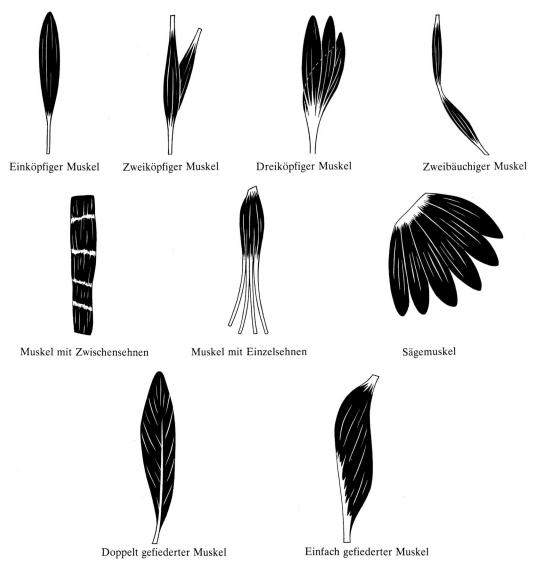

Abb. 7.1. Zusammenstellung der wichtigsten Muskelformen (schematische Darstellung). (Aus: 11)

Zu den **Hilfseinrichtungen eines Muskels** gehören die bindegewebigen Faszien[17], die Sehnenscheiden sowie Gleit- und Schleimbeutel.

Faszien umkleiden einzelne Muskeln oder Muskelgruppen. Die silbrig-weißen oder leicht gelben Sehnen sind an bestimmten Stellen von *Sehnenscheiden* umgeben, meist dort, wo sie über Knochen laufen oder sich überkreuzen. Sie bestehen ebenfalls aus Bindegewebe. Im Inneren befindet sich eine zähe, schleimige Flüssigkeit, die Synovia[18]. In ihr kann die Sehne gut gleiten. Ähnlich ist die Aufgabe der *Gleit- und Schleimbeutel*, sie schützen die Muskeln, die unmittelbar um Knochen herumgleiten.

---

[17] fascia (lat.): Binde
[18] der Begriff besitzt keine sprachliche Grundlage, er wurde von Paracelsus (gest. 1541) geprägt

7. Muskulatur – Allgemeiner Teil

Als **glatte Muskulatur** bezeichnet man die Muskulatur der inneren Organe und der Blutgefäße. Sie ist flächenhaft ausgebildet, nicht zu einzelnen Muskeln geformt. Kontraktionen der glatten Muskulatur verlaufen meist wellenförmig. Man nennt diese Art der Bewegung *Peristaltik*[19].

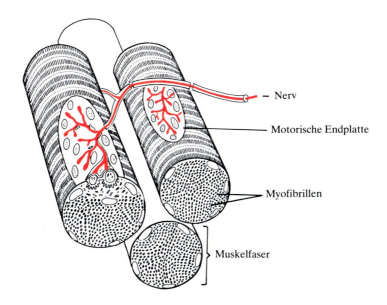

Abb. 7.2. Schema der motorischen Endplatte. (Aus: 13)

Für Ihre Notizen:

---

[19] peristellein (gr.): besorgen

8. Muskulatur – Spezieller Teil

Die Skelettmuskulatur des menschlichen Körpers untergliedert man in die **Stammuskulatur** und die **Gliedmaßenmuskulatur**.

Zur Muskulatur des Körperstamms zählen die Kopfmuskulatur, die Halsmuskulatur, die Rückenmuskulatur, die Brustmuskulatur, die Bauchmuskulatur sowie Zwerchfell und Beckenboden.

Als Gliedmaßenmuskulatur faßt man die Muskeln der oberen und die der unteren Extremität zusammen.

8.1. Die Muskulatur des Kopfes

Die Muskulatur des Kopfes unterteilt man in die Muskeln des Schädeldaches, die Gesichtsmuskulatur, die Kiefermuskulatur und die obere Zungenbeinmuskulatur.

Am **Schädeldach** unterscheidet man den *Stirn-*, den *Hinterhaupt-* und den *Schläfen-Scheitel-Muskel*. Diese flächenhaften Muskeln sind durch eine breite Zwischensehne, die *Galea*[1], miteinander verbunden. Die **Gesichtsmuskeln** bezeich-

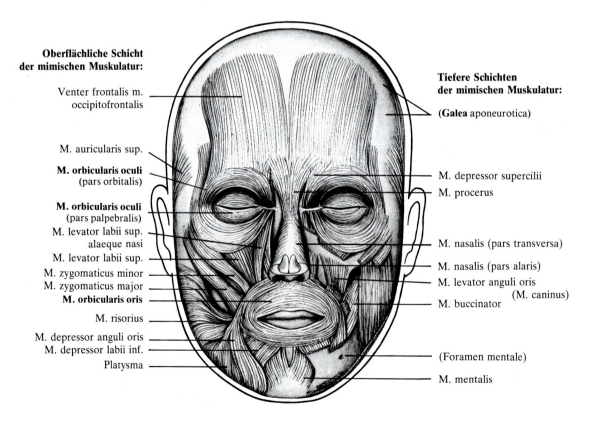

Abb. 8.1. Die mimische Muskulatur (Gesichtsmuskulatur) des Menschen. Erläuterungen s. Text. (Aus: 11)

---

[1] galea (lat.): Helm, Haube

net man auch als mimische[2] Muskulatur (Abb. 8.1). Die zahlreichen kleinen Muskeln verleihen in ihrem Zusammenspiel dem Gesicht seinen besonderen Ausdruck (Gesichtsausdruck). Durch die Bewegung der Gesichtsmuskeln kann der Mensch Emotionen wie Trauer, Freude, Wut etc. sichtbar werden lassen. Auge und Mund umgeben ringförmige Muskeln (M. orbicularis oculi und M. orbicularis oris[3]). Sie dienen dem Lidschluß bzw. dem festen Verschluß des Mundes.

Zur **Kiefermuskulatur** gehören der große Kaumuskel (M. masseter), der Schläfenmuskel (M. temporalis), der innere und der äußere Gaumenflügelmuskel (M. pterygoideus medialis und lateralis) sowie die Muskulatur der Zunge (Tab. 8.1). Es sind Kaumuskeln, die dem Öffnen und Schließen des Mundes dienen, das Vor- und Zurückschieben des Unterkiefers ebenso wie Mahlbewegungen ermöglichen. Die quergestreifte Muskulatur der Zunge durchmischt die Nahrung mit Speichel und befördert sie zum Schlund. Die äußeren Zungenmuskeln, die am Skelett des Schädels entspringen, gehen in die innere Zungenmuskulatur über.

Tab. 8.1. Kiefermuskulatur

Großer Kaumuskel (M. masseter)
Schläfenmuskel (M. temporalis)
Innerer Gaumenflügelmuskel (M. pterygoideus medialis)
Äußerer Gaumenflügelmuskel (M. pterygoideus lateralis)

Als **obere Zungenbeinmuskulatur** bezeichnet man kleine Muskeln im Bereich des Mundbodens (Tab. 8.2). Sie wirken unterstützend beim Kauen mit und werden daher auch akzessorische[4] Kaumuskeln genannt. Von der unteren Zungenbeinmuskulatur, die zu den Halsmuskeln gezählt wird, werden sie durch das Zungenbein (Os hyoideum) getrennt.

Tab. 8.2. Obere Zungenbeinmuskulatur

Zweibäuchiger Kiefermuskel (M. digastricus oder M. biventer)
Griffelfortsatzzungenbeinmuskel (M. stylohyoideus)
Kieferzungenbeinmuskel (M. mylohyoideus)
Kinnzungenbeinmuskel (M. geniohyoideus)

8.2. Muskulatur des Halses

Zur Gruppe der **vorderen Halsmuskeln** gehören der Halshautmuskel, der Kopfnickermuskel und die untere Zungenbeinmuskulatur.

Das *Platysma*[5], der *Halshautmuskel*, ist eine dünne, breite Muskelschicht, die unter der Haut des vorderen Halses gelegen ist. Der *Kopfnickermuskel* (M. sternocleidomastoideus) wirkt bei der Beugung und Drehung des Kopfes mit. Er entspringt an Schlüsselbein und Brustbein und setzt am Mastoid, dem Warzenfortsatz des Schläfenbeins, an. Kontrahiert er sich, ist er als deutlicher Strang, der seitlich vom Kopf zur Mitte (Sternum) hinzieht, sichtbar. Als *untere Zungenbeinmuskulatur* bezeichnet man mehrere Muskeln, die vom Zungenbein zum Kehlkopf und weiter abwärts ziehen (Tab. 8.3). Sie bewegen das Zungenbein und den Kehlkopf. Von der oberen Zungenbeinmuskulatur, die zur Muskulatur des Kopfes zählt, sind sie durch das Hyoid (Zungenbein) getrennt.

Tab. 8.3. Untere Zungenbeinmuskulatur oder Rektusgruppe

Schulterzungenbeinmuskel (M. omohyoideus)
Schildzungenbeinmuskel (M. thyreohyoideus)
Brustbeinschildknorpelmuskel (M. sternothyroideus)
Brustbeinzungenbeinmuskel (M. sternohyoideus)

Als **hintere Halsmuskeln** bezeichnet man die Rippenhalter (Scalenusgruppe) und die langen Hals- und Kopfmuskeln. Sie laufen vor der Wirbelsäule abwärts.

Die *Rippenhalter*, die auch *Treppenmuskeln* (Mm. scaleni) genannt werden, verlaufen vor der Halswirbelsäule abwärts und setzen an der 1. und 2. Rippe an. Sie zählen zur Atemhilfsmuskulatur und können die Rippen anheben (Tab. 8.4).

Tab. 8.4. Skalenusgruppe oder Rippenhalter

Vorderer Treppenmuskel (M. scalenus anterior)
Mittlerer Treppenmuskel (M. scalenus medius)
Hinterer Treppenmuskel (M. scalenus posterior)

---

[2] mimikos (gr.): zum Gebärdenspiel gehörend
[3] orbis (lat.): Kreis; ocularis (lat.): Augen-; os, oris (lat.): Mund
[4] accedere, accessus (lat.): hinzutretend
[5] platys (gr.): flach; Platysma: Platte

Aufgabe der *langen Hals- und Kopfmuskeln* ist es, Kopf und Hals zu beugen. Der vordere gerade Halsmuskel, der lange Kopfmuskel und der dreigeteilte lange Halsmuskel gehören in diese Gruppe (Tab. 8.5).

Tab. 8.5. Lange Hals- und Kopfmuskeln

Vorderer gerader Halsmuskel (M. rectus capitis anterior)
Langer Kopfmuskel (M. longus capitis)
Langer Halsmuskel (M. longus colli)
        a) medialer gerader Teil
        b) oberer lateraler, schräger Teil
        c) unterer lateraler, schräger Teil

8.3. Muskulatur des Rückens

Die Rückenmuskulatur ist in zwei Schichten angeordnet. Man unterscheidet die *oberflächlichen* von den *tiefen Muskeln des Rückens*.

Die **oberflächlichen Rückenmuskeln** sind zum Großteil breite, flächenhafte Muskeln, die sich in drei Ebenen anordnen. Die ersten beiden Schichten ziehen zu den Gliedmaßen, die dritte Ebene steht mit den Rippen in Verbindung (Tab. 8.6; Abb. 8.5b).

Tab. 8.6. Oberflächliche Rückenmuskeln

1. Ebene: Kappenmuskel (M. trapezius)
        Breiter Rückenmuskel (M. latissimus dorsi)
2. Ebene: Schulterblattheber (M. levator scapulae)
        Großer Rautenmuskel (M. rhomboideus major)
        Kleiner Rautenmuskel (M. rhomboideus minor)
3. Ebene: Hinterer oberer Sägemuskel (M. serratus posterior superior)
        Hinterer unterer Sägemuskel (M. serratus posterior inferior)

Erste Ebene
Die oberflächlichste Schicht bilden der *Kappenmuskel* (M. trapezius) und der *breite Rückenmuskel* (M. latissimus dorsi). Der Kappenmuskel oder *Kapuzenmuskel* entspringt an den Dornfortsätzen der Halswirbelsäule und der Brustwirbelsäule und setzt an Schlüsselbein und Schulterblatt an. Er fixiert den Schultergürtel und zieht die Scapula nach hinten und zur Mitte hin. An den Dornfortsätzen der unteren Brustwirbelsäule, der Lendenwirbelsäule und am Beckenkamm entspringt der *breite Rückenmuskel*. Ansatzstelle ist der Oberarmknochen unterhalb des Tuberculum minus (kleiner Höcker). Der größte Muskel des Menschen besteht aus vier Teilen. Er dient der Innenrotation (Einwärtsdrehung) des Arms und bewegt den Arm nach hinten, unten und zur Mitte.

Zweite Ebene
In der zweiten Ebene der oberflächlich gelegenen Rückenmuskeln findet man den *kleinen* und den *großen Rautenmuskel* sowie den *Schulterblattheber*. Sie entspringen an den Dornfortsätzen der unteren Halswirbelsäule und der oberen Brustwirbelsäule und setzen am Schulterblatt an. Ihre Aufgabe ist es, die Scapula nach medial oben zu ziehen.

Dritte Ebene
Die dritte Ebene wird vom *hinteren oberen* und *hinteren unteren Sägemuskel* gebildet. Der obere Sägemuskel hebt die oberen Rippen an, während der untere Sägemuskel die unteren Rippen abwärts zieht.

Als **tiefe Rückenmuskeln** bezeichnet man die Riemenmuskeln von Kopf und Hals, die langen Rückenstreckmuskeln und die kurzen Rückenmuskeln (Tab. 8.7).

Die *Riemenmuskeln* wirken bei der Kopfdrehung mit. Außerdem haben sie eine Haltefunktion. Ähnlich ist die Aufgabe der *langen Rückenstreckmuskeln*, die in mehreren Schichten übereinander liegen. Sie dienen der Streckung und Rückwärtsbewegung der Wirbelsäule. Die *kurzen Rückenmuskeln* findet man zwischen den Wirbeln und ihren Fortsätzen. Sie ermöglichen Drehbewegungen des Rumpfs.

Tab. 8.7. Tiefe Rückenmuskeln

Riemenmuskel des Kopfes (M. splenius capitis)
Riemenmuskel des Halses (M. splenius cervicis)
Rückenstrecker (M. iliocostalis):
    a) Lendenteil (M. iliocostalis lumborum)
    b) Brustteil (M. iliocostalis thoracis)
    c) Halsteil (M. iliocostalis cervicis)
Langmuskel des Rückens (M. longissimus):
    a) Brustteil (M. longissimus thoracis)
    b) Halsteil (M. longissimus cervicis)
    c) Kopfteil (M. longissimus capitis)
Kurze Rückenmuskeln:
Zwischendornmuskeln (Mm. interspinales)
Dornmuskel (M. spinalis)
Zwischenquerfortsatzmuskeln (Mm. intertransversarii)
Wirbeldreher kurze und lange (Mm. rotatores breves et longi)
Vielgespaltener Rückenmuskel (M. multifidus)
Halbdornmuskel (M. semispinalis)

8.4. Brustmuskulatur

Zu den **oberflächlichen Brustmuskeln** zählen der große Brustmuskel (M. pectoralis major), der kleine Brustmuskel (M. pectoralis minor), der vordere Sägemuskel (M. serratus anterior) und der Unterschlüsselbeinmuskel (M. subclavius) (Tab. 8.8; Abb. 8.5a).

Tab. 8.8. Oberflächliche Brustmuskeln

Großer Brustmuskel (M. pectoralis major)
Kleiner Brustmuskel (M. pectoralis minor)
Vorderer Sägemuskel (M. serratus anterior)
Unterschlüsselbeinmuskel (M. subclavius)

Seinen Ursprung nimmt der *große Brustmuskel* an Clavicula, Sternum und Rektusscheide, der sehnigen Verlängerung der drei seitlichen Bauchmuskeln. Durch seinen Ansatz am Oberarmknochen (Humerus) ist er in der Lage, den Arm an den Körper zu führen (*Adduktion*[6]) und ihn nach innen zu rollen (*Innenrotation*[7]). Der Ursprung des *kleinen Brustmuskels* liegt an der 3. und 4. Rippe. Er setzt am Rabenschnabelfortsatz des Schulterblattes an. Der mächtige große Brustmuskel bedeckt ihn vollständig. Seine Aufgabe ist es, den Schultergürtel nach vorne und unten zu ziehen. Ist der Schultergürtel fixiert, hebt er zusammen mit dem M. pectoralis major den Brustkorb und unterstützt so die Einatmung (*Atemhilfsmuskulatur*).

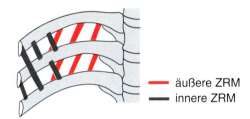

Abb. 8.2. Schema des Verlaufs der Zwischenrippenmuskeln

Tiefe Brustmuskeln sind die Rippenheber, die äußeren und die inneren Zwischenrippenmuskeln (Tab. 8.9; Abb. 8.2).

Tab. 8.9. Tiefe Brustmuskeln

Kurze und lange Rippenheber (Mm. levatores costarum breves et longi)
Äußere Zwischenrippenmuskeln (Mm. intercostales externi)
Innere Zwischenrippenmuskeln (Mm. intercostales interni)

Rippenheber und *äußere Zwischenrippenmuskeln* unterstützen die Einatmung, während die *inneren Zwischenrippenmuskeln* der Ausatmung dienen. Durch die Kontraktion der inneren Zwischenrippenmuskeln werden die Rippen von unten hinten nach vorne oben gezogen; die Zugrichtung bei der Kontraktion der äußeren Zwischenrippenmuskeln ist umgekehrt.

8.5. Zwerchfell

Als Zwerchfell (*Diaphragma*[8]) bezeichnet man eine kuppelförmige Muskel- und Sehnenplatte, die Brust- und Bauchraum voneinander trennt (Abb. 8.3). Die muskulöse Scheidewand nimmt ihren Ursprung an Rippen, Lendenwirbelkörpern und dem Schwertfortsatz des Brustbeins. Zur Mitte hin geht sie über in eine Zentralsehne (*Centrum tendineum*[9] oder Sehnenplatte). Mehrere Öffnungen erlauben den Durchtritt verschiedener Strukturen. Durch den vor der Wirbelsäule gelegenen Aortenschlitz (*Hiatus aorticus*[10]) zieht die große Körperschlagader (Aorta) nach unten. Sie wird begleitet von einem Nervengeflecht und dem Milchbrustgang (*Ductus thoracicus*[11]), dem Hauptabflußweg der Lymphe aus der unteren Körperhälfte. Weiter ventral liegt der Speiseröhrenschlitz (*Hiatus oesophageus*[12]). Durch ihn tritt die Speiseröhre (Osophagus) in den Bauchraum ein. Daneben verläuft der *Nervus vagus*, ein parasympathischer[13] Nerv des autonomen oder vegetativen[14] Nervensystems. Im Zentrum der Sehnenplatte befindet sich eine Durchtrittsöffnung (*Foramen*

---

[6] adducere (lat.): heranführen, heranziehen
[7] rotare (lat.): drehen
[8] diaphragma (gr.): Scheidewand
[9] centrum (lat.): Mitte, Zentrum; tendo (lat.): Sehne
[10] hiatus (lat.) Spalt; aorter (gr.): Gehenk, Aorta: große Körperschlagader
[11] ductus (lat.): Gang; thorax (gr.): Brustpanzer, Brustkorb; Ductus thoracicus: Milchbrustgang
[12] hiatus: s. 10; oisein (gr.): tragen; phagein (gr.): essen; Ösophagus: Speiseröhre
[13] sympathein (gr.): in Wechselwirkung stehen; para (gr.): Vorsilbe, neben, beiderseits; Parasympathikus: Teil des vegetativen Nervensystems
[14] autos (gr.): selbst; autonom: selbständig; vegetatives Nervensystem: die Gesamtheit der dem Willen und dem Bewußtsein entzogenen Nerven; dienen der Regelung der Lebensvorgänge

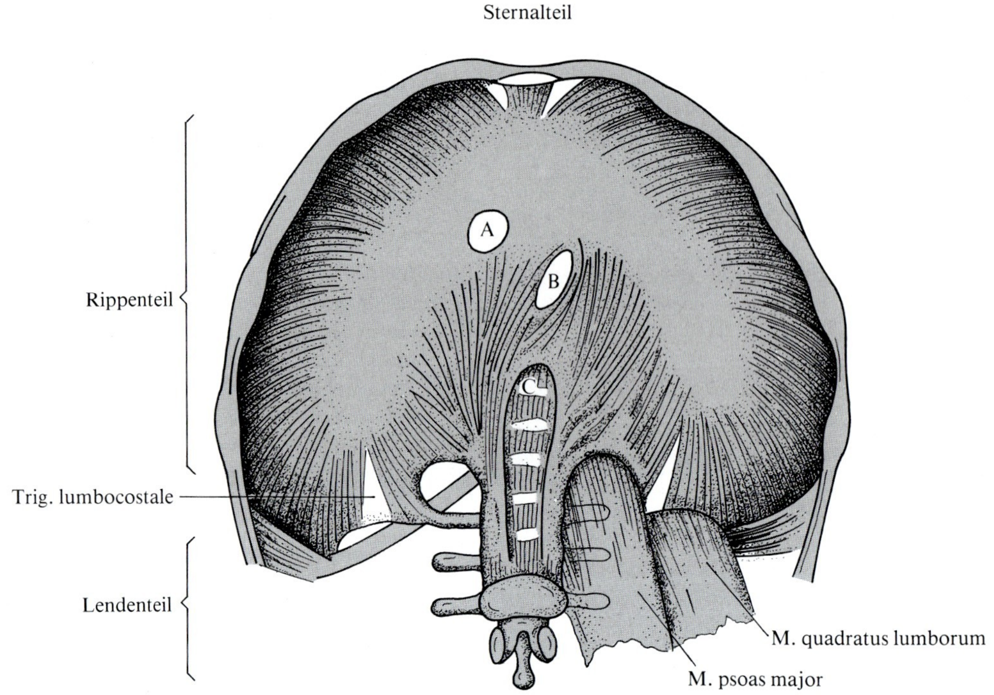

Abb. 8.3. Das Zwerchfell. *A* Foramen venae cavae (Öffnung für die untere Hohlvene); *B* Hiatus oesophageus (Speiseröhrenschlitz); *C* Hiatus aorticus (Aortenschlitz). (Aus: 12)

venae cavae[15]) für die untere Hohlvene (Vena cava inferior), die das Blut aus der unteren Körperhälfte zum Herzen zurücktransportiert.

Das Zwerchfell ist der wichtigste *Atemmuskel* des Menschen. Beim Einatmen kontrahiert es sich und flacht dadurch ab. Es kommt so zu einer Erweiterung der Brusthöhle. Die Lunge kann sich ausdehnen. Beim Ausatmen erschlafft das Zwerchfell. Es bildet sich wieder die Zwerchfellkuppel, die die Brusthöhle einengt.

8.6. Muskulatur des Bauchs

Die Bauchmuskulatur läßt sich in eine vordere, eine seitliche und eine hintere Muskelgruppe untergliedern.

Zur **vorderen Muskelgruppe** (Tab. 8.10; Abb. 8.4) zählt man den *geraden Bauchmuskel* und den Pyramidenmuskel. Der gerade Bauchmuskel (M. rectus abdominis) zieht von der 5. bis 7. Rippe abwärts zum Schambein. Der mehrbäuchige Muskel besitzt 3 bis 5 Zwischensehnen. Er liegt in der Rektusscheide, einer Sehnenscheide, die von den sehnigen Verlängerungen der drei seitlichen Bauchmuskeln gebildet wird. Zu den Aufgaben des geraden Bauchmuskels zählt die Annäherung von Brustkorb und Becken (Rumpfbeugung). Weiterhin unterstützt er die Bauchpresse.

Der *Pyramidenmuskel* (M. pyramidalis), ein kleiner Muskel, der von der Symphyse aufwärts zur Linea alba (weiße Linie; ein Sehnenteil in der Mitte des geraden Bauchmuskels) zieht, ist nicht bei jedem Menschen gleich ausgeprägt. Bei mehr als 10 % der Menschen fehlt er ganz. Er dient der Anspannung der Linea alba.

Tab. 8.10. Bauchmuskeln – vordere Muskelgruppe

Gerader Bauchmuskel (M. recctus abdominis)
Pyramidenmuskel (M. pyramidalis)

Die **seitliche Muskelgruppe** besteht aus dem schrägen *äußeren Bauchmuskel* (M. obliquus externus abdominis), *dem schrägen inneren Bauchmuskel* (M. obliquus internus abdominis) und dem *queren Bauchmuskel* (M. transversus abdominis) (Tab. 8.11). Sie entspringen am

---

[15] foramen (lat.): Loch; vena (lat.): Vene, Blutader; V. cava: Hohlvene

8.6. Muskulatur des Bauchs

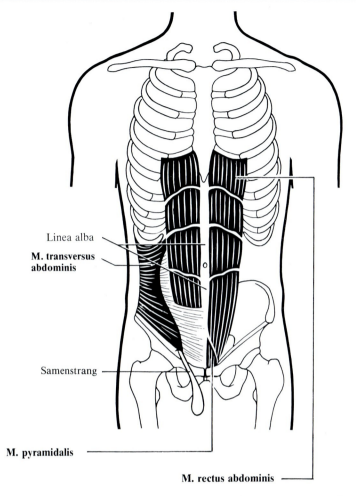

Abb. 8.4. Die vordere Muskelgruppe der Bauchmuskulatur. Auf der rechten Seite erkennt man zusätzlich den queren Bauchmuskel (M. transversus abdominis). (Aus: 11)

Tab. 8.11. Bauchmuskeln – seitliche Muskelgruppe

Schräger äußerer Bauchmuskel (M. obliquus externus abdominis)
Schräger innerer Bauchmuskel (M. obliquus internus abdominis)
Querer Bauchmuskel (M. transversus abdominis)

Beckenkamm und von den unteren Rippen und enden medial gemeinsam in der Rektusscheide, die in der Mitte die *Linea alba* bildet. Mit Hilfe der seitlichen Bauchmuskeln kann der Rumpf Drehbewegungen ausführen. Kontrahieren sich die beiden schrägen Bauchmuskeln einer Seite, kommt es zur Seitwärtsneigung des Rumpfs. Daneben sind die seitlichen Bauchmuskeln, wie die übrigen Muskeln des Bauchs, an der Bauchpresse beteiligt. Als *Bauchpresse* bezeichnet man die Kontraktion der Bauchmuskulatur, mit dem Ziel, den Bauchinhalt zusammenzudrücken. Dies geschieht, um die Austreibung des Inhalts eines Hohlorgans (Darm, Blase, Gebärmutter) zu unterstützen. Wirksam ist die Bauchpresse nur bei festgestelltem Zwerchfell. Durch das Aufblähen der Lunge (tiefes Einatmen) und den Verschluß der Stimmritze wird dies ermöglicht, so daß das Zwerchfell nicht nach oben ausweichen kann.

Die breite Sehne des schrägen äußeren Bauchmuskels setzt sich unterhalb des Ansatzes am Darmbein in einem verdickten Band, dem Leistenband (*Ligamentum inguinale*[16]) zum obe-

---

[16] ligamentum (lat.): Band; inguen (lat.): Leistengegend

ren Symphysenrand fort. Dort befindet sich eine schräge Lücke in der Sehne des schrägen Bauchmuskels, der Leistenring. Der *Leistenring* stellt den Eingang zum *Leistenkanal* dar. In diesem verlaufen beim Mann der Samenleiter sowie Blutgefäße und Nerven. Der Leistenkanal verbindet somit den Hodensack mit der Bauchhöhle. Bei der Frau liegen hier Aufhängebänder für die Gebärmutter (Ligamentum teres uteri[17]).

Zur **hinteren Muskelgruppe** der Bauchmuskulatur zählt der *viereckige Lendenmuskel* (M. quadratus lumborum). Er entspringt am Hüftbein und setzt an der 12. Rippe an. Wie die schrägen Bauchmuskeln ist er an der Seitwärtsbeugung des Rumpfes beteiligt. Er zieht die 12. Rippe abwärts. Meistens zählt man noch den *großen Lendenmuskel* (M. psoas major) bzw. den *Hüftlendenmuskel* (M. iliopsoas), der sich aus dem großen Lendenmuskel und dem *Darmbeinmuskel* (M. iliacus) zusammensetzt, zur hinteren Muskelgruppe der Bauchmuskulatur hinzu (Tab. 8.12). Der M. iliopsoas ist der kräftigste Hüftbeuger. Er ermöglicht auch eine geringe Seitwärtsbewegung der Wirbelsäule und kann das Bein nach außen drehen (Außenrotation).

Tab. 8.12. Bauchmuskeln – hintere Muskelgruppe

Viereckiger Lendenmuskel (M. quadratus lumborum)
Hüftlendenmuskel (M. iliopsoas):
    a) Großer Lendenmuskel (M. psoas major)
    b) Darmbeinmuskel (M. iliacus)

8.7. Beckenboden

Der Beckenboden bildet den Abschluß des Körperstamms nach unten und hinten. Er wird von *Muskel- und Sehnenplatten* gebildet (Abb. 8.5). Wichtigster Muskel ist der *M. levator ani* (Afterhebemuskel), der bei der Bauchpresse mitwirkt, eine Stützfunktion für die Eingeweide hat und am Verschluß des Enddarms beteiligt ist. Durch die Muskel- und Sehnenplatten ziehen die Harnröhre, der Enddarm und die Scheide der Frau. Muskelfasern bilden Schließmuskeln, welche den willkürlichen Verschluß des Afters, der Harnröhrenmündung und der Scheidenöffnung ermöglichen. Eine Überdehnung der Muskel- und Sehnenplatten führt bei der Frau nach Geburten oft zu einer Senkung der inneren Geschlechtsorgane (s. Kap. 31.2.1.).

8.8. Muskulatur der oberen Extremität

Zur Muskulatur der oberen Extremität zählen die *Schultermuskeln*, die *Muskeln des Oberarmes*, die *Muskeln des Unterarmes* und die *Handmuskeln*.

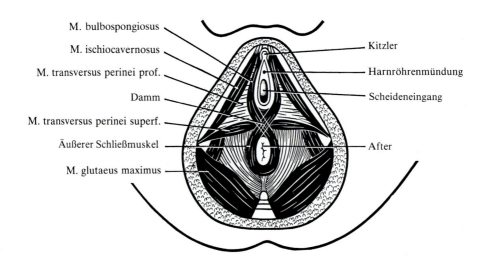

Abb. 8.5. Die Muskulatur des Beckenbodens bei der Frau, von unten gesehen. (Aus: 11)

---

[17] ligamentum: s. 16; teres (lat.): länglichrund; uterus (lat.): Gebärmutter; Lig. teres uteri: Halteband der Gebärmutter

8.8. Muskulatur der oberen Extremität

8.8.1. Schultermuskulatur

Die Schultermuskulatur besteht aus dem Deltamuskel, dem Obergrätenmuskel, dem Untergrätenmuskel, dem großen und dem kleinen Rundmuskel, dem Unterschulterblattmuskel und dem Hakenarmmuskel (Tab. 8.13).

Der **Deltamuskel** (M. deltoideus) entspringt am Schulterblatt und am Schlüsselbein und setzt am Oberarmknochen an. Er formt so die Wölbung der Schulter und bedeckt das Schultergelenk (Abb. 8.6a). Der M. deltoideus ist der wichtigste Muskel zur Hochführung des Arms. Er hebt den Arm bis zur Horizontalen. Je nachdem, ob es sich um eine Vorwärts-, Rückwärts- oder Seitwärtshebung handelt, kontrahieren sich verschiedene Fasergruppen des Muskels oder der gesamte Deltamuskel.

Tab. 8.13. Schultermuskulatur

Deltamuskel (M. deltoideus)
Obergrätenmuskel (M. supraspinatus)
Untergrätenmuskel (M. infraspinatus)
Kleiner Rundmuskel (M. teres minor)
Großer Rundmuskel (M. teres major)
Unterschulterblattmuskel (M. subscapularis)
Hakenarmmuskel (M. coracobrachialis)

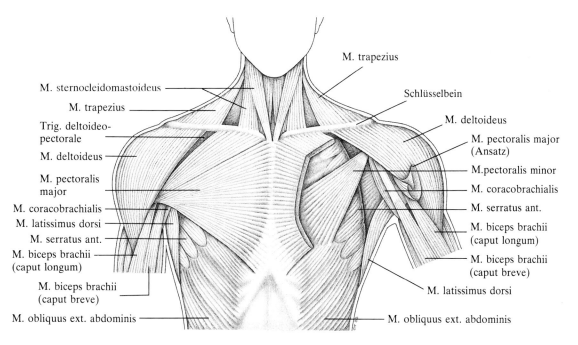

Abb 8.6a. Blick auf die Brustmuskeln und die vorderen Schultermuskeln. Auf der linken Seite erkennt man die oberflächliche Schicht, rechts die tieferen Lagen. (Aus: 11)

Tab. 8.14. Aufgaben der Schultermuskulatur (zusammen mit Rücken- und Oberarmmuskeln)

Mit Hilfe der Schultermuskulatur können wir den Arm
- anheben (Elevation)
- heranführen (Adduktion)
- abspreizen (Abduktion)
- nach vorne biegen (Anteversion)
- nach hinten biegen (Retroversion)
- nach außen drehen (Außenrotation)
- nach innen drehen (Innenrotation)

Der **große Rundmuskel** (M. teres major) kommt ebenfalls vom Schulterblatt und zieht zum Oberarmknochen. Der unterhalb des kleinen Rundmuskels gelegene M. teres major zieht den Arm nach hinten und zur Mitte. Weiterhin dient er der Innenrotation (Einwärtsdrehung).

Der **Unterschulterblattmuskel** (M. subscapularis) entspringt an der Unterfläche der Scapula, d.h. an ihrer nach ventral gerichteten Seite, und zieht über die ganze Breite des Schulterblatts seitlich zum kleinen Höcker (Tuberculum minus) des Humerus. Seine Aufgabe ist die Innenrotation und die Adduktion (Tab. 8.14.).

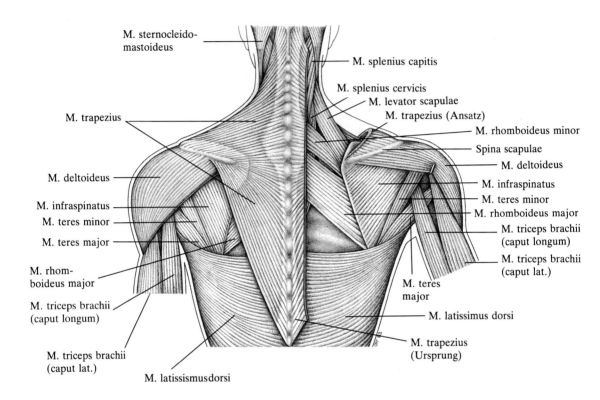

Abb. 8.6b. Die dorsalen Schultermuskeln und die Muskulatur des Rückens. Links erkennt man die oberflächliche Schicht, rechts die tieferen Lagen. (Aus: 11)

8.8.2. Muskeln des Oberarms

In die Gruppe der Oberarmmuskeln gehören der Armstrecker, der zweiköpfige Armmuskel und der Armbeuger (Tab. 8.15; Abb. 8.7).

Tab. 8.15. Muskeln des Oberarms

Armstrecker (M. triceps brachii)
Zweiköpfiger Armmuskel (M. biceps brachii)
Armbeuger (M. brachialis)

Der an der Rückseite des Oberarms gelegene **Armstrecker** (M. triceps brachii) besitzt drei Muskelköpfe. Zwei der Köpfe entspringen an der Rückseite des Humerus, ein Kopf an der Scapula. Gemeinsam setzen sie am Ellenhaken (Olecranon) an. Aufgabe des M. triceps brachii ist es, den Unterarm zu strecken und den Oberarm vom Körper wegzuführen (Abduktion).

Der Bizeps oder **zweiköpfige Armmuskel** (M. biceps brachii) liegt an der Vorderseite des Oberarms. Seine beiden Köpfe entspringen am Schulterblatt. Man unterscheidet einen kurzen Kopf und einen langen Kopf. Die Sehne des langen Kopfs zieht durch das Schultergelenk. Der Ansatz des M. biceps brachii liegt an der Speiche (Radius). Der Muskel beugt und supiniert den Unterarm. Als *Supination* bezeichnet man die Auswärtsdrehung des Vorderarms, wobei Elle und Speiche parallel nebeneinander liegen. (Vgl. Merkspruch auf S. 46)

Der **Armbeuger** (M. brachialis) entspringt an der Vorderfläche des Oberarmknochens und endet an der Elle. Zusammen mit dem zweiköpfigen Armmuskel beugt er den Unterarm.

8.8. Muskulatur der oberen Extremität

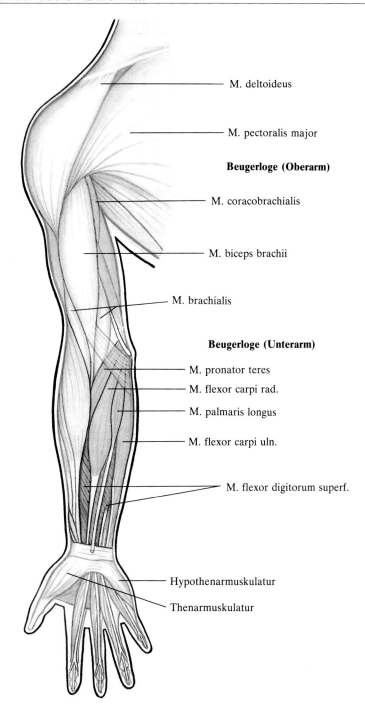

Abb. 8.7. Blick auf die oberflächlichen Muskeln des Ober- und des Unterarms. (Aus: 11)

8.8.3. Muskeln des Unterarms

Die zahlreichen kleineren Muskeln des Unterarms kann man nach ihrer Lage zueinander in verschiedene Gruppen einteilen. Man unterscheidet die *ventralen*, nach vorne gelegenen Unterarmmuskeln, wobei man eine oberflächliche und eine tiefe Schicht unterscheidet, die *radialen*, zur Speiche hin gelegenen Unterarmmuskeln und die *dorsalen*, d. h. hinteren Unterarmmuskeln (oberflächliche und tiefe Schicht).

Hauptaufgabe der Muskeln des Unterarms ist es, Hand und Finger zu bewegen. Daneben ermöglichen sie die Drehung des Unterarms. Lange Sehnen ziehen von den Beuge- und Streckmuskeln zu den Handknochen und erlauben Bewegungen der Hand als Ganzes und Bewegungen der einzelnen Finger.

Die **oberflächliche Schicht** der **ventralen Unterarmmuskeln** umfaßt den runden Einwärtsdreher (M. pronator teres), den oberflächlichen Fingerbeuger (M. flexor digitorum superficialis), den radialen Handbeugemuskel (M. flexor carpi radialis), den langen Hohlhandmuskel (M. palmaris longus) und den ulnaren Handbeugemuskel (M. flexor carpi ulnaris) (Tab. 8.16; Abb. 8.7).

Tab. 8.16. Oberflächliche Schicht der ventralen Unterarmmuskeln

---
Runder Einwärtsdreher (M. pronator teres)
Oberflächlicher Fingerbeuger (M. flexor digitorum superficialis)
Radialer Handbeuger (M. flexor carpi radialis)
Langer Hohlhandmuskel (M. palmaris longus)
Ulnarer Handbeuger (M. flexor carpi ulnaris)

Der kleine, zweiköpfige *runde Einwärtsdreher* entspringt an Humerus und Ulna und setzt an der Rauhigkeit in der Mitte des Radius an. Er dreht den Unterarm nach innen (Pronation) und beugt ihn im Ellenbogengelenk.

Der *oberflächliche Fingerbeuger* besitzt drei Köpfe. Sie ziehen von Oberarmknochen, Elle und Speiche abwärts. Seine Sehnen verlaufen in einer gemeinsamen Sehnenscheide im Handwurzelkanal (Canalis carpi[18]) und setzen an den Mittelgliedern des 2. und 5. Fingers an. Aufgabe des M. flexor digitorum superficialis ist es, das Handgelenk, die proximalen Fingergelenke sowie in geringerem Umfang auch das Ellenbogengelenk zu beugen.

Der *radiale Handbeuger* entspringt am Oberarmknochen und der oberflächlichen Faszie des Unterarms und setzt an der Hohlhandfläche des 2. Mittelhandknochens an. Am Ellenbogengelenk wirkt er als schwacher Beuger und Einwärtsdreher. Er beugt die Hand und unterstützt die Abwinkelung der Hand nach radial (Radialabduktion).

Die Sehne des *langen Hohlhandmuskels* breitet sich im Bereich der Hohlhand fächerförmig aus und bildet so die Palmaraponeurose[19]. Der Muskel beugt die Hand und spannt die Sehnenplatte.

Der *ulnare Handbeuger* entspringt mit zwei Köpfen an Humerus und Ulna. Seine Sehne zieht nicht durch den Handwurzelkanal. Sie setzt am Erbsenbein an. Der M. flexor carpi ulnaris wirkt bei der Palmarflexion (Handbeugung) mit und unterstützt die ulnare Abwinkelung der Hand (Ulnarabduktion).

Zur **tiefen Schicht** der **ventralen Unterarmmuskeln** zählen der viereckige Einwärtsdreher (M. pronator quadratus), der tiefe Fingerbeuger (M. flexor digitorum profundus) und der lange Daumenbeuger (M. flexor pollicis longus) (Tab. 8.17; Abb. 8.8).

Tab. 8.17. Tiefe Schicht der ventralen Unterarmmuskeln

Viereckiger Einwärtsdreher (M. pronator quadratus)
Tiefer Fingerbeuger (M. flexor digitorum profundus)
Langer Daumenbeuger (M. flexor pollicis longus)

Der *viereckige Einwärtsdreher* entspringt an der unteren Hohlhandseite der Elle und zieht quer hinüber zur unteren Palmarfläche[20] der Speiche. Er unterstützt die Pronation (Einwärtsdrehung).

Oberhalb des M. pronator quadratus entspringt an der Elle und an der Zwischenknochenmembran (Membrana interossea), die zwischen Elle und Speiche ausgespannt ist, der *tiefe Fingerbeuger*. Seine Sehnen verlaufen durch den Handwurzelkanal zu den Endgliedern des 2. bis 5. Fingers. An ihren zur Speiche hin gelegenen (radialen) Seiten entspringen kleine Fingermuskeln, die Regenwurmmuskeln (Mm. lumbricales). Der tiefe Fingerbeuger ist in der Lage,

---

[18] canalis (lat.): Kanal; carpus (lat.): Handwurzel
[19] palma (lat.): Handfläche; palmaris (lat.): fächerförmig; neuron (gr.): Sehne, Nerv; Aponeurose: Sehnenhaut, flächenhafte Sehne
[20] palma: s. 19

8.8. Muskulatur der oberen Extremität

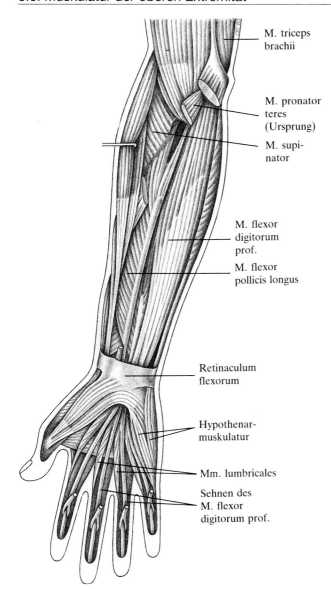

Abb. 8.8. Tiefe Schicht der ventralen Unterarmmuskeln. Die oberflächlichen Muskeln wurden entfernt. (Aus: 11)

Handwurzel-, Mittelhand- und Fingergelenke zu beugen.

Der *lange Daumenbeuger* zieht von der Vorderfläche der Speiche und der Zwischenknochenmembran zum Daumen. Seine Sehne verläuft, von einer eigenen Sehnenscheide umgeben, durch den Handwurzelkanal und setzt am Endglied des Daumens an. Er beugt den Daumen und kann ihn auch leicht zur Speiche hin abwinkeln (radial abduzieren).

Die **radialen**, an der Speichenseite des Unterarms gelegenen **Muskeln** sind der kurze radiale Handstrecker (M. extensor carpi radialis brevis), der lange radiale Handstrecker (M. extensor carpi radialis longus) und der Oberarmspeichenmuskel (M. brachioradialis). Alle drei Muskeln wirken im Ellenbogengelenk beugend (Tab. 8.18; Abb. 8.9).

Tab. 8.18. Radiale Unterarmmuskeln

Kurzer radialer Handstrecker (M. extensor carpi radialis brevis)
Langer radialer Handstrecker (M. extensor carpi radialis longus)
Oberarmspeichenmuskel (M. brachioradialis)

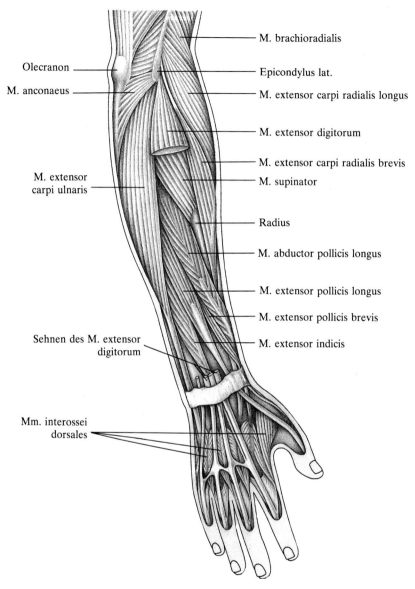

Abb. 8.9. Die Extensoren (Strecker) des Unterarms. Der Fingerstrecker (M. extensor digitorum) wurde teilweise entfernt. (Aus: 11)

Der *kurze radiale Handstrecker* entspringt am distalen Humerus sowie an Bändern im Bereich des Ellenbogengelenks und setzt am dritten Mittelhandknochen an. Neben seiner Aufgabe als schwacher Beuger im Ellenbogengelenk bringt er die Hand nach einer Abwinkelung zur Elle (Ulnarabduktion) wieder in ihre Mittelstellung und beugt sie auch zum Handrücken hin.

Der *lange radiale Handstrecker* entspringt etwas oberhalb des M. extensor carpi radialis brevis und zieht parallel zu ihm zum zweiten Mittelhandknochen. Auch er beugt leicht im Ellenbogengelenk. Daneben ist er ein schwacher Einwärtsdreher (Pronator) und kann die Hand zum Handrücken hin beugen (Dorsalflexion) und sie nach radial abwinkeln (Radialabduktion).

Kurzer und langer radialer Handstrecker werden auch als *Faustschlußhelfer* bezeichnet. Beim Ballen einer Faust ist es nötig, daß die Hand leicht nach dorsal flektiert (zum Handrücken hin gebeugt) sein muß, um eine maximale Wirkung zu erzielen.

8.8. Muskulatur der oberen Extremität

Der *Oberarmspeichenmuskel* ist im Gegensatz zu den beiden vorher genannten Muskeln des Unterarms ein *eingelenkiger Muskel*, d. h. er überschreitet nur ein Gelenk (hier: das Ellbogengelenk). Kurzer und langer radialer Handstrecker ziehen über Ellbogengelenk und Handgelenk und können so auf Unterarm und Hand wirken. Der am Oberarmknochen entspringende Oberarmspeichenmuskel setzt am Griffelfortsatz der Speiche (Processus styloideus radii) an. Er beugt im Ellbogengelenk und bringt den Unterarm in eine Mittelstellung zwischen Pro- und Supination.

Zur **oberflächlichen Schicht** der **dorsalen Unterarmmuskeln** zählen der Fingerstrecker, der Kleinfingerstrecker und der ulnare Handstrecker (Tab. 8.19). Die drei Muskeln entspringen gemeinsam vom äußeren Gelenkknorren (Epicondylus lateralis) des Oberarmknochens.

Tab. 8.19. Oberflächliche Schicht der dorsalen Unterarmmuskulatur

Fingerstrecker (M. extensor digitorum)
Kleinfingerstrecker (M. extensor digiti minimi)
Ulnarer Handstrecker (M. extensor carpi ulnaris)

Der *Fingerstrecker* (M. extensor digitorum) zieht mit seinen Sehnen zum 2. bis 5. Finger. Zwischen den einzelnen Sehnen finden sich oft sehnige Verbindungen. Zu den Aufgaben des Fingerstreckers gehören das Strecken und Spreizen der Finger sowie die Beugung des Handgelenks zum Handrücken hin (Dorsalflexion) und das Abwinkeln der Hand zur Elle hin (Ulnarabduktion).

Der *Kleinfingerstrecker* (M. extensor digiti minimi) zieht mit zwei Sehnen zum 5. Finger. Er streckt den kleinen Finger und wirkt bei der Dorsalflexion und der Ulnarabduktion der Hand mit.

Der *ulnare Handstrecker* (M. extensor carpi ulnaris) entspringt außer vom äußeren Gelenkknorren des Humerus auch noch von der Elle und zieht zur Basis des 5. Mittelhandknochens. Seine Hauptaufgabe ist die Abwinkelung der Hand nach ulnar.

Fünf Muskeln bilden die **tiefe Schicht** der **dorsalen Unterarmmuskeln**: der Auswärtsdreher, der lange Daumenabzieher, der kurze Daumenstrecker, der lange Daumenstrecker und der Zeigefingerstrecker (Tab. 8.20).

Der *Auswärtsdreher* (M. supinator) verläuft schräg vom Ellbogengebiet um die Speiche herum zu seiner Ansatzstelle in der Nähe der Rau-

Tab. 8.20. Tiefe Schicht der dorsalen Unterarmmuskeln

Auswärtsdreher (M. supinator)
Langer Daumenabzieher (M. abductor pollicis longus)
Kurzer Daumenstrecker (M. extensor pollicis brevis)
Langer Daumenstrecker (M. extensor pollicis longus)
Zeigefingerstrecker (M. extensor indicis)

higkeit der Speiche (Tuberositas radii). Seine Aufgabe ist die Supination (Auswärtsdrehung) des Unterarms.

Unterhalb des Auswärtsdrehers entspringt der *lange Daumenabzieher* (M. abductor pollicis longus). Seine Sehne setzt am ersten Mittelhandknochen an. Die Hauptfunktion dieses Muskels ist die Abduktion (Abwinkelung) des Daumens. Er ist jedoch auch in der Lage, die Hand zur Handfläche hin zu beugen und sie zur Speiche hin abzuwinkeln.

Der seitlich von ihm gelegene kleine *kurze Daumenstrecker* (M. extensor pollicis brevis) zieht zum Grundglied des Daumens. Er streckt den Daumen und winkelt ihn ab.

Die Ursprungsfläche des *langen Daumenstreckers* (M. extensor pollicis longus) liegt an der Dorsalseite der Elle und der Zwischenknochenmembran zwischen Elle und Speiche. Er setzt an der Basis des Daumenglieds an und winkelt die Hand zur Speiche hin ab. Zu seinen Aufgaben zählt weiterhin die Mitwirkung an der Dorsalflexion der Hand.

Der *Zeigefingerstrecker* (M. extensor indicis) liegt an der ulnaren Seite des langen Daumenstreckers. Er streckt den Zeigefinger und wirkt bei der Beugung der Hand zum Handrücken hin mit.

8.8.4. Handmuskeln

Zu den Handmuskeln zählen die *Zwischenknochenmuskeln* (Mm. interossei), die zwischen den Mittelhandknochen liegen, und zwar am Handrücken (Dorsum) und der Hohlhandfläche (Palma[21] oder Vola[22]) (Tab. 8.21). Sie spreizen die Finger.

Tab. 8.21. Muskeln der Mittelhand

Palmare Zwischenknochenmuskeln (Mm. interossei palmares)
Dorsale Zwischenknochenmuskeln (Mm. interossei dorsales)
Regenwurmmuskeln (Mm. lumbricales)

---
[21] palma (lat.): Handfläche
[22] vola manus (lat.): Hohlhand, Handfläche

Die an den Sehnen des tiefen Fingerbeugers entspringenden *Regenwurmmuskeln* (Mm. lumbricales) wirken beugend auf das Grundgelenk und streckend auf die Hand- und Endgelenke der Finger.

Daumen- und Kleinfingerballen werden von besonderen Muskeln gebildet. Besonders wichtig für die *Greiffunktion* der Hand ist der M. opponens pollicis (*Daumengegensteller*), der den Daumen den übrigen Fingern gegenüberstellt (Tab. 8.22; 8.23).

Tab. 8.22. Muskeln des Daumenballens (Thenar[23])

Kurzer Daumenabzieher (M. abductor pollicis brevis)
Kurzer Daumenbeuger (M. flexor pollicis brevis)
Daumenanzieher (M. adductor pollicis)
Daumengegensteller (M. opponens pollicis)

Tab. 8.23. Muskeln des Kleinfingerballens (Hypothenar[24])

Kurzer Hohlhandmuskel (M. palmaris brevis)
Kleinfingerabzieher (M. abductor digiti minimi)
Kurzer Kleinfingerbeuger (M. flexor digiti minimi brevis)
Kleinfingergegensteller (M. opponens digiti minimi)

Tab. 8.24. Hüftmuskulatur

I. Vordere Gruppe
Hüftlendenmuskel (M. iliopsoas):
   a) Großer Lendenmuskel (M. iliopsoas)
   b) Darmbeinmuskel (M. iliacus)

II. Seitliche Gruppe
Sehnenspanner / Spanner der Oberschenkelbinde (M. tensor fasciae latae)

III. Hintere Gruppe
1. Schicht:
Großer Gesäßmuskel (M. glutaeus maximus)
2. Schicht:
Mittlerer Gesäßmuskel (M. glutaeus medius)
3. Schicht:
Kleiner Gesäßmuskel (M. glutaeus minimus)
Birnenförmiger Muskel (M. piriformis)
Innerer Verschlußmuskel / Innerer Hüftlochmuskel (M. obturatorius internus)
Zwillingsmuskel (M. gemellus):
   a) Oberer Zwillingsmuskel (M. gemellus superior)
   b) Unterer Zwillingsmuskel (M. gemellus inferior)
4. Schicht:
Äußerer Verschlußmuskel / Äußerer Hüftlochmuskel (M. obturatorius externus)
Viereckiger Schenkelmuskel (M. quadratus femoris)

8.9. Muskulatur der unteren Extremität

Entsprechend der Gliederung der Muskulatur der oberen Extremität unterscheidet man an der unteren Extremität die *Hüftmuskeln*, die *Muskeln des Oberschenkels*, die *Muskeln des Unterschenkels* und die *Fußmuskeln*.

8.9.1. Hüftmuskeln

Die Hüftmuskeln setzen sich aus einer vorderen, einer seitlichen und einer hinteren Gruppe zusammen (Tab. 8.24).

In die **vordere Gruppe der Hüftmuskulatur** ordnet man den *Hüftlendenmuskel* (M. iliopsoas) ein, der sich aus dem *großen Lendenmuskel* (M. psoas major) und dem *Darmbeinmuskel* (M. iliacus) zusammensetzt. Verschiedentlich wird er auch zur hinteren Muskelgruppe der Bauchmuskulatur gezählt. Er entspringt an der Lendenwirbelsäule (M. psoas major) und am Darmbein (M. iliacus) und setzt am kleinen Rollhügel (Trochanter minor) des Oberschenkelknochens an. Seine Hauptaufgaben sind die Beugung des Oberschenkels im Hüftgelenk und die Auswärtsdrehung (Außenrotation) des Beins.

Die **seitliche Gruppe** bildet der kleine *Sehnenspanner* (M. tensor fasciae latae). Er spannt die Oberschenkelsehne (Fascia lata[25]) und wirkt leicht beugend im Hüftgelenk.

In der **hinteren Gruppe** liegen die Hüftmuskeln in vier Schichten übereinander. Sie entspringen fast alle am Darm-, Sitz- oder Kreuzbein und setzen am Oberschenkelknochen an.

Die **oberste Schicht** bildet der *große Gesäßmuskel* (M. glutaeus maximus), der wichtigste Strecker des Oberschenkels im Hüftgelenk. Sein Gegenspieler ist der Hüftlendenmuskel. Der große Gesäßmuskel, der breitflächig von der Mitte des hinteren Beckens zum Oberschenkel zieht, formt im wesentlichen das Gesäß. Neben

---

[23] thenar (gr.): Daumenballen, flache Hand
[24] hypo (gr.): unter, unterhalb; thenar: s. 23; Hypothenar: Kleinfingerballen
[25] fascia (lat.): Binde; latus (lat.): breit, Fascia lata: Oberschenkelsehne, Oberschenkelbinde; bindegewebige Hülle, die die Oberschenkelmuskeln umschließt

8.9. Muskulatur der unteren Extremität

seiner Aufgabe als Strecker im Hüftgelenk sorgt er dafür, daß der Rumpf nicht nach vorne kippt (Haltefunktion).

Die **zweite Schicht** wird vom *mittleren Gesäßmuskel* (M. glutaeus medius) gebildet. Zusammen mit dem kleinen Gesäßmuskel aus der dritten Schicht der hinteren Hüftmuskulatur dient er der Abspreizung (Abduktion) des Oberschenkels. Der große Gesäßmuskel bedeckt einen Großteil des M. glutaeus medius (vgl. Abb. 8. 10).

Zur **dritten Schicht** der dorsalen Hüftmuskeln gehören der kleine Gesäßmuskel (M. glutaeus minimus), der birnenförmige Muskel (M. piriformis), der innere Verschlußmuskel, der auch als innerer Hüftlochmuskel (M. obturatorius internus) bezeichnet wird, und der Zwillingsmuskel (M. gemellus). Der *kleine Gesäßmuskel* wird vollständig vom mittleren Gesäßmuskel bedeckt. Er entspricht in seiner Funktion dem M. glutaeus medius.

Tab. 8.25. Aufgaben der Hüftmuskulatur (zusammen mit Muskeln des Oberschenkels)

Mit Hilfe der Hüftmuskulatur können wir das Bein
- nach außen drehen (Außenrotation)
- nach innen drehen (Innenrotation)
- strecken (Extension)
- beugen (Flexion)
- abspreizen (Abduktion)
- heranführen (Adduktion)

In der **vierten Schicht** der hinteren Hüftmuskeln finden sich der äußere Verschlußmuskel (äußerer Hüftlochmuskel, M. obturatorius externus) und der viereckige Schenkelmuskel (M. quadratus femoris). Der *äußere Hüftlochmuskel* liegt in der Tiefe. Man kann ihn erst in seinem Verlauf verfolgen, wenn alle Nachbarmuskeln entfernt wurden. Von der seitlichen Begrenzung des Foramen obturatum zieht er zum Oberschenkelknochen. Er dient als Auswärtsroller (Außenrotator) und als schwacher Beinanzieher (Adduktor). Der *viereckige Schenkelmuskel* entspringt am Sitzbeinhöcker (Tuber ischiadicum) und zieht zu einer Leiste zwischen kleinem und großem Rollhügel (Crista intertrochanterica). Der annähernd viereckige, platte Muskel ist ein starker Außenrotator. Daneben dient er noch als Adduktor (Anzieher) des Oberschenkels.

8.9.2. Muskulatur des Oberschenkels

Auch bei der Oberschenkelmuskulatur unterscheidet man eine vordere, eine hintere und eine mediale Gruppe (Tab. 8.26).

Tab. 8.26. Muskulatur des Oberschenkels

I. Vordere Gruppe
Vierköpfiger Oberschenkelmuskel (M. quadriceps femoris):
   a) Gerader Schenkelmuskel (M. rectus femoris)
   b) Innerer Schenkelmuskel (M. vastus medialis)
   c) Äußerer Schenkelmuskel (M. vastus lateralis)
   d) Mittlerer Schenkelmuskel (M. vastus intermedius)
Schneidermuskel (M. satorius)

II. Hintere Gruppe
Halbsehnenmuskel (M. semitendinosus)
Flachsehnenmuskel / Plattsehnenmuskel (M. semimembranosus)
Zweiköpfiger Oberschenkelmuskel (M. biceps femoris)

III. Mediale Gruppe (Adduktoren)
Langer Oberschenkelanzieher (M. adductor longus)
Kurzer Oberschenkelanzieher (M. adductor brevis)
Großer Oberschenkelanzieher (M. adductor magnus)
Kammuskel (M. pectineus)
Schlankmuskel (M. gracilis)

In die **vordere Gruppe** gehören der vierköpfige Oberschenkelmuskel (M. quadriceps femoris), bestehend aus M. rectus femoris, M. vastus medialis, M. vastus lat., M. vastus intermedius) und der Schneidermuskel (M. sartorius) (Abb. 8.10).

Der *vierköpfige Oberschenkelmuskel* entspringt mit drei Köpfen am Femur, mit einem Kopf am Darmbein. Den in der Mitte gelegenen

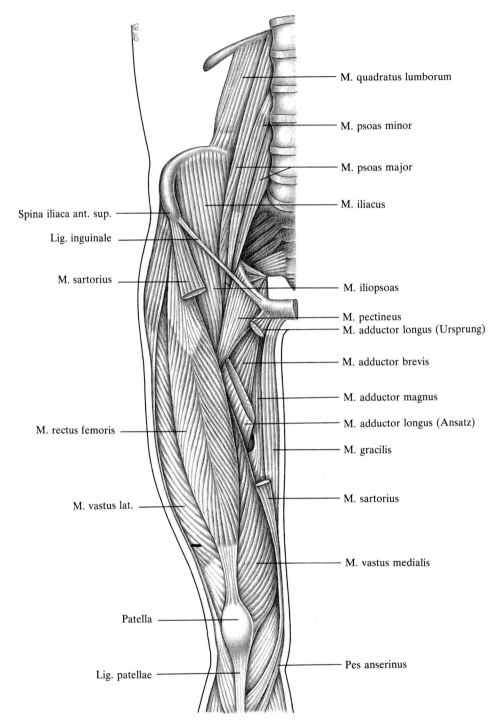

Abb. 8.10. Vordere und mediale Gruppe der Oberschenkelmuskulatur. (Aus: 11)

8.9. Muskulatur der unteren Extremität

Teil des Muskels bezeichnet man als *geraden Schenkelmuskel* (M. rectus femoris). Seitlich davon liegen der innere Schenkelmuskel (M. vastus medialis) und der *äußere Schenkelmuskel* (M. vastus lateralis). Den mittleren Schenkelmuskel (M. vastus intermedius) findet man unterhalb des M. rectus femoris; er ist deshalb in Abb. 8.10 nicht sichtbar. Die vier Muskeln setzen mit einer gemeinsamen Sehne am Schienbein an. In diese Sehne ist die Kniescheibe (Patella), das größte Sesambein des Menschen, eingelagert. Der M. quadriceps femoris streckt den Unterschenkel im Kniegelenk. Der gerade Schenkelmuskel beugt daneben den Oberschenkel im Hüftgelenk.

Der zierliche *Schneidermuskel* entspringt am Darmbein und verläuft schräg über den Oberschenkel zum Schienbein, wo er mit dem Gänsefuß *(Pes anserinus*[26]*)*, einer aus den verbreiterten Endsehnen dreier Oberschenkelmuskeln (M. sartorius, M. gracilis und M. semitendinosus) gebildeten Sehnenplatte ansetzt. Früher nahm man an, daß der Schneidermuskel für den Schneidersitz mit übereinandergeschlagenen Beinen wichtig sei. Er beugt gleichzeitig im Knie- und im Hüftgelenk und hilft bei der Außenrotation des Oberschenkels.

Zur **hinteren Gruppe** der Oberschenkelmuskulatur zählt man den Halbsehnenmuskel (M. semitendinosus), den Flachsehnenmuskel (M. semimembranosus) und den zweiköpfigen Oberschenkelmuskel (M. biceps femoris) (Abb. 8.11).

Der *lange Kopf* des *zweiköpfigen Oberschenkelmuskels* entspringt zusammen mit dem Halbsehnenmuskel am Sitzbeinhöcker, während der *kurze Kopf* vom mittleren Drittel des Femurschaftes abwärts zieht. Als M. biceps femoris setzen sie gemeinsam am Wadenbeinköpfchen an. Der zweiköpfige Oberschenkelmuskel ist der einzige Auswärtsdreher (Außenrotator) im Kniegelenk, außerdem beugt er das Knie. Der lange Kopf hilft daneben noch bei der Rückhebung (Retroversion) des Oberschenkels.

Der *Halbsehnenmuskel*, der zusammen mit dem langen Kopf des zweiköpfigen Oberschenkelmuskels entspringt (s.o.), zieht zum Schienbein und setzt dort im *Pes anserinus* (Gänsefuß) an. Der zweigelenkige Muskel ist an der Rückhebung (Retroversion) im Hüftgelenk beteiligt, er beugt im Kniegelenk und rollt den Unterschenkel nach innen (Innenrotation).

Der *Flachsehnenmuskel* (Plattsehnenmuskel) entspringt ebenfalls am Sitzbeinhöcker. Er liegt unter dem Halbsehnenmuskel und setzt mit seiner dreigespaltenen Sehne am Schienbein und weiteren Strukturen im Bereich des Unterschenkels an. Zu seinen Aufgaben gehören die Rückhebung im Hüftgelenk und die Beugung im Kniegelenk bei gleichzeitiger Einwärtsdrehung.

Als **mediale Gruppe** bezeichnet man die an der Innenfläche des Oberschenkels liegenden *Adduktoren* (Anzieher). Hierzu zählen der lange Oberschenkelanzieher (M. adductor longus), der kurze Oberschenkelanzieher (M. adductor brevis), der große Oberschenkelanzieher (M. adductor magnus), der Kammuskel (M. pectineus) und der Schlankmuskel (M. gracilis) (vgl. Abb. 8.10).

Der schmale *Schlankmuskel* entspringt nahe der Symphyse, dem Schamfugenknorpel, und zieht an der medialen Seite des Oberschenkels abwärts zum Schienbein. Zusammen mit zwei weiteren Muskeln setzt er dort im Gänsefuß *(Pes anserinus)* an. Als einziger zweigelenkiger Muskel der Adduktorengruppe beugt er im Knie- und im Hüftgelenk und wirkt außerdem als Oberschenkelanzieher (Adduktor).

Der am weitesten proximal gelegene *Kammuskel* verläuft vom Schambeinkamm schräg abwärts zum Oberschenkelknochen. Neben der Adduktion dient er der Beugung im Hüftgelenk und wirkt als schwacher Außenrotator.

Nach distal gelegen schließt sich der *kurze Oberschenkelanzieher* an. Auch er entspringt nahe der Symphyse und zieht breitflächig zum oberen Femurdrittel. Seine Aufgaben entsprechen denen des Kammuskels.

Der *große Oberschenkelanzieher* zieht vom Schambein- und Sitzbeinast zum Oberschenkelknochen. Der breite Muskelbauch spaltet sich in zwei Teile. Der proximal gelegene Teil inseriert[27] an der Rauhigkeit (Linea aspera) des Femurs, der distale Teil setzt mit einer Sehne am inneren Obergelenkknorren (Epicondylus medialis) an. Als mächtiger Adduktor ist der große Oberschenkelanzieher am Kreuzen der Beine beteiligt. Der proximale Teil wirkt außerdem als Außenrotator (Auswärtsdreher). Dagegen kann der distale Teil bei nach auswärts gedrehtem und gebeugtem Bein als Innenrotator wirken. Er dient daneben auch der Streckung des Oberschenkels im Hüftgelenk.

---

[26] pes (lat.): Fuß; anser (lat.): Gans
[27] inserere (lat.): einfügen, einlassen; ansetzen, anheften

8. Muskulatur – Spezieller Teil

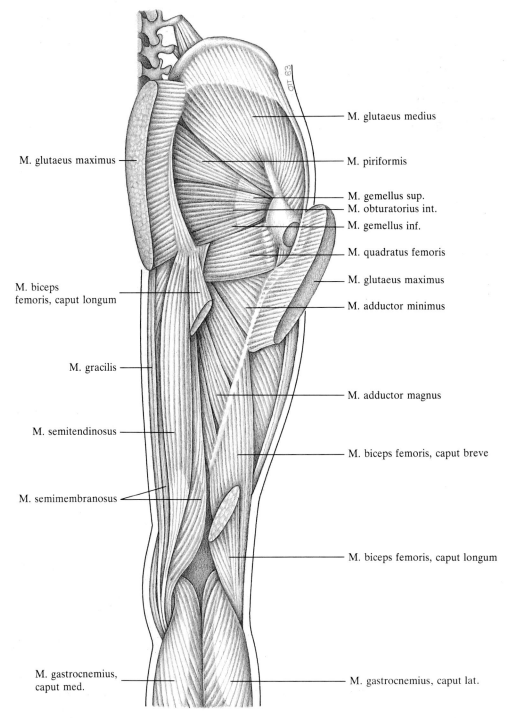

Abb. 8.11. Hintere Gruppe der Oberschenkelmuskulatur sowie Blick auf die tieferen Schichten der Gesäßmuskulatur. Der lange Kopf des zweiköpfigen Oberschenkelmuskels (M. biceps femoris) und der große Gesäßmuskel (M. glutaeus maximus) wurden teilweise entfernt. (Aus: 11)

8.9. Muskulatur der unteren Extremität

Bedeckt wird der M. adductor magnus zum Teil vom *langen Oberschenkelanzieher*, der vom oberen Schambeinast zum mittleren Drittel des Oberschenkelknochens zieht. Auch er dient in erster Linie der Adduktion, kann jedoch auch bei der Außenrotation mitwirken und eine leichte Anteversion (Vorhebung, Beugung) durchführen.

8.9.3. Muskulatur des Unterschenkels

Bei den Unterschenkelmuskeln kann man eine vordere, eine seitliche und eine hintere Gruppe unterscheiden (Tab. 8.27). Die vordere Gruppe bilden die Extensoren (Strecker), die hintere Gruppe die Flexoren (Beuger).

Tab. 8.27. Unterschenkelmuskulatur

I. Vordere Gruppe (Extensoren)
Vorderer Schienbeinmuskel (M. tibialis anterior)
Langer Zehenstrecker (M. extensor digitorum longus)
Langer Großzehenstrecker (M. extensor hallucis longus)

II. Seitliche Gruppe (Peronaeusgruppe)
Langer Wadenbeinmuskel (M. peronaeus longus)
Kurzer Wadenbeinmuskel (M. peronaeus brevis)

III. Hintere Gruppe (Flexoren) 1. Obere Schicht:
Großer Wadenmuskel / Drillingsmuskel der Wade (M. triceps sura):
  a) Zwillingswadenmuskel (M. gastrocnemius)
  b) Schollenmuskel (M. soleus)
  c) Sohlenspanner (M. plantaris)
2. Tiefe Schicht:
Hinterer Schienbeinmuskel (M. tibialis posterior)
Langer Zehenbeuger (M. flexor digitorum longus)
Langer Großzehenbeuger (M. flexor hallucis longus)
Kniekehlenmuskel (M. popliteus)

In der **vorderen Gruppe** finden wir den vorderen Schienbeinmuskel (M. tibialis anterior), den langen Zehenstrecker (M. extensor digitorum longus) und den langen Großzehenstrecker (M. extensor hallucis longus) (Abb. 8.12).

Der *vordere Schienbeinmuskel* entspringt breitflächig am Schienbein. Seine Sehne setzt an den sohlenwärts gelegenen Flächen des mittleren Keilbeins und des ersten Mittelfußknochens an. Er beugt den Fuß nach dorsal (zum Fußrücken hin) und hebt dabei den medialen Fußrand, d. h. er supiniert.

Der *lange Zehens...*
beinwärts gelegene...
reich des Schienbe...
chens. Seine Sehne ...
auf, die zur 2. b...
Aufgaben gehört
und des Fußes.

Der *lange Großzehe...*
langen Zehenstrecker und dem vor...
beinmuskel. Vom mittleren Bereich des Waden...
beins zieht er mit einer langen Sehne zur Großzehe. Er beugt die große Zehe zum Fußrücken hin (Dorsalflexion) und unterstützt die Dorsalflexion des Fußes.

Die **seitliche Gruppe** der Unterschenkelmuskulatur bezeichnet man auch als *Peronaeus-Gruppe*[28]. Hierzu zählen der lange Wadenbeinmuskel (M. peronaeus longus) und der kurze Wadenbeinmuskel (M. peronaeus brevis) (vgl. Abb. 8.12).

Der lange *Wadenbeinmuskel* entspringt im Bereich des Fibulaköpfchens. Seine lange, starke Sehne zieht zum ersten Mittelfußknochen und zum mittleren Keilbein, wobei sie im Bereich der Fußsohle einen großen Bogen beschreibt. Sie hilft so bei der Verspannung des Fußquergewölbes. Zusammen mit dem kurzen Wadenbeinmuskel dient der M. peronaeus longus vor allem der Pronation, d. h. er senkt den medialen Fußrand. Zusätzlich wirkt er bei der Beugung des Fußes zur Sohle hin mit (Plantarflexion).

Der *kurze Wadenbeinmuskel* zieht von der seitlichen Fibulafläche abwärts. Er liegt unter dem langen Wadenbeinmuskel und wird teilweise von ihm bedeckt. Seine Sehne setzt am 5. Mittelfußknochen an. Ebenso wie der M. peronaeus longus dient er der Pronation und der Plantarflexion.

Die **obere Schicht** der **hinteren Unterschenkelmuskeln** (Abb. 8.13) besteht aus dem großen Wadenmuskel (Drillingsmuskel der Wade, M. triceps surae), der sich aus den beiden Köpfen des Zwillingswadenmuskels (M. gastrocnemius) und dem Schollenmuskel (M. soleus) zusammensetzt. Weiterhin zählt man den kleinen Sohlenspanner (M. plantaris), der nicht regelmäßig vorhanden ist, zum M. triceps surae.

Der oberflächlich gelegene *M. gastrocnemius* formt die Wade. Sein medialer Kopf entspringt über dem inneren, sein lateraler Kopf über dem äußeren Femurgelenkknorren. Sie bilden die untere Begrenzung der Kniekehle. Die Muskel-

---

[28] perone (gr.): Wadenbein

8. Muskulatur – Spezieller Teil

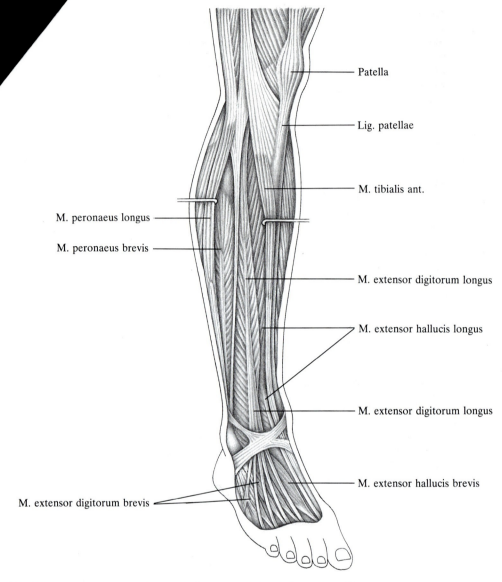

Abb. 8.12. Vordere und seitliche Gruppe der Unterschenkelmuskulatur. (Aus: 11)

bäuche gehen in eine mächtige Sehne über, die sich mit der Sehne des Schollenmuskels vereinigt. Die »*Achillessehne*« setzt am Fersenhöcker (Tuber calcanei) an.

Der unterhalb des Zwillingswadenmuskels gelegene *Schollenmuskel* entspringt breitflächig vom oberen Wadenbeindrittel und der Mitte des Schienbeins und zieht gemeinsam mit dem M. gastrocnemius abwärts zum Fersenbein.

Der kleine *Sohlenspanner* entspringt im Gebiet des lateralen Kopfes des Zwillingswadenmuskels. Seine lange Sehne verläuft zwischen M. gastrocnemius und M. soleus schräg abwärts als medialer Rand der Achillessehne.

Aufgabe des *großen Wadenmuskels* ist die Beugung des Fußes zur Sohle hin (Plantarflexion). Er wirkt daneben auch noch als Supinator im unteren Sprunggelenk, d. h. er hebt den medialen Fußrand.

In der **tiefen Schicht** der **hinteren Unterschenkelmuskulatur** (Abb. 8.14) liegen der hintere Schienbeinmuskel (M. tibialis posterior), der

8.9. Muskulatur der unteren Extremität

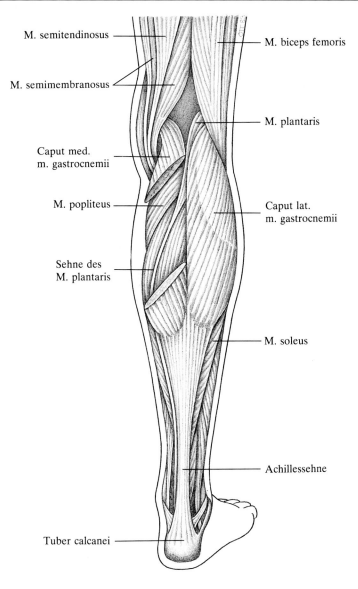

Abb. 8.13. Obere Schicht der hinteren Unterschenkelmuskulatur. Der mediale Kopf des Zwillingswadenmuskels (M. gastrocnemicus) wurde teilweise entfernt. (Aus: 11)

lange Zehenbeuger (M. flexor digitorum longus), der lange Großzehenbeuger (M. flexor hallucis longus) und der Kniekehlenmuskel (M. popliteus).

Der *kurze Kniekehlenmuskel* zieht vom äußeren Obergelenkknorren des Femurs quer über die hintere Kniegelenksfläche zur dorsalen Tibia. Er beugt das Knie und hilft bei der Innenrotation des Unterschenkels.

An der Zwischenknochenmembran von Schien- und Wadenbein entspringt der *hintere Schienbeinmuskel*. Die Sehne des gefiederten Muskels zieht hinter dem Innenknöchel (Malleolus medialis) zum Kahnbein und zu den drei Keilbeinen. Wie der Drillingsmuskel der Wade dient er der Plantarflexion. Gleichzeitig hebt er den medialen Fußrand (Supination).

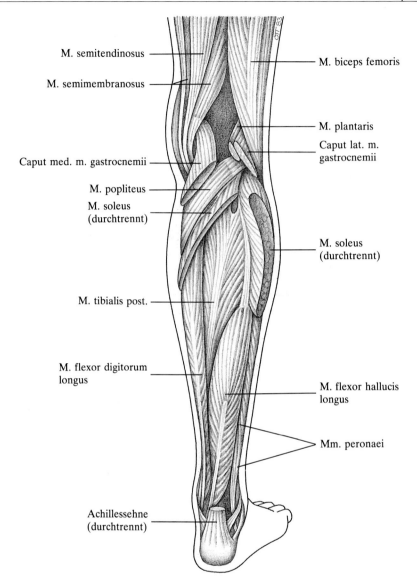

Abb. 8.14. Tiefe Schicht der hinteren Unterschenkelmuskulatur. Der große Wadenmuskel (M. triceps surae) wurde zum Großteil entfernt. (Aus: 11)

Weiter distal gelegen ist der *lange Großzehenbeuger*, der von der hinteren Wadenbeinfläche mit einem breiten Muskelbauch abwärts zieht. Seine relativ kurze Sehne zieht zur Fußsohle und setzt am Endglied der Großzehe an. Er beugt die Großzehe und unterstützt die Beugung der übrigen Zehen sowie die Supination des Fußes.

An der hinteren Tibiafläche entspringt der *lange Zehenbeuger*. Seine Sehne spaltet sich im Bereich der Fußsohle (Planta pedis[29]) in vier Teilsehnen auf, die zu den Endgliedern der 2. bis 5. Zehe ziehen. Seine Hauptaufgabe ist die Zehenbeugung.

---

[29] planta (lat.): Fußsohle; pes (lat.): Fuß

8.9.4. Fußmuskulatur

Entsprechend der oberen Extremität liegen die meisten Muskeln, die den Fuß bewegen, am Unterschenkel. Lange Sehnen ziehen von ihnen zum Fuß. Zusätzlich finden sich *kurze Fußmuskeln* am Fußrücken und der Sohle. Es sind meist kleine *Beuger* und *Strecker*.

Zu den **Muskeln des Fußrückens** gehören der kurze Zehenstrecker (M. extensor digitorum brevis) und der kurze Großzehenstrecker (M. extensor hallucis brevis) (Tab. 8.28).

Tab. 8.28. Muskeln des Fußrückens

Kurzer Zehenstrecker (M. extensor brevis)
Kurzer Großzehenstrecker (M. extensor hallucis brevis)

Der *kurze Zehenstrecker* entspringt im Bereich des Fersenbeins und spaltet sich in drei Muskelbäuche auf. Die von ihnen ausgehenden Sehnen ziehen zur 2. bis 4. Zehe. Der M. extensor digitorum brevis beugt diese Zehen zum Fußrücken hin (Dorsalflexion).

Nach medial gelegen befindet sich der *kurze Großzehenstrecker*. Er spaltet sich vom kurzen Zehenstrecker ab und zieht mit seiner Sehne zur großen Zehe, für deren Dorsalflexion er verantwortlich ist.

Bei den **Muskeln der Fußsohle** unterscheidet man die Großzehenmuskeln, die Muskeln der Kleinzehe und die kurzen Muskeln im mittleren Bereich. Bedeckt werden alle diese Muskeln von der starken *Plantaraponeurose*[30], einer Sehnenplatte, die mit den Muskeln und den Knochen des Fußskeletts zur Erhaltung des Längsgewölbes beiträgt (Tab. 8.29).

Tab. 8.29. Muskeln der Fußsohle

I. Großzehenmuskeln
Großzehenabzieher (M. abductor hallucis)
Kurzer Großzehenbeuger (M. flexor hallucis brevis)
Großzehenanzieher (M. adductor hallucis)

II. Kleinzehenmuskeln
Kleinzehengegensteller (M. opponens digiti minimi)
Kleinzehenbeuger (M. flexor digiti minimi)
Kleinzehenabzieher (M. abductor digiti minimi)

III. Muskeln im mittleren Bereich der Fußsohle
Regenwurmmuskeln (Mm. lumbricales)
Viereckiger Sohlenmuskel (M. quadratus plantae)
Zwischenknochenmuskeln (Mm. interossei):
   a) Dorsale Zwischenknochenmuskeln
     (Mm. interossei dorsales)
   b) Plantare Zwischenknochenmuskeln
     (Mm. interossei plantare)
Kurzer Zehenbeuger (M. flexor digitorum brevis)

Für Ihre Notizen:

---

[30] planta (lat.): Fußsohle; Aponeurose: Sehnenhaut, flächenhafte Sehne

9. Ausgewählte Erkrankungen der Muskulatur und ihrer Hilfseinrichtungen

9.1. Neuromuskuläre Erkrankungen

Den größten Teil der Muskelkrankheiten bilden **neurogene Erkrankungen**. Dies sind Erkrankungen, bei denen das periphere oder das zentrale Nervensystem betroffen ist, was zur Schädigung des vom entsprechenden Nerven versorgten Muskels führt. Die Folge ist meist eine *Muskelatrophie*[1] (Muskelschwund).

Zu den neuromuskulären Erkrankungen gehört die *infantile Zerebralparese*[2], eine spastische[3] Lähmung infolge einer frühkindlichen Hirnschädigung, die häufig mit Intelligenzdefekten und Störungen des Hörens, des Sehens und des Sprechens verbunden ist.

Auch die *Kinderlähmung*, eine entzündliche Erkrankung, die durch Polioviren verursacht wird, ist eine solche Krankheit. Die auch als *Poliomyelitis anterior acuta* oder *Poliomyelitis epidemica*[4] bezeichnete Erkrankung führt über eine Schädigung der Vorderhornzellen des Rückenmarks zu rein motorischen Lähmungen. Die Sensibilität (Empfindung von Berührung, Temperatur etc.) ist nicht beeinträchtigt. Die Viren gelangen über den Magen-Darm-Trakt oder den Nasen-Rachen-Raum in den Körper. Betroffen sind meist Kinder im Alter von 2 bis 10 Jahren. Nach einem Stadium der Virämie[5], in dem die Erreger über den Blutweg in den ganzen Körper transportiert werden, kommt es in schweren Fällen über eine *Muskelatrophie* zu *Lähmungen*, begleitet von Gelenkschmerzen. In einem späteren Stadium bilden sich diese Lähmungen zum Teil wieder zurück. Dies ist noch bis 1½ Jahre nach der Infektion möglich. Es bleiben danach *Restlähmungen*, die oft Wachstumsstörungen der Knochen und Gelenkfehlstellungen zur Folge haben. Daher sollte schon frühzeitig mit einer Übungsbehandlung begonnen werden, um die betroffenen Muskeln wieder zu kräftigen.

Häufiger treten jedoch Muskellähmungen infolge einer Polyneuropathie – einer Erkrankung vieler peripherer Nerven (s. S. 271) – auf. Im Vordergrund der Symptomatik bei einer Polyneuropathie stehen jedoch meist nicht Lähmungen sondern Mißempfindungen, Empfindungsausfälle und Ernährungsstörungen in den betroffenen Gliedmaßen. Motorische Ausfälle werden sehr viel seltener von den Patienten wahrgenommen, können jedoch in vielen Fällen bei einer ärztlichen Untersuchung festgestellt werden. Häufigste Ursache einer Polyneuropathie in den westlichen Industrieländern ist der Diabetes mellitus, die Zuckerkrankheit (s. S. 212). Aber auch bei der chronischen Polyarthritis („Gelenkrheuma", s. S. 317), der schleichenden Harnvergiftung und durch Alkoholmißbrauch kann es zu einer Polyneuropathie kommen.

9.2. Progressive Muskeldystrophie

Als progressive Muskeldystrophien[6] (Abb. 9.1) bezeichnet man eine Gruppe von Erkrankungen, bei denen der Muskelschwund (*Muskelatrophie*) durch eine Schädigung der Muskelfibrillen selbst zustande kommt. Die *erblichen Erkrankungen* führen zur Schwäche und oftmals nach einigen Jahren erst zur Atrophie der betroffenen Skelettmuskulatur.

---

[1] a- (gr.): un-, -los; trophe (gr.): Nahrung, Ernährung; Atrophie: Schwund
[2] infans (lat.): Kind; cerebrum (lat.): Großhirn; zerebral: das Gehirn betreffend; paresis (gr.): Erschlaffung; Parese: unvollständige Lähmung; infantile Zerebralparese: zerebrale Kinderlähmung
[3] spasmos (gr.): Krampf; Spastik: Vermehrung des Muskeltonus
[4] polios (gr.): grau; myelos (gr.): Mark; anterior (lat.): vorderer; acutus (lat.): spitz, zugespitzt, heftig; epidemios (gr.): im Volk verbreitet; Poliomyelitis: Entzündung, bei der v. a. das Rückenmarksgrau betroffen ist
[5] Viren: Gruppe von Krankheitserregern; haima (gr.): Blut; Virämie: Vorhandensein von Viren im Blut
[6] progressiv: fortschreitend; dys- (gr.): Vorsilbe mit der Bedeutung: Störung eines Zustands oder einer Tätigkeit; trophe: s. 1

9.3. Formen der Muskellähmung

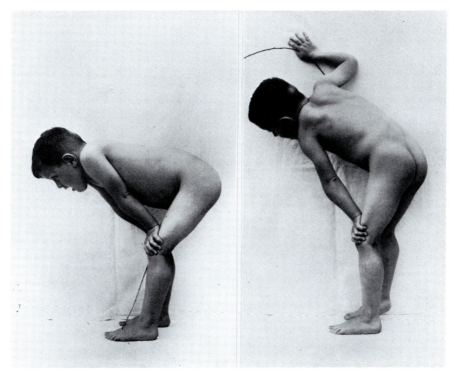

Abb. 9.1. Bewegungseinschränkung bei progressiver Muskeldystrophie. Die Patienten stützen sich beim Aufstehen an den Beinen ab, weil die Streckmuskulatur des Kniegelenks ausgefallen ist. (Aus: 19)

Die therapeutischen Möglichkeiten sind sehr stark eingeschränkt. Neben regelmäßiger krankengymnastischer Behandlung ist die rechtzeitige orthopädische Versorgung (z. B. mit einem Korsett) vordringlich.

9.3. Formen der Muskellähmung

Die Lähmung eines Muskels ist ein *Symptom*, keine eigenständige Erkrankung. Als *Lähmung* bezeichnet man den Verlust bzw. die Minderung der Fähigkeit, einen Muskel zu bewegen. Die **vollständige Lähmung** eines Muskels oder einer Muskelgruppe nennt man *Paralyse*[7] oder *Plegie*[8], die **inkomplette Lähmung** *Parese*[9].

Man unterscheidet die spastische Lähmung von der **schlaffen Lähmung**. Bei der schlaffen Lähmung sind periphere[10] Strukturen des Nervensystems (von den Vorderhornzellen des Rückenmarks bis zur motorischen Endplatte, der Synapse zur Muskelfaser) betroffen. Der Tonus der Muskulatur ist schlaff (*hypoton*[11]). Reflexe sind nur noch abgeschwächt oder überhaupt nicht mehr am betroffenen Muskel auslösbar. Es kommt zur Atrophie der Muskelfasern, zum Muskelschwund.

Spastische Lähmungen treten auf, wenn zentrale Strukturen des Nervensystems (von der Hirnrinde bis zu den Vorderhornzellen des Rückenmarks) erkrankt sind. Der Ruhetonus ist spastisch, d. h. auch in Ruhe besteht ein gesteigerter Tonus der betroffenen Muskulatur. Muskeleigenreflexe treten verstärkt auf. Eine Atrophie der gelähmten Muskeln ist nicht nachweisbar. Man findet spezielle spastische Zeichen wie das

---

[7] paralyein (gr.): auflösen
[8] plege (gr.): Wortteil mit der Bedeutung: Schlag, Lähmung
[9] paresis: s. 2
[10] peripherein (gr.): herumtragen; peripher: außen am Rande, weg oder fern vom Zentrum
[11] hypo- (gr.): unter, unterhalb; tonos (gr.): Spannung

sogenannte *Babinski-Zeichen*[12] (Abb. 9.2.). Ausgelöst wird es durch das Bestreichen des lateralen Fußsohlenrandes. Die Großzehe beugt sich zum Fußrücken hin (Dorsalflexion), während die Kleinzehen sich zur Sohle hin krümmen (Plantarflexion). In einigen Fällen kommt es auch noch zum Spreizen der Kleinzehen.

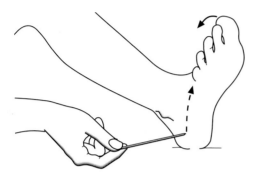

Abb. 9.2. Babinski-Zeichen (Erläuterung s. Text)

9.4. Myositis

Eine entzündliche Erkrankung der quergestreiften Muskulatur bezeichnet man als Myositis[13]. Typische Symptome sind Muskelschwäche, Lähmungen, oft auch Schmerzen im betroffenen Muskel. Gehäuft treten Myositiden in Familien auf, in denen auch erworbene Bindegewebserkrankungen (Kollagenosen[14]) vorkommen. Zwei wichtige Vertreter dieser Gruppe der Muskelerkrankungen sind die Polymyositis und die Dermatomyositis (s. Kap. 47.4.4.).

9.5. Kontrakturen

Kontrakturen[15] sind angeborene oder erworbene Bewegungseinschränkungen eines Gelenks. Nach ihren Ursachen unterscheidet man verschiedene Kontrakturformen.

Die **dermatogene**[16] **Kontraktur** entsteht durch die Schrumpfung der Haut des betroffenen Bereichs nach Verletzungen oder Verbrennungen. Auch durch Schrumpfungsvorgänge an *Faszien, Sehnen oder Gelenkkapseln* kann es zur eingeschränkten Beweglichkeit kommen. Die am häufigsten bei alten Menschen anzutreffende – nicht mehr rückgängig zu machende! – Fehlstellung eines Gelenkes ist der **Spitzfuß**. Er ist meist Folge einer fehlerhaften Lagerung bei Bettlägerigkeit. Oft sind es auch Schmerzen, die einen alten Menschen veranlassen, ein Gelenk weniger zu belasten. Er nimmt eine „Schonhaltung" ein, so daß sich schließlich eine Kontraktur ausbilden kann. Auch **Gelenkerkrankungen**, die das Gelenk zerstören, können zu einer Bewegungseinschränkung und zur Ausbildung einer Kontraktur führen. Ein solcher gelenkzerstörender Prozeß ist z. B. die Arthrose (s. S. 63). **Myogene**[17] **Kontrakturen** (Muskelkontrakturen) sind oft ischämisch[18] bedingt, d.h. es kommt zu narbigen Schrumpfungen infolge mangelnder Blutversorgung der Muskulatur. Dies kann z. B. nach Frakturen mit Gefäßverletzungen der Fall sein. Typische Formen sind die *Volkmannsche Kontraktur*[19] (Abb. 9.3) und die *Sudecksche Dystrophie*[20].

Als therapeutische Maßnahmen kommen die physikalische Therapie sowie die aktive und passive krankengymnastische Übungsbehandlung in Frage. Wichtig ist vor allem die Prophylaxe[21]. Durch vorbeugende Maßnahmen – z. B. eine sinnvolle Lagerung bei Bettlägerigen – ist eine Verhütung der Kontrakturentstehung oft möglich. Gelenke sollten nur so lange ruhig gestellt werden, wie es unbedingt nötig ist.

---

[12] Babinski, Joseph B.: franz. Neurologe (1857 – 1932)
[13] myo-: Muskel-; -itis: Entzündung
[14] kolla (gr.): Leim; kollagene Fasern: leimgebende Fasern, Bindegewebsfasern
[15] contrahere (lat.): zusammenziehen, steifmachen
[16] derma: s. 17; -genes (gr.): entstehend
[17] myo: s. l5; -genes: s. 20
[18] Ischämie: Unterbrechung oder spürbare Verringerung der Durchblutung eines Organs oder einzelner Organteile
[19] Volkmann, Richard v.; deutscher Physiologe (1830 – 1889); Volkmannsche Kontraktur: ischämische Muskelkontraktur infolge Mangeldurchblutung und Schädigung von Nerven durch einengende Verbände und Anschwellung des Gewebes in zu engen Gipsverbänden.
[20] Sudeck, Paul; deutscher Chirurg (1896 – 1938); Sudecksche Dystrophie: Lokale Durchblutungs- und Stoffwechselstörungen aller Gewebsschichten der Weichteile und Knochen an der betroffenen Extremität nach Verletzungen, Operationen oder Entzündungen; chronischer Verlauf.
[21] Prophylaxe: Verhütung von Krankheiten, Vorbeugung

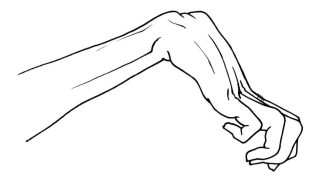

Abb. 9.3. Volkmannsche Kontraktur. (Aus: 6)

9.6. Entzündungen im Bereich der Hilfseinrichtungen der Muskulatur

9.6.1. Bursitis

Mit dem Begriff Bursitis[22] bezeichnet man eine Schleimbeutelentzündung. Am häufigsten kommen Bursitiden am Knie und am Ellenbogen vor. Ursachen sind häufige Verletzungen in diesem Bereich, auch Dauerreize (z. B. Druck), seltener spezifische Entzündungen wie Tuberkulose, Gonorrhoe oder auch eine Polyarthritis. Bei Fliesenlegern beispielsweise ist die Bursitis praepatellaris[23] (Schleimbeutelentzündung im Bereich des Knies) als Berufskrankheit anerkannt.

9.6.2. Tendovaginitis

Die Entzündung des Sehnengleitgewebes nennt man Tendovaginitis[24] oder Sehnenscheidenentzündung. Ursachen sind meist chronische Reiz- und Entzündungszustände. Zu Tendovaginitiden kommt es typischerweise bei in Schreibberufen tätigen Personen (Schreibmaschineschreiben). Auch im Rahmen rheumatischer Erkrankungen treten Sehnenscheidenentzündungen auf.

Wichtigste therapeutische Maßnahme ist die Schonung und Ruhigstellung der betroffenen Gliedmaße. Meist reicht dazu ein elastischer Verband. In schwierigen Fällen muß ein Gipsverband angelegt werden.

---

[22] bursa (lat.): Beutel, Tasche, Schleimbeutel; -itis: Entzündung
[23] bursitis: s. 26; prae (lat.): vor; patella (lat.): flache Scheibe, Kniescheibe
[24] tendo (lat.): Sehne; vagina (lat.): Scheide; -itis: Entzündung

10. Das Herz-Kreislauf-System

10.1. Herz (Cor[1])

Das Herz bildet zusammen mit den Arterien, Venen und Kapillaren das *Herz-Kreislauf-System*. Es besteht aus den beiden *Herzkammern* und den beiden *Herzvorhöfen*. Als *Pumpe* oder *Motor* des Herz-Kreislauf-Systems pumpt es das Blut aus dem rechten Teil (»rechtes Herz«) in den kleinen Kreislauf (Lungenkreislauf), wo es mit Sauerstoff angereichert wird. Der linke Teil des Herzens (»linkes Herz«) pumpt dieses sauerstoffreiche Blut in den großen Kreislauf, den Körperkreislauf.

Das Herz liegt im mittleren Brustraum, dem Mittelfellraum oder *Mediastinum*[2] (Abb. 10.1). Rechts und links wird es von den beiden Lungenflügeln begrenzt. Die rechte Herzhälfte zeigt größtenteils nach vorne (ventral), während die linke Herzhälfte überwiegend nach hinten (dorsal) liegt. Die *Herzspitze* zeigt nach links, vorne, unten. Sie wird durch die Muskulatur der linken Kammer gebildet. Zum *Herzspitzenstoß* (tastbar im 5. Zwischenrippenraum) kommt es, wenn sich das Herz zusammenzieht und gegen die vordere Brustwand stößt. Die *Herzbasis*, an der die großen Blutgefäße ein- bzw. austreten, zeigt nach rechts, hinten, oben.

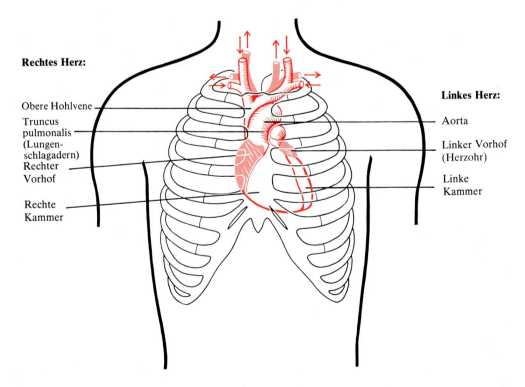

Abb. 10.1. Lage des Herzens im Brustkorb. (Aus: 11)

---

1 cor (lat.): Herz
2 quod per medium stat (lat.): was in der Mitte steht

10.1. Herz (Cor)

Der beim Erwachsenen ungefähr 300g schwere Hohlmuskel wird durch die *Herzscheidewand* (Septum[3]) in zwei Hälften geteilt. Rechtes und linkes Herz bestehen jeweils aus einem kleinen Vorhof (**Atrium**[4]) und einer größeren Kammer (**Ventrikel**[5]). Zwischen Vorhof und Kammer liegt eine *Segelklappe*, die als Ventil dient. Die zwischen rechtem Vorhof und rechter Kammer gelegene *Dreizipfelklappe* wird auch Valva tricuspidalis[6] genannt. Zwischen linkem Vorhof und linker Kammer befindet sich die *Zweizipfelklappe* (Valva mitralis[7]). Das Herz liegt in einem bindegewebigen Sack, dem *Herzbeutel* (Perikard[8]). Er besteht aus zwei Blättern, dem innen gelegenen **Epikard**[9] und dem äußeren **Perikard** im engeren Sinne, das mit der bindegewebigen Hülle der Lungenflügel (Pleura[10]) verwachsen ist. Das Epikard bildet gleichzeitig die äußere Umhüllung des Herzens. Es ist fest mit dem anschließenden Herzmuskelgewebe (**Myokard**[11]) verwachsen. Das Myokard ist an verschiedenen Stellen des Herzens unterschiedlich dick, entsprechend seiner Funktion und seiner Belastung. Die stärkste Muskelschicht findet man somit im linken Ventrikel, die Vorhöfe sind relativ muskelschwach. Die innere Auskleidung der Herzhöhlen nennt man **Endokard**[12] oder Herzinnenhaut. Das feine Häutchen überzieht Vorhöfe und Kammern ebenso wie die Herzklappen.

Die **Herzwand** besteht also aus drei Schichten: dem *Endokard*, der Herzinnenhaut, dem *Myokard*, der Muskelwand, und dem *Epikard*, der Herzaußenhaut, die gleichzeitig die innere Schicht des Herzbeutels bildet.

Alle Blutgefäße, die vom Herzen wegführen, nennt man **Arterien**[13]. Sie führen im großen Kreislauf sauerstoffreiches, kohlendioxidarmes Blut, im kleinen Kreislauf sauerstoffarmes, kohlendioxidreiches Blut. Alle Blutgefäße, die zum Herzen hinführen, nennt man **Venen**[14]. Sie führen im großen Kreislauf sauerstoffarmes, kohlendioxidreiches Blut, im Lungenkreislauf sauerstoffreiches, kohlendioxidarmes Blut. Sauerstoffreiches Blut sieht hellrot, sauerstoffarmes Blut dunkelrot aus.

10.1.1. Der Weg des Blutes im Herzen

Vom großen Kreislauf, dem Körperkreislauf, gelangt das sauerstoffarme (venöse) Blut über die *obere* und die *untere Hohlvene* (Vena cava superior und Vena cava inferior[15]) in den *rechten Herzvorhof* (Atrium dextrum[16]). Die obere Hohlvene transportiert das Blut aus der oberen Körperregion, zu der Kopf, Hals, Arme und Brustwand zählen. Über die untere Hohlvene gelangt das Blut aus der unteren Körperregion (Beine, Rumpf und Bauchorgane) zum Herzen. Der muskelschwache rechte Vorhof besitzt ebenso wie das linke Atrium eine sackförmige Ausstülpung, das *Herzohr* (Auricula[17]). Zwischen rechtem Vorhof und rechter Kammer befindet sich ein Ventil, das den Blutstrom regelt, eine Segelklappe. Sie besteht aus drei Segeln (»Zipfeln«) und wird deshalb *Trikuspidalklappe* (Valva tricuspidalis) oder Dreizipfelklappe genannt. Öffnet sich diese Klappe, gelangt das Blut vom rechten Vorhof in die *rechte Kammer* (Ventriculus dexter[18]). Wie auch Vorhöfe und Kammern sind die bindegewebigen »Zipfel« der Segelklappe von Endokard, der Herzinnenhaut, überzogen. Ihre freien Enden sind durch feine, sehnige Fäden an besonders kräftigen, vorspringenden Muskelleisten (Trabekeln[19]), den *Papillarmus-*

---

[3] septum (lat.): Scheidewand
[4] atrium (lat.): Vorhof
[5] ventriculus (lat.): 1. Kammer, 2. kleiner Magen
[6] valva (lat.): Klappe; tres (lat.): drei; cuspis (lat.): Zipfel, Spitze
[7] valva: s. 6; mitra (lat.): Kopfbinde; der Kopfbedeckung eines Bischofs (Mitra) ähnlich
[8] peri (gr.): um, herum; cardia (gr.): Herz
[9] epi (gr.): auf etwas liegend; cardia: s. 8
[10] pleura (gr.): Seite, Flanke; Pleura: Brustfell
[11] mys (gr.): Muskel; cardia: s. 8
[12] endo (gr.): innen; cardia: s. 8
[13] arteria (gr.): Pulsader, Schlagader
[14] vena (lat.): Blutader
[15] vena: s. 14; caverna (lat.): Hohlraum; cavitas (lat.): Höhle, Höhlung; Vena cava: Hohlvene; superior (lat.): der, die, das weiter oben gelegene; inferior (lat.): der, die, das weiter unten gelegene
[16] atrium: s. 4; dexter (lat.): rechts
[17] auris (lat.): Ohr; auricula (lat.): kleines Ohr
[18] ventriculus: s. 5; dexter: s. 16
[19] trabes (lat.): Balken; trabecula (lat.): Bälkchen

keln[20], befestigt. Sie sollen verhindern, daß die Segel in die Vorhöfe zurückschlagen.

Der rechte Ventrikel besitzt eine stärkere Muskelschicht als der Vorhof. Wenn sich diese Muskulatur kontrahiert, wird das Blut von der rechten Kammer in den gemeinsamen Anfangsteil der Lungenschlagadern, den *Truncus pulmonalis*[21], gepreßt, wobei eine Taschenklappe, die Pulmonalklappe, als Ventil dazwischengeschaltet ist. Die *Pulmonalklappe* (Valva trunci pulmonalis[22]) besitzt drei halbmondförmige Taschen. Sie wird daher auch *Semilunarklappe*[23] genannt. Die Taschen liegen mit ihrer Breitseite der Innenwand des Truncus pulmonalis an. Die Hauptlungenschlagader (Truncus pulmonalis) teilt sich schon bald nach ihrem Abgang in eine *rechte* und eine *linke Lungenarterie* (Arteria pulmonalis dextra und Arteria pulmonalis sinistra[24]), die zur Lunge hinziehen. Nachdem das Blut in den Lungenkapillaren[25], den feinen Haargefäßen der Lunge, mit Sauerstoff angereichert wurde, kehrt es über die Lungenvenen zum Herzen zurück.

Die *Lungenvenen* (Venae pulmonales[26]) münden in den *linken Herzvorhof* (Atrium sinistrum). Von dort gelangt das Blut in die *linke Herzkammer* (Ventriculus sinister). Zwischen Vorhof und Kammer befindet sich ebenfalls eine Segelklappe, die *Mitralklappe* (Valva mitralis). Sie besitzt zwei Segel oder »Zipfel«, die über Sehnenfäden mit zwei kräftigen Muskelbalken (Papillarmuskeln) verbunden sind. Die Mitralklappe oder Zweizipfelklappe dichtet die linke Kammer während der Kontraktion der mächtigen Kammermuskulatur gegen den linken Vorhof ab. Wenn sich die Muskulatur des linken Ventrikels kontrahiert, öffnet sich eine Taschenklappe zwischen Kammer und der von ihr ausgehenden *großen Körperschlagader* (Aorta[27]). Die *Aortenklappe* (Valva aortae) besitzt wie die Pulmonalklappe drei Taschen. Über die Aorta gelangt das sauerstoffreiche Blut nun in den großen Körperkreislauf.

10.1.2. Herztätigkeit

Die Muskulatur des Herzens kontrahiert und entspannt sich abwechselnd. Die *Herzaktionen* laufen also in einem sich immer wiederholenden zweiphasigen Zyklus ab. Diese beiden Phasen nennt man *Systole*[28] und *Diastole*[29] (Abb. 10.2).

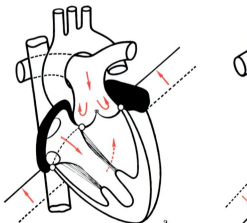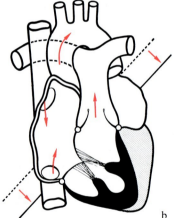

Abb. 10.2. Schematische Darstellung der Herzaktionen (*a* Vorhofsystole, Kammerdiastole, *b* Vorhofdiastole, Kammersystole). Erläuterungen s. Text. (Aus: 11)

---

[20] papilla (lat.): Brustwarze; papillaris: warzenartig
[21] truncus (lat.): Stamm; pulmo (lat.): Lunge
[22] valva: s. 6; truncus pulmonalis: s. 21
[23] semi (lat.): halb; luna (lat.): Mond; semilunaris: halbmondförmig
[24] arteria: s. 13; pulmonalis: s. 21; dexter: s. 16; sinister (lat.): links
[25] capillaris (lat.): haarartig
[26] vena: s. 14; pulmo: s. 21
[27] aorter (gr.): Gehenk; aeiro (gr.): hänge auf; Aorta: die (das Herz) emporhebende (Schlagader)
[28] systole (gr.): Zusammenziehen
[29] diastole (gr.): Ausdehnen

10.1. Herz (Cor)

Systole bedeutet das Zusammenziehen des Herzmuskelgewebes, wobei sich die Muskelfasern jedoch nicht alle gleichzeitig, sondern in verschiedenen Gebieten nacheinander kontrahieren. Der Systole der Kammermuskulatur geht die Vorhofsystole voraus. Während der Systole unterscheidet man die *Anspannungszeit* der Muskulatur und die *Austreibungszeit*, während der das Blut bei der Vorhofsystole aus den Vorhöfen in die Kammern, bei der Kammersystole aus den Kammern in die Gefäße (Arteria pulmonalis bzw. Aorta) hinausgeschleudert wird.

Auf die Systole folgt die **Diastole**. Hierbei kommt es zur Entspannung der Herzmuskulatur und zur *Erweiterung der Herzinnenräume* (s. Abb. 10.3). Die Diastole beginnt mit der *Entspannungszeit*. Anschließend füllen sich die Innenräume wieder mit Blut.

Während der *Systole der Herzkammern* strömt das Blut aus der oberen und der unteren Hohlvene in den rechten Herzvorhof, aus den Venae pulmonales in den linken Herzvorhof (*Vorhofdiastole*). Danach öffnen sich die Segelklappen (Trikuspidalklappe, Mitralklappe). Die *Kammerdiastole* beginnt, das Blut fließt aus den Vorhöfen in die Kammern. Zum Ende der Diastole der Herzkammern kontrahiert sich die Vorhofmuskulatur. Es kommt zur *Vorhofsystole*.

Das Herz schlägt beim Erwachsenen etwa 60- bis 80mal in der Minute. Als *Herzschlag* bezeichnet man die Zeit vom Beginn der Systole bis zum Ende der Diastole. Die über die Arterien fortgeleiteten Aktionen kann man als *Puls* spüren. Die *Herzfrequenz*, d. h. die Zahl der Herzschläge pro Minute, ist abhängig vom Alter und vom Trainingszustand eines Menschen. Beim Neugeborenen schlägt das Herz ca. 130mal in der Minute. Während der Kindheit reduziert sich die Herzschlagfrequenz auf etwa 90 Schläge pro Minute. Aufregung und körperliche Betätigung läßt die Herzschlagrate auf über 150 Schläge pro Minute steigen.

10.1.3. Erregungsbildung und Erregungsleitung

Die Erregung, die zur Systole des Herzmuskels führt, wird im Herzen selbst gebildet. Das Herz arbeitet *automatisch*. Dabei kann die Schlagfolge durch das *vegetative Nervensystem* (Eingeweidenervensystem) korrigiert werden. Der *Sympathicus* wirkt beschleunigend, der *Parasympathicus* bremst die Herzfrequenz. Ein besonderes Herzmuskelgewebe, das **Erregungsbildungs- und Erregungsleitungssystem**, bildet spontan rhythmische Erregungen und leitet sie dann weiter (Abb. 10.4). Teile dieses Systems sind der Sinusknoten, der AV-Knoten[30], das His-Bündel[31] und die Purkinje-Fasern[32].

Nahe der Einmündungsstelle der oberen Hohlvene liegt im rechten Vorhof der **Sinusknoten**. Von ihm, dem »Schrittmacher« des Herzens, geht normalerweise die Erregung aus (etwa 70- bis 80mal pro Minute). Über die Vorhofmuskulatur wird sie zum **Vorhofkammerknoten** (AV-Knoten = Atrioventrikular-Knoten) weitergeleitet. Er liegt nahe der Vorhofscheidewand am

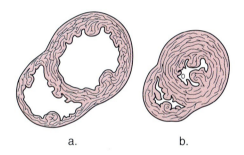

Abb. 10.3. Querschnitt durch die Herzkammern; *a.* während der Diastole, *b.* während der Systole

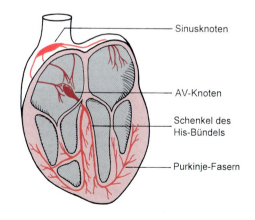

Abb. 10.4. Das Erregungsbildungs- und Erregungsleitungssystem des Herzens. (Aus: 2)

---

[30] atrium: s. 4; ventriculus: s. 5
[31] His, Wilhelm; deutscher Internist (1863 – 1934)
[32] Purkinje, Joh. Ev., Ritter von; deutscher Physiologe (1787 – 1869)

Boden des rechten Herzvorhofs. Der AV-Knoten geht über in spezifische Faserbahnen, die die Erregung auf die Kammern übertragen. Das **His-Bündel** verläuft entlang der Grenze zwischen rechtem Vorhof und rechter Kammer zur Herzscheidewand. Im Kammerseptum teilt es sich in *drei Schenkel*. Die Verzweigungen dieser Schenkel in der Arbeitsmuskulatur der Kammern nennt man **Purkinje-Fasern**.

Fällt der Sinusknoten als Schrittmacher des Herzens aus, sind auch die übrigen Teile des Erregungsleitungssystems zur rhythmischen Erregungsbildung fähig. Der nächstgelegene Abschnitt übernimmt dann die Schrittmacherfunktion, allerdings mit einer etwas verringerten Schlagfolge. Die Frequenz liegt für den AV-Knoten bei 40 bis 60 Schlägen pro Minute, für die Kammer bei nur etwa 25 bis 40 Schlägen pro Minute.

10.1.4. Herzkranzgefäße

Die Ernährung und Sauerstoffversorgung des Herzens erfolgt über die Herzkranzgefäße, die **Koronarien**[33] (Abb. 10.5). Die Koronararterien (*Arteria coronaria dextra* und *Arteria coronaria sinistra*) entspringen aus der großen Körperschlagader unmittelbar hinter der Aortenklappe. Die linke Herzkranzarterie teilt sich bald in zwei Äste auf. Die Verzweigungen der Blutgefäße dringen in den Herzmuskel ein. Sie bilden untereinander *Anastomosen*[34] (Gefäßverbindungen). Diese reichen jedoch bei einem Gefäßverschluß nicht aus, um einen Umgehungskreislauf aufrechtzuerhalten und das Gewebe ausreichend mit Blut zu versorgen.

Parallel zu den Arterien verlaufen die *Venen* des Herzens. Sie vereinigen sich zu einer Hauptvene, die in den rechten Vorhof mündet.

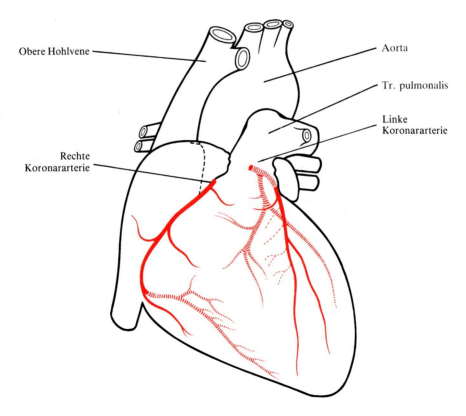

Abb. 10.5. Die Herzkranzgefäße (Koronarien). (Aus: 12)

---

[33] corona (lat.): Kranz; coronarius: zum Kranz gehörend
[34] anastomosis (gr.): Einmündung

10.1.5. Untersuchungsmethoden des Herzens

Mit Hilfe der **Perkussion**[35], dem Beklopfen der Körperoberfläche, kann man die Lage und Größe eines Organs bestimmen. Bei der Perkussion des Brustkorbs erzeugt man über dem blutgefüllten Herzen ein relativ leises, schnell abklingendes, über der angrenzenden Lunge ein lauteres, langsam abklingendes Geräusch.

Bei der **Auskultation**[36], dem Abhorchen mit Hilfe eines *Stethoskops*[37], kann man zwei Herztöne unterscheiden. Der **1. Herzton** tritt zu Beginn der Systole auf. Er wird im wesentlichen durch die ruckartige Anspannung der Herzkammern verursacht. Der **2. Herzton** entsteht durch den Schluß von Aorten- und Pulmonalklappe zu Beginn der Diastole.

Herzgeräusche findet man unter anderem bei Erkrankungen der Herzklappen. Auch ein Loch in der Vorhof- oder in der Kammerscheidewand (Vorhof- bzw. Ventrikelseptumdefekt) erzeugt durch den veränderten Blutfluß im Herzen pathologische Geräusche.

Das **Elektrokardiogramm** (EKG) zeichnet die bei der Herztätigkeit entstehenden elektrischen Vorgänge auf. Dazu werden kleine Metallplättchen (Elektroden) auf die Haut aufgebracht, die über leitende Kabel mit dem EKG-Gerät verbunden sind. Je nach Anordnung der Elektroden unterscheidet man die *bipolare* oder Einthoven-Ableitung (Extremitätenableitung) von der *unipolaren Ableitung* (Brustwandableitung).

Das mit Hilfe des EKG-Geräts abgeleitete Kurvenbild zeigt Zacken und Wellen (Abb. 10.6). Es vermittelt Informationen über die Erregungsbildung, Erregungsleitung und die Erregungsrückbildung am Herzen. Aussagen über die Arbeitsleistung des Herzmuskels sind jedoch nicht möglich. Verschiedene Erkrankungen, wie z. B. Erregungsbildungs- und Erregungsleitungsstörungen, zeigen Veränderungen im EKG.

10.2. Die Blutgefäße

10.2.1. Arterien

Das Herz als Motor des Herz-Kreislauf-Systems pumpt das Blut in das Blutgefäßnetz des Lungen- und des Körperkreislaufs. Die Adern, die vom Herzen wegführen, bezeichnet man als **Arterien**[38] oder Schlagadern. Sie führen im großen Kreislauf, dem Körperkreislauf, mit Sauerstoff angereichertes Blut. Dagegen transportieren sie im kleinen Kreislauf (Lungenkreislauf) sauerstoffarmes Blut. Aufgabe der Arterien ist es, das Blut in die einzelnen Körperabschnitte zu bringen. Um die vom Herzen erzeugten Druckdifferenzen, die in den Schlagadern auftreten, auszugleichen, besitzen Arterien relativ dicke Wände, in die elastische Fasern eingelagert sind. Man bezeichnet das arterielle System deshalb auch als **Hochdrucksystem**, die Arterien und die aus ihnen hervorgehenden kleineren Arteriolen als *Hochdruckgefäße*.

Die Wand einer Arterie besteht aus drei Schichten. Innerste Schicht ist die *Tunica intima* (Intima[39]), die aus einer Schicht flacher Zellen (Endothel[40]) besteht. Die Endothelzellen sind mit dem darunterliegenden Bindegewebe verbunden. Die mittlere Schicht bezeichnet man als

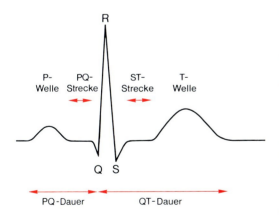

Abb. 10.6. Schematische Darstellung einer typischen Einthoven-Ableitung mit Wellen, Strecken und Zacken.

---

[35] percutere (lat.): schlagen, klopfen
[36] auscultare (lat.): horchen
[37] stethos (gr.): Brust; skopein (gr.): betrachten; Stethoskop: Hörrohr, Instrument zur Auskultation
[38] arteria (gr.): Schlagader
[39] tunica (lat.): Hülle, Haut, Gewebsschicht; intimus (lat.): (der, die, das) Innerste
[40] endo- (gr.): innen, innwendig, innerhalb; thelein (gr.): blühen, wachsen; Endothel als Gegensatz zum Epithel, das Körperoberflächen bedeckt

Tunica media[41] (Media). Sie besteht aus glatten Muskelfasern und elastischen Fasern. Die herznahen Schlagadern enthalten mehr elastische Fasern (Arterien vom *elastischen Typ*). Ihre Elastizität ermöglicht es, daß trotz der rhythmischen Herztätigkeit das Blut kontinuierlich durch die herzfernen Abschnitte des Blutgefäßsystems fließt. Die kleineren und kleinsten Schlagadern weisen in ihrer mittleren Schicht mehr glatte Muskelfasern auf. Man bezeichnet sie als Arterien vom *muskulären Typ*. Die äußere Schicht der Arterien, die *Tunica adventitia*[42] (Adventitia), verbindet die Blutgefäße mit dem sie umgebenden Gewebe. Sie besteht aus kollagenen und elastischen Fasernetzen.

10.2.2. Venen

Venen[43], die auch Blutadern oder Saugadern genannt werden, sind Blutgefäße, die zum Herzen hinführen. Sie transportieren im großen Kreislauf sauerstoffarmes, mit Kohlendioxid (CO_2) angereichertes Blut. Im Lungenkreislauf (kleinen Kreislauf) fließt in ihnen sauerstoffreiches Blut. Ihre Aufgabe ist es, das Blut zum Herzen zurückzuführen. Venen sind dünnwandiger als Arterien und leichter dehnbar. Auch die Wand der Venen besteht aus drei Schichten. Diese Schichtung ist jedoch nicht so stark ausgeprägt wie bei den Arterien, auch variiert der Bau der Venenwand je nach Körpergegend erheblich.

Die Blutbewegung in den Venen geschieht hauptsächlich durch die sogenannte *Muskelpumpe*, d. h. durch die Kontraktion der neben den Venen liegenden Muskeln wird das Blut weiter zum Herzen hin bewegt. Der Druck in den Venen ist niedrig. Man spricht vom venösen System als **Niederdrucksystem**. Um zu verhindern, daß das Blut in den Venen wieder in die Körperperipherie, d.h. vom Herzen wegfließt, sind in die Venen Klappen eingebaut. Besonders häufig findet man solche *Taschenklappen* im Bereich der Arm- und Beinvenen.

10.2.3 Gefäßverbindungen

Kapillaren[44], feine Haargefäße, sind die kleinsten Aufzweigungen der Blutgefäße zwischen Arterien und Venen in den Organen. Durch ihre sehr dünne Wand ist der Austausch von Gasen (Sauerstoff und Kohlendioxid) sowie Nähr- und Abfallstoffen möglich. Kapillaren bilden untereinander Netze, die die Zellen in sämtlichen Organen umhüllen.

Neben dem üblichen Weg über die Kapillaren kann das Blut auch über eine Querverbindung aus dem arteriellen in den venösen Teil des Kreislaufs gelangen. Einen solchen Kurzschluß zwischen Arterie und Vene nennt man **arteriovenöse Anastomose**[45] (Abb. 10.7a). Gefäßverbindungen dieser Art dienen der Regulation der Durchblutung in den Organen.

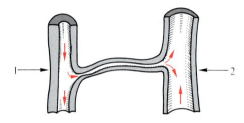

Abb. 10.7a. Arteriovenöse Anastomose. *1* Arterie; *2* Vene.

Als **Kollateralen**[46] bezeichnet man Blutwege, die einen Parallelweg zur Hauptstrombahn darstellen. Bei einem Verschluß des Hauptwegs kann das Blut noch über die Kollateralen an seinen Bestimmungsort gelangen (Abb. 10.7b).

Die Weite der Blutgefäße wird über das dem Willen nicht unterworfene *vegetative Nervensystem*[47] reguliert. *Sympathische*[48] und *parasympathische*[49] *Nervenfasern* regeln in Abhängigkeit vom sogenannten *Vasomotorenzentrum*[50] im Gehirn den Spannungszustand der Gefäßwand. Auf diese Weise kommt es zu einer unterschiedlichen Blutverteilung auf die einzelnen Organe, je nach Bedarf.

---

[41] tunica: s. 39; medius (lat.): mitten
[42] tunica: s. 39; advenire (lat.): dazukommen
[43] vena (lat.): Vene, Saugader
[44] capillaris (lat.): Haar-; Kapillare: Haargefäß
[45] anastomosis (gr.): Einmündung
[46] latus (lat.): Seite; kollateral: seitlich, auf derselben Seite des Körpers befindlich
[47] vegetatio (lat.): Belebung; Vegetatives Nervensystem: das der Regelung der Lebensvorgänge dienende, dem Willen nicht unterworfene (autonome) Nervensystem
[48] sympathein (gr.): in Wechselwirkung stehen; Sympathikus: Teil des vegetativen Nervensystems
[49] para (gr.): neben; Sympathikus: s. 48; Parasympathikus: Teil des vegetativen Nervensystems
[50] vas (lat.): Gefäß; movere, motum (lat.): bewegen

10.3. Der Blutkreislauf

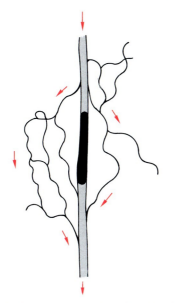

Abb. 10.7b. Kollateralkreislauf bei Verschluß des Hauptgefäßes.

das Zwerchfell wird sie als *Aorta abdominalis* (Bauchaorta) bezeichnet.

Die aus dem Aortenbogen entspringenden Arterien sind rechts der gemeinsame Stamm der Kopf- und Schlüsselbeinschlagader (*Truncus brachiocephalicus*[55]), die linke gemeinsame Kopfschlagader (*A. carotis communis sinistra*[56]) und die linke Schlüsselbeinschlagader (*A. subclavia sinistra*[57]). Der Truncus brachiocephalicus teilt sich schon nach 2 bis 3 cm in die rechte gemeinsame Kopfschlagader (A. carotis communis dextra) und die rechte Schlüsselbeinschlagader (A. subclavia dextra). Die Arterien versorgen Kopf, Hals und Arme mit sauerstoffreichem Blut.

In Höhe des Kehlkopfs teilt sich die gemeinsame Kopfschlagader in eine äußere Kopfschlagader (*A. carotis externa*) und eine innere Kopfschlagader (*A. carotis interna*).

Die Schlüsselbeinschlagader wird im Bereich der Achselhöhle Achselschlagader (*A. axillaris*[58]) genannt. Sie geht am Oberarm in die Armschlag-

10.3. Der Blutkreislauf

Das Hauptgefäß im arteriellen Teil des Körperkreislaufs ist die große Körperschlagader, die *Aorta*[51] (Tab. 10.1; Abb. 10.8). Sie entspringt aus dem linken Ventrikel. Auf der Ebene der Aortenklappe gibt sie die beiden *Herzkranzarterien* (Arteriae coronariae) ab. Sie steigt einige Zentimeter auf (*Aorta ascendens*[52]) und verläuft dann in einem Bogen um den linken Hauptbronchus (Aortenbogen oder *Arcus aortae*[53]). Hier gibt sie Äste für die Versorgung des Kopf-, Schulter- und Armbereichs ab und läuft dann vor der Wirbelsäule abwärts bis zum Lendenbereich (*Aorta descendens*[54]), wo sie sich in zwei Hauptäste aufgabelt. Die Versorgung der inneren Organe erfolgt durch Äste, die entlang des geraden Wirbelsäulenabschnitts abzweigen. Den oberen Teil der Aorta descendens bezeichnet man als Brustaorta (*Aorta thoracica*). Nach ihrem Durchtritt durch

Tab. 10.1. Die wichtigsten Arterienbezeichnungen

Aorta: große Körperschlagader
A. axillaris: Achselschlagader
A. brachialis: Armschlagader
A. carotis communis: gemeinsame Kopfschlagader
A. carotis externa: äußere Kopfschlagader
A. carotis interna: innere Kopfschlagader
A. femoralis: Oberschenkelschlagader
A. iliaca communis: gemeinsame Darmbeinschlagader
A. iliaca externa: äußere Darmbeinschlagader
A. iliaca interna: innere Darmbeinschlagader
A. mesenterica inferior: untere Gekröseschlagader
A. mesenterica superior: obere Gekröseschlagader
A. peronea: Wadenbeinschlagader
A. poplitea: Kniekehlenschlagader
A. radialis: Speichenschlagader
A. subclavia: Schlüsselbeinschlagader
A. tibialis anterior: vordere Schienbeinschlagader
A. tibialis posterior: hintere Schienbeinschlagader
A. ulnaris: Ellenschlagader
Truncus brachiocephalicus: gemeinsame Kopf- und Schlüsselbeinschlagader
Truncus coeliacus: Bauchhöhlenstamm

---

[51] aorter (gr.): Gehenk; aeiro (gr.): hänge auf; die (das Herz) emporhebende (Schlagader)
[52] aorta: s. 51; ascendens (lat.): aufsteigend
[53] arcus (lat.): Bogen; aorta: s. 51
[54] aorta: s. 51; descendens (lat.): absteigend
[55] truncus (lat.): Stamm; brachium (lat.): Arm; cephalikos (gr.): zum Kopf gehörend
[56] karotis (gr.): Kopfschlagader; communis (lat.): gemeinsam
[57] sub(lat.): unter; clavis (lat.): Schlüssel; A. subclavia: die unter dem Schlüsselbein liegende Schlagader
[58] axilla (lat.): Achselhöhle

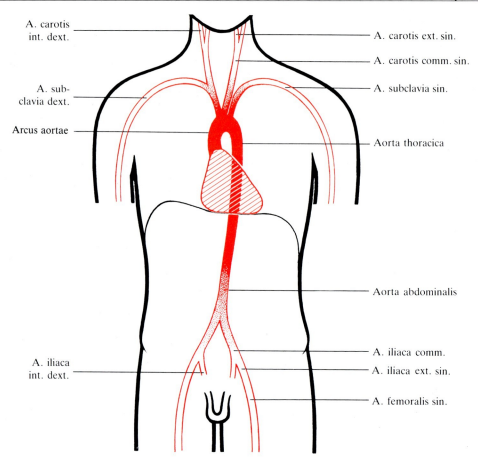

Abb. 10.8. Übersicht über das Gefäßsystem des menschlichen Körpers (nach Benninghoff). Rot: Arterien vom elastischen Typ; weiß: Arterien vom muskulösen Typ; punktiert: Übergangszonen. (Aus: 10)
A. carotis int. dext. = rechte innere Kopfschlagader; *A. subclavia dext.* = rechte Schlüsselbeinschlagader; *Arcus aortae* = Aortenbogen; *A. iliaca int. dext.* = rechte innere Darmbeinschlagader; *A. carotis ext. sin.* = linke äußere Kopfschlagader; *A. carotis comm. sin.* = linke gemeinsame Kopfschlagader; *A. subclavia sin.* = linke Schlüsselbeinschlagader; *Aorta thoracica* = Brustschlagader; *Aorta abdominalis* = Bauchschlagader; *A. iliaca comm.* = gemeinsame Darmbeinschlagader; *A. iliaca ext. sin.* = linke äußere Darmbeinschlagader; *A. femoralis sin.* = linke Oberschenkelschlagader.

ader (*A. brachialis*[59]) über und teilt sich in der Ellenbeuge in die Speichenschlagader (*A. radialis*) und die Ellenschlagader (*A. ulnaris*). Die an der Speichenseite des Unterarms verlaufende Arteria radialis wird auch Pulsarterie genannt, da man hier üblicherweise den Pulsschlag fühlt.

In ihrem thorakalen Verlauf gibt die Aorta nur kleine Seitenäste ab, die der Versorgung der Brustwand, des Mittelfellraumes sowie der Bronchien und der Speiseröhre dienen.

Die Eingeweide erhalten ihr sauerstoffreiches Blut aus der Bauchaorta. Der Bauchhöhlenstamm (*Truncus coeliacus*[60]) gibt Äste zur Versorgung von Magen, Zwölffingerdarm, Leber, Milz und einem Teil der Bauchspeicheldrüse ab. Dagegen erhalten der Dünndarm, der restliche Teil der Bauchspeicheldrüse sowie die obere Hälfte des Dickdarms ihr Blut aus Ästen der oberen Gekröseschlagader (*A. mesenterica superior*[61]). Die untere Gekröseschlagader (*A. mesenterica inferior*) versorgt mit ihren Aufzweigungen den restlichen Dickdarm.

Weitere Abgänge aus der Aorta sind die *paarigen Schlagadern*, die zu den Nieren, Neben-

---

[59] brachium: s. 55
[60] truncus: s. 55; koilia (gr.): Höhle (Bauchhöhle)
[61] mesenterion (gr.): Gekröse

10.3. Der Blutkreislauf

nieren und den Keimdrüsen (Eierstöcke der Frau bzw. Hoden des Mannes) ziehen.

Etwa in Höhe des 4. Lendenwirbels teilt sich die Aorta in die rechte und die linke gemeinsame Darmbeinschlagader (*A. iliaca communis*[62]) auf. Die gemeinsame Darmbeinschlagader gabelt sich nach einer kurzen Strecke ebenfalls auf. Es entstehen die innere und die äußere Darmbeinschlagader (*A. iliaca interna und externa*). Die beiden inneren (rechte und linke) Darmbeinschlagadern dienen der Versorgung der Beckenorgane (u. a. Harnblase und Geschlechtsorgane) sowie der Beckenwand und der Gesäßmuskulatur.

Nachdem die äußere Darmbeinschlagader das Becken verlassen hat, zieht sie als Oberschenkelschlagader (*A. femoralis*) an der Innenseite des Oberschenkels zur Kniekehle. Das jetzt als Kniekehlenschlagader (*A. poplitea*[63]) bezeichnete Gefäß teilt sich unterhalb des Knies auf. Seine wichtigsten Seitenäste sind die vordere Schienbeinschlagader (*A. tibialis anterior*), die hintere Schienbeinschlagader (*A. tibialis posterior*) und die Wadenbeinschlagader (*A. peronea*[64]). Sie dienen der Versorgung des Unterschenkels und des Fußes.

Nachdem das Blut das Kapillarsystem des Körpers durchströmt hat, gelangt es in den *venösen Teil des Blutkreislaufs* (Tab. 10.2). Aus den kleinen und kleinsten Venen, die oft die entsprechenden Arterien paarig begleiten, sammelt sich das Blut in größeren Venen, die wie die parallel verlaufenden Schlagadern nur einzeln angelegt sind.

Hauptabflußwege sind die obere und die untere Hohlvene (*V. cava superior und inferior*[65]). Die obere Hohlvene transportiert das Blut aus dem Kopf-, Hals- und Brustbereich sowie den Armen in den rechten Herzvorhof. Die untere Hohlvene sammelt das Blut aus den Eingeweiden, den Beckenorganen, der Bauchwand und den Beinen und leitet es ebenfalls in den rechten Vorhof.

Das venöse Blut der unpaaren Bauchorgane (Magen, Darm, Gallenblase, Bauchspeicheldrüse und Milz) gelangt nicht direkt in die untere Hohlvene. Es wird in einem besonderen Blutgefäß, der Pfortader (*V. portae*[67]), gesammelt und zur Leber geleitet (Abb. 10.9). Die vor allem im Dünndarm aufgenommenen Nahrungsbestandteile werden in einem Kapillarnetz von der Leber entnommen und weiterverarbeitet. Daneben er-

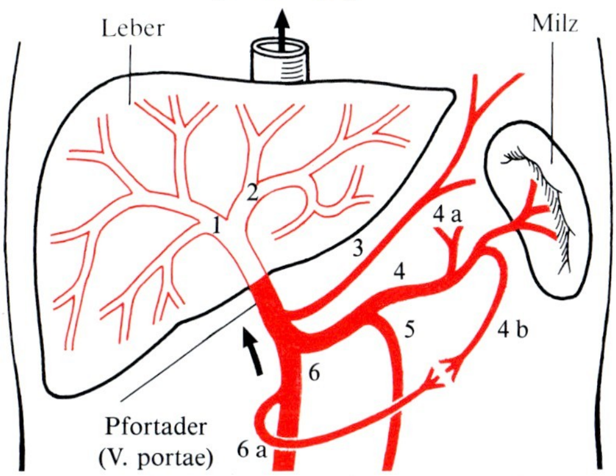

Tab. 10.2. Die wichtigsten Venen des menschlichen Körpers

V. axillaris: Achselvene
V. brachialis: Oberarmvene
V. brachiocephalica: Arm-Kopf-Vene
V. cava inferior: untere Hohlvene
V. cava superior: obere Hohlvene
V. femoralis: Schenkelvene
Vv. hepaticae: Lebervenen
V. iliaca communis: gemeinsame Beckenvene
V. iliaca externa: äußere Beckenvene
V. iliaca interna: innere Beckenvene
V. jugularis interna[66]: innere Drosselvene
V. poplitea: Kniekehlenvene
V. portae: Pfortader
Vv. radiales: Speichenvenen
V. subclavia: Schlüsselbeinvene
Vv. ulnares: Ellenvenen

Abb. 10.9. Schematische Darstellung der Pfortaderstrombahn nach röntgenologischen Befunden (mod. nach Schinz, Baensch und Mitarb.). *1* Rechter Hauptast der Pfortader (v. portae); *2* linker Hauptast der Pfortader (V. portae); *3* linke Magenvene (V. gastrica sin.); *4* Milzvene (V. linealis); *4a* kleine Magenvenen (vv. gastricae breves); *4b* linke Magen-Netz-Vene (V. gastroepiploica sin.); *5* untere Gekrösevene (V. mesenterica inf.); *6* obere Gekrösevene (V. mesenterica sup.); *6a* rechte Magen-Netz-Vene (V. gastroepiploica dext.). (Aus: 12)

---

[62] os ilium: Darmbein; ilia, ilium (lat.): die Weichen
[63] poples (lat.): Kniekehle
[64] perone (gr.): Wadenbein
[65] caverna (lat.): Hohlraum; cavitas (lat.): Höhle, Höhlung
[66] jugulum (lat.): vordere Seite des Halses, Kehle; Drosselgrube; V. jugularis: verläuft neben der Halsschlagader
[67] porta (lat.): Pforte, Eintrittsstelle

hält die Leber jedoch wie jedes andere Organ auch sauerstoffreiches Blut aus einer Leberschlagader (*A. hepatica*[68]). Das Blut der Pfortader und der Leberarterie verläßt die Leber über die Lebervenen (*Vv. hepaticae*), die in die untere Hohlvene münden. Das spezielle Blutgefäßsystem der Leber, bei dem das Blut dort nach dem Magen-Darm-Bereich ein zweites Kapillarnetz durchströmt, bezeichnet man als **Pfortader-Kreislauf**.

Das venöse Blut des Körperkreislaufs wird über den kleinen Kreislauf, den **Lungenkreislauf**, mit Sauerstoff (O_2) angereichert. Aus der rechten Herzkammer gelangt es über die Lungenarterie (*A. pulmonalis*) in das Kapillarnetz der Lunge, das die Lungenbläschen umspannt. In den Kapillaren erfolgt der *Gasaustausch*. Kohlendioxid (CO_2) wird in die Lungenbläschen abgegeben, gleichzeitig strömt Sauerstoff aus den Lungenbläschen in die Kapillaren. Das nun mit Sauerstoff angereicherte Blut fließt über die Lungenvenen (*Vv. pulmonales*) zum Herzen zurück und wird anschließend in den Körperkreislauf gepumpt (s. Abb. 10.10.).

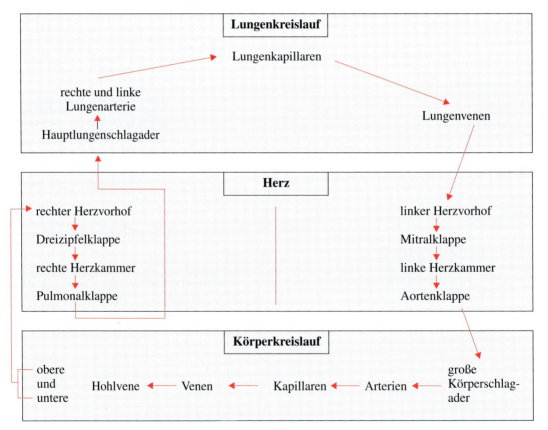

Abb. 10.10. Der Weg des Blutes (schematische Darstellung).

---

[68] hepar (lat.): Leber

11. Erkrankungen des Herzens, der Blutgefäße und des Kreislaufsystems

11.1. Erkrankungen des Herzens

11.1.1. Koronare Herzkrankheiten

Häufigste Ursache der **koronaren Herzkrankheiten** ist eine *Atherosklerose*[1] der Herzkranzgefäße (s. Kap. 11.2.1.). Hierbei kommt es zu einem Elastizitätsverlust der Arterienwand, einer Dickenzunahme der innersten Wandschicht (Intima) und oft zu herdfömigen geschwürigen Veränderungen (Atherome[2]). Schon früh lassen sich streifenförmige Fettablagerungen nachweisen. Durch die zunehmende Lumeneinengung[3] wird die Blutzufuhr zum Herzmuskelgewebe gedrosselt. Die Koronarien sind nicht mehr in der Lage, das Herz ausreichend mit Sauerstoff und Nährstoffen zu versorgen. Eine Folge dieses Mißverhältnisses zwischen Blutbedarf und Blutangebot ist die Herzenge (Angina pectoris). Schwerwiegende Komplikationen sind der Herzinfarkt und der plötzliche Herztod.

Die koronaren Herzkrankheiten gehören in der westlichen Welt zu den häufigsten zum Tode führenden Erkrankungen. Durch eine relative und absolute Zunahme[4] ist der Herzinfarkt an die Spitze der Todesursachenstatistiken getreten. Man hat eine Reihe sog. *Risikofaktoren* gefunden, die die Wahrscheinlichkeit, an einer koronaren Herzkrankheit zu erkranken, erheblich ansteigen lassen. Hierzu zählen ein erhöhter Blutfettspiegel (*Hypercholesterinämie*), das *Zigarettenrauchen*, der Bluthochdruck (*Hypertonie*), die Zuckerkrankheit (*Diabetes mellitus*), ein erhöhter Harnsäurespiegel (*Hyperurikämie*) und indirekt auch das Übergewicht (*Adipositas*). Männer zwischen 45 und 55 Jahren erkranken wesentlich häufiger als Frauen gleichen Alters. Nach der Menopause (letzte Regelblutung) nimmt die Zahl der an einer koronaren Herzkrankheit Leidenden auch bei den Frauen zu. In den letzten zwei Jahrzehnten wurden vermehrt auch Herzinfarkte bei jüngeren Frauen (unter 40 Jahren) beobachtet. Man führt dies auf die veränderten Rauchgewohnheiten – Frauen rauchen mehr als früher und fangen früher damit an und den in den 60er und 70er Jahren zunehmenden Gebrauch von hormonellen Schwangerschaftsverhütungsmitteln (»Pille«) zurück. Mit steigendem Alter nimmt die Zahl der koronaren Herzkrankheiten zu. Am häufigsten erkranken Männer zwischen dem 55. und 65. Lebensjahr. Betroffene Frauen sind im Durchschnitt 10 Jahre älter. Auch verschiedene psychische Faktoren sind an der Entstehung koronarer Herzkrankheiten mitbeteiligt. »Streß« im Beruf und bei der Freizeitgestaltung (zu hohes Arbeitstempo, zu hohe Anforderungen an sich selbst, nicht »abschalten« können, Versagensängste) ist Zeichen einer belastenden Lebensweise, die zum Infarktauslöser werden kann.

Bei der **Angina pectoris**[5], auch Herzenge oder *Stenokardie*[6] genannt, treten anfallsweise heftige Schmerzen in der linken Brustseite auf. Häufig strahlen die Schmerzen auch in den Hals und in den linken Arm aus. Zu differentialdiagnostischen[7] Schwierigkeiten kann es kommen, wenn der Schmerz einmal in die rechte Schulter, den rechten Oberarm, den Unterkiefer

---

[1] athere (gr.): Mehlbrei; skleros (gr.): hart; Atherosklerose = Arteriosklerose; arteria (gr.): Schlagader; Arteriosklerose: (umgangssprachlich) Arterienverkalkung
[2] Atherom: eigentl. »Grützbeutel«; athere: s. 1; als Atherome bezeichnet man auch die Intimaveränderungen bei Arteriosklerose
[3] lumen (lat.): lichte Weite von Hohlorganen oder Röhren
[4] a) relative Zunahme: infolge zunehmender Überalterung der Bevölkerung
   b) absolute Zunahme: zunehmend Fehlbelastungen und Fehlverhalten der Bevölkerung in Freizeit und Beruf
[5] angere (lat.): verengen; pectus (lat.): Brust; Angina pectoris: Herzenge
[6] stenos (gr.): eng; kardia (gr.): Herz
[7] differentia (lat.): Verschiedenheit; diagnosis (gr.): Entscheidung; Differentialdiagnose: Unterscheidung ähnlicher Krankheitsbilder

oder den Bauchraum ausstrahlt. Art und Intensität der Schmerzen können sehr unterschiedlich sein. *Über 50 % der kurzfristigen Durchblutungsstörungen am Herzen werden von den betroffenen Patienten nicht registriert (»stumme Myokardischämie«[8]) bzw. fehlinterpretiert.* Die verschiedenen Grade der Schmerzempfindung reichen vom »leichten Druck in der Herzgegend« über ein »deutliches Engegefühl in der Brust« bis zum »Vernichtungsgefühl mit Todesangst«. Häufig sind uncharakteristische Beschwerden, wie Schweißausbruch, Schwindelerscheinungen und allgemeine Schwäche. Typische Anginapectoris-Anfälle treten nach körperlichen oder seelischen Belastungen auf (s. Tab. 11.1). Sie können durch die Gabe von *Nitroglyzerin*, einem Medikament, das den Sauerstoffverbrauch des Herzens senkt, rasch unterbrochen werden. Nitroglyzerin wird als Zerbeißkapsel oder Spray verabreicht und über die Zunge (perlingual) in den Blutkreislauf aufgenommen. Die Wirkung tritt schon nach wenigen Sekunden ein, hält aber nur 15 bis 30 Minuten an. *Bei einem brennenden Schmerz unterhalb des Brustbeins, der längere Zeit (länger als ein paar Minuten) anhält und nicht oder nur unzureichend auf Nitroglyzerin anspricht, muß an einen Infarkt gedacht werden.* Isosorbiddinitrat (ISDN), ein weiteres Nitrat, wirkt nach einem Angina-pectoris-Anfall länger und kann über einen größeren Zeitraum angewandt werden. Je nach Art, Ort und Ausmaß der koronaren Veränderungen werden zur Behandlung und Prophylaxe[9] der Angina pectoris noch weitere Medikamente empfohlen (z. B. ß-Rezeptoren-Blocker, Kalziumantagonisten, Aggregationshemmer, Magnesium, Diuretika, Antiarrhythmika).

Der akute **Myokardinfarkt**[10] (*Herzinfarkt*) stellt eine Komplikation der koronaren Herzkrankheit dar. Im Gegensatz zur Angina pectoris kommt es beim Herzinfarkt nicht nur zu einer vorübergehenden Minderdurchblutung der Herzmuskulatur. Durch die anhaltende Minderversorgung oder völlige Unterbrechung der Blutzufuhr entsteht eine *Nekrose* (ein Gewebsuntergang) in einem umschriebenen Herzmuskelbezirk. Ein plötzliches krampfartiges Zusammenziehen der Herzkranzgefäße (Koronarspasmus) kann ebenso Auslöser einer ischämischen[11] Herzmuskelerkrankung sein wie eine Thrombose (s. Kap. 11.2.2. und 11.2.3.) im Bereich der Herzkranzgefäße, schwere Herzrhythmusstörungen (s. Kap. 11.1.5.), ein starker Abfall des diastolischen Blutdrucks in der Aorta oder eine Veränderung der Blutzusammensetzung nach einer fettreichen Mahlzeit. Die Symptome eines Herzinfarkts sind ähnlich denen der Angina pectoris (s. Abb. 11.1.). Der *typische Schmerz* dauert jedoch länger an, bessert sich nicht durch Bettruhe und ist oft mit einem starken *Unruhegefühl* verbunden. Er spricht – im Gegensatz zum pektanginösen[12] Schmerz – nicht auf Nitroglyzerin an. Häufig treten *Schocksymptome* (s. Kap. 11.2.8.), wie Blutdruckabfall, Blässe, feuchte Haut und Atemnot bei schneller, flacher Atmung auf. Es lassen sich regelmäßig auch Herzrhythmusstörungen feststellen.

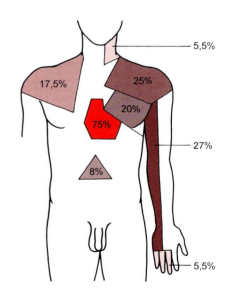

Abb. 11.1. Orte der Schmerzempfindung beim akuten Herzinfarkt. (Aus: 2)

---

[8] mys (gr.): Muskel; kardia: s. 6; ischein (gr.): zurückhalten, hindern; haima (gr.): Blut; Ischämie: Verminderung oder Unterbrechung der Durchblutung eines Gewebes infolge mangelhafter arterieller Blutzufuhr

[9] pro (lat.): für, zuvor, vor; phylattein (gr.): behüten, beschützen; Prophylaxe: Vorbeugung, Verhütung von Krankheiten

[10] Myokard: s. 8; infarcire (lat.): hineinstopfen; Infarkt: infolge Blutleere durch Verschluß einer Arterie abgestorbener Gewebebezirk

[11] Ischämie: s. 8

[12] pektanginös: Adjektiv zu Angina pectoris (s. 5)

11.1. Erkrankungen des Herzens

Schon bei geringstem Verdacht auf eine Durchblutungsstörung am Herzen sollte ein EKG (**E**lektro**k**ardio**g**ramm; s. Kap. 10.1.5.) *abgeleitet werden.* Mit Hilfe eines EKG lassen sich in der Regel typische Veränderungen nachweisen. Sie geben Aufschluß über den Infarkteintritt und das Ausmaß eines Infarkts. Ergänzt wird die klinische Diagnostik durch die Bestimmung bestimmter Enzyme im Serum zum Nachweis einer Herzmuskelnekrose. In den ersten Tagen nach einem Infarktereignis sind die Enzyme CK-MB (Creatinkinase vom »Herzmuskeltyp«), GOT (Glutamat-Oxalazetat-Transaminase) und die sog. Isoenzyme der LDH (Laktatdehydrogenase) in charakteristischer Weise verändert.

Komplikationen eines akuten Herzinfarkts sind oft Herzrhythmusstörungen bis hin zum *Kammerflimmern* (s. Kap. 11.1.5.), der häufigsten Ursache des **plötzlichen Herztodes**. *Etwa 25 % aller Betroffenen sterben so innerhalb weniger Stunden nach dem Infarktereignis.* Um die lebenswichtigen Funktionen des Organismus (Kreislauf, Atmung) aufrechtzuerhalten, müssen beim Kreislaufstillstand durch Kammerflimmern oder Asystolie[13] *sofort* Wiederbelebungsmaßnahmen einsetzen. Besteht ein Kreislaufstillstand länger als 4 bis 6 Minuten, sind die Aussichten auf Erfolg gering. Meist sind dann schon bleibende Schäden am Gehirn eingetreten. *Wichtig ist daher, daß auch jeder Laie die Maßnahmen der Wiederbelebung* (Reanimation[14]; äußere Herzmassage und Mund-zu-Mund-Beatmung) *so lange ausführen kann, bis der Rettungsdienst eintrifft.* Eine weitere häufige Todesursache in der Frühphase des Herzinfarkts ist die *Herzwandruptur*[15]. Bei ausgedehnten Schädigungen der Herzwand kommt es häufig zu einer Herzmuskelschwäche (*Myokardinsuffizienz*; s. Kap. 11.1.2.).

Weitere therapeutische Maßnahmen nach einem akuten Herzinfarkt sind die Ruhigstellung des Patienten sowie die Schmerzbekämpfung. Oft sind auch Maßnahmen zur Schockbekämpfung erforderlich. Neben den bei der Angina pectoris angewandten Medikamenten (Antiarrhythmika, Nitrite, Kalziumantagonisten, ß-Rezeptoren-Blocker, Aggregationshemmer) ist oft eine fibrinolytische[16] Therapie und die Gabe von Antikoagulantien[17] (Heparin) nötig. In bestimmten Fällen ist eine Bypass-Operation[18] möglich. Hierunter versteht man die Überbrückung des verengten Abschnitts der Koronararterie durch ein Gefäßtransplantat[19] bzw. die Anastomose mit einem durchgängigen Gefäß. Heute wird hierzu meist die als A. mammaria interna bezeichnete A. thoracica interna verwendet.

Zur Rehabilitation[20] nach dem akuten Infarktereignis wird oft eine »Anschlußkur« empfohlen, die den Patienten auf sein verändertes Leben nach dem Infarkt vorbereiten soll. Wichtig ist für den Betroffenen neben der hausärztlichen Weiterbetreuung eine nicht leistungsorientierte Bewegungstherapie, die Vermeidung sämtlicher »Risikofaktoren« und der Abbau belastender Lebenssituationen. Dies ist in der Regel nur durch eine radikale Umstellung der Lebensführung möglich. Hilfreich können dabei Gespräche in Selbsthilfegruppen sein, die dem einzelnen zeigen, daß er nicht alleine in dieser Situation ist. Wichtig ist auch die Unterstützung des Betroffenen durch Familie, Freunde und Bekanntenkreis.

Tab. 11.1. Mögliche Auslöser von Angina-pectoris-Anfällen

– Körperliche Belastungen
– Psychische Erregungszustände
– Infekte
– Kälte (z.B. sehr kalte Luft, kalte Dusche)
– Durchzug von Wetterfronten
– Nikotinmißbrauch
– Meteorismus (d.h. Blähungen; die bei vegetativ labilen Patienten durch Blähungen hervorgerufenen Herzirritationen mit pektanginösen Beschwerden und Arrhythmien faßt man unter dem Begriff »Roemheld-Syndrom« zusammen)
– Umfangreiche Mahlzeiten

---

[13] a- (gr.): un-, -los, -leer; systole (gr.): das Zusammenziehen; Asystolie: fehlende Kontraktionen des Herzens
[14] re- (lat.): in den früheren Zustand, an die richtige Stelle, Wieder-; animatio (lat.): Belebung
[15] ruptura (lat.): Brechen, Reißen; Ruptur: Zerreißung, Durchbruch
[16] fibra (lat.): Faser; Fibrin: Protein, Bestandteil des Blutes, entsteht bei der Blutgerinnung durch enzymatische Einwirkung von Thrombin aus Fibrinogen; -lysis (gr.): Lösung, Auflösung; Fibrinolyse: Abbau von Fibrin mit Hilfe von Enzymen (z. B. Urokinase, Streptokinase)
[17] anti- (gr.): gegen, entgegen; coagulare (lat.): gerinnen; Antikoagulantien: gerinnungshemmende Substanzen (Heparin, Heparinoide, Cumarine)
[18] bypass (engl.): Umgehung
[19] transplantare (lat.): verpflanzen; Transplantation: Übertragung von Zellen, Geweben oder Organen auf ein anderes Individuum oder an eine andere Körperstelle
[20] re-: s. 14; habilis (lat.): passend, tauglich; Rehabilitation: Wiedereingliederung

11.1.2 Herzinsuffizienz

Als *Myokardinsuffizienz*[21] (Herzmuskelschwäche) bezeichnet man ein Syndrom[22], bei dem das Herz aus den verschiedensten Gründen nicht mehr in der Lage ist, ein für den Organismus ausreichendes Herzzeitvolumen[23] zu fördern. Man unterscheidet die Insuffizienz *in Ruhe* oder nur *bei Belastung*. In den meisten Fällen tritt eine *kombinierte Links- und Rechtsherzinsuffizienz* auf. Bei der **Insuffizienz des linken Herzens** kommt es zu einem Rückstau des Blutes in den kleinen Kreislauf (Lungenkreislauf). Man spricht von einer *Lungenstauung* mit einer Vermehrung des Blutvolumens und gleichzeitiger Drucksteigerung in der Lungenstrombahn. Folge ist die sogenannte *Stauungsbronchitis*[24] mit Atemstörungen (Dyspnoe[25]), beschleunigtem Atem (Tachypnoe[26]) und Hustenreiz.

Bei der **Rechtsherzinsuffizienz** staut sich das Blut in den großen Kreislauf, den Körperkreislauf. Der Venendruck steigt an. Es kann zur *stauungsbedingten Leberzirrhose*[27] kommen. Oft ist auch das Pfortadergebiet betroffen. Das Blut staut sich zurück bis in die Milz. Die Nierenfunktion kann gestört sein. In den abhängigen Gebieten – im Stehen sind dies die Beine, beim liegenden Menschen der Rücken – entwickeln sich *Ödeme*[28], d. h. Flüssigkeitseinlagerungen in das Unterhautzellgewebe.

Zu den *Ursachen* einer Myokardinsuffizienz gehören der Untergang von Herzmuskelgewebe (z. B. durch einen Myokardinfarkt), ausgeprägte Herzrhythmusstörungen, Herzmißbildungen, Herzklappenfehler, aber auch mechanische Behinderungen der Herztätigkeit, wie z. B. die Herzbeuteltamponade[29], bei der durch eine Blutansammlung im Herzbeutel eine ausreichende Ventrikelfüllung nicht mehr möglich ist.

11.1.3. Myokarditis

Mit dem Begriff Myokarditis[30] bezeichnet man eine Herzmuskelentzündung. Die kann *infektiös* oder *toxisch*[31] bedingt sein. In vielen Fällen ist die Myokarditis eine meist harmlose Begleiterscheinung einer allgemeinen Infektionskrankheit. Die Prognose ist dann ausgesprochen günstig. Sie kann sich jedoch auch im Rahmen einer solchen Grundkrankheit zu einer klinisch bedeutsamen Erkrankung entwickeln. Oft kommt es zu einer Links- und Rechtsherzinsuffizienz, mit erschwerter Atmung (Dyspnoe), einer Venendrucksteigerung, einer vergrößerten Leber (Hepatomegalie) und Unterschenkelödemen. Als prognostisch ungünstig ist – in schwersten Fällen – das Auftreten eines kardiogenen Schocks zu werten.

Erreger einer infektiösen Herzmuskelentzündung können Bakterien, Viren, Pilze und Einzeller sein. Zu den Symptomen einer Myokarditis gehören Müdigkeit, Atemnot, Herzklopfen und Schmerzen im Bereich des Brustbeins. Auch Herzrhythmusstörungen sind nicht selten.

Einen besonderen Verlauf nimmt die Myokarditis bei der *Diphtherie*. Von Anfang an kommt es zu bedrohlichen Herzrhythmusstörungen. In bis zu 25 % der Fälle endet die Erkrankung mit dem Tode. Auch die durch *Coxsackie-B-Viren*[32] hervorgerufene Virusmyokarditis hat im Kindesalter eine sehr hohe Letalität (Sterblichkeit).

---

[21] Myokard: s. 8; in- (lat.): Verneinung; sufficere (lat.): genügen; Insuffizienz: Schwäche, ungenügende Leistung eines Organs oder Organsystems

[22] syn- (gr.): zusammen, mit; dromos (gr.): Lauf; Syndrom: Symptomenkomplex; Gruppe von gleichzeitig zusammen auftretenden Krankheitszeichen

[23] Herzzeitvolumen: die in einer Minute aus dem Herzen ausgetriebene Blutmenge

[24] bronchus (lat.): Ast der Luftröhre; -itis; Entzündung; Bronchitis: Entzündung der Bronchialschleimhaut

[25] dys- (gr.): Vorsilbe mit der Bedeutung: Störung eines Zustands oder einer Tätigkeit; pnoe (gr.): Atem

[26] tachys (gr.): schnell; pnoe: s. 25

[27] kirrhos (gr.): gelb; Zirrhose: Gewebsumwandlung, die zur Verhärtung und zum Kleinerwerden eines Organs führt

[28] Ödem: schmerzlose, nicht gerötete Schwellung infolge Ansammlung einer wäßrigen Flüssigkeit in den Gewebsspalten

[29] tampon (franz.): Stöpsel, Pfropfen; Herzbeuteltamponade: Ausfüllung des Herzbeutels mit Blut nach Ruptur der Herzwand

[30] Myokard: s. 8; -itis: Entzündung

[31] tox- (gr.): Vorsilbe mit der Bedeutung Gift-; toxisch: giftig

[32] Coxsackie-Viren: Viren aus der Gruppe der Enteroviren; verursachen u. a. Hirnhautentzündung, Lähmungen, fieberhafte Allgemeininfektionen

11.1.4. Herzklappenfehler

Ein Herzklappenfehler (*Vitium cordis*[33]) kann angeboren oder erworben sein. Man unterscheidet die Schlußunfähigkeit (*Klappeninsuffizienz*) von der Verengung der Klappen (*Klappenstenose*[34]). Bei der Stenose erschwert die reduzierte Öffnungsfläche der Klappe den Einstrom des Blutes. Dagegen strömt das Blut bei der Insuffizienz während der Systole wieder in den davorgelegenen Abschnitt des Herzens zurück.

Ursache einer **Mitralstenose** (Verengung der Mitralklappe) ist fast immer eine rheumatische Entzündung der betroffenen Klappe im Rahmen eines rheumatischen Fiebers. Das *rheumatische Fieber* tritt etwa 1 bis 3 Wochen nach einem Streptokokkeninfekt auf. Neben einer *Endokarditis* (Entzündung der Herzinnenhaut) mit Befall der Herzklappen kommt es zur Entzündung der Gelenke (*Polyarthritis*), selten auch zur *Chorea minor*[35] (Veitstanz), bei der der Streifenkern (Corpus striatum) des Gehirns betroffen ist.

Die **Mitralinsuffizienz** hat ebenfalls meist rheumatische Veränderungen als Ursache. Sie kann jedoch auch angeboren oder durch eine bakterielle Entzündung der Herzinnenhaut verursacht sein.

Auch die **Aortenstenose** (Verengung der Aortenklappe) ist in der Regel rheumatisch bedingt. Im Alter sind es dagegen sklerotische[36] Prozesse, die zu Veränderungen an der Aortenklappe führen.

Die seltenere **Aorteninsuffizienz** ist häufig erworben. Sie hat dann oft eine bakterielle oder rheumatische Endokarditis als Ursache.

Sehr selten sind die Schlußunfähigkeit der Trikuspidalklappe (*Trikuspidalinsuffizienz*) und die Einengung der Trikuspidalklappenöffnung (*Trikuspidalstenose*).

Etwas häufiger tritt die Pulmonalstenose auf (6 bis 7% der angeborenen Herzfehler). Sie ist in vielen Fällen mit zusätzlichen Herzmißbildungen kombiniert, so z. B. als Teil der **Fallotschen Tetralogie**[37]. Das Krankheitsbild setzt sich zusammen aus einem großen Loch in der Kammerscheidewand (Ventrikelseptumdefekt), einer Einengung der Ausflußbahn der rechten Kammer (Pulmonalstenose), einer nach rechts verschobenen großen Körperschlagader (Dextropositio der Aorta) und einer Verdickung der Muskelwand (Hypertrophie) des rechten Ventrikels. Bei den betroffenen Kindern besteht schon von Geburt an eine Blausucht (Zyanose[38]). Sie ermüden rasch und bleiben in ihrer körperlichen Entwicklung oft zurück. Die Lebenserwartung ist eingeschränkt.

11.1.5. Herzrhythmusstörungen

Als **Arrhythmie**[39] bezeichnet man eine zeitliche Unregelmäßigkeit der Herztätigkeit. Man unterscheidet Störungen der Reizbildung und Störungen der Reizleitung.

Zu den *Reizbildungsstörungen* zählen die Tachykardie[40] und die Bradykardie[41]. Bei der **Tachykardie**, dem schnellen Puls, steigt die Herzfrequenz auf über 100 Schläge pro Minute an. Ein solcher Anstieg ist physiologisch bei körperlichen und seelischen Belastungen (z. B. Aufregung). Er kommt jedoch auch bei fieberhaften Erkrankungen und den verschiedensten Herzkrankheiten vor.

Bei der **Bradykardie**, dem langsamen Puls, fällt die Herzfrequenz auf unter 50 Schläge pro Minute ab. Trainierte Sportler haben oft in Ruhe einen langsamen Puls. Pathologisch ist die Bradykardie bei zahlreichen Herzerkrankungen (Erkrankungen der Herzkranzgefäße, Myokarditis, Herzinfarkt). Typisch ist auch der relativ langsame Puls beim Typhus, einer Infektionskrankheit.

Eine weitere Reizbildungsstörung ist die **Extrasystolie**. Als Extrasystolen bezeichnet man außerhalb des regulären Grundrhythmus auftretende Herzschläge. Die vorzeitig oder verspätet einsetzenden Schläge kommen vereinzelt oder gehäuft (in Salven) vor. Einzelne Extrasystolen findet man auch ab und zu beim Herz-

---

[33] vitium (lat.): Fehler; cor (lat.): Herz
[34] stenos: s. 6
[35] chorea (gr.): Tanz; minor (lat.): kleiner
[36] skleros: s. 1
[37] tetra (gr.): vier
[38] Zyanose: blaurote Färbung an Lippen, Bindehäuten und Nagelbett infolge mangelnder Sauerstoffsättigung des Blutes
[39] a- (gr.): un-, -los; rhythmus: Takt, Zeitfolge, Schlagfolge des Herzens
[40] tachys: s. 26; kardia: s. 6
[41] brady (gr.): langsam; kardia: s. 6

gesunden. Gehäuft auftretende Extrasystolen haben oft Herzerkrankungen (Myokarditis, Herzinfarkt, Herzinsuffizienz u. a.) als Ursache.

Eine völlig asynchrone[42] Tätigkeit der einzelnen Herzmuskelfasern führt zum **Kammerflimmern**. Das Herz ist nicht mehr in der Lage, Blut zu pumpen. Es kommt zum Herz-Kreislauf-Stillstand. Wird dieser nicht innerhalb von 3 bis 5 Minuten behoben (z. B. durch Herzmassage oder Elektroschock), tritt ein nicht wieder zu behebender Schaden an den Gehirnzellen auf. Häufigste Ursache des Kammerflimmerns ist der Herzinfarkt.

Zu den *Erregungsleitungsstörungen* zählen die Blockierungen des Herzreizleitungssystems. Man unterscheidet den **AV-Block I., II. und III. Grades**[43]. Hierbei ist die Überleitung der Erregung vom rechten Vorhof auf die Kammern teilweise oder ganz unterbrochen. Beim AV-Block III. Grades, der vollständigen Unterbrechung der Erregungsleitung, schlagen Vorhöfe und Kammern völlig unabhängig voneinander im jeweiligen Eigenrythmus. Vordringliche Therapie ist in diesem Fall die Einpflanzung eines *Herzschrittmachers*.

11.2. Erkrankungen der Blutgefäße und des Kreislaufsystems

11.2.1. Arteriosklerose

Die im Volksmund als Arterienverkalkung bezeichnete *Arteriosklerose*[44] entsteht durch Einlagerungen von Lipiden (Fetten) und Kalk in die Wand der Arterien. Es kommt dadurch zu einer zunehmenden Verhärtung der Blutgefäße, ihre Lichtung wird eingeengt, sie verlieren an Elastizität. Arteriosklerotische Veränderungen treten gehäuft mit *zunehmendem Lebensalter* auf. Bestimmte *Stoffwechselstörungen* wie der Diabetes mellitus (Zuckerkrankheit), aber auch *Bluthochdruck, Übergewicht* und *Genußgifte* (z. B. Nikotin) fördern die vorzeitige Entstehung der Arteriosklerose. Als Folgeerscheinungen kommt es zur *Mangeldurchblutung* in den zu versorgenden Gebieten. Sind die Koronararterien betroffen (*Koronarsklerose*), führt die Minderdurchblutung zur anfallsweise auftretenden Herzenge (**Angina pectoris**), in schweren Fällen zum **Herzinfarkt**. Arteriosklerotische Veränderungen der Hirngefäße können einen **Hirninfarkt** zur Folge haben. Treten solche Einlagerungen an den Arterien der Extremitäten auf, führt die eingeschränkte Blutversorgung auch hier zur Funktionseinschränkung. Sind die Beine betroffen, kommt es zum sogenannten intermittierenden Hinken (**Claudicatio intermittens**)[45]. Die durch die Mangeldurchblutung anfallsweise beim Gehen auftretenden Schmerzen zwingen den Betroffenen zum häufigen Stehenbleiben, was der Erkrankung den Beinamen »Schaufensterkrankheit« eingebracht hat. In schweren Fällen kommt es schließlich zum Absterben (*Gangrän, Nekrose*) der betroffenen Extremität.

11.2.2. Embolie

Unter einer Embolie[46] versteht man die Verstopfung eines Gefäßes durch einen Embolus mit der Folge der Minderdurchblutung des nachgeschalteten Gebiets. Der *Embolus* ist meist ein Blutpfropf (*Thrombus*[47]), der sich in krankhaft veränderten Venen gebildet hat und der dann über das Herz in den Lungenkreislauf verschleppt wird. Er bleibt dort in den kleineren Blutgefäßen hängen und wird so zur Ursache einer **Lungenembolie**. Der Verschluß kleinerer Äste führt zu einem keilförmigen *Lungeninfarkt*. Sind größere Gefäße betroffen, kommt es zu einem akuten Kollaps. Innerhalb kürzester Zeit führt dann die Lungenembolie zum *Tode*. In den meisten Fällen stammen die Thromben aus den tiefen Beinvenen. Sie lösen sich oft postoperativ[48] oder nach einer Entbindung von der Gefäßwand ab und werden dann mit dem venösen Blutstrom zum Herzen geschwemmt.

Seltener kommt es im *arteriellen Teil des Herz-Kreislauf-Systems* zu Embolien. Dabei stammen die Thromben oft aus dem linken Herzvorhof oder der linken Kammer. Nur in speziellen Fällen – wenn ein Loch in der Herzscheidewand

---

[42] a-: s. 39; syn- (gr.): zusammen, mit; chronos (gr.): Zeit
[43] AV-Block: atrioventrikulärer Block, Störung der Erregungsleitung zwischen Vorhöfen und Kammern
[44] arteria (gr.): Schlagader; skleros (gr.): hart
[45] claudicatio (lat.): Hinken; intermittere (lat.): unterbrechen
[46] embolus (gr.): Keil, Pfropf
[47] thrombos (gr.): Blutpfropf
[48] post- (lat.): nach; postoperativ: nach einer Operation

11.2. Erkrankungen der Blutgefäße und des Kreislaufsystems

vorhanden ist – können die Blutgerinnsel auch aus dem venösen Schenkel kommen.

Weitere Formen der Embolie sind die *Fettembolie*, die *Embolie* durch *Tumorzellen*, die *Luftembolie* und die *Fruchtwasserembolie*. Hierbei kommt es durch in die Blutbahn verschleppte Substanzen (Fetttröpfchen, Tumorzellen, Luft, Fruchtwasser) zur Verstopfung eines oder mehrerer Blutgefäße mit den oben genannten Folgen.

11.2.3. Phlebitis, Thrombophlebitis und Phlebothrombose

Bei der **Phlebitis**[49] (Venenentzündung) kommt es zu einer Entzündung der Gefäßwand. Oft sind es oberflächlich liegende Venen, die betroffen sind. Die Phlebitis geht meist mit einer Blutpfropfbildung (*Thrombose*) einher. Man spricht dann von einer **Thrombophlebitis**. Ursachen der Blutpropfbildung sind Veränderungen der Gefäßwand und eine Verlangsamung der Blutströmung. Auch die veränderte Blutzusammensetzung kann an der Thrombenentstehung beteiligt sein. Die Thrombophlebitis oberflächlicher Venen kommt fast ausschließlich bei varikös veränderten Gefäßen (*Krampfadern*; s. u.) vor. Sie verursacht sehr selten Embolien. Dagegen führt eine Thrombose der tiefen Venen, die auch als **Phlebothrombose** bezeichnet wird, über die Loslösung eines Thrombus häufig zur Lungenembolie.

11.2.4. Varizen

Krampfadern (Varizen[50]) sind erweiterte, geschlängelte Venen. Man findet sie häufig an den Beinen. Mehrere Faktoren sind an ihrer Entstehung ursächlich beteiligt. Oft ist es eine angeborene Bindegewebsschwäche zusammen mit minderwertigen Venenklappen, die besonders bei stehender Tätigkeit, während einer Schwangerschaft oder bei Übergewicht zu einer Varikose führen.

In den erweiterten, geschlängelten Blutgefäßen staut sich das Blut. Es kommt zum Flüssigkeitsaustritt in das Gewebe (*Ödembildung*). Hautveränderungen sind die Folge. Kleine Wunden heilen sehr schlecht. Es entstehen Geschwüre bis hin zum *Ulcus cruris*[51], dem »offenen Bein«.

11.2.5. Hämorrhoiden

Hämorrhoiden[52] sind erweiterte Blutgefäße im Bereich des Afters (Anus[53]; s. Abb. 11.2.). Sie entstehen bei anlagebedingter Bindegewebsschwäche, gefördert durch häufige Verstopfung (Obstipation[54]) und sitzende Lebensweise. Durch den vorübergleitenden, meist harten Stuhl fangen die erweiterten Blutgefäße leicht an zu bluten. Meist bemerken die Betroffenen hellrote Blutauflagerungen auf dem Stuhl. Typisch sind auch Nässe und Juckreiz im Bereich des Afters. Vor Beginn einer Therapie muß zuerst ein Mastdarmkarzinom ausgeschlossen werden, das sich ebenfalls oft durch eine Blutung bemerkbar macht. Ist dies geschehen, können die knotenförmig erweiterten Blutgefäße durch Einspritzung (Injektion[55]) sklerosierender (verhärtender) Mittel verödet werden. Eine weitere Möglichkeit ist die operative Entfernung der Gebilde.

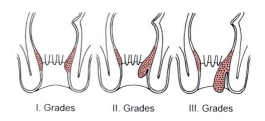

Abb. 11.2. Gradeinteilung bei Hämorrhoiden (gepunktet). (Aus: 2)

---

[49] phleps (gr.): Ader; -itis: Entzündung
[50] varix (lat.): Venenknoten, Krampfader
[51] ulcus (lat.): Geschwür; crus (lat.): Unterschenkel; Ulcus cruris: Unterschenkelgeschwür
[52] haimorrhoideis phlebes (gr.): blutfließende Adern
[53] anus (lat.): Ring, After
[54] stipare (lat.): stopfen
[55] injektion (lat.): Einspritzung

11.2.6. Hypertonie

Als *Bluthochdruck* (Hypertonie, Hypertonus[56]) bezeichnet man den Anstieg des arteriellen Blutdrucks auf Werte von 160 mmHg und systolisch und/oder 95 mmHg diastolisch beim Erwachsenen. Blutdruckwerte unter 140/90 sind normal. Dazwischen liegt der Bereich der *Grenzwerthypertonie*. Da der Blutdruck starken Schwankungen unterworfen ist, darf die Diagnose »Hypertonie« erst nach wiederholten Messungen gestellt werden.

Bei über 90 % der Hypertoniker ist die Ursache der Erkrankung unbekannt. Man spricht von einer *essentiellen*[57] *Hypertonie*. Bei den übrigen Patienten sind es Hormonveränderungen, Nierenerkrankungen, Medikamenteneinnahme u. a., die zum Bluthochdruck führen.

Ein über einen längeren Zeitraum erhöhter Blutdruck hat schwere Organveränderungen zur Folge. Es sind hier vor allem die Rückwirkungen auf das Herz, die Nieren, das Zentralnervensystem und die Augen zu nennen. Die anfangs oft unbemerkt verlaufende Erkrankung führt zu einer ausgedehnten *Arteriosklerose* im gesamten arteriellen Teil des Blutkreislaufs. Besonders die kleinen und kleinsten Arterien sind betroffen. *Spätfolgen* sind die koronare Herzerkrankung, der Herzinfarkt, die Schrumpfniere, der Schlaganfall, die arterielle Verschlußkrankheit (besonders an den Extremitätenarterien) und die Erblindung.

11.2.7. Hypotonie

Von einem niedrigen Blutdruck (Hypotonie[58]) spricht man bei Blutdruckwerten unter 110/60 beim Mann und unter 100/60 bei der Frau. Die Hypotonie ist oft konstitutionell[59] bedingt. Sie hat keinen ausgeprägten Krankheitswert. Pathologisch sind niedrige Blutdruckwerte z. B. bei großen Blutverlusten oder der Aortenklappenstenose.

Hypotoniker sind leicht ermüdbar. Sie neigen zu Schwindelgefühlen und zu Ohnmachten.

11.2.8. Schock, Kollaps

Als **Kollaps** bezeichnet man eine meist harmlose akute *hypotone Kreislauffehlregulation*.

Dagegen kommt es beim **Schock** zur akuten Minderdurchblutung der peripheren Blutgefäße. Sie geht einher mit einem Blutdruckabfall und der Beeinträchtigung des gesamten Organismus.

Man unterscheidet drei *Stadien*. Zuerst kommt es zur *Kreislaufzentralisation*, d. h., nur noch die lebenswichtigen Organe werden ausreichend mit Blut versorgt, die Peripherie wird minderdurchblutet. Im zweiten Stadium, dem Stadium der *Dezentralisation*, kehren sich die Durchblutungsverhältnisse um. Die Weitstellung der peripheren Gefäße führt zur Minderdurchblutung der lebenswichtigen Organe. Im letzten, dem nicht mehr rückgängig zu machenden (*irreversiblen*) *Stadium* kommt es dann zu *Organschäden* an Leber, Nieren, Herz und Gehirn. Die auslösenden Ursachen eines Schocks können mannigfaltig sein. Häufig sind es Blutungen, Verletzungen, Infektionen, Vergiftungen, Allergien etc.

---

[56] hyper- (gr.): über; tonos (gr.): Spannung
[57] essentia (lat.): Wesen; essentiell: wirklich, selbständig, Krankheitsbild ohne erkennbare Ursachen
[58] hypo- (gr.): unter; tonos: s. 56
[59] constitutio (lat.): Beschaffenheit, Zustand; Konstitution: Summe aller angeborenen Eigenschaften

12. Das Blut

Das Blut besteht aus dem *Blutplasma*, einer Flüssigkeit, und den festen Bestandteilen, den *Blutkörperchen*.

Das **Plasma** enthält zu über 90 % Wasser. 7 bis 8 % sind Eiweißkörper (*Plasmaproteine*), der Rest Fette, Kohlenhydrate, Farbstoffe (z. B. Lipochrom[1], Bilirubin[2]), organische Stoffe, Mineralien, Hormone, Enzyme, Vitamine, Stoffwechselprodukte und Spurenelemente. Als *Serum* bezeichnet man das von Blutkörperchen und Fibrinogen (einem Eiweißstoff, der bei der Blutgerinnung eine Rolle spielt) befreite, nicht mehr gerinnbare Blut.

Die Eiweißkörper im Blutplasma teilt man auf in zwei Gruppen, die *Albumine*[3] und die *Globuline*[4]. Mit Hilfe einer recht einfachen Methode, der *Elektrophorese*[5], können die einzelnen Fraktionen der Plasmaproteine aufgetrennt werden. Möglich ist dies aufgrund ihrer unterschiedlichen Wanderungsgeschwindigkeit im elektrischen Gleichspannungsfeld. Die normale Elektrophorese des Menschen ergibt *5 Hauptfraktionen*.

Man unterscheidet die Albumine (58 – 72 rel.%), die α_1-Globuline (3 – 6 rel.%), die α_2-Globuline (5 – 9 rel.%), die β-Globuline (6 – 12 rel.%) und die γ-Globuline (10 – 19 rel.%). Zu den vielfältigen Aufgaben der Plasmaproteine gehören die *Nährfunktion* – sie dienen als schnell verfügbare Eiweißreserve – und die *Transportfunktion* (zahlreiche kleinmolekulare Substanzen werden an sie gebunden und so transportiert). Als *Puffer* tragen sie zur Aufrechterhaltung eines konstanten pH-Werts bei. Zur Erzeugung des *kolloidosmotischen*[6] *Drucks* sind die Albumine besonders wichtig. Da die Kapillarwände für Eiweißkörper weitgehend undurchlässig sind, üben die gelösten Eiweißmoleküle in den Haargefäßen einen osmotischen Druck (Sog) aus, der für die Wasserverteilung im Raum in und um den Gefäßen (intra- und extravasaler[7] Raum) von großer Bedeutung ist. Einige Eiweißmoleküle sind wichtige *Gerinnungsfaktoren*. Die γ-Globuline sind vorwiegend Antikörper, d. h. Abwehrstoffe, die von speziellen weißen Blutkörperchen gebildet wer-

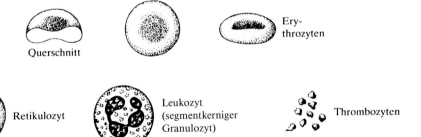

Abb. 12.1. Erythrozyten, Retikulozyt, Leukozyt (segmentkerniger Granulozyt) und Thrombozyten. Die Größenverhältnisse zwischen den Zellen entsprechen nicht den natürlichen Verhältnissen. Granulozyten sind fast doppelt so groß wie Erythrozyten. (Mod. nach: 13)

---

[1] lipos (gr.): Fett; chroma (gr.): Farbe
[2] bilis (lat.): Galle; ruber (lat.): rot
[3] albuminis (lat.): Eiweiß
[4] globus (lat.): Kugel
[5] phorein (gr.): tragen
[6] kolla (gr.): Leim; eides (gr.): ähnlich; Kolloide: jeder Verteilungsgrad einer Lösung, bei der die Teilchen nur ultramikroskopisch erkennbar sind
[7] intra (lat.): innerhalb; vas, vasis (lat.): Gefäß; extra (lat.): außerhalb

den. Man bezeichnet sie deshalb auch als *Immunglobuline*. Durch ein besonderes Trennverfahren (Immunelektrophorese) lassen sich mehrere Gruppen unterteilen. Man unterscheidet Immunglobulin A (IgA), IgG und IgM. In geringeren Konzentrationen findet man noch IgD und IgE.

Zelluläre oder geformte Bestandteile des Bluts sind die **Blutkörperchen**. Man unterscheidet drei Gruppen: rote Blutkörperchen (*Erythrozyten*), weiße Blutkörperchen (*Leukozyten*) und Blutplättchen (*Thrombozyten*) (Abb. 12.1).

Rote Blutkörperchen dienen dem **Gastransport**. Leukozyten gehören zum **Abwehrsystem** des Körpers. Blutplättchen übernehmen eine wichtige Aufgabe bei der **Blutstillung**.

12.1. Erythrozyten

Reife rote Blutkörperchen (Erythrozyten[8]) sind scheibenförmige, in der Mitte eingedellte Zellen von ca. 7,5 μm Durchmesser. Sie besitzen keinen Zellkern und sind leicht verformbar. Ihre Anzahl hängt vom Sauerstoffbedarf des Körpers und vom Sauerstoffangebot ab. Im Durchschnitt enthält 1 mm^3 Blut bei der Frau 4,5 Mill. Erythrozyten, beim Mann etwa 5 Mill.

Die Trockensubstanz der roten Blutkörperchen besteht zu 90% aus *Hämoglobin*[9], dem eisenhaltigen Blutfarbstoff. Er bindet den Sauerstoff und ermöglicht so den *Transport der Atemgase*. Sauerstoff und Kohlendioxid werden im Blut in physikalisch gelöster und chemisch gebundener Form transportiert. Im Gegensatz zum Kohlendioxid (CO_2) löst sich der Sauerstoff (O_2) nur zu einem geringen Teil im Blut. Der größere Teil gelangt in die roten Blutkörperchen und wird dort an das Hämoglobin gebunden. Der Sauerstoff wird auf diese Weise mit den Erythrozyten im ganzen Körper verteilt. In den Kapillaren wird er aus seiner Bindung freigesetzt und diffundiert[10] durch die feinen Kapillarwände in die Zellen.

Erythrozyten werden im *roten Knochenmark* aus kernhaltigen Vorstufen gebildet. Man findet rotes Knochenmark in den ersten Lebensjahren in allen Knochen. Später wird es in den Röhrenknochen allmählich durch gelbes Fettmark ersetzt, so daß sich die Neubildung der roten Blutkörperchen dann auf die kurzen und platten Knochen (v. a. Brustbein, Beckenknochen, Rippen) beschränkt. Vor der Geburt werden Erythrozyten auch in der Leber und in der Milz gebildet.

Retikulozyten[11] sind unreife rote Blutkörperchen, die ins Blut übertreten. Sie besitzen noch Kernreste. Ihre Anzahl ist z. B. nach Blutverlusten erhöht.

Unter der *Mauserung* versteht man den Abbau der Erythrozyten nach etwa 3 bis 4 Monaten (120 Tagen). Dies geschieht hauptsächlich in der Milz, aber auch in der Leber. Das abgebaute Hämoglobin enthält kein Eisen mehr, es wird zum Gallenfarbstoff, dem *Bilirubin*. Das Eisen wird in einem Kreislauf dem roten Knochenmark zur Erythrozytenneubildung wieder zugeführt.

12.1.1. Blutgruppen

Menschliche Erythrozyten haben einen Überzug von bestimmten Eiweißen (Glykoproteinen[12]), die die *Blutgruppeneigenschaften* bestimmen. Sie wirken als **Antigene**[13], der Körper kann gegen sie *Antikörper* bilden. (Antigene sind körperfremde Stoffe, gegen die das Abwehrsystem des Menschen Abwehrstoffe, die Antikörper, bildet.)

Hauptblutgruppen sind die Blutgruppen A, B, AB und 0 (*ABO-System*). Hierbei werden die antigenen Eigenschaften nach den Mendelschen Erbgesetzen[14] vererbt. Gegen diese Antigene entstehen in den ersten Lebensmonaten Antikörper, die *Agglutinine*. Sie gehören zur Gruppe der IgM-Immunglobuline. Agglutinine sind Substanzen, die eine Verklumpung von Blutbestandteilen – eine *Agglutination*[15] – hervorrufen. Im Plasma eines Menschen finden sich in den mei-

---

[8] erythros (gr.): rot; kytos (gr.): Zelle
[9] haima (gr.): Blut; Globin: Eiweißanteil des Blutfarbstoffs
[10] diffundo (lat.): verbreiten, zerstreuen; Diffusion: Hindurchtreten
[11] reticulum (lat.): kleines Netz; reticularis (lat.): netzförmig
[12] glykys (gr.): süß; Glykogen: tierische Stärke; Glykoproteine: Eiweiße, die einen Kohlenhydratanteil enthalten
[13] Antigen: Abk. für Antisomatogen; anti (gr.): Vorsilbe gegen, entgegen, wider; soma (gr.): Körper; gennao (gr.): erzeuge
[14] Mendel, Gregor: Augustinerpater aus dem Königskloster in Brünn (1822 – 1884); erforschte systematisch die Vererbungsgesetze anhand von Kreuzungsversuchen mit Pflanzen unterschiedlicher Merkmale
[15] ad (lat.): zusammen; glutinare (lat.): leimen

sten Fällen Abwehrglobuline gegen die Erythrozyten anderer Blutgruppen. Plasma von Menschen mit der *Blutgruppe A* enthält Agglutinine gegen die Blutgruppeneigenschaft B (das *Agglutinin Anti-B*). *B-Blut* enthält *Anti-A*. Plasma der *Gruppe O* besitzt *Anti-A und Anti-B*, während *AB-Blut keine Antikörper gegen die Blutgruppensubstanzen A und B* enthält. Bei Blutübertragungen darf nur blutgruppengleiches Blut verwendet werden.

Es gibt noch eine Reihe von *Zwischen- und Unterblutgruppen*, unter anderem das *Rhesus-System* und das *MNSs-System*. Von Bedeutung ist vor allem das Rhesus-System. Blut, dessen rote Blutkörperchen durch Kontakt mit speziellen Antikörpern verklumpen, nennt man *Rh-positiv*. Bei den Antikörpern handelt es sich um Abwehrstoffe, die Kaninchen oder Meerschweinchen bilden, wenn ihnen Erythrozyten von Rhesusaffen eingespritzt werden. In Mitteleuropa sind etwa 85 % der Bevölkerung Rh-positiv. Bei den übrigen Menschen erfolgt keine Agglutination, sie sind *rh-negativ*. Die Eigenschaft rh-negativ ist bei anderen Bevölkerungsgruppen (Inder, Indianer, Chinesen, Neger) kaum vorhanden.

Im Gegensatz zum AB0-System kommt es bei rh-negativen Personen erst dann zur Bildung von Antikörpern, wenn sie Kontakt mit Rh-positiven Erythrozyten hatten. Man nennt diesen Vorgang *Sensibilisierung*. Erst beim zweiten Kontakt mit Rh-positiven roten Blutkörperchen kommt es dann zu einer *Antigen-Antikörper-Reaktion* zwischen den Rh-Antikörpern, die zum Typ der IgG-Immunglobuline gehören, und den Rh-positiven Erythrozyten. Die Bedeutung der Blutgruppeneigenschaften Rh-positiv und rh-negativ wird im Fall eines ungleichen Rhesus-Faktors von Vater und Mutter eines ungeborenen Kindes deutlich. Sind *Vater* und *Kind Rh-positiv*, die *Mutter* jedoch *rh-negativ*, können Rh-positive Erythrozyten während der Geburt oder Fehlgeburt (des Rh-positiven Kindes) in den Kreislauf der Mutter gelangen. Diese bildet dann *Antikörper* gegen die Rh-positiven Erythrozyten. Bei einer *erneuten Schwangerschaft* besteht die Gefahr, daß die plazentagängigen[16] Antikörper über den mütterlichen Blutkreislauf in den Organismus des ungeborenen Kindes gelangen und diesen schädigen. Es kommt zum Blutabbau (*Hämolyse*[17]) beim Kind. Dies führt zur Blutarmut (*Anämie*[18]) und zur vermehrten Ausschwemmung unreifer roter Blutkörperchen, die *Erythroblasten*[19] genannt werden. Man nennt die Erkrankung daher auch *fetale*[20] *Erythroblastose*. Weitere schwerwiegende Folgen für das Kind sind der *Kernikterus*[21] mit der Schädigung bestimmter Hirnstammregionen und das Entstehen generalisierter (d. h. über den ganzen Körper verteilter) Ödeme, ein Krankheitsbild, das man als *Hydrops congenitus*[22] bezeichnet. In solch schweren Fällen kann oft nur die Zufuhr frischer verträglicher 0rh-negativer Erythrozyten (intrauterine Transfusion) vor der Geburt oder ein Blutaustausch sofort nach der Geburt das Leben des Kindes retten.

12.2. Leukozyten

Weiße Blutkörperchen (Leukozyten[23]) sind kernhaltige Zellen, die sich amöbenartig[24] fortbewegen können. Sie haben die Fähigkeit zur *Phagozytose*[25], d. h., sie können Fremdkörper aufnehmen und unschädlich machen und bilden Enzyme für den Eiweißabbau. Ihre Zahl schwankt erheblich. Beim gesunden erwachsenen Menschen liegt sie bei durchschnittlich 4000 bis 10000/mm³. Nur ein relativ geringer Teil der im Körper vorhandenen Leukozyten befindet sich jedoch im Blut. Die meisten weißen Blut-

---

[16] Plazenta: Mutterkuchen; plazentagängige Stoffe gelangen aus dem mütterlichen Blut über die Plazenta in den kindlichen Kreislauf
[17] haima: s. 9; lysis (gr.): Lösung
[18] an- (gr.): verneinende Vorsilbe; haima: s. 9
[19] erythros: s. 8; blastos (gr.): Sproß
[20] fetus (lat.): Bezeichnung der Frucht im Mutterleib nach dem 3. Schwangerschaftsmonat bis zum Ende der Schwangerschaft
[21] ikteros (gr.): Pirol (gelber Vogel); Ikterus: Gelbsucht
[22] hydor (gr.): Wasser; congenitus (lat.): angeboren; Hydrops congenitus: angeborene Wassersucht
[23] leukos (gr.): weiß; kytos: s. 8
[24] Amöben: einzellige Lebewesen, die sich durch Ausstrecken und Einziehen von Fortsätzen ihres Zelleibes fortbewegen
[25] phagein (gr.): fressen; kytos: s. 8

körperchen findet man im Knochenmark und im Zwischenzellraum (interstitiellen[26] Raum) der Gewebe.

Leukozyten sind größer als Erythrozyten. Sie haben meist eine Kugelform, die sie jedoch bei der Fortbewegung ändern. Ihre Lebenszeit ist – wie die der roten Blutkörperchen – nur begrenzt. Nach ihrer Zellform, der Größe ihres Zellkerns und der Körnung ihres Zellplasmas unterscheidet man die *Granulozyten*, die *Lymphozyten*, die *Monozyten* und die *Plasmazellen*.

Die meisten weißen Blutkörperchen im Blut des gesunden Erwachsenen sind **Granulozyten**[27] (Tab. 12.1). Sie sind fast doppelt so groß wie Erythrozyten (Durchmesser 8 – 14 μm). Ihr Kern ist gelappt, das Zellplasma enthält zahlreiche feine Körnchen, die *Granula*, die den Zellen ihren Namen gaben. Je nach der Anfärbbarkeit des

Tab. 12.1. Differentialblutbild eines gesunden erwachsenen Menschen

Granulozyten:	
Neutrophile Granulozyten	55 – 70 rel. %
davon:	
Segmentkernige	55 – 70 rel. %
Stabkernige	3 – 5 rel. %
Eosinophile Granulozyten	2 – 4 rel. %
Basophile Granulozyten	0 – 1 rel. %
Lymphozyten	25 – 40 rel. %
Monozyten	2 – 6 rel. %

Zellplasmas unterscheidet man neutrophile, eosinophile und basophile Granulozyten.

Am häufigsten kommen *neutrophile*[27] *Granulozyten* vor (55 – 70 % aller Leukozyten). Die Granula in ihrem Zellplasma lassen sich weder durch Eosin rot noch durch Hämatoxylin blau anfärben.

Nur ca. 2 % aller weißen Blutkörperchen sind eosinophile[29] Granulozyten. Der Farbstoff Eosin färbt die Granula in ihrem Protoplasma leuchtend rot an.

Bis zu 1% der Leukozyten stellen die *basophilen*[30] *Granulozyten*. Durch den Farbstoff Hämatoxylin werden ihre Granula blau angefärbt.

Bei jungen Granulozyten ist der Kern noch nicht so stark segmentiert wie bei ausgereiften Formen. Man bezeichnet sie daher als *stabkernige Granulozyten* im Gegensatz zu den älteren *segmentkernigen Granulozyten*.

Hauptaufgabe der neutrophilen Granulozyten ist die Phagozytose von Bakterien, Zelltrümmern und anderen Fremdkörpern. Die Substanzen werden dabei von den Blutzellen aufgenommen (phagozytiert, d. h. gefressen) und abgebaut. Durch ihre amöboide Beweglichkeit ist es ihnen möglich, durch die Wände der Kapillaren in das Gewebe zu gelangen und dort die Fremdstoffe unschädlich zu machen.

Eosinophile Granulozyten sind vor allem bei allergischen Erkrankungen und Kontakt mit Würmern vermehrt vorhanden. Sie machen Antigen-Antikörper-Komplexe (Verbindungen von Antigen und Antikörper) unschädlich und phagozytieren körperfremdes Eiweiß. Die genaue Funktion basophiler Granulozyten ist bisher unbekannt.

Die kugelförmigen **Lymphozyten**[31] besitzen einen sehr großen Zellkern, der nur von einem schmalen Plasmasaum umgeben ist. Etwa 25 – 40% der weißen Blutkörperchen des Erwachsenen sind Lymphozyten. Man unterscheidet kleine Lymphozyten von 7 – 10 μm Durchmesser von den größeren 11 – 16 μm großen Lymphozyten. Ihre Stammzellen werden im Knochenmark gebildet. Sie reifen jedoch dann vor allem in den lymphatischen Organen Milz, Thymus und Lymphknoten heran. Man findet Lymphozyten daher nicht nur im Blut, sondern auch in der Lymphflüssigkeit. Die Lebensdauer der Lymphozyten ist sehr unterschiedlich (8 Tage bis mehrere 100 Tage).

Aufgabe dieser Zellen ist die *Produktion von Antikörpern*, mit denen Infektionen gezielt bekämpft werden. Lymphozyten können erst nach dem Anlaufen der Antikörperproduktion Krankheitskeime (Bakterien und Viren) unschädlich machen. Dagegen werden Granulozyten sofort nach dem Eindringen von Bakterien wirksam.

Monozyten[32] gehören zu den größten Zellen des Bluts (Durchmesser: 12 – 20 μm). Ihr großer,

---

[26] interstitium (lat.): Zwischenraum
[27] granula (lat.): kleine Kerne; kytos: s. 8
[28] philos (gr.): liebend; neutrophile: besonders empfänglich für neutrale Farbstoffe
[29] eosinophil: besonders empfänglich für saure Eosinfarbstoffe
[30] basophil: mit basischen Farbstoffen anfärbbar
[31] Lympha (lat.): klares Wasser, Naß; Lymphe: Flüssigkeit, die in ihrer Zusammensetzung der Zwischenzellflüssigkeit entspricht; wird in den Lymphgefäßen transportiert; kytos: s. 8
[32] mono-: allein, einzeln, kytos: s. 8

etwas außerhalb der Mitte liegender Kern kann gelappt oder bohnenförmig sein. Das Zellplasma enthält sehr feine Körnchen (Granula). Die amöboid beweglichen Zellen phagozytieren größere Teilchen wie Zelltrümmer und speichern sie in ihrem Inneren. Bildungsort der Monozyten ist das rote Knochenmark.

Plasmazellen erscheinen nur unter bestimmten Bedingungen im Blut. Die 14 bis 20 μm großen Zellen besitzen einen relativ kleinen, ovalen Kern. Sie entstehen aus B-Lymphozyten (s. u.) und stellen Antikörper für Abwehrreaktionen bereit. Normalerweise kommen sie in der Umgebung kleinerer Blutgefäße, in Drüsen, im lymphatischen System und im Knochenmark vor.

12.3. Thrombozyten

Blutplättchen (Thrombozyten[33]) sind kleine, unregelmäßig geformte Teilchen, die durch Abschnürung aus großen Stammzellen, den **Megakaryozyten** (Knochenmarksriesenzellen)[34], entstehen. Sie zerfallen leicht und geben dabei Enzyme für die Blutgerinnung (**Gerinnungsfaktoren**) frei. Die nur 1,4 bis 4 μm großen, 0,5 bis 2 μm dicken, kernlosen Plättchen leben etwa 8 bis 14 Tage. Im Blut gesunder Menschen sind 150000 bis 350000/mm³ enthalten. Die Bildung der Megakaryozyten erfolgt im roten Knochenmark (vgl. Abb. 12.1).

12.3.1. Blutgerinnung

Die Gerinnung des Blutes bei Verletzung schützt den Körper vor dem Verbluten. Der komplizierte Vorgang läuft in Phasen ab. Verschiedene *Gerinnungsfaktoren* steuern diese *Kettenreaktion* (Tab. 12.2).

Als **Blutstillung** (primäre Hämostase[35]) bezeichnet man einen Vorgang, bei dem sich Thrombozyten an die Wundränder anlagern. Gleichzeitig wird das im Blut vorhandene Prothrombin[36] (Faktor II) zu *Thrombin* umgewandelt. Das Thrombin verklebt die Blutplättchen zu einer gleichmäßig aufgebauten (homogenen) Masse. Aus den Thrombozyten werden Substanzen freigesetzt, die zu einer Gefäßzusammenziehung im Wundgebiet führen. Dies alles bewirkt

Tab. 12.2. Gerinnungsfaktoren des Menschen

Faktor I (Fibrinogen)	gebildet in der Leber
Faktor II (Prothrombin)	Leber
Faktor III (Gewebsthrombokinase)	Gewebszellen
Faktor IV (Calcium-Ionen)	
Faktor V (Proaccelerin)	v. a. Leber
Faktor VI entspricht Faktor V	
Faktor VII (Proconvertin)	Leber
Faktor VIII (Antihämophiles Globulin A)	Leber, Milz, RES
Faktor IX (Antihämophiles Globulin B)	Leber
Faktor X (Stuart-Prower-Faktor)	Leber
Faktor XI (Rosenthal-Faktor)	
Faktor XII (Hageman-Faktor)	
Faktor XIII (Fibrin-stabilisierender Faktor)	Leber
TF3 (Thrombozytenfaktor 3)	Thrombozyten

eine vorläufige Blutstillung, der Verschluß des Blutgefäßes ist noch nicht stabil. Die Zeit, die vergeht, bis eine Blutstillung eingetreten ist (2 bis 3 Minuten), bezeichnet man als *Blutungszeit*.

Ein stabiler Verschluß der verletzten Stelle wird durch die **Blutgerinnung** (sekundäre Hämostase) erreicht. Dies ist erst nach 5 bis 7 Minuten der Fall. Der Vorgang der Gerinnung läuft auf zwei verschiedenen Wegen ab, zum einen am Gefäßsystem, zum anderen im umliegenden Gewebe. Beide Systeme werden gleichzeitig in Gang gesetzt. Die Kettenreaktion, bei der die Gerinnungsfaktoren gleichzeitig oder nacheinander wirksam werden, kann nur dann ungestört ablaufen, wenn alle Faktoren in ausreichender Menge vorhanden sind. Einer der wichtigsten Faktoren ist das *Fibrin*, das durch die eiweißspaltende Aktivität des Thrombins aus Fibrinogen (Faktor 1) entsteht. Die Fibrinfäden ziehen sich im letzten Abschnitt der Blutgerinnung zu einem Netz zusammen und bilden ein *Blutgerinnsel*, den *Thrombus*.

12.4. Das Abwehrsystem des Menschen

Abwehrreaktionen werden ausgelöst, wenn körperfremde Stoffe (Bakterien, Viren, artfremdes Eiweiß) in den Organismus gelangen. Das *unspezifische Abwehrsystem* dient dabei der sofortigen Vernichtung körperfremder Substanzen, während das *spezifische Abwehrsystem* erst nach einer zeitlichen Verzögerung wirksam werden kann.

---

[33] thrombosis (gr.): Blutgerinnung; kytos: s. 8
[34] megas (gr.): groß; karyon (gr.): Kern; kyos: s. 8
[35] haima: s. 9; stasis (gr.): Stand, Stillstand; primär: erst, anfänglich
[36] Prothrombin: nichtaktive Vorstufe des Thrombins; es wird in der Leber unter Einfluß von Vitamin K gebildet

Zur **unspezifischen Abwehr** verfügt der Mensch über ein System von humoralen[37] (die Körperflüssigkeit betreffenden) und zellulären Faktoren, das der sofortigen Vernichtung eingedrungener Fremdkörper und Krankheitserreger dient. *Unspezifische zelluläre Reaktionen* erfolgen durch kleine und große Freßzellen, die auch als *Mikro-* und *Makrophagen*[38] bezeichnet werden. Mikrophagen sind *neutrophile Granulozyten*. Nachdem sie die Erreger unschädlich gemacht haben, gehen sie zugrunde und bilden *Eiterkörperchen*. Bei den Makrophagen unterscheidet man die *Gewebsmakrophagen*, zu denen die Retikulumzellen (Bindegewebszellen in vielen inneren Organen) und die Histiozyten gehören, von den *Blutmakrophagen*, den Monozyten.

Zur *unspezifischen humoralen Abwehrreaktion* des Körpers gehören das *Komplementsystem*, das vor allem Zellen zur Abwehr anregt, das *Lysozym*[39], das Bakterien angreifen kann, und das *Interferon*, das unter anderem die Virusvermehrung in den Zellen hemmt.

Zum **spezifischen Abwehrsystem** des Menschen zählt man B-Lymphozyten, T-Lymphozyten, Immunozyten und Plasmazellen.

Das Immunsystem setzt den Körper in die Lage, körpereigene und körperfremde Stoffe zu unterscheiden. Gegen körperfremde Stoffe (*Antigene*) können spezifische Abwehrstoffe, die *Antikörper*, gebildet werden. Antikörper verleihen dem Körper eine *Immunität*[40] gegen das entsprechende Antigen.

Im Knochenmark entstehen aus speziellen Stammzellen laufend unspezialisierte Zellen, die mit dem Blut zu sogenannten »Prägestellen« transportiert werden. Ein Teil dieser Zellen wird an einem noch unbekannten Ort (bei Vögeln ist es ein lymphatisches Organ, die **B**ursa Fabricii, beim Menschen eventuell das Knochenmark) zu spezialisierten *B-Lymphozyten* »geprägt«. Aus den restlichen Zellen entwickeln sich *T-Lymphozyten*, die ihre immunologische Prägung im **T**hymus erhalten.

Nach dem Kontakt mit körperfremden Stoffen, den Antigenen, wandeln sich die B-Lymphozyten in *Plasmazellen* um. Diese bilden dann die für die Abwehrreaktion nötigen *Antikörper*, die mit der körperfremden Substanz, dem Antigen, reagieren (*Antigen-Antikörper-Reaktion*). Die so gebildeten Antikörper gehören meist zur Gruppe der γ-Globuline und richten sich spezifisch gegen ein bestimmtes Antigen. Auf der Oberfläche der Antigene befinden sich bestimmte Strukturen, die *Determinanten*[41]. Es sind die Bindungsstellen für die Antikörper. Jeweils nur die spezifischen Antikörper passen dort wie ein bestimmter Schlüssel zu seinem Schloß. Verbindet sich ein Antikörper mit einem Bakterium (Antigen), wird durch die Reaktion dessen Auflösung eingeleitet. Bestimmte Gifte werden auf diese Weise neutralisiert und abgebaut.

Im Gegensatz zu den B-Lymphozyten, die die spezifische humorale Abwehr zur Aufgabe haben, sind die *T-Lymphozyten* für die *spezifische zelluläre Abwehrreaktion* zuständig. Nach dem ersten Kontakt eines T-Lymphozyten mit einem Antigen bildet er durch Vermehrung eine T-Lymphozyten-Familie, einen *Klon*[42], der speziell gegen dieses Antigen gerichtet ist. Zu dieser Familie gehören auch die *Killer-T-Zellen*[43], die zellschädigende (zytotoxische[44]) Substanzen absondern. Über Helfer-T-Zellen greifen T-Lymphozyten auch in die Bildung von Antikörpern ein. *Gedächtniszellen* bleiben über einen längeren Zeitraum im Blut und lösen bei erneutem Kontakt mit dem Antigen sofort eine intensive Reaktion aus.

Das Abwehrsystem steht über zahlreiche Verbindungswege mit dem Nervensystem und den Hormondrüsen in Kontakt. Es sendet Signale an das Gehirn aus, und „versteht" umgekehrt auch die chemischen Botschaften der Gehirnzellen. So kann z. B. bei chronischem Streß die Körperabwehr erheblich beeinträchtigt sein. Krankheitskeime oder Tumorzellen haben dann eine größere Chance, sich ungehindert auszubreiten.

---

[37] humor (lat.): Flüssigkeit, Feuchtigkeit
[38] mikros (gr.): klein; makros (gr.): groß; phagein: s. 25
[39] lysis (gr.): Auflösung
[40] immunis (lat.): frei, unberührt; immunitas (lat.): Freisein von; Immunität: Der Organismus macht ein Antigen unschädlich, ohne daß er dabei noch eine krankhafte Reaktion zeigt; er verhält sich dem Antigen gegenüber immun.
[41] determinare (lat.): bestimmen
[42] klon (gr.): Zweig, Schößling
[43] to kill (engl.): töten
[44] kytos: s. 8; toxon (gr.): Gift

13. Erkrankungen des Blutes

13.1. Anämie

Anämien[1] sind durch eine Verminderung der roten Blutkörperchen und des Hämoglobins gekennzeichnet. Bei der auch als »Blutarmut« bezeichneten Erkrankung kommt es zu einer Reihe uncharakteristischer Symptome, wie Blässe, Müdigkeit und Leistungsschwäche.

Ursache der Erkrankung kann eine *Beeinträchtigung der Erythrozytenneubildung* sein. Hierzu kommt es z. B. durch *Vitamin-B_{12}-* oder *Folsäuremangel*. Die Reifung der Erythrozyten wird dadurch gehemmt, es entsteht eine **megaloblastäre**[2] **Anämie**. Auch eine Schädigung des Knochenmarks (z. B. durch Chemikalien, Strahlen, Medikamente oder verdrängendes Wachstum eines Tumors) führt zu einer eingeschränkten Erythrozytenneubildung. Man spricht dann von einer **aplastischen**[3] **Anämie**. Meist ist die Bildung von Granulozyten und Thrombozyten ebenfalls stark beeinträchtigt.

Störungen beim Hämoglobinaufbau führen unter anderem zur **Thalassämie**[4], einer in den Mittelmeerländern gehäuft vorkommenden Erbkrankheit. Die Bildungszellen der roten Blutkörperchen gehen hierbei vorzeitig zugrunde. Die Überlebenszeit der Erythrozyten im Blut ist verkürzt.

Ein *akuter* oder *chronischer Blutverlust* (z. B. durch ein ständig blutendes Magengeschwür oder zu lange dauernde Regelblutungen bei der Frau) führt zu einer **Blutungsanämie**. Klinische Erscheinungen treten bei einer akuten Blutung erst auf, wenn der Verlust 1 Liter Blut übersteigt. Akute Lebensgefahr besteht bei einem Blutverlust von 2 bis 2,5 l. – Die normale Blutmenge des Erwachsenen beträgt ca. $1/12$ seines Körpergewichts. Beim 70 kg schweren Menschen sind das ca. 5 bis 6 Liter.

Als **hämolytische Anämie** bezeichnet man eine Anämie durch beschleunigten Erythrozytenabbau. Die Zerstörung der roten Blutkörperchen (*Hämolyse*[5]) kann durch Antikörper (z. B. bei einer Rhesus-Unverträglichkeit; s. a. Kap. 12.1.1. und Kap. 47.4.), Toxine, chemische Substanzen (s. a. Kap. 47.3.), Bakterien oder mechanische Einflüsse ausgelöst werden. Aber auch angeborene oder erworbene Schäden an den Erythrozyten selbst können zur Hämolyse führen.

13.2. Polyglobulie, Polyzythämie

Eine Vermehrung der roten Blutkörperchen im Blut bezeichnet man als **Polyglobulie**[6] oder *Erythrozytose*. Als Ursachen kommen eine gesteigerte Erythrozytenneubildung (z. B. durch vermehrte Abgabe von Erythropoetin, einem Hormon, das die Bildung von roten Blutkörperchen anregt), Sauerstoffmangel (regt ebenfalls die Erythrozytenneubildung an) oder die Polyzythämie in Frage. Die **Polycythaemia rubra vera**[7] geht mit einer vermehrten Erythrozyten-, Granulozyten- und Thrombozytenneubildung einher. Die Erkrankung verläuft chronisch. Oft entwickelt sich eine Herzinsuffizienz. Auch der Übergang in eine akute Leukämie (s. u.) ist möglich.

13.3. Leukozytose, Leukopenie

Ein Ansteigen der Leukozytenzahl zum Teil weit über 10000/mm³ bezeichnet man als **Leukozytose**. Eine Reihe von Erkrankungen, vor allem

---

[1] an- (gr.): verneinende Vorsilbe; haima (gr.): Blut
[2] megas (gr.): groß; blastos (gr.): Keim, Sproß
[3] a- (gr.): un-, -los; plassein (gr.): bilden
[4] thalassa (gr.): Meer; haima: s. 1
[5] haima: s. 1; lysis (gr.): Lösung
[6] poly- (gr.): viel, zahlreich; globulus (lat.): Kügelchen
[7] poly-: s. 6; kytos (gr.): Zelle; haima: s. 1; ruber (lat.): rot; verus (lat.): echt, wahr

bakterielle Infektionskrankheiten, gehen mit einer Leukozytose einher.

Sinkt die Zahl der weißen Blutkörperchen unter die Norm (ca. 4000/mm³) ab, so spricht man von einer **Leukopenie**[8]. Bei bestimmten Viruserkrankungen und wenigen bakteriellen Erkrankungen (z. B. Typhus) kommt es regelmäßig zu einer Verminderung der Leukozytenzahl.

13.4. Leukämie

Unter einer Leukämie[9] (»Weißblütigkeit«) versteht man eine bösartige (maligne) Erkrankung der weißen Blutzellen. Die Tumorbildung kann von jeder Form der weißen Blutkörperchen ausgehen. Dabei werden die normalen Blutzellen von den pathologischen Leukozyten verdrängt. Die abnorme Leukozytenbildung greift auch auf andere Organe über. Man unterscheidet akute und chronische Verlaufsformen. Akute Leukämien verlaufen meist schneller und bösartiger als chronische Formen.

Myeloische[10]) Leukämien gehen vom Knochenmark aus, lymphatische Leukämien vom lymphatischen Gewebe.

Die auch als *Lymphoblastenleukämie* bezeichnete **akute lymphatische Leukämie** tritt vorwiegend im Kindesalter auf. Sie hatte noch bis vor wenigen Jahren eine sehr schlechte Prognose. Inzwischen konnten durch eine aggressive *Chemotherapie* (eine Therapie mit zytotoxischen – zellschädigenden – Subtanzen) bessere Heilungschancen erreicht werden. Mehr als 50 % der jungen Patienten leben heute noch 5 Jahre nach der Diagnosestellung.

Im Gegensatz zur akuten lymphatischen Leukämie ist die **chronisch-lymphatische Leukämie** eine Erkrankung des höheren Lebensalters. Es finden sich überwiegend defekte B-Lymphozyten im Blutausstrich. Typisch sind die dabei auftretenden Lymphknotenschwellungen. Eine zytostatische[11] Therapie sollte erst dann durchgeführt werden, wenn bedrohliche Symptome auftreten.

Die überwiegend im Erwachsenenalter vorkommende **akute myeloische Leukämie** führt wie die akute lymphatische Leukämie unbehandelt innerhalb weniger Wochen oder Monate zum Tod. Durch eine ausgedehnte zytostatische Chemotherapie können zur Zeit in 25 bis 50% der Fälle **Vollremissionen**[12] erreicht werden, die jedoch oft nur kurze Zeit (wenige Monate) anhalten. Unter einer Vollremission versteht man hierbei einen Zustand, bei dem der Patient sich vollkommen gesund fühlt. Auch der Arzt kann mit den üblichen Mitteln die Diagnose »Leukämie« nicht mehr stellen (scheinbare Heilung).

Bei der **chronisch-myeloischen Leukämie** kommt es zu einer starken Vermehrung aller granulopoetischen[13] Zellen im Knochenmark, die dann ins Blut ausgeschwemmt werden. Auch andere Organe, wie Leber und Milz, sind betroffen. Die Erkrankung zieht sich meist über mehrere Jahre – im Durchschnitt 2 bis 3 Jahre – hin. Trotz Behandlung mit Zytostatika und Bestrahlung betroffener Organe (Milz) kommt es durch einen letzten Schub der Leukozytenneubildung zu einer tödlich endenden Krise[14].

13.5. Thrombozytopenie, Thrombozytose

Ein starkes Absinken der Thrombozytenzahl im Blut (*Thrombozytopenie*) führt zum Auftreten spontaner Blutungen. Es kommt dann zu punktartigen blauvioletten Fleckchen in der Haut. Man bezeichnet dies als *thrombozytopenische Purpura*[15]. Zu größeren Blutungen kommt es erst, wenn die Zahl der Blutplättchen auf weniger als 30 000/mm³ absinkt.

Ist die Anzahl der Thrombozyten im Blut vermehrt, spricht man von einer *Thrombozytose*. Die leicht zerfallenden Blutplättchen setzen vermehrt Gerinnungsfaktoren frei. Es kommt zu spontanen *Gefäßverschlüssen*.

---

[8] penia (gr.): Armut
[9] leukos (gr.): weiß; haima: s. 1
[10] myelos (gr.): Mark
[11] kytos: s. 7; statikos (gr.): zum Stehen bringen
[12] remissio (lat.): Nachlassen
[13] granula (lat.): kleine Kerne; poiesis (gr.): Hervorbringen
[14] krisis (gr.): Entscheidung
[15] purpura (lat.): Purpurschnecke

13.6. Hämorrhagische Diathese

Unter einer hämorrhagischen Diathese[16] versteht man eine verstärkte Blutungsneigung. Ursachen sind Störungen der Blutgerinnung, Veränderungen der Thrombozyten oder eine verstärkte Brüchigkeit der Blutgefäße. Die dabei auftretenden Blutungen (Hämorrhagien[17]) führen zu Blutergüssen (*Hämatomen*[18]), kleinen, fleckförmigen Blutungen in der Haut oder Schleimhaut (*Ekchymosen*[19]) oder kleinsten, punktförmigen Haut- bzw. Schleimhautbildungen (*Petechien*).

13.7. Hämophilie

Die »Bluterkrankheit« (*Hämophilie*[20]) wird durch einen vererbbaren Mangel oder das vollständige Fehlen bestimmter *Gerinnungsfaktoren* verursacht. In der Regel erkranken nur Männer, Frauen sind Überträgerinnen des Leidens. 82 % der Betroffenen leiden an *Hämophilie A*, einem Faktor-VIII-Aktivitätsmangel, 18 % an *Hämophilie B* (Faktor-IX-Aktivitätsmangel).

Schon unter alltäglichen Belastungen oder sogar in Ruhe kommt es zu Blutungen vor allem in Muskeln und Gelenken (Spontanblutungen). Dies führt bereits im Kindesalter zu Schäden am Bewegungsapparat. Auch lebensbedrohliche Blutungen kommen vor. Bei den ersten Anzeichen einer akuten Blutung müssen daher dem betroffenen Patienten Konzentrate der entsprechenden Gerinnungsfaktoren zugeführt werden (*Substitutionstherapie*). Die entsprechenden Gerinnungspräparate müssen frei von AIDS-Erregern (HIV) sowie Erregern der Hepatitis B, C und D sein.

Für Ihre Notizen:

---

[16] haima: s. 1; rheos (gr.): Fließen; diathesis (gr.): Zustand, innere Verfassung
[17] haima: s. 1; rheos: s. 16
[18] haima: s. 1
[19] chymos (gr.): Saft
[20] haima: s. 1; philia (gr.): Neigung

14. Das Lymphsystem

14.1. Lymphgefäßsystem

Neben dem Blutgefäßsystem besitzt der Organismus noch ein weiteres Gefäßsystem, das Lymphgefäßsystem. Die in die Lymphbahnen eingeschalteten bohnenförmigen *Lymphknoten* zählen ebenso zu den lymphatischen Organen wie die *Mandeln* (Tonsillen), der *Thymus* (Bries), die *Milz* (Lien oder Splen) und die im ganzen Körper verstreut vorkommenden *Lymphfollikel*. Wichtigste Aufgabe der Organe des lymphatischen Systems ist die Abwehr von körperfremden Stoffen im Rahmen des *Immunsystems* (Tab. 14.1).

Die Lymphe[1], eine klare Flüssigkeit, ähnelt in ihrer Zusammensetzung dem Blutplasma. Sie enthält jedoch mehr Fett, dagegen aber weniger Eiweiße und Kohlenhydrate als das Plasma. Besonders fettreich ist die Lymphe im Bereich der Darmlymphgefäße, da die im Dünndarm gespaltenen Fette zum Teil als kleine Fetttröpfchen (Chylomikronen)[2] über die Lymphe abtransportiert werden. Diese Lymphe, die milchig aussieht, nennt man *Chylus*[3], die sie abtransportierenden Lymphgefäße heißen *Chylusgefäße*.

Als zelluläre Bestandteile enthält die Lymphe fast ausschließlich Lymphozyten. Auf ihrem Weg durch die Lymphknoten werden die Lymphozyten mit der Lymphflüssigkeit mitgeschwemmt. Sie halten sich aber meist nur einige Stunden in den Lymphgefäßen auf und bleiben dann wieder in den nachgeschalteten lymphatischen Organen hängen.

Das Lymphsystem bildet im Gegensatz zum Blutgefäßsystem keinen geschlossenen Kreislauf. Die blind zwischen den Körperzellen beginnenden *Lymphkapillaren*[4] sind die feinsten Verästelungen der Lymphbahnen. Sie nehmen hier einen Teil der Zwischenzellflüssigkeit (interstitielle[5] Flüssigkeit), die von den Blutkapillaren durch die Kapillarwand an die Umgebung abgegeben wird, wieder auf. Alle Organe besitzen ein dichtes Netz von Lymphkapillaren, die in größere Lymphgefäße einmünden. Zur Körpermitte hin gehen diese kleineren Lymphgefäße in immer größere Lymphbahnen über.

Tab. 14.1. Übersicht über die wichtigsten Funktionen der lymphatischen Organe

Lymphknoten:
Abwehr von Krankheitserregern und Unschädlichmachen von Fremdkörpern (Filterstation für die Lymphe) im ganzen Körper;
Reifung von Lymphozyten

Tonsillen:
Abwehr von Krankheitserregern und Unschädlichmachen von Fremdkörpern im Mund- und im Nasen-Rachen-Raum;
Reifung von Lymphozyten

Lymphfollikel:
Abwehr von Krankheitserregern und Unschädlichmachen von Fremdkörpern vor allem im Bereich der Darmschleimhaut;
Reifung von Lymphozyten

Thymus:
Besiedelung der lymphatischen Organe vom Thymus aus (?);
Prägung der T-Lymphozyten;
Reifung von Lymphozyten

Milz:
Abwehr von Krankheitserregern und Unschädlichmachen von Fremdkörpern im Blut;
Abbau von überalterten Blutzellen (v. a. Erythrozyten) = Filter des Bluts;
Blutspeicher;
Reifung von Lymphozyten

---

[1] Lympha (lat.): klares Wasser, Naß
[2] chylos (gr.): Saft; mikros (gr.): klein; Chylomikronen: eiweiß- und phosphatidhaltige Fetttröpfchen
[3] chylos (gr.): Milchsaft
[4] capillus (lat.): Haar; capillaris (lat.): haarartig
[5] interstitium (lat.): Zwischenraum

Die größeren Lymphgefäße ähneln in ihrem Aufbau den Venen. Die bindegewebige Außenhaut (*Tunica adventitia*[6]) grenzt an eine aus glatter Muskulatur bestehende Mittelschicht (*Tunica media*[7]). Innen werden die Lymphgefäße von einer aus *Endothel*[8] aufgebauten Innenschicht (*Tunica intima*[9]) ausgekleidet. Wie die Venen besitzen auch die großen Lymphgefäße **Taschenklappen**, die den Rückfluß der Lymphflüssigkeit in die Körperperipherie verhindern.

In den zum Teil parallel zu Arterien und Venen verlaufenden Lymphbahnen wird die Lymphe – entsprechend dem Blut in den Venen – durch die Muskeltätigkeit und die Atmung zum Körperzentrum hin transportiert. Der bei der Einatmung entstehende Unterdruck übt einen Sog in Richtung Brustraum aus. Die gleichzeitig im Bauchraum auftretende Druckerhöhung führt dazu, daß die Lymphe in den Brustkorb gedrückt wird (*Druck-Saug-Pumpe*). Daneben führen Kontraktionen der Skelettmuskulatur dazu, daß die parallel verlaufenden Blut- bzw. Lymphgefäße zusammengedrückt werden (*Muskelpumpe*). Die in die Gefäße eingeschalteten Klappen ermöglichen dabei nur die Bewegung der Blut- bzw. Lymphflüssigkeit zur Körpermitte hin.

Die größeren Lymphgefäße münden in zwei *Hauptlymphbahnen*, den schwächeren rechten Lymphgang (**Ductus lymphaticus**[10]) und den relativ breiten Milchbrustgang (**Ductus thoracicus**[11]). Der Ductus lymphaticus nimmt die Lymphe aus dem Bereich des rechten Arms und der rechten Kopf-Hals-Seite auf, dagegen sammelt der Ductus thoracicus die Lymphe aus dem gesamten übrigen Körper, unter anderem auch aus dem Darmbereich. Wegen der milchig aussehenden, fettreichen Darmlymphe (Chylus) gab man ihm den Namen Milchbrustgang. Beide Hauptlymphbahnen münden in Venen der oberen Körperhälfte. Die Lymphe des Milchbrustgangs gelangt über den *linken Venenwinkel*, der Vereinigungsstelle zwischen innerer Drosselvene (V. jugularis interna) und Schlüsselbeinvene (V. subclavia), in den *Blutkreislauf*, die Lymphe des rechten Lymphgangs über den *rechten Venenwinkel*.

14.2. Lymphknoten

Die in die Lymphbahnen eingeschalteten Lymphknoten sind bohnenförmige, von einer bindegewebigen Kapsel umgebene Gebilde von 2mm bis 2cm Größe (Abb. 14.1). Sie besitzen mehrere zuführende (*afferente*[12]) Lymphgefäße, meist aber nur einen abführenden (*efferenten*[13]) Lymphweg.

Im Inneren eines Lymphknotens unterscheidet man eine *Mark*- und eine *Rindenzone*. In der äußeren Rindenzone liegen zahlreiche **Lymphfollikel**[14]. Diese kleinen Knötchen bestehen aus dicht beieinander liegenden Lymphozyten in einem Netz von schwammartigem (retikulärem[15]) Bindegewebe. Hier entstehen neue Lymphozyten aus *Lymphoblasten*[16]. In der Markzone gibt es Bereiche, die nur wenige Lymphozyten enthalten. Man nennt sie *Randsinus* und *Marksinus*[17]. Die Lymphozyten der Markzone sind in Strängen (*Marksträngen*) angeordnet.

Bei ihrem Weg durch einen Lymphknoten gelangt die Lymphe über die afferenten Zuflüsse in den Randsinus, durchströmt dann das Maschenwerk und die Marksinus und verläßt schließlich den Lymphknoten wieder über das efferente Lymphgefäß. Die die Sinus auskleidenden *Retikulumzellen*[18] haben die Fähigkeit zur *Phagozytose*, d. h. sie sind in der Lage, Fremdkörper und Krankheitserreger in sich aufzunehmen und un-

---

[6] tunica (lat.): Hülle, Unterkleid; advenire(lat.): dazukommen
[7] tunica: s. 6; medius (lat.): mitten
[8] endo (gr.): innen, inwendig, innerhalb; thelein (gr.): blühen, wachsen; Endothel: als Gegensatz zum Epithel gebildet
[9] tunica: s. 6; intimus (lat.): innerster, tiefster
[10] ductus (lat.): Gang; lympha: s. 1
[11] ductus: s. 10; thoracicus (lat.): zum Brustkorb gehörend
[12] afferens (lat.): aufsteigend, hinführend, zuführend
[13] efferens (lat.): wegtragend, wegführend, herausführend
[14] folliculus (lat.): Ledersack, Schlauch
[15] rete (lat.): Netz; reticularis (lat.): netzförmig
[16] lympha: s. 1; blastos (gr.): Sproß, Keim; Lymphoblasten: Stammzellen der Lymphozyten
[17] sinus (lat.): Vertiefung, Höhle; auch für geschlossene Kanäle, Erweiterungen von Venen und Lymphgefäßen und für lufthaltige Räume in Knochen verwendet
[18] rete: s. 15; Retikulumzellen: sternförmig verzweigte Zellen des retikulären Bindegewebes; sie bilden das Grundgerüst der lymphatischen Organe

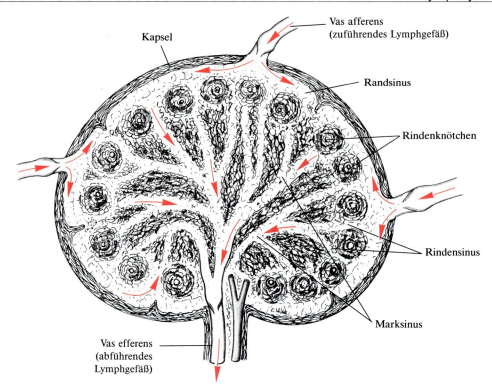

Abb. 14.1. Schnitt durch einen Lymphknoten. Man erkennt drei zuführende (afferente) Lymphbahnen sowie ein abführendes (efferentes) Lymphgefäß. (Aus: 13)

schädlich zu machen. Lymphknoten dienen auf diese Weise als **Filterstationen für die Lymphe**. Auf dem Lymphweg können sich jedoch auch Krebszellen über den ganzen Körper ausbreiten. Man spricht dann von einer *lymphogenen Metastasierung*[19]. Haben sich einzelne Zellen von einem malignen Tumor gelöst, können sie mit dem Lymphstrom weitertransportiert werden. Sie bleiben dann im Filter des nächstgelegenen Lymphknotens hängen, wachsen dort weiter und bilden schließlich Tochtergeschwülste, die *Metastasen*.

Als **regionale Lymphknoten** bezeichnet man die Lymphknoten, die ihre Zuflüsse aus einem bestimmten Gebiet oder Organ erhalten. Vergrößerte, schmerzhafte oder verhärtete regionale Lymphknoten zeigen Erkrankungen (Tumoren, Entzündungen) in diesem Bereich an. Die Haut kann sich dann vorwölben, mehrere nebeneinanderliegende Lymphknoten können miteinander »verbacken«.

Die wichtigsten Lymphknotengruppen des menschlichen Körpers sind die Leistenlymphknoten, die Achsellymphknoten, die Lymphknoten von Kopf und Hals, die Hiluslymphknoten der Lunge und die Lymphknoten der Bauch- und Beckenorgane (Abb. 14.2). Die aus den Beinen kommende Lymphe der tiefen und oberflächlichen Lymphgefäße durchfließt die *Lymphknotengruppe der Leistenregion* (Nodi lymphatici inguinales[20]). Wichtigste Filterstation für die Lymphe der Arme sind die *Achsellymphknoten* (Nodi lymphatici axillares). Im Bereich des Kopfs und des Halses liegen zahlreiche Lymphknotengruppen, so z. B. entlang des Kopfnickermuskels (M. sternocleidomastoideus) und hinter dem Ohr. Als *Hiluslymphknoten* bezeichnet man eine Lymphknotengruppe, die an der Lungenwurzel gelegen ist. Die wichtigsten Lymphknotengruppen im Bauchraum befinden sich in den Aufhängebändern (Mesenterien[21]) des Darms.

---

[19] lympha: s. 1; -genes (gr.): entstehend; metastasis (gr.): Veränderung, Wanderung; Metastase: Tochtergeschwulst
[20] nodus (lat.): Knoten; lympha: s. 1; inguen (lat.): Leistengegend
[21] mesenterium (gr.): das Gekröse; wörtl.: das in der Mitte der Eingeweide liegende

14.3. Mandeln (Tonsillen)

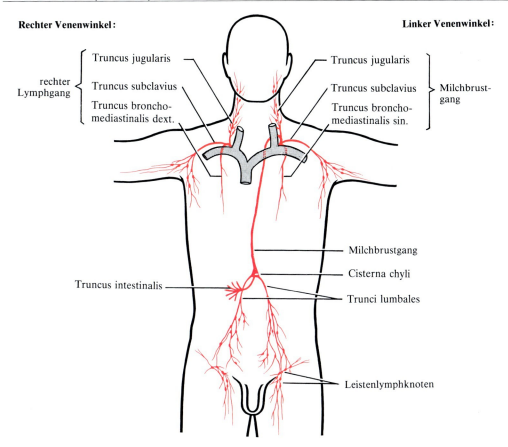

Abb. 14.2. Die großen Lymphbahnen und die wichtigsten Lymphknotengruppen des menschlichen Körpers. Als Cisterna chyli bezeichnet man eine Erweiterung des Milchbrustgangs, die durch den Zusammenfluß der beiden Lendenstämme (Trunci lumbales) und des unpaaren Darmstammes (Truncus intestinalis) der Lymphabflußwege entsteht. (Aus: 11)

14.3. Mandeln (Tonsillen)

Als Mandeln oder Tonsillen bezeichnet man die im Mund- und Nasen-Rachen-Raum gelegenen lymphatischen Organe, deren Aufgabe es ist, schon unmittelbar nach dem Eindringen von Fremdkörpern und Krankheitserregern über Mund und Nase Abwehrvorgänge einzuleiten. Man unterscheidet die *Rachenmandel*, die beiden *Gaumenmandeln* und die *Zungenmandel*. Zusammen mit lymphatischem Gewebe in der seitlichen Rachenwand, dem *»Seitenstrang«*, werden die Mandeln auch unter der Bezeichnung *lymphatischer Rachenring* oder *Waldeyerscher Schlundring* zusammengefaßt.

Am Dach des Rachenraums, hinter den inneren Nasenlöchern, den Choanen[22], befindet sich die **Rachenmandel** (Tonsilla pharyngea[23]). Als Ausdruck der Entfaltung des Immunsystems ist sie vor allem im Kindergarten- und frühen Schulalter stark entwickelt. Eine zu starke Wucherung dieser Mandel (»Polypen«, Adenoid oder adenoide Vegetation[24]) führt zu einer Verlegung der Atemwege.

Beidseits des Gaumenbogens liegen die **Gaumenmandeln** (Tonsillae palatinae[25]). Entzündungen der Gaumenmandeln, die hauptsächlich

---

[22] choanos (gr.): Trichter
[23] tonsilla (lat.): Mandel; pharynx (gr.): Rachen, Schlundkopf
[24] aden (gr.): Drüse; Adenoid oder adenoide Vegetation: unpräzise auch Wucherungen oder Polypen genannt; Hyperplasie der Rachenmandel
[25] tonsilla: s. 23; palatum (lat.): Gaumen

im Kindes- und Jugendalter vorkommen, nennt man Tonsillitis[26].

Die am Zungengrund gelegene flache **Zungenmandel** (Tonsilla lingualis[27]) besitzt im Gegensatz zu den übrigen Tonsillen nur flache Krypten (s. u.). Sie ist außen – wie die Gaumenmandeln – von einem mehrschichtigen, unverhornten Plattenepithel überzogen. Die Rachenmandel trägt dagegen ein mehrreihiges Flimmerepithel.

Durch straffes Bindegewebe werden die Mandeln gegen das umgebende Gewebe abgegrenzt. Die Oberfläche der Tonsillen ist stark zerklüftet. Diese als *Krypten*[28] bezeichneten Einstülpungen dienen der Oberflächenvergrößerung. Unmittelbar unter der Oberfläche liegen *Lymphfollikel*, die bei den in den Mandeln ablaufenden Abwehrvorgängen eine Rolle spielen. Alle Tonsillen sind über Lymphbahnen mit tiefer gelegenen Lymphknoten verbunden.

14.4. Lymphfollikel

Die einzelnen, in die Schleimhäute des Körpers eingelagerten Lymphfollikel entsprechen in ihrem Aufbau den Lymphfollikeln der Mandeln und der Lymphknoten. Besonders zahlreich sind sie in der Darmschleimhaut. Man bezeichnet sie dort zusammenfassend als *Peyersche Plaques*[29]. Auch im Wurmfortsatz, dem *Appendix vermiformis*[30] des Blinddarms, finden sich reichlich Lymphfollikel. Ihre Hauptaufgabe ist das Unschädlichmachen von Fremdkörpern sowie die Abwehr von Krankheitskeimen. Wie die Lymphfollikel der lymphatischen Organe dienen auch sie der Reifung der Lymphozyten.

14.5. Thymus (Bries)

Der Thymus[31] ist ein lymphatisches Organ, das aus zwei miteinander verwachsenen Lappen besteht. Es liegt im vorderen Mittelfellraum (Mediastinum[32]), hinter dem Brustbein, über dem Herzbeutel (Abb. 14.3.). Als *übergeordnetes Immunorgan* dient der Thymus der *»Prägung« der T-Lymphozyten*. Der Ablauf dieses Vorgangs ist bislang unbekannt. Für die Entwicklung der zellgebundenen Immunität ist der Thymus unentbehrlich. Man nimmt an, daß auch alle lymphatischen Organe vom Thymus aus besiedelt werden. Kommt ein Kind ohne Thymusanlage zur Welt, führt dies zu schweren Störungen im Immunsystem.

Bei Kindern und Jugendlichen ist das Organ stark entwickelt. Im frühen Erwachsenenalter bildet sich das Gewebe dann zurück. Das Thymusgewebe wird zum Teil durch Fettgewebe ersetzt. Übrig bleibt der *Thymusrestkörper*.

Der Feinbau des Thymus zeigt einzelne *Läppchen*, die jeweils eine *Mark- und eine Rindenzone* aufweisen. Im maschenförmigen Grundgewebe der Rinde befinden sich kleine Lymphozyten. Das Grundgewebe des Thymusmarks ist dagegen zu *Hassalschen Körperchen*[33] zusammengelagert, deren Aufgabe bislang unbekannt ist. Man findet hier nur wenige Lymphozyten.

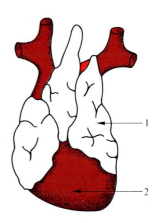

Abb. 14.3. Lage des Thymus über dem Herzbeutel beim Neugeborenen. *1* Thymus; *2* Herz.

---

[26] tonsilla: s. 23; -itis: Entzündung
[27] tonsilla: s. 23; lingua (lat.): Zunge
[28] kryptos (gr.): verborgen; Krypten: die verborgenen Gruben an der Tonsillenoberfläche, worin sich Bakterien ansiedeln können
[29] Peyer, Johann; schweizer Anatom (1653 – 1712); plaques (frz.): Fleck, Platte
[30] appendix (lat.): Anhängsel, Anhangsgebilde; vermis (lat.): Wurm; vermiformis (lat.): wurmförmig
[31] thymos (gr.): Gemüt
[32] quod per medium stat (lat.): was in der Mitte steht; Mediastinum: Mittelfell, mittleres Gebiet des Brustraums, Raum zwischen den beiden Lungenflügeln
[33] Hassal, Arthur H.: engl. Arzt (1817 – 1894); Hassalsche Körperchen: zwiebelschalenartig geschichtete Gebilde im Thymusmark

14.6. Milz (Splen[34], Lien[35])

Die Milz, ein blaurotes, bohnenförmiges Organ von der Größe einer Faust, liegt im linken Oberbauch. In der Nachbarschaft befinden sich die linke Niere, der Magen und der Dickdarm. Die Milz ist im Durchschnitt 150 bis 160 g schwer, 10 bis 12 cm lang, 6 bis 8 cm breit und 3 bis 4 cm dick. Das Organ ist beim Erwachsenen normalerweise nicht tastbar. Bei bestimmten Erkrankungen (Pfortaderhochdruck, maligne Lymphome) kommt es jedoch zu einer Vergrößerung der Milz, zur *Splenomegalie*[36]. Die Milz ist nun von außen zu tasten.

Anders als die übrigen lymphatischen Organe ist die Milz in den **Blutkreislauf eingeschaltet**. Sie ist ein wichtiges Kontrollorgan des Bluts.

Außen ist sie von einer derben bindegewebigen Kapsel umgeben (Abb. 14.4). Von dieser Kapsel ziehen Bindegewebsstränge in das Innere der Milz und bilden ein Stützgerüst. Man nennt diese Stränge *Trabekel*[37]. Zwischen ihnen liegt die **Milzpulpa**[38], das eigentliche Milzgewebe. Sie besteht unter anderem aus retikulärem Bindegewebe, lymphatischem Gewebe und weiten Bluträumen, den *Milzsinus*[39]. *Weiße Pulpa* nennt man den Bereich der Lymphfollikel. In diesen Milzknötchen werden neue Lymphozyten aus Lymphoblasten gebildet. Die *rote Pulpa* stellt ein Hohlraumsystem dar, das vor allem aus retikulärem Gewebe und weiten Bluträumen besteht.

Am *Milzhilus*[40], der an der eingebuchteten Unterseite liegenden Ein- und Austrittsstelle der Milzgefäße und -nerven, tritt die Milzarterie (*A. lienalis*) in das Organ ein. Dort verzweigt sie sich

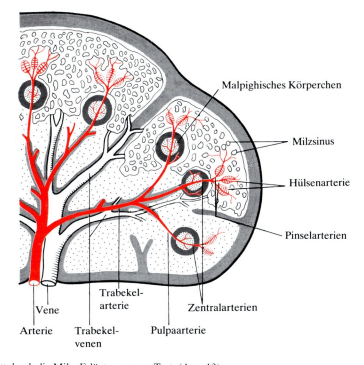

Abb. 14.4. Schnitt durch die Milz. Erläuterungen s. Text. (Aus: 13)

---

[34] splen (gr.): Milz
[35] lien (lat.): Milz
[36] splen: s. 33; megas (gr.): groß
[37] trabs (lat.): Balken; trabecula (lat.): kleiner Balken
[38] pulpa (lat.): Fleisch
[39] sinus: s. 17
[40] hilum (lat.): kleines Ding; Hilus: Vertiefung an der Oberfläche eines Organs, an der Gefäße, Nerven, Ausführungsgänge ein- bzw. austreten

in immer kleiner werdende Arterien, bis sie schließlich in ein Netz von Kapillaren übergeht. An die von Retikulumzellen umgebenen Haargefäße schließen sich die **Milzsinus** an. Durch die durchlässigen Wände dieser weiten Bluträume können die gut verformbaren Blutzellen leicht hindurchtreten. Überalterte Blutzellen, vor allem Erythrozyten, bleiben dagegen hängen. Sie werden von den Retikulumzellen aufgenommen und abgebaut. Man bezeichnet dies als **Blutmauserung**. Eine weitere Aufgabe der Milz ist es, den Körper in Belastungssituationen zusätzlich mit Blut zu versorgen. Dabei dienen die Milzsinus als *Blutspeicher*, die bei Bedarf entleert werden. Das Blut fließt dann in kleinere Venen, die in die Milzvene (*V. lienalis*) einmünden.

Im Gegensatz zu anderen Organen wie Lunge oder Herz ist die Milz kein zum Überleben notwendiges Organ. Muß sie aus zwingenden Gründen entfernt werden – z. B. nachdem sie durch einen Unfall zerstört wurde –, kann ein Großteil ihrer Aufgaben durch Leber, Lymphknoten und Knochenmark übernommen werden. Man bemüht sich jedoch, das Organ, sofern es irgend möglich ist, zu erhalten.

Für Ihre Notizen:

15. Erkrankungen aus dem Bereich der lymphatischen Organe

15.1. Lymphangitis, Lymphadenitis

Treten Krankheitserreger, z. B. über eine Wunde, in den Organismus ein, wird das Immunsystem des Körpers mobilisiert. Die Erreger werden schon an der Eintrittspforte angegriffen. Der Körper versucht, sie unschädlich zu machen. Gelingt dies nicht gleich, kann es zu einer *Lymphangitis*[1] kommen. Die im Volksmund auch als »Blutvergiftung« bezeichnete *Lymphgefäßentzündung* tritt beispielsweise nach einer eitrigen Entzündung im Bereich der Hand als *roter Strang* am Unterarm in Erscheinung. Auch die nachgeschalteten Lymphknoten im Ellbogen- und Achselhöhlenbereich sind dann entzündlich verändert. Diese schmerzhafte Anschwellung von Lymphknoten während der Infektabwehr bezeichnet man als *Lymphadenitis*[2] (*Lymphknotenentzündung*). Meist ist sie auf die Lymphknotengruppe beschränkt, in deren Einstromgebiet die Eintrittspforte der Erreger zu finden ist. Werden die Erreger in den betroffenen Lymphknotenstationen nicht unschädlich gemacht, kommt es zur Erregereinschwemmung ins Blut, zur *Sepsis*[3].

15.2 Tonsillitis

Die häufig im Schulalter vorkommende (Gaumen-)**Mandelentzündung** (Tonsillitis[4] oder Angina tonsillaris[5]) äußert sich meist in einer entzündlichen Rötung und Schwellung des Rachens, besonders der Tonsillen. Es kommt zu Schmerzen beim Schlucken, zu einem typischen süßlichen Mundgeruch (Foetor ex ore[6]), begleitet von einem allgemeinen Krankheitsgefühl mit Fieber. Auch die kloßige Sprache und ein Stechen im Hals sind typische Symptome einer Mandelentzündung.

Zu den verschiedenen Erregern, die eine Tonsillitis hervorrufen, gehören verschiedene Viren und Bakterien. Besonders häufig sind es *Streptokokken*. Aber auch Erkrankungen wie die Syphilis (Lues), die Tuberkulose und vor allem die Diphtherie können mit einer Mandelentzündung einhergehen. Wegen der oft erheblichen Folgekrankheiten, die im Anschluß an eine – auch leichte – Mandelentzündung auftreten können (Herz-, Nieren- und rheumatische Erkrankungen) bedarf die bakterielle Tonsillitis in den meisten Fällen einer *Antibiotikatherapie*. Bei der *chronischen Tonsillitis* ist ebenso wie bei der *rezidivierenden Tonsillitis* oft eine *Tonsillektomie*[7], d. h. die operative Entfernung der Gaumenmandeln, angezeigt.

15.3. Adenoide Vegetationen

Die auch als »Polypen« oder »Wucherungen« bezeichneten adenoiden Vegetationen[8] entstehen durch ein verstärktes Wachstum (*Hyperplasie*[9]) der Rachenmandel vor allem im Säuglings- und Kleinkindalter. Die engen Raumverhältnisse im Bereich des Rachens bedingen dann eine behinderte Nasenatmung. Die betroffenen Kinder atmen durch den Mund. Dadurch trocknen die Scheimhäute aus. Es kommt gehäuft zu *Katarrhen der Luftwege* (Bronchitis, Angina tonsilla-

---

[1] lympha (lat.): klares Wasser, Naß; angeion (gr.): Gefäß; -itis: Entzündung
[2] lympha: s. 1; aden (gr.): Drüse; -itis: Entzündung
[3] sepsis (gr.): Fäulnis
[4] tonsilla (lat.): Mandel; -itis: Entzündung
[5] angere (lat.): verengen; tonsilla: s. 4
[6] foetor (lat.): übler Geruch; ex ore (lat.): aus dem Mund
[7] tonsilla: s. 4; -ektomie: Wortteil mit der Bedeutung operative Entfernung
[8] aden: s. 2; adenoid (gr.): drüsenähnlich; vegetatio (lat.): Belebung; Vegetation: Wucherung
[9] hyper (gr.): über, über - hinaus, oberhalb; plasis (gr.): Bildung

ris). Auch ein chronischer *Schnupfen* mit *Nasennebenhöhlenentzündungen* ist typisch für die Erkrankung. Durch eine Verlegung der Ohrtrompete (Tuba auditiva[10]) treten *Mittelohrkatarrhe* auf. Zuweilen kommt es auch zur akuten Mittelohrentzündung (*Otitis media acuta*[11]). Allgemein leiden die Kinder unter *Appetit- und Schlafstörungen*. Es kommt zu einer Verzögerung der gesamten körperlichen und geistigen Entwicklung.

Das therapeutische Mittel der Wahl ist die *Adenotomie*[12], die Entfernung der hyperplastischen Rachenmandel, in Vollnarkose oder örtlicher Betäubung.

Für Ihre Notizen:

---

[10] tuba (lat.): Tube, Trompete; auditivus (lat.): dem Hören dienend
[11] oticus (lat.): zum Ohr gehörend; -itis: Entzündung; medius (lat.): mitten
[12] aden: s. 2; -tomie: s. -ektomie 7

16. Atmungsorgane

Bei den im Dienste der *»äußeren Atmung«* stehenden Atmungsorganen unterscheidet man die *oberen Luftwege* (Nase mit Nasennebenhöhlen, Rachen) von den *unteren Luftwegen* (Kehlkopf, Luftröhre, Bronchien und Lunge) (Abb. 16.1). Als **»äußere Atmung«** bezeichnet man die Tätigkeit der Lunge. Der Sauerstoff gelangt über die Atemwege in die *Lunge*. Hier diffundiert er aus der Atemluft ins Blut, gleichzeitig wird Kohlendioxid aus dem Blut an die Atemluft abgegeben. Der Gastransport zwischen Lunge und Körperzellen geschieht auf dem Blutweg (hämatogen[1]).

Im Gegensatz zur oben beschriebenen »äußeren Atmung« versteht man unter der **»inneren Atmung«** die Atmung der Körperzellen (Gewebeatmung), die mit Hilfe des Sauerstoffs in den

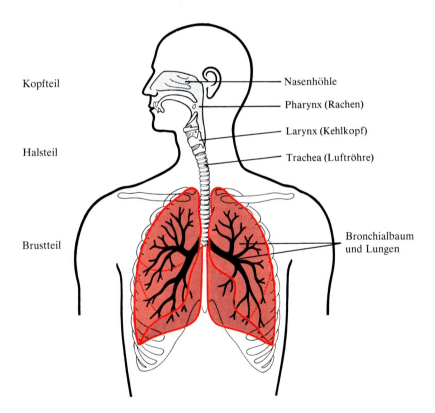

Abb. 16.1. Schematische Darstellung der Atmungsorgane. (Aus: 11)

---

[1] haima (gr.): Blut; -genes (gr.): entstehend
[2] Oxidation: die Vereinigung eines Elements oder einer Verbindung mit Sauerstoff bzw. den Entzug von Wasserstoff

Zellen abläuft. Hochmolekulare[3] Nährstoffe werden so in niedermolekulare, energieärmere Stoffe umgewandelt. Dabei wird *Energie frei*, die für den Ablauf der Lebensvorgänge in der Zelle nötig ist. Als *Abfallprodukte* entstehen Wasser und *Kohlendioxid*. Das Kohlendioxid wird dann im Rahmen der »äußeren Atmung« auf dem Blutweg zur Lunge transportiert und dort abgeatmet.

Neben der Einteilung in obere und untere Luftwege unterscheidet man auch die *luftleitenden Atmungsorgane*, zu denen Nase (mit Nasennebenhöhlen), Rachen, Kehlkopf, Luftröhre und Bronchien gehören, von der dem *Gasaustausch dienenden Lunge* mit ihren Lungenbläschen (*Alveolen*[4]).

16.1. Nase und Nasennebenhöhlen

Durch die Nase tritt die Atemluft in den menschlichen Körper ein. Die für den Menschen charakteristische Form der Nase entsteht durch das Nasengerüst, das aus Knochen und Knorpeln gebildet wird. Am *knöchernen* Aufbau der Nase (s. S. 60) sind die beiden *Nasenbeine*, der *Oberkieferknochen*, Teile des *Siebbeins* und das *Pflugscharbein* beteiligt, wobei Siebbein und Pflugscharbein die knöcherne **Nasenscheidewand** bilden. Den Teil der Nase, den die beiden Nasenbeine formen, nennt man *Nasenwurzel*. Die Nasenwurzel geht in den **Nasenrücken** über, dieser endet in der *Nasenspitze*. Neben der Nasenspitze wird auch der vordere Teil der Nasenscheidewand (*Septum nasi*[5]) durch kleine Knorpelplatten gebildet, ebenso die beiden *Nasenflügel*. Das Nasenseptum teilt das Innere der Nase in zwei **Nasenhöhlen**. Zum Rachen hin endet jede dieser Nasenhöhlen in einem inneren Nasenloch, einer *Choane*[6]. In der seitlichen Wand einer Nasenhöhle teilen dünne, mit Schleimhaut bekleidete Knochen diese in einen unteren, einen mittleren und einen oberen Nasengang auf. Man nennt diese Knochenlamellen **Nasenmuscheln**.

Ausgekleidet ist das Naseninnere mit der *Nasenschleimhaut*, einem zweireihigen Flimmerepithel, in das Becherzellen und kleine Nasendrüsen eingelagert sind. Der durch sie erzeugte Schleim hält Staub fest und feuchtet die Atemluft an. Die Zilien (»Flimmerhärchen«) des Flimmerepithels schlagen rachenwärts und transportieren so Staub und Schleim in den Mund, wo er abgehustet werden kann. Durch ein in der Schleimhaut liegendes oberflächliches Venengeflecht, die *Schwellkörper*, wird die Atemluft angewärmt. Je kälter die Luft ist, um so intensiver wird die Schleimhaut durchblutet, um so mehr Wärme wird in die Einatmungsluft abgegeben. Ein Anschwellen der Schleimhaut mit ihren venösen Schwellkörpern, z. B. bei einem Schnupfen, kann zu einem Verschluß der Nasenhöhlen führen.

Im **Riechorgan** Nase wird die eingeatmete Luft mit den in ihr enthaltenen Duftstoffen zur Riechregion (*Regio olfactoria*[7]) im oberen Teil der Nasenhöhle transportiert. Die Riechschleimhaut enthält *Riechzellen*. Diese Sinneszellen sind die nervösen Endorgane der Riechnerven. Im Schleim des Riechepithels werden die gasförmigen Duftmoleküle gelöst und reizen dort die *Riechhärchen* der Sinneszellen. Aufgabe des Geruchssinns ist es, vor übelriechenden und verdorbenen Speisen und verunreinigter Luft zu warnen. Daneben wird auch reflektorisch[8] die Speichel- und Magensaftabgabe angeregt, wenn wir etwas Angenehmes riechen (z. B. den Duft frischer Brötchen). Es gibt allerdings keine fest umschriebenen Geruchsqualitäten – im Gegensatz zu den Geschmacksqualitäten süß, sauer, salzig und bitter. Man faßt die Geruchsempfindungen zu *Duftklassen* (stechend, faulig, blumig etc.) zusammen.

Die Nasenhöhlen haben über Verbindungsgänge mit den **Nasennebenhöhlen** Kontakt. Dies sind mit Schleimhaut ausgekleidete, lufthaltige Hohlräume in den Schädelknochen. So münden die Verbindungsgänge der Stirnhöhle (*Sinus frontalis*[9]) und der Oberkieferhöhle (*Sinus maxillaris*[10]) in den mittleren Nasengang, während der

---

[3] Hochmolekulare Verbindungen bestehen aus einer ganzen Reihe von Molekülen
[4] alveolus (lat.): kleine Mulde
[5] septum (lat.): Scheidewand
[6] choanos (gr.): Trichter
[7] regio (lat.): Lage, Gegend; olfacere (lat.): Geruch empfinden; olfactorius: dem Riechen dienen
[8] reflectere (lat.): rückwärts biegen; Reflex: gleichbleibende Reaktion des Organismus auf einen bestimmten sensiblen Reiz
[9] sinus (lat.): Vertiefung; os (lat.): Knochen; frontalis (lat.): zur Stirn gehörend
[10] sinus: s. 9; maxilla (lat.): Oberkieferknochen

Zugang zur Keilbeinhöhle (*Sinus sphenoidalis*[11]) im Bereich des Nasenhöhlendachs liegt. Die vorderen und hinteren Siebbeinzellen (*Sinus ethmoidales*[12]) stehen über Gänge teils mit dem mittleren, teils mit dem oberen Nasengang in Verbindung.

Im vorderen Teil des unteren Nasengangs mündet der Tränennasengang (*Ductus nasolacrimalis*[13]), der die Tränenflüssigkeit aus dem inneren Augenwinkel zur Nase ableitet. Uns »läuft« daher die Nase, wenn wir weinen.

Im an die untere Nasenmuschel angrenzenden Rachenbereich befindet sich die Mündung der *Ohrtrompete* (Tuba auditiva), die das Mittelohr mit dem Rachen verbindet. Ihre Aufgabe ist der Druckausgleich zwischen der luftgefüllten Paukenhöhle des Mittelohrs und der Außenluft.

16.2. Der Rachen

Der Rachen oder **Schlund** (*Pharynx*[14]) stellt den Verbindungsweg zwischen Mund und Speiseröhre einerseits und Nase und Kehlkopf andererseits dar. Der *Atemweg überkreuzt* dabei den *Speiseweg*.

Man untergliedert den Rachen in einen oberen, einen mittleren und einen unteren Bereich. Der **obere Rachenraum** wird auch als *Nasen-Rachen-Raum* bezeichnet. Er erstreckt sich von den Choanen (den inneren Nasenlöchern) bis zum weichen Gaumen. An seiner Hinterwand befindet sich die *Rachenmandel* (Tonsilla pharyngea), die beim Kleinkind durch eine Vergrößerung des lymphatischen Gewebes zum Verschluß der inneren Nasenlöcher und der Ohrtrompete führen kann (s. Kap. 15.3.).

Der **mittlere Rachenraum**, auch *Mund-Rachen-Raum* genannt, reicht vom weichen Gaumen bis zum Kehlkopfeingang. In diesem Bereich *überkreuzen* sich *Luft- und Speiseweg*. Seitlich liegen die *Gaumenmandeln* (Tonsillae palatinae).

Den **unteren Rachenraum** nennt man auch *Kehlkopfraum*, den Raum um den Kehlkopf herum.

Die Rachenwand ist aus drei Schichten aufgebaut, einer tiefen *Bindegewebsschicht*, der darauf folgenden *Muskelschicht* und der nach innen auskleidenden *Schleimhaut*.

Beim **Schluckakt** (s. Kap. 22.2.1.) wird der Atemweg reflektorisch kurzfristig verschlossen, um zu verhindern, daß Speisen in den Luftweg gelangen.

16.3. Der Kehlkopf

Am Eingang zur Luftröhre befindet sich der Kehlkopf (*Larynx*[15]). Er besteht aus dem **Kehlkopfskelett** (Abb. 16.2), einem Knorpelgerüst, an dem Bänder und Muskeln ansetzen. Die Kehlkopfknorpel sind von einer Schleimhaut überzogen. Nach kranial hin ist der Kehlkopf durch ein Aufhängeband mit dem Zungenbein (Os hyoideum) verbunden.

Aufgabe des Kehlkopfs ist es, den *Luftweg* gegen den Rachen hin zu *verschließen*, damit keine festen oder flüssigen Stoffe in die Luftröhre gelangen können (z. B. beim Essen, Trinken, Erbrechen oder Husten). Mit Hilfe des Kehlkopfs kann der Mensch *Töne erzeugen*, eine wichtige Voraussetzung für die menschliche Sprache.

Die fünf das Kehlkopfskelett bildenden Knorpel sind der Schildknorpel, der Ringknorpel, die paarig angelegten Stellknorpel und der Kehldeckelknorpel.

Der **Schildknorpel** (Cartilago thyroidea[16]) ist von außen als Adamsapfel zu tasten. Er wird von zwei schildförmigen, vorne zusammengewachsenen Knorpelplatten gebildet.

Der **Ringknorpel** (Cartilago cricoidea[17]) hat die Form eines Siegelrings, dessen Platte nach hinten gerichtet ist. Schildknorpel und Ringknorpel sind gelenkig miteinander verbunden.

Die **beiden Stellknorpel** (Cartilagines arytenoideae[18]) sind für die Bewegung der Stimmbänder verantwortlich. Die pyramidenförmigen Knorpelchen sitzen auf der Platte des Ringknorpels. An ihnen setzen kleine Muskeln an, durch deren Kontraktion sich die Stellknorpel bewegen. Die *Stimmbänder* sind verdickte Ränder einer Schleimhautfalte, der Stimmlippe (Plica voca-

---

[11] sinus: s. 9; sphenoides (gr.): keilförmig
[12] sinus: s. 9; ethmoides (gr.): siebähnlich
[13] ductus (lat.): Gang; nasus (lat.): Nase; lacrima (lat.): Träne
[14] pharynx (gr.): Rachen, Schlundkopf
[15] larynx (gr.): Kehlkopf
[16] cartilago (lat.): Knorpel; thyreos (gr.): Schild
[17] cartilago: s. 16; krikos (gr.): Ring; eides (gr.): ähnlich
[18] cartilagines: Mehrzahl v. cartilago; arytaina (gr.): Gießbecken

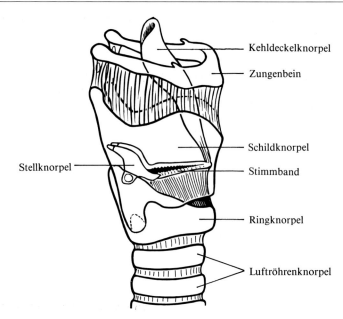

Abb. 16.2. Das Kehlkopfskelett. Blick von der Seite. (Aus: 11)

lis[19]). Sie engen das Innere des Kehlkopfs zu einer *Stimmritze* (Glottis[20]) ein, die den Durchtritt der Atemluft erlaubt. Die Stellknorpel können die Stellung der Stimmbänder verändern. Je nach Stellung und Spannung der Stimmbänder wird die dort vorbeistreichende Luft in Schwingungen versetzt, wodurch *Schallwellen* entstehen. Mit Hilfe des Mund-Nasen-Rachen-Raums, speziell auch der Lippen, der Zunge und der Zähne, entstehen aus diesen Schallwellen die *Töne* der menschlichen Sprache.

Der **Kehldeckelknorpel** (Epiglottis[21]) ähnelt in seiner Form einem Fahrradsattel. Er steht über dem Kehlkopfeingang. Seine Spitze ist an der dorsalen Seite des Schildknorpels durch ein Band befestigt und erlaubt den *Verschluß der unteren Luftwege*.

16.4. Die Luftröhre

Die Luftröhre (Trachea[22]) ist ein ca. 10 bis 12 cm langes, elastisches Rohr zwischen Kehlkopf und Bronchien. Sie zieht von der Speiseröhre abwärts bis etwa zum 5. Brustwirbel. Dort teilt sie sich in einen linken und einen *rechten Hauptbronchus*[23]. Die Teilungsstelle nennt man **Bifurkation**[24]. Die Wand der Vorderseite der Trachea besteht aus 16 bis 20 hufeisenförmigen Knorpelspangen (hyaliner Knorpel), die durch Bindegewebe miteinander verbunden sind. Die dorsale Wand besitzt neben der Bindegewebsschicht noch Muskelfasern. Eine Schleimhaut aus zweireihigem Flimmerepithel kleidet die Luftröhre innen aus. Die Zilien schlagen rachenwärts, um so eingedrungenen Staub und Schleim aus der Trachea hinauszubefördern. In die Schleimhaut sind einzelne Becherzellen und kleine Drüsen eingestreut.

16.5. Die Lunge

Beim Neugeborenen ist die Lunge (Pulmo[25]) zartrosa gefärbt. Im Laufe des Lebens ändert sich dies durch Einlagerung von Staub- und Ruß-

---

[19] plica (lat.): Falte; vocalis (lat.): Stimme habend, tönend
[20] glotta (gr.): Stimme
[21] epi (gr.): auf; glotta: s. 20
[22] tracheia (gr.): Luftröhre
[23] bronchoi (gr.): Hauptäste der Luftröhre
[24] bi (lat.): doppelt, zweifach; furca (lat.): Gabel
[25] pulmo (lat.): Lunge

16.5. Die Lunge

partikeln. Im Alter ist das Organ – vor allem bei Rauchern – fleckig schiefergrau und streifenförmig verfärbt. Die Lunge ist von schwammiger Konsistenz. Drückt man das Gewebe zwischen zwei Fingern, entsteht ein knisterndes Geräusch durch das Zerplatzen der Lungenbläschen.

Die Lunge besteht aus zwei **Lungenflügeln**. Man bezeichnet diese auch als rechte und linke Lunge. Mit ihren Außenflächen liegen sie der Brustkorbwand an, nach kaudal grenzen sie an das Zwerchfell. Zwischen den beiden Lungenflügeln liegen die Organe des Mittelfellraums (*Mediastinum*[26]). Jeder Lungenflügel setzt sich jeweils wieder aus **Lungenlappen** zusammen. Bei der rechten Lunge unterscheidet man drei Lappen, den *Ober-, Mittel- und Unterlappen*, bei der linken Lunge sind es zwei Lappen (*Ober- und Unterlappen*).

Die Lungenoberfläche ist von Lungenfell (*Pleura pulmonalis*[27]) überzogen. Die *Pleura parietalis*[28] kleidet die Innenfläche der Brusthöhle aus. Sie wird im Bereich der Rippen auch Rippenfell (*Pleura costalis*[29]) genannt. Beide, Pleura pulmonalis und Pleura parietalis, faßt man unter der Bezeichnung Brustfell (**Pleura**) zusammen. Die dünne Haut besitzt eine spiegelblanke Oberfläche. Sie besteht aus nur einer Schicht flacher Deckzellen, die mit einer darunterliegenden Schicht elastischer Bindegewebsfasern verbunden ist. Weiterhin verlaufen im Brustfell zahlreiche sensible Nervenfasern. Die Pleura ist daher – im Gegensatz zum Lungengewebe – sehr schmerzempfindlich. Zwischen Pleura pulmonalis und Pleura parietalis, im *Pleuraspalt*, befindet sich eine geringe Menge klarer Flüssigkeit. Sie wird von den Deckzellen produziert und sorgt dafür, daß bei der Atmung eine reibungslose Verschiebung der Lungenoberfläche gegen die Brustwand möglich ist.

Die beiden Lungenflügel werden in der Körpermitte durch das Mittelfell (**Mediastinum**) voneinander getrennt, so daß beide in abgeschlossenen Höhlen, der rechten und der linken Brusthöhle, liegen. Die Eintrittsstelle der Hauptbronchien[30] in die Lunge nennt man Lungenwurzel (*Hilus*[31]). Hier treten auch Blutgefäße und Nerven in die Lunge ein bzw. aus.

Die immer feiner werdenden Aufzweigungen der Bronchien innerhalb der Lunge nennt man **Bronchialbaum** (Abb. 16.3). Der *rechte Hauptbronchus* teilt sich in drei, der *linke Hauptbronchus* in zwei Hauptäste. Die Stammbronchien teilen sich dann immer weiter auf. Entsprechend ihrer Größe unterscheidet man den *Luftröhrenast* (Bronchus), den kleinen *Luftröhrenzweig* (Bronchiolus), den *Atmungszweig* (Bronchiolus respiratorius), den *Lungenbläschengang* (Ductus alveolaris), den *Lungenbläschensack* (Sacculus alveolaris) und das *Lungenbläschen* (Alveole). Erst in den *Alveolen* findet der *Gasaustausch* statt. Die übrigen Teile des Bronchialbaums dienen noch dem *Gastransport*.

Die Bronchien besitzen ebenso wie die Luftröhre Knorpelspangen. Bei den Bronchioli fehlen diese Knorpelteile. Dagegen enthalten sie eine große Anzahl glatter Muskelfasern, die den Zu- bzw. Abstrom der Atemluft regulieren können. Bis zu den kleinen Atmungszweigen des Bronchialbaums sind die Bronchien von einem *Flimmerepithel* ausgekleidet, das auch schleimbildende Becherzellen enthält. Die Zilien des Flimmerepithels schlagen rachenwärts und befördern so eingedrungene Fremdkörper und Schleim nach draußen. Der von der Lunge produzierte Auswurf, das *Sputum*[32], ist das schleimige Sekret, das von den Schleimhäuten der Luftröhre und der Bronchien gebildet wird, vermischt mit Speichel. Blutgefäße und Nerven verlaufen in der Lunge parallel zu den Bronchien.

Den größten Teil des Lungengewebes bilden die **Lungenbläschen** (Alveolen). Sie bestehen aus einem sehr dünnen, einschichtigen Epithel, das den Austausch der Gase (Sauerstoff und Kohlendioxid) ermöglicht. Jede Alveole ist von einem *Kapillarnetz* umsponnen. Über den zuführenden Schenkel des Haargefäßes wird kohlendioxidreiches, sauerstoffarmes Blut herantransportiert. Während das Blut durch die Lungenkapillaren fließt, gibt es Kohlendioxid an den Alveolarraum ab und nimmt gleichzeitig Sauerstoff aus der Atemluft auf. Im ableitenden Schenkel der Lungenkapillaren fließt daher sauerstoffreiches, kohlendioxidarmes Blut. Die Lungenkapillaren sind Teil des *Lungenkreislaufs* oder *kleinen Kreislaufs* (s. S. 114).

---

[26] quod per medium stat (lat.): was in der Mitte steht; Mediastinum: Mittelfell
[27] pleura (gr.): Seite, Flanke; pulmo: s. 25
[28] pleura: s. 27; parietalis (lat.): zur Wand gehörend
[29] pleura: s. 27; costa (lat.):Rippe
[30] bronchoi: s. 23
[31] hilum (lat.): kleines Ding; Vertiefung an der Oberfläche eines Organs
[32] sputum (lat.): Auswurf

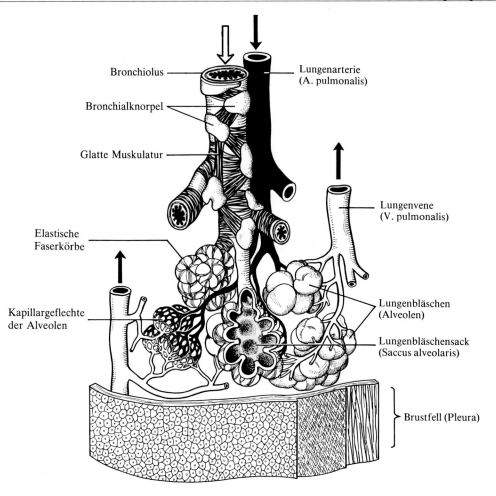

Abb. 16.3. Die Endverzweigungen des Bronchialbaumes. Dargestellt sind die von Kapillaren umsponnenen Lungenbläschen (Alveolen) sowie die zu- und abführenden Blutgefäße. Die Pfeile deuten die Richtung des Blut- und des Luftstroms an. (Aus: 11)

Über die aus der rechten Herzkammer entspringende Lungenschlagader (*A. pulmonalis*) wird das sauerstoffarme Blut aus dem gesamten Körper herantransportiert. Sie verzweigt sich in zahlreiche Äste und geht schließlich in die Lungenkapillaren über. Hier findet der *Gasaustausch* statt. Die Lungenvenen (*Vv. pulmonales*) sammeln das nun sauerstoffreiche Kapillarblut und führen es zum linken Vorhof des Herzens zurück.

Neben dem kleinen Kreislauf besitzt die Lunge noch ein weiteres Gefäßsystem. Die der Versorgung des Lungengewebes dienenden *Bronchialarterien* (Aa. bronchiales[33]) entspringen aus der Aorta, gehören also zum *großen Kreislauf* (Körperkreislauf). Das venöse Blut wird über die *Bronchialvenen* (Vv. bronchiales) der oberen Hohlvene (V. cava superior) zugeführt.

---

[33] arteria (gr.): Schlagader; bronchoi: s. 23

16.5. Die Lunge

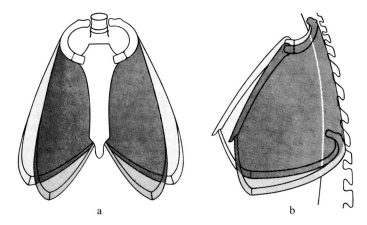

Abb. 16.4. Schematische Darstellung des Brustkorbs beim Einatmen (hell) und beim Ausatmen (dunkel). *a* Blick von ventral; *b* Blick von lateral. (Aus: 11)

16.5.1. Atmung

Bei der Atmung (*Respiration*[34]) unterscheidet man zwischen der Einatmung (*Inspiration*[35]) und der Ausatmung (*Exspiration*[36]) (Abb. 16.4).

Bei der **Inspiration** heben sich die Rippen. Gleichzeitig kontrahiert sich das Zwerchfell und flacht dadurch ab. Als Folge kommt es zu einer Vergrößerung des Brustraums. Bei angestrengter Atmung kann die Atemhilfsmuskulatur (s. S. 79) von Hals und Thorax noch zusätzlich mit eingesetzt werden. Wie schon oben beschrieben, liegt die Lunge mit dem Lungenfell dem Brustraum mit dem Rippenfell als Auskleidung dicht an. Zwischen beiden Pleurablättern besteht nur ein haarfeiner (kapillärer) Spalt. In diesem Spalt herrscht normalerweise ein Unterdruck, d. h. der Druck ist dort niedriger als der Atmosphärendruck. Dieser Unterdruck wird während des Einatmens noch größer, so daß die Lungenflügel sich – einem Sog folgend – weiter ausdehnen müssen. Durch das Ausdehnen der Lunge wird die Atemluft eingesogen.

Bei der **Exspiration** werden die Rippen wieder in ihre Ausgangsstellung gesenkt, das Zwerchfell entspannt sich und nimmt erneut seine kuppelförmige Ausgangsstellung ein. Es kommt so wieder zu einer Verkleinerung des Luftraums der Lunge, die Atemluft wird hinausgepreßt.

Die *eingeatmete Luft* enthält ca. 21 % Sauerstoff und nur 0,03 % Kohlendioxid. Dagegen mißt man bei der *ausgeatmeten Luft* etwa 16 % Sauerstoff und 4 % Kohlendioxid.

Die sich in der Lunge befindende Gesamtluftmenge nennt man **Totalkapazität**. Sie beträgt beim gesunden Erwachsenen ungefähr 2 bis 4 Liter. Die Totalkapazität setzt sich zusammen aus der *Residualluft*[37], die auch nach angestrengter Ausatmung noch in der Lunge zurückbleibt, aus der *Reserveluft*, die nach normaler Ausatmung noch bei Anstrengung ausgeatmet werden kann, der gewöhnlichen Atemluft (*Respirationsluft* oder *Atemzugvolumen*) und der *Komplementärluft*[38], die durch angestrengtes Atmen noch zusätzlich eingeatmet werden kann. Als *Vitalkapazität* bezeichnet man die Totalkapazität ohne die Residualluft.

Die mittlere **Atemfrequenz** des Erwachsenen liegt bei etwa 16 Atemzügen pro Minute. Kinder atmen schneller. Neugeborene naben eine Atemfrequenz von 40 bis 50 Zügen pro Minute.

---

[34] respirare (lat.): atmen
[35] inspiration (lat.): Einatmung
[36] exspiration (lat.): Ausatmung
[37] residuum (lat.): Rückstand
[38] complementum (lat.): Ergänzung

17. Erkrankungen der Atmungsorgane

17.1. Entzündungen

17.1.1. Rhinitis

Die Rhinitis[1], eine oberflächliche Entzündung der Nasenschleimhaut, tritt oft im Rahmen einer durch Viren verursachten Erkältungskrankheit auf. Der **Schnupfen** oder *Nasenkatarrh* kann akut oder auch chronisch verlaufen. Typische Symptome sind die »laufende« Nase und die eingeschränkte Nasenatmung durch das Anschwellen der Nasenschleimhaut. Eine Sonderform des Schnupfens ist die *Rhinitis allergica*[2], der **Heuschnupfen** (s. a. Kap. 47.2.). Hierbei kommt es zu einer allergischen Reaktion auf *Inhalationsallergene*[3] wie Gräserpollen, Hausstaubmilben usw. Wird der Heuschnupfen durch bestimmte Pflanzenpollen hervorgerufen, ist die Erkrankungsdauer auf die Blütezeit der entsprechenden Pflanze beschränkt. Andere Allergene treten ganzjährig auf (z. B. die Hausstaubmilbe). Beim allergischen Schnupfen ist das Nasensekret wäßrig klar. Wirksamste Hilfe ist im Fall dieser Erkrankung, das entsprechende Allergen zu meiden (Allergenkarenz[4]).

17.1.2. Sinusitis[5]

Als Sinusitis oder **Nasennebenhöhlenentzündung** bezeichnet man eine Entzündung der mit Schleimhaut ausgekleideten Nebenhöhlen der Nase. Am häufigsten sind Stirnhöhle und die Kieferhöhle betroffen. Die Nasennebenhöhlenentzündung geht oft mit Eiterungen einher. Kommt es zu einer *Empyembildung* (ein Empyem ist eine Eiteransammlung in einer schon vorhandenen Höhle), spricht man von einer Stirnhöhlen- bzw. Kieferhöhlenvereiterung. Im Röntgenbild zeigt sich die Erkrankung durch eine »Verschattung« der betroffenen Nebenhöhle, d. h., die sonst dunkle, luftgefüllte Nasennebenhöhle stellt sich durch die Sekretansammlung hell dar. Auch mittels Ultraschall läßt sich eine Entzündung im Bereich der Nasennebenhöhlen gut erkennen.

Typische Symptome einer Sinusitis sind ein Druckgefühl im betroffenen Bereich, vor allem beim Vornüberneigen des Kopfs, daneben Kopfschmerzen und ein allgemeines Unwohlsein.

17.1.3. Pharyngitis, Laryngitis

Eine Entzündung der Rachenschleimhaut bezeichnet man als **Pharyngitis**[6]. Sie tritt, wie die Rhinitis, oft im Rahmen einer *Erkältungskrankheit* auf. Häufig kommt es daneben auch zu einer Tonsillitis, einer Entzündung der Gaumenmandeln. Der Rachen ist gerötet. Die Patienten klagen über Schluckbeschwerden und ein Stechen im Hals.

Greift die Entzündung weiter um sich, kann es zu einer *Kehlkopfentzündung*, der **Laryngitis**[7], kommen. Charakteristisches Symptom der Kehlkopfentzündung ist die *Heiserkeit*. Beim Spre-

---

[1] rhin- (gr.): Nasen-; -itis: Entzündung
[2] rhinitis: s. 1; Allergie: durch Kontakt mit antigenen Substanzen erworbene, gegenüber der Norm abweichende Bereitschaft, nach erneutem Kontakt mit diesem Antigen mit bestimmten krankhaften Erscheinungen zu reagieren
[3] inhalare (lat.): einatmen; Allergen: von ergon (gr.): Tätigkeit; Antigen, das Überempfindlichkeitsreaktion auslöst
[4] Allergen: s. 3; carere (lat.): entbehren
[5] sinus (lat.): Vertiefung; -itis: Entzündung
[6] pharynx (gr.): Rachen, Schlundkopf; -itis: Entzündung
[7] larynx (gr.): Kehlkopf; -itis: Entzündung

17.1. Entzündungen

chen entsteht oft nur ein heiseres Krächzen, oder die Stimme bleibt ganz weg. Wichtig ist dann eine Schonung des Kehlkopfs, indem man auf das Sprechen so weit wie möglich verzichtet.

17.1.4. Tracheitis, Bronchitis

Die Entzündung der Luftröhre (**Tracheitis**[8]) ist oft nur ein Übergangsstadium zur Bronchitis, der Entzündung der Bronchialschleimhaut. Meist kommt es zu einer **akuten Bronchitis**[9] im Rahmen einer – hauptsächlich durch Viren verursachten – Erkältungskrankheit. Aber auch andere Infektionskrankheiten wie Masern, Grippe oder Keuchhusten gehen mit einer Entzündung der Bronchialschleimhaut einher. Als Symptome treten Husten, Auswurf, Brustschmerzen und oft auch eine leichte Temperaturerhöhung auf.

Im Gegensatz zur akuten Bronchitis nimmt die **chronische Bronchitis** einen schleichenden Verlauf. In seltenen Fällen entsteht sie aus einer akuten Bronchialschleimhautentzündung. Meist sind es chemische oder mechanische Reize, die zu entzündlichen Veränderungen an der Schleimhaut führen. Ein Beispiel hierfür ist die sogenannte *Raucherbronchitis*. Auch *allergische Ursachen* sind möglich. Als *Stauungsbronchitis* bezeichnet man Veränderungen an den Bronchien aufgrund von Stauungszuständen im Lungenkreislauf.

17.1.5. Pneumonie

Erreger einer **Lungenentzündung** (Pneumonie[10]) können Bakterien, Viren und Pilze sein, aber auch bestimmte Einzeller (Toxoplasmen[11]) und Würmer kommen dafür in Frage. Die Erkrankung kann akut oder chronisch verlaufen. Es sind vorwiegend der Alveolarraum und das dazwischen liegende Bindegewebe (Interstitium) betroffen. Symptome einer Pneumonie können Abgeschlagenheit, Kopfschmerzen, schnelles Atmen (Tachypnoe[12]) und andere Atemstörungen (Dyspnoe[13]) wie Kurzatmigkeit und Atemnot sein. Es kommt zu Auswurf, zum Teil mit Blutbeimengungen.

Typische Komplikationen einer Lungenentzündung sind die *Pleuritis* (s. u.), die *Abszeßbildung* in der Lunge und die Bildung von *Bronchiektasen*[14]. Als Bronchiektasen bezeichnet man irreversible, d. h. nicht mehr rückgängig zu machende Erweiterungen der Bronchialäste. Die Erkrankung kann auch angeboren sein. In den Bronchiektasen sammeln sich Sekrete und Schleim an. Da dies nur schlecht ausgehustet werden kann, kommt es zu rezidivierenden Entzündungen – das schleimige Sekret ist ein idealer Nährboden für bestimmte Krankheitserreger – und Fieberschüben.

17.1.6. Pleuritis

Die im Volksmund als Rippenfellentzündung bezeichnete Entzündung des Brustfells (Pleuritis[15]) tritt meist als Folgekrankheit auf. Als Ursachen kommen die Pneumonie, der Lungeninfarkt, das Pleurakarzinom, die Tuberkulose, bestimmte Oberbaucherkrankungen und Kollagenosen (systemische Bindegewebserkrankung; s. Autoimmunerkrankungen, S. 312 ff.) in Frage. Typische Symptome einer *trockenen Pleuritis* sind Rücken- oder Seitenschmerzen und der Reizhusten ohne Auswurf. Oft geht die trockene Brustfellentzündung in eine *exsudative*[16] (feuchte) Form über. Es kommt dann zu einem *Pleuraerguß* mit Atemnot und Druckgefühl in der Brust. Auch Schmerzen in der Schulter der betroffenen Seite durch eine Reizung des Zwerchfellnerven (Nervus phrenicus[17]) sind typisch. Der Erguß ist meist serös, er kann jedoch auch eitrig oder blutig sein. Blutbeimengungen findet man vor allem bei der durch eine Tuberkulose (*Pleuritis tuberculosa*) bzw. durch ein Karzinom (*Pleuritis carcinomatosa*) verursachten Pleuritis.

---

[8] tracheia (gr.): Luftröhre; -itis: Entzündung
[9] bronchoi (gr.): Hauptäste der Luftröhre; -itis: Entzündung
[10] pneumon (gr.): Lunge
[11] Toxoplasma gondii: Sporentierchen; Erreger der Toxoplasmose, einer Infektionskrankheit, die v.a. das ungeborene Kind schädigt
[12] tachys (gr.): schnell; pnoe (gr.): Atem
[13] dys- (gr.): Vorsilbe mit der Bedeutung: Störung eines Zustands oder einer Tätigkeit; pnoe: s. 12
[14] bronchoi: s. 9; ektasis (gr.): Erweiterung
[15] pleura (gr.): Seite, Flanke; -itis Entzündung
[16] exsudare (lat.): ausschwitzen
[17] nervus (lat.): Nerv; phrenes: Zwerchfell

17.1.7. Lungentuberkulose

Die Tuberkulose (Tb, Tbc), eine durch *Tuberkelbakterien* hervorgerufene Infektionskrankheit, befällt bevorzugt die Lunge. Die Erreger der früher auch als Schwindsucht bezeichneten Erkrankung werden bevorzugt durch *Tröpfcheninfektion* übertragen. Nach einem solchen Kontakt mit Tuberkelbakterien entwickelt sich in der Lunge des betroffenen Menschen ein Primärkomplex. Unter einem *Primärkomplex* versteht man einen Erkrankungsherd in der Lunge zusammen mit einem befallenen Hiluslymphknoten[18] (s. Abb. 17.1.). Ein solcher Primärkomplex kann unbemerkt wieder abheilen. Der Patient hat vielleicht nur ein leichtes Unwohlsein verspürt. Ist der Körper jedoch als Folge einer anderen Erkrankung oder durch Überanstrengung in seiner Abwehr geschwächt, können sich von hier aus die Tuberkelbakterien in der Lunge und später auch im ganzen Körper ausbreiten. Nur bei einem kleinen Teil der Infizierten kommt es also irgendwann zum Ausbruch der Erkrankung. Bis zu 80 % der aktiven Tuberkulosen entstehen heute durch Reaktivierung[19] eines unbemerkt gebliebenen alten Herdes.

Die Tuberkulose beginnt meist schleichend. Mattigkeit, leicht erhöhte Temperaturen und der früher als typisch angesehene Nachtschweiß sind Anfangssymptome. Später, in der *Streuungsphase*, kommt es dann meist zu einem fieberhaften Krankheitsbild mit schweren Allgemeinerscheinungen. Neben der Lunge erkranken bevorzugt Nieren, Geschlechtsorgane, Knochen und Gelenke, Haut, Nebennieren und Gehirn. Als *Miliartuberkulose*[20] bezeichnet man die Aussaat der Erreger in praktisch alle Organe. Am häufigsten sind Lunge, Leber und Milz von den 1 bis 2 mm großen Herdchen befallen. Die Prognose vor allem der Miliartuberkulose war vor der Entdeckung der Antibiotika sehr schlecht. Heute heilt die Erkrankung bei konsequenter *antituberkulöser Chemotherapie*[21] [z. B. mit der Dreifachkombination Isoniazid (INH), Rifampizin (RMP) und Ethambutol (EMB)] in den allermeisten Fällen aus.

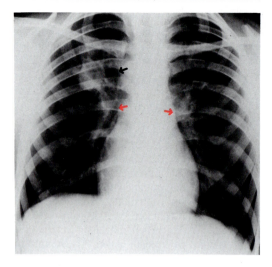

Abb. 17.1. Tuberkulöser Primärkomplex in der Lunge eines 7 Jahre alten Jungen. Herd im rechten Oberlappen (➜) sowie geringe Vergrößerung der Hiluslymphknoten (➜). (Aus: 16)

17.2. Bronchialasthma

Typische Symptome des Bronchialasthmas (*Asthma bronchiale*[22]) sind die anfallsweise auftretende Atembehinderung sowie eine hochgradige Atemnot mit erschwerter Ausatmung. Dazu kommt es durch einen Krampf (*Spasmus*[23]) der feinen Bronchialäste. Gleichzeitig schwillt die Schleimhaut der betroffenen kleinen Bronchien an. Sie sondert vermehrt zähen Schleim ab, der dann zu einer Verstopfung der Bronchialästchen führt.

Das typische Anfallsasthma beruht sehr häufig auf einer *Allergie* der Atemwege (s. a. Kap. 47.2.). Die häufigsten Allergene sind Pflanzenpollen, Hausstaubmilben, Tierhaare und Federn. Daneben kommt es auch zu Asthmaanfällen bei *Infekten der Luftwege* und *körperlicher* oder *seelischer Belastung*.

---

[18] hilum (lat.): kleines Ding; Hilus: Ein- bzw. Austrittsstelle von Gängen Blutgefäßen und Nerven an der Oberfläche eines Organs
[19] reaktivieren: wieder wirksam machen
[20] milium (lat.): Hirsekorn
[21] Chemotherapeutika: Sammelbezeichnung für Substanzen, die Krankheitserreger und Geschwulstzellen zu schädigen vermögen
[22] asthma (gr.): schweres kurzes Atmen; bronchoi: s. 9
[23] Spasmos (gr.): Krampf

17.4. Pneumothorax

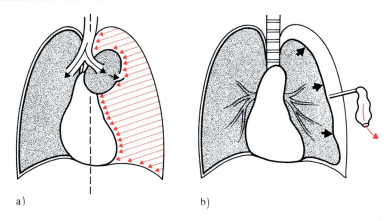

Abb. 17.2. Spannungspneumothorax. *a* Ventilmechanismus; *b* Provisorische Entlastung durch Kanüle mit aufgesetztem Fingerling. (Aus: 9)

Das allergische Asthma beginnt meist im jugendlichen Alter. Die Anfälle können nur weniger als eine Stunde, aber auch mehrere Tage anhalten. Nach Beendigung der akuten Symptomatik kommt es zum Abhusten von reichlich zähem Schleim. Gleichzeitig verschwindet die Atemnot. Als Folge eines über Jahre andauernden Asthma bronchiale kann es zum *Lungenemphysem* (s. u.) kommen.

17.3. Lungenemphysem

Zum Lungenemphysem[24], der *Lungenblähung*, kommt es durch eine *Überdehnung der Alveolen*. Die Erkrankung tritt häufig nach einer Schädigung des Lungengewebes z. B. durch eine Lungenentzündung, durch ein Asthma bronchiale oder eine chronische Bronchitis auf. Daneben gibt es auch das angeborene Lungenemphysem. Die nicht mehr rückbildbaren (irreversiblen) Veränderungen an den Lungenbläschen führen zu einer Kreislauf- und Rechtsherzbelastung sowie zu Sauerstoffunterversorgung des ganzen Organismus.

17.4. Pneumothorax

Die Ansammlung von Luft zwischen den beiden Pleurablättern (Pleura pulmonalis und Pleura parietalis) führt zum *Kollaps*[25] (Zusammenfallen) des betroffenen Lungenflügels. Zu den Ursachen eines solchen Pneumothorax[26] gehören Verletzungen, aber auch der Durchbruch eines Tumors bzw. Eiterherds durch die Thoraxwand nach draußen. Es kommt dann zu plötzlicher Atemnot, oft verbunden mit Schmerzen.

Man spricht von einem **offenen Pneumothorax**, wenn die eingedrungene Luft durch den Spalt wieder nach draußen gelangen kann. Bei einem **Spannungspneumothorax** (Abb. 17.2) dringt sie zwar in den Spaltraum ein, kann durch den Verschluß der Wunde jedoch nicht wieder nach draußen entweichen. Durch die Luft wird der betroffene Lungenflügel zusammengepreßt, Mediastinum und Zwerchfell werden zur Seite gedrängt. Dadurch wird der Blutrückfluß in den großen Venen des Brustbereichs erschwert. Die Atemnot nimmt zu. Es kommt zum Schock. Eine sofortige Druckentlastung ist lebensrettend. Dies geschieht am zweckmäßigsten durch die *Punktion des Pleuraraums* mit Hilfe einer großkalibrigen Kanüle[27].

---

[24] emphysaein (gr.): Aufblähung
[25] collabi, collapsus (lat.): zusammenbrechen
[26] pneumon: s. 10; thorax (gr.): Brustpanzer, Brustkorb
[27] Kanüle: Hohlnadel

Als **Serothorax** bezeichnet man eine Ansammlung seröser Flüssigkeit im Pleuraspalt. Ein solcher *Pleuraerguß* ist häufig Folge einer Entzündung (s. Pleuritis). Findet sich Blut im Spaltraum zwischen Pleura pulmonalis und Pleura parietalis, spricht man von einem **Hämatothorax**. Häufigste Ursache ist heute – neben einer Verletzung – ein Tumor (z. B. das Pleuramesotheliom[28], ein von den Deckzellen und dem Bindegewebe ausgehender maligner Tumor der Pleura).

17.5. Bronchialkarzinom

Der **Lungenkrebs** (Bronchialkarzinom[29]) ist ein bösartiger Tumor, der von den Bronchien ausgeht. Er gehört zu den häufigsten malignen Erkrankungen. Es sind mehr Männer als Frauen betroffen, mehr Raucher als Nichtraucher. Man kennt beim Bronchialkarzinom verschiedene *Geschwulstformen*, z. B. verhornende und nicht verhornende Plattenepithelkarzinome, undifferenzierte Karzinome, kleinzellige Karzinome, Drüsenkarzinome (Adenokarzinome[30]) u.a. Sie unterscheiden sich zum Teil erheblich in ihrer Bösartigkeit (Malignität). Undifferenzierte und kleinzellige Karzinome wachsen schnell und metastasieren frühzeitig auf dem Blutweg, so daß sie von vornherein eine ungünstigere Prognose haben. *Metastasen* eines Bronchialkarzinoms findet man oft in Nachbarorganen, in der Leber, im Skelettsystem und im Gehirn.

Die *Anfangssymptome* der Erkrankung sind meist unspezifischer Natur (z. B. Reizhusten). Stärkere Blutbeimengungen zum Sputum (Hämoptoe[31]), Dyspnoe, Pleuraergüsse und Schmerzen deuten schon auf ein weiter fortgeschrittenes Tumorwachstum hin.

In vielen Fällen ist bei Diagnosestellung eine *Operation* (Entfernung eines Lungenflügels, eventuell auch nur eines Lappens) nicht mehr möglich. Bei inoperablen Tumoren versucht man, durch *Röntgenbestrahlung* das Wachstum des Tumors zu hemmen. In den letzten Jahren hat man beim kleinzelligen Bronchialkarzinom mit einer *Zytostatikabehandlung*[32] recht gute Erfolge erzielt. Die übrigen Tumorformen sprechen nicht auf eine Chemotherapie an.

Für Ihre Notizen:

---

[28] pleura: s. 15; mesothel (gr.): Deckzellen; oma (gr.): Geschwulst
[29] bronchoi: s. 9; karkinos (gr.): Krebs
[30] aden (gr.): Drüse; karkinos: s. 29
[31] haima (gr.): Blut; Hämoptoe: Bluthusten
[32] kytos (gr.): Zelle; statikos (gr.): zum Stehen bringen

18. Niere und ableitende Harnwege

Zum *Harnsystem* gehören die beiden Nieren, die von ihnen ausgehenden Harnleiter, die Harnblase und die Harnröhre. Hauptaufgabe der Niere ist die *Harnbereitung*. Die ableitenden Harnwege (Harnleiter, Harnblase und Harnröhre) dienen dem *Harntransport* (Abb. 18.1).

18.1. Die Niere (Ren[1])

Die paarig angelegten Nieren liegen beidseits der Wirbelsäule an der hinteren Bauchwand. Sie reichen mit ihrem oberen Pol etwa bis zum 12.

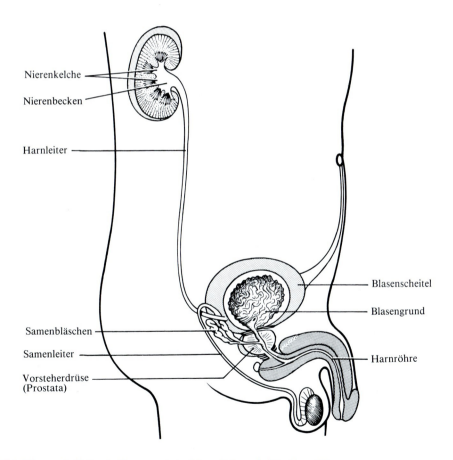

Abb. 18.1. Niere und ableitende Harnwege beim Mann (Längsschnitt). (Aus: 11)

---

[1] ren (lat.): Niere

Brustwirbel. Der untere Pol befindet sich in Höhe des 2./3. Lendenwirbels. Die rechte Niere liegt in der Regel etwas tiefer als die linke Niere. Niere und Harnleiter sind nicht von Bauchfell (Peritoneum[2]) überzogen, sie befinden sich *extraperitoneal*[3].

Das braunrote, bohnenförmige Organ wiegt etwa 120 bis 300 g und ist im Durchschnitt 10 bis 12 cm lang, 5 bis 6 cm breit und ca. 4 cm dick. Die Ein- bzw. Austrittsstelle der Gefäße und Nerven, der *Nierenhilus*, wird auch als *Nierenpforte* bezeichnet. Er liegt in der Mitte des medialen Nierenrandes. Hier befindet sich auch das **Nierenbecken**, das den Urin sammelt und an den Harnleiter abgibt. Am oberen Nierenpol der Niere sitzt – wie eine Mütze – eine kleine, hormonproduzierende Drüse, die Nebenniere (*Glandula suprarenalis*[4]) auf. Die **Nierenkapsel**, eine derbe, bindegewebige Hülle, überzieht die Nierenoberfläche. Eine darauf folgende *Fettkapsel* sowie eine weitere Bindegewebsschicht (*Fasziensack*[5]) halten das Organ in seiner Lage.

Schaut man sich die Niere im Längsschnitt an (Abb. 18.2), erkennt man unter der Kapsel die **Rindenzone**, an die sich zum Nierenbecken hin die **Markzone** anschließt. Als *Markstrahlen* bezeichnet man Streifen, die aus dem Mark in die Rinde eintreten. Das Mark ist in Form von *Pyramiden* angeordnet, deren Spitzen zum Nierenbecken zeigen. Man nennt diese Spitzen auch *Nierenpapillen*[6].

Hauptaufgabe der Niere ist die **Harnbereitung**. Über den Harn (Urin) werden für den Körper schädliche Stoffwechselprodukte zusammen mit Wasser ausgeschieden. Die Niere dient dabei der *Regulation des Salz-Wasser-Haushalts* und hält das *Säure-Basen-Gleichgewicht* konstant. Die mit dem Blut antransportierten Stoffe werden in der Niere filtriert. Das Ergebnis dieses ersten Schritts ist ein sogenanntes *Ultrafiltrat* des Blutplasmas, der *Primärharn*[7]. In ihm sind alle Stoffe des Plasmas außer den Eiweißen in gleicher Konzentration enthalten. Auch die zellulären Blutbestandteile treten nicht ins Ultrafiltrat über. Pro

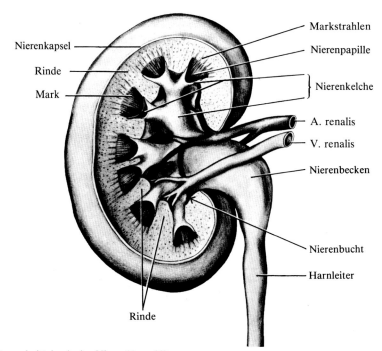

Abb. 18.2. Längsschnitt durch eine Niere. (Aus: 11)

---

2 peritonaion (gr.): das Herumgespannte
3 extra (lat.): außerhalb; peritonaion: s. 2; extraperitoneal: außerhalb des Bauchfells gelegen
4 glandula (lat.): Drüse; supra (lat.): oberhalb; ren: s. 1
5 fascia (lat.): Binde; Faszie: bindegewebige Hülle
6 papilla (lat.): Warze, warzenartige Erhebung
7 primär (lat.): erst, anfänglich ursprünglich

18.1. Die Niere (Ren)

Tag entstehen so etwa 150 Liter Primärharn. In den verschiedenen Abschnitten des Tubulussystems werden dann einige Stoffe wieder *zurückresorbiert*. Hierzu gehören die Glukose (ein Zucker) und Wasser, aber auch verschiedene Salze. An anderer Stelle werden Stoffe noch zusätzlich an den Harn abgegeben, sie werden *sezerniert*[8]. Der Harn wird nun *Sekundärharn*[9] genannt. Er verläßt den Körper über die ableitenden Harnwege.

Eine weitere Aufgabe neben der Harnbereitung ist die **Produktion von Hormonen** durch die Niere. Hierzu gehört das *Renin*, das über ein weiteres Hormon, das *Angiotensin*, die Höhe des Blutdrucks steuert. Das ebenfalls hauptsächlich in der Niere gebildete *Erythropoetin*[10] regt die Bildung der roten Blutkörperchen an (s. Tab. 18.1.).

Unter dem Mikroskop zeigt sich, daß das Nierengewebe aus einem komplizierten System von Röhrchen oder Kanälchen aufgebaut ist. Es sind die *Nephrone*[11] und *Sammelrohre*, die neben den Blutgefäßen die Hauptmasse des Organs ausmachen. Ein solches **Nephron** (Abb. 18.3) besteht aus dem *Nierenkörperchen* (Malpighi-Körperchen[12]) und dem dazugehörenden *Tubulus*[13]. Das Nierenkörperchen dient der Ultrafiltration des Bluts, der *Primärharngewinnung*. Im Tubulus-

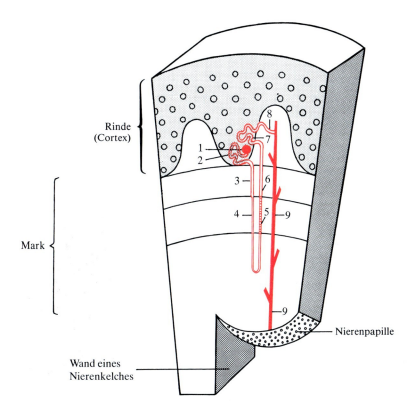

Abb. 18.3. Schematische Darstellung eines Nephrons mit Sammelrohr. *1* Nierenkörperchen; *2* Hauptstück (geknäuelter Teil); *3* Hauptstück (gestreckter Teil); *4* absteigender Schenkel der Henleschen Schleife; *5* aufsteigender Schenkel der Henleschen Schleife; *6* Mittelstück; *7* Verbindungsstück; *8* Mündung des Tubulussystems in das Sammelrohr; *9* Sammelrohr. (Aus: 11)

---

[8] secernere (lat.): absondern
[9] sekundär (lat.): weiten Ranges, nachfolgend
[10] erythros (gr.): rot; kytos (gr.): Zelle; poiesis (gr.): Machen, Hervorbringen
[11] nephros (gr.): Niere
[12] Malpighi, Marcello; ital. Anatom (1628–1694)
[13] tubulus (lat.): Röhrchen

system wird hauptsächlich durch Rückresorption[14] von Wasser und anderen Substanzen der *Sekundärharn* gebildet.

Die gut durchblutete Niere erhält ihr Blut über die Nierenarterie (*A. renalis*), die sich in immer kleinere Gefäße aufzweigt. Von kleinsten Arterien führen feine Arteriolen als zuleitendes Gefäß (*Vas afferens*[15]) zu den Nierenkörperchen. Im Nierenkörperchen bildet das Vas afferens einen Gefäßknäuel, den **Glomerulus**[16] (s. Abb. 18.4.). Das Blut verläßt dann das Körperchen über ein ableitendes Gefäß (*Vas efferens*[17]). Auch das Vas efferens ist ein arterielles Blutgefäß, eine Arteriole. Erst später verläßt das gereinigte, dann sauerstoffarme Blut die Niere über die Nierenvene (*V. renalis*), die ebenso wie die Nierenarterie am Hilus aus- bzw. eintritt.

Die hauptsächlich in der *Rindenschicht* liegenden *Nierenkörperchen* sind die Orte der *Primär- oder Vorharnbereitung*. Ein solches Körperchen besteht aus einem doppelwandigen Becher, der *Bowmanschen Kapsel*[18], in den die etwa 30 Kapillarschlingen des *Glomerulus* hineinragen. Das Ultrafiltrat aus den Kapillarschlingen wird in den Spalt zwischen den Wänden der Bowmanschen Kapsel abgegeben. Von dort wird der Primärharn in das *Tubulussystem* weitergeleitet. Damit die Filtration des Vorharns vonstatten gehen kann, ist ein Blutdruck von mindestens 50 mmHg erforderlich. Ist der arterielle Druck in den Nierengefäßen niedriger, stellt die Niere die Harnproduktion ein.

Direkt neben der Eintrittstelle des Vas afferens in das Nierenkörperchen befinden sich spezialisierte Zellen, die das Hormon *Renin* produzieren. Mit Hilfe des Renins kann *Angiotensin* gebildet werden, das durch das Engstellen von Blutgefäßen (Vasokonstriktion[19]) zur Blutdruckerhöhung führt. Der Bildungsort des Hormons *Erythropoetin* ist bislang noch nicht sicher bekannt.

An das Nierenkörperchen schließt sich ein Röhrensystem an. Dieses **Tubulussystem** gliedert sich in verschiedene Abschnitte. Der als *Hauptstück* bezeichnete Teil verläuft anfangs geknäuelt und zieht später gestreckt zum Mark hin. Das darauf folgende dünne *Überleitungsstück* besitzt einen ab- und einen aufsteigenden Schenkel. An dieses haarnadelförmige Gebilde, die *Henlesche Schleife*[20], schließt sich das *Mittelstück* an, das zur Rinde zurückzieht. Über ein *Verbindungsstück* mündet es schließlich in das **Sammelrohr**. Die Sammelrohre ziehen zur Nierenpapille, der Spitze einer Nierenpyramide. Hier ergießt sich der Endharn in das Nierenbecken. Parallel zu den Tubuli und Sammelrohren verlaufen *Blutgefäße*. Zwischen beiden Strukturen finden die Resorptions- und Sezernierungsvorgänge statt, die aus dem Primär- den Sekundärharn entstehen lassen.

Tab. 18.1. Aufgaben der Niere

1. Harnbereitung:
   - Regulation des Salz-Wasser-Haushalts
   - Konstanterhaltung des Säure-Basen-Gleichgewichts
   - „Entgiftung" (Ausscheidung von schädlichen Stoffwechselprodukten)
2. Produktion von Hormonen:
   - Renin (wirkt über Angiotensin auf den Blutdruck)
   - Erythropoetin (regt Bildung von roten Blutkörperchen an)

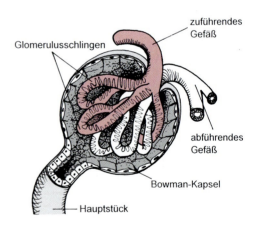

Abb. 18.4. Schnitt durch einen Glomerulus. (Aus: 2)

---

[14] resorbere (lat.): wieder einschlürfen, aufsaugen
[15] vas (lat.): Gefäß; afferens (lat.): zutragend
[16] glomerulus (lat.): kleiner Knäuel
[17] vas: s. 15; efferens (lat.): abführend, herausführend
[18] Bowman, William: engl. Arzt (1816–1892)
[19] vas (lat.): Gefäß; constringere (lat.): zusammenschnüren
[20] Henle, Jakob: dt. Anatom (1809–1885)

18.1.1. Der Harn

Die in den Nieren produzierte Flüssigkeit, der *Endharn* (Urin), besteht zu 98 % aus *Wasser*. Die restlichen 2 % sind Salze, stickstoffhaltige Substanzen, Farbstoffe und organische Säuren. Bei den Salzen steht das *Kochsalz* (NaCl) an erster Stelle. Pro Tag werden durchschnittlich 10 bis 15 g ausgeschieden. Eine der stickstoffhaltigen Substanzen ist der *Harnstoff*, der in der Leber gebildet wird. Er ist ein Endprodukt des Eiweißstoffwechsels. Ebenfalls zu den stickstoffhaltigen Substanzen gehören die *Harnsäure* und das *Kreatinin*, auch sie Ausscheidungsprodukte des Eiweiß- und Purinstoffwechsels[21]. Seine gelbliche Farbe verdankt der Urin hauptsächlich dem *Urobilin*. Urobilin entsteht aus *Urobilinogen*, einem Abbauprodukt des Gallenfarbstoffs *Bilirubin*. In der Gruppe der mit dem Harn ausgeschiedenen organischen Säuren gehören die *Zitronensäure*, die *Milchsäure* und die *Oxalsäure*.

18.2. Die ableitenden Harnwege

Die an den Papillenspitzen mündenden Sammelrohre geben den Urin an das **Nierenbecken** (*Pelvis renalis*[22]) ab. Es stülpt sich kelchförmig um jede Papille und kleidet so das Innere der Niere aus. Seine äußerste, d. h. zum Hohlraum hin gelegene Schicht besteht aus einem *Übergangsepithel*. Diese nur im Bereich der ableitenden Harnwege vorkommende Epithelform kann sich unterschiedlichen Dehnungszuständen anpassen. In der Wand des Nierenbeckens befinden sich – vor allem in den Kelchen und am Übergang zum Harnleiter – glatte Muskelfasern. Sie bilden dort schließmuskelartige Strukturen, sogenannte *Sphinkteren*[23]. Die Beförderung des Urins kann so in kleinen Portionen erfolgen.

Der sich an das Nierenbecken anschließende **Harnleiter** (*Ureter*[24]) ist ein Rohr von etwa 3 bis 5 mm Durchmesser und im Durchschnitt 30 cm Länge. Seine Lumen kleidet eine in Falten gelegte Schleimhaut aus *Übergangsepithel* aus. Die Lichtung erscheint dadurch sternförmig eingeengt. Eine sich an die Schleimhaut anschließende *innere Längs-* und *äußere Ringmuskelschicht* dient der Kontraktion des Harnleiters. Der Harntransport vom Nierenbecken zur Blase verläuft in *peristaltischen Wellen*, die etwa 1- bis 5mal pro Minute den Ureter entlanglaufen. Die Harnleiter liegen wie die Nieren *extraperitoneal*. Sie ziehen abwärts zur Harnblase. Dort durchbohren sie die Wand der Blase schräg von hinten oben nach medial unten und verlaufen dabei etwa 2 cm in der Blasenwand. Wichtig ist dieser *intramurale*[25] *Verlauf*, um den Rückfluß (*Reflux*[26]) von Harn bei Kontraktion der gefüllten Blase zu verhindern.

Die **Harnblase** (*Vesica urinaria*[27]) dient als muskulöses Hohlorgan der *Speicherung des Harns*. Sie liegt im kleinen Becken. Man unterscheidet bei der Harnblase den *Blasenkörper* (Corpus[28]), den nach hinten unten gerichteten *Blasengrund* (Fundus[29]) und den nach vorne oben zeigenden *Scheitel* (Apex[30]). Im Bereich des Blasenkörpers ist die Harnblase von Bauchfell (Peritoneum) überzogen.

Das *Fassungsvermögen* der Blase beträgt 500 bis 750 ml. Die gefüllte Harnblase erhebt sich aus dem kleinen Becken über den Oberrand der Symphyse, des Schamfugenknorpels, und ist dort als pralle Kugel tastbar. Schon ab einer Füllung von ca. 350 ml kommt es durch die Dehnung der Blasenwand zum *Harndrang*. Über sensible Nerven läuft dann ein aus mehreren Komponenten zusammengesetzter, *reflektorischer* Prozeß ab. Die Blasenmuskulatur kontrahiert sich, die Schließmuskeln erschlaffen, und die Bauch- und Beckenbodenmuskulatur zieht sich ebenfalls zusammen. Der Urin wird so über die Harnröhre entleert (*Miktion*[31]).

---

[21] purus (lat.): rein; Purine: am Aufbau der Nukleinsäuren im Zellkern und in den Mitochondrien beteiligte Substanzen
[22] pelvis (lat.): Becken; ren: s. 1
[23] sphiggo (gr.): schnüre zu; Sphinkter: Schließmuskel
[24] ouron (gr.): Harn; tereo (gr.): enthalte
[25] intra (lat.): innerhalb von; murus (lat.): Mauer, Wand
[26] refluere (lat.): zurückfließen
[27] vesica (lat.): Blase; ouron: s. 24
[28] corpus (lat.): Körper
[29] fundus (lat.): Boden, Grund
[30] apex (lat.): Spitze
[31] mictio (lat.): Harnlassen, Blasenentleerung

Das Innere der Harnblase kleidet ein in Falten gelegtes *Übergangsepithel* aus, das sich dem Füllungszustand dadurch anpaßt, daß die Zahl der Zellreihen bei gefüllter Blase ab-, bei leerer Blase zunimmt. An das Epithel schließt sich *glatte Muskulatur* in drei Schichten an. Am Übergang zur Harnröhre bildet diese Muskulatur den ringförmigen *inneren Schließmuskel* (*M. sphincter internus*[32]). Der außerhalb der Blase liegende *äußere Schließmuskel* (*M. sphincter externus*[33]) wird von der quergestreiften Beckenbodenmuskulatur gebildet.

Öffnen sich die beiden Schließmuskeln, wird der Urin durch die **Harnröhre** (*Urethra*[34]) nach außen entleert. Weibliche und männliche Harnröhre unterscheiden sich in ihrer Länge erheblich. Die *Harnröhre der Frau* verläuft zwischen Symphyse und vorderer Scheidenwand. Sie ist nur etwa 2,5 bis 4cm lang und mündet in den *Scheidenvorhof*.

Die *S-förmig gekrümmte Harnröhre des Mannes* ist dagegen 20 bis 25 cm lang. In ihrem Verlauf weist sie verschiedene Erweiterungen und Verengungen auf. In den oberen Teil der männlichen Urethra münden die Ausführungsgänge der inneren Geschlechtsorgane. Dieser Teil wird von der *Vorsteherdrüse* (Prostata[35]) umschlossen. Von hier an dient die Harnröhre nicht nur dem *Transport des Urins*, sondern auch der *Beförderung der Samenflüssigkeit* und der *Sekrete von Samenblase und Vorsteherdrüse*. Der sich an den hinteren (oberen) Teil anschließende mittlere Abschnitt wird durch den zum Beckenboden gehörenden willkürlichen Schließmuskel begrenzt. Der vordere Teil der Harnröhre verläuft im *männlichen Glied* (*Penis*[36]) und mündet an der *Eichel* (*Glans penis*[37]).

Für Ihre Notizen:

---

[32] sphincter: s. 23; internus (lat.): nach innen (gelegen)
[33] sphincter: s. 23; externus (lat.): außen liegend
[34] ourethra (gr.): Harnröhre
[35] prostates (gr.): Vorsteher
[36] penis (lat.): männliches Glied
[37] glans (lat.): Eichel; penis: s. 36

19. Erkrankungen der Niere und der ableitenden Harnwege

19.1. Entzündliche Nierenerkrankungen

19.1.1. Glomerulonephritis

Als Glomerulonephritis[1] bezeichnet man eine nicht durch Bakterien (abakterielle) oder andere belebte Erreger verursachte beidseitige Entzündung der Nierenrinde. In erster Linie sind die *Nierenkörperchen* befallen. Nach der Ursache (Ätiologie[2]), dem klinischen Verlauf und dem histologischen[3] (feingeweblichen) Erscheinungsbild unterscheidet man verschiedene Formen der Erkrankung, unter anderem die nach einem Infekt auftretende *postinfektiöse*[4] *Glomerulonephritis* und die rasch fortschreitende (*progrediente*[5]) *Glomerulonephritis*.

Die auslösenden Ursachen sind meist unbekannt. Es ist jedoch anzunehmen, daß bei einigen Formen der Glomerulonephritis *immunologische Phänomene* eine Rolle spielen (s. a. Kap. 47.3. und Kap. 47.4.5.). Bei der sogenannten *Immunkomplexnephritis*[6] bilden sich beispielsweise im Anschluß an einen Antigenkontakt – das Antigen ist meist unbekannt – nach einer gewissen Zeit Antikörper. Beide bilden lösliche Immunkomplexe, die über einen längeren Zeitraum im Blutkreislauf verbleiben und dann in den Glomeruli abgelagert werden. Durch diese Ablagerungen werden vom Körper Abwehrvorgänge eingeleitet. Es kommt zur Glomerulonephritis. Der Körper ist also in diesen Fällen nicht in der Lage, bestimmte Antigene aus dem Blut zu entfernen, oder aber er bildet Antikörper gegen körpereigenes Gewebe (z. B. bei der Antibasalmembran-Antikörper-Nephritis).

Die Krankheit verläuft oft chronisch fortschreitend, es kommen aber auch Formen vor, bei denen sich die Schäden an den Nierenkörperchen wieder zurückbilden. Die Glomerulonephritis geht mit *Funktionsstörungen* und *-einschränkungen der Niere* einher. Im Urin finden sich Erythrozyten (*Hämaturie*[7]) und Eiweiße (*Proteinurie*[8]) durch den *Verlust funktionstüchtiger Nephrone*. Meist beginnt die Krankheit schleichend mit Müdigkeit, Kopfschmerzen, eventuell auch Schmerzen in der Nierengegend. Bei schweren Verlaufsformen kommt es zum akuten oder – bei längerem Verlauf – zum chronischen Nierenversagen, der *Niereninsuffizienz* (s. u.).

19.1.2. Pyelonephritis

Unter einer Pyelonephritis[9] versteht man eine Entzündung des Nierenbeckens und des Niereninterstitiums (des Zwischengewebes der Niere) vor allem im Bereich des Nierenmarks. Die Erkrankung wird durch *Bakterien*, wie Enterokokken, Kolibakterien und Staphylokokken, hervorgerufen. Häufig nimmt sie einen aufsteigenden (**aszendierenden**[10]) Verlauf. Über eine Entzündung der Harnröhre und der Harnblase kommt es zu einer Nierenbeckenentzündung (*Pyelitis*[11]), die sich dann zu einer Pyelonephritis ausweiten kann. Die Erreger können jedoch

---

[1] glomerulus (lat.): kleiner Knäuel; nephros (gr.): Niere; -itis: Entzündung
[2] aitia (gr.): Ursache; logos (gr.): Lehre
[3] histos (gr.): Gewebe; logos: s. 2
[4] post- (lat.): nach (zeitl.); inficere (lat.): hineintun, anstecken
[5] progredient (lat.): fortschreitend
[6] immunis (lat.): frei, unberührt; complexus (lat.): Umfassen; Immunkomplex: Verbindung von Antigen und Antikörper
[7] haima (gr.): Blut; ouron (gr.): Harn
[8] protos (gr.): der erste; Proteine: Eiweiße; ouron: s. 7
[9] pyelos (gr.): Becken; nephros: s. 1; -itis: s. 1
[10] ascendere (lat.): ansteigen
[11] pyelos: s. 9; -itis: s. 1

auch auf dem Blutweg (*hämatogen*) in die Niere gelangen. Man spricht dann von einem **deszendierenden**[12] (absteigenden) Infektionsweg.

Frauen erkranken weit häufiger an einer Pyelitis bzw. Pyelonephritis als Männer. Von Bedeutung ist dabei die Möglichkeit der Schmierinfektion. Die Krankheitserreger gelangen aus dem Darm in die nur kurze Harnröhre und können dann aszendierend eine akute Harnröhren- bzw. Blasenentzündung (s. u.), schließlich sogar eine Pyelonephritis hervorrufen. Besonders häufig tritt die Infektion während der Schwangerschaft (*Gravidität*[13]) auf, da dann die Harnleiter durch den Einfluß von Hormonen weitgestellt sind, so daß die Keime vermehrt eindringen können.

Symptome einer akuten Pyelitis bzw. Pyelonephritis sind vor allem *Schmerzen* in der *Flanke* und im *Nierenlager* und meist hohes *Fieber*. Durch die Verabreichung antibakteriell wirkender Substanzen (*Antibiotika*) kann die Erkrankung in der Regel rasch ausgeheilt werden.

Eine akute Pyelonephritis kann unter Umständen auch in eine chronische Form übergehen. Die **chronische Pyelonephritis** ist oft symptomarm. Man findet nur ein uncharakteristisches allgemeines Krankheitsgefühl, Appetitlosigkeit, Kopfschmerzen. Häufig ist es eine *Harnstauung* – hervorgerufen durch eine Einengung (Striktur[14]) des betroffenen Ureters, einen Harnleiterstein oder eine Prostatahypertrophie (s. Kap. 29.4.) –, die eine solche chronische Entzündung begünstigt. Es kommt dann im Verlauf der Erkrankung zu einer Schrumpfung (Atrophie[15]) einzelner Tubuli, schließlich sogar zur *Schrumpfniere*, bei der (fast) das gesamte Tubulussystem betroffen ist. Mit der Entwicklung einer Schrumpfniere geht die Einschränkung der Nierenfunktion einher. Endzustand ist die *Niereninsuffizienz*.

19.2. Entzündliche Erkrankungen der ableitenden Harnwege

19.2.1. Urethritis, Zystitis und Ureteritis

Bei der Entzündung der Harnröhre, der **Urethritis**[16], unterscheidet man *unspezifische Formen* der Erkrankung von der durch *Gonokokken* hervorgerufenen Urethritis. Erreger der unspezifischen Urethritis können verschiedene Bakterien, Mykoplasmen[17] oder Trichomonaden[18] sein. Bei der Gonorrhö[19], der zur Zeit häufigsten Geschlechtskrankheit, kommt es regelmäßig zu einer Harnröhrenentzündung. Erreger dieser gonorrhoischen Urethritis sind Gonokokken (Neisseria gonorrhoeae), gramnegative[20] Bakterien.

Zu den Symptomen einer Urethritis gehören Jucken und Brennen in der Harnröhre sowie brennender Schmerz beim Wasserlassen und Ausfluß aus der Harnröhre. Bei der gonorrhoischen Entzündung der Harnröhre ist der Ausfluß grüngelblich. Die Erreger der unspezifischen Urethritis können ebenso wie die der gonorrhoischen Urethritis durch *Geschlechtsverkehr übertragen* werden.

Bei der Frau ist die unspezifische Urethritis in vielen Fällen nur ein Übergangsstadium zur *Harnblasenentzündung* (**Zystitis**[21]). Unter einer Zystitis versteht man die katarrhalische Entzündung der Blasenschleimhaut. Erreger sind meist Kolibakterien (Escherichia coli), Streptokokken und Staphylokokken. Am häufigsten sind – neben Frauen – Kinder von einer Zystitis betroffen. Ursachen hierfür sind vor allem *Mißbildungen* der ableitenden Harnwege, die zu Harnabflußstörungen führen. Dies begünstigt rezidivierende Entzündungen. Bei Frauen ist die nur *kurze Harnröhre* für Bakterien leicht zu überwinden. Oft gelangen die Erreger durch *Schmierinfektion* aus dem Darm zur Urethra. Eine weitere Möglichkeit ist die Übertragung der Bakterien durch *Sexualverkehr*. Aber auch Manipulationen im Bereich der Harnröhre und der Blase können eine Zystitis verursachen. Hier sind an erster

---

[12] descendere (lat.): herabsteigen
[13] graviditas, gravidität (lat.): Schwangerschaft
[14] stringere (lat.): zusammenziehen
[15] a (gr.): ohne, nicht; trophe (gr.): Nahrung, Ernährung; Atrophie: Gewebsschwund
[16] ourethra (gr.): Harnröhre; -itis: Entzündung
[17] mykes (gr.): Pilz; plasma (gr.): das Geformte; Mykoplasmen: kleinste Lebewesen, die keine feste Zellwand sondern eine leicht verformbare Membran als äußere Begrenzung besitzen
[18] thrix (gr.): Haar, Geißel; monas (gr.): Einheit; Trichomonas: mehrgeißeliger birnenförmiger Einzeller
[19] gone (gr.): Samen; rheo (gr.): fließe; Gonorrhoe: Tripper
[20] bei der Färbung eines Präparats nach Gram erscheinen gramnegative Bakterien rot
[21] kystis (gr.): Blase; -itis: Entzündung

19.3. Steinerkrankungen

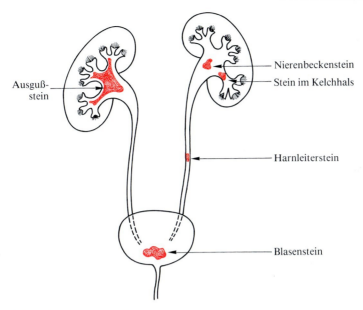

Abb. 19.1. Steinlokalisation in Niere und ableitenden Harnwegen.

Stelle das *Katheterisieren*[22] und andere *instrumentelle Untersuchungen* (z. B. die Zystoskopie[23]) zu erwähnen, bei denen Keime von außen eingeschleppt werden können.

Symptome einer Harnblasenentzündung sind unter anderem Miktionsbeschwerden, die man als *Dysurie*[24] bezeichnet, sowie der dauernde Harndrang, die *Pollakisurie*[25].

Die Harnleiterentzündung (**Ureteritis**[26]) kommt selten isoliert vor. Meist erfolgt die Infektion aufsteigend von einer Blasenentzündung oder absteigend im Verlauf einer Pyelitis oder Pyelonephritis.

19.3. Steinerkrankungen

Im Bereich der Niere und der ableitenden Harnwege können sich unter bestimmten Bedingungen, z. B. bei Störungen des Harnsäurestoffwechsels, *Steine* bilden. Man unterscheidet *Nierensteine, Steine im Nierenbecken, Harnleitersteine* und *Blasensteine* (Abb. 19.1). Das Nierensteinleiden bezeichnet man als **Nephrolithiasis**[27].

Die Steine bestehen zu 75 % aus Mineralsalzen. Nach ihrer Häufigkeit unterscheidet man *Kalziumoxalat-, Harnsäure-, Kalzium-Phosphat-Xanthin-* und *Zystinsteine*. Diese Steine können verschieden groß sein. Von Reiskorngröße bis hin zum *Nierenbeckenausgußstein*, der das ganze Nierenbecken ausfüllt, kommen alle Größen vor.

Häufig sind Nierensteinträger symptomlos. Beschwerden machen Steine oftmals erst, wenn sie im Verlauf ihrer Wanderung nach draußen die physiologischen Engen der Niere (Kelchhälse, den Übergang zum Harnleiter) und der ableitenden Harnwege passieren. Die Muskulatur versucht, sich des Steins durch Kontraktion zu entledigen. Folge sind heftige, krampfartige Schmerzen (*Kolik*[28]). Die Schmerzen bleiben nicht auf den Ort des Geschehens beschränkt, sondern strahlen meist in Richtung Blase, Oberschenkel und Schamlippen bzw. Hoden aus.

Zu den *Folgeerkrankungen* eines chronischen Steinleidens gehören Entzündungen im umgebenden Gewebe. Vor allem Nierenbeckenausgußsteine können auf diese Weise zur Pyelo-

---

[22] katheter (gr.): Sonde
[23] kystis: s. 21; skopein (gr.): betrachten; Zystoskopie: Blasenspiegelung
[24] dys (gr.): Störung eines Zustands oder einer Tätigkeit; ouron (gr.): Harn
[25] pollakis (gr.): oft; ouron: s. 24
[26] ouron: s. 24; tereo (gr.): enthalte; -itis: Entzündung
[27] nephros: s. l; lithos (gr.): Stein
[28] kolon (gr.): Grimmdarm; Kolik: eigentlich krampfartige Leibschmerzen, doch allgem. für schmerzhaftes Zusammenziehen eines Hohlorgans

nephritis und zum Untergang des Nierengewebes (**Schrumpfniere**) führen.

Oftmals wird ein Stein erst dann entdeckt, wenn es zu Harnabflußstörungen und zum Aufstau des Harns gekommen ist. Besteht ein solcher Aufstau über einen längeren Zeitraum, kann sich eine **Hydronephrose**[29] (Wassersackniere) entwickeln (Abb. 19.2.). Bei der Wassersackniere kommt es zu einer Erweiterung des Nierenbeckens und der Nierenkelche. Schließlich wird das gesamte Nierengewebe durch den aufgestauten Harn geschädigt. Ursache einer solchen Harnabflußbehinderung muß jedoch nicht immer ein Stein sein, auch Tumoren und entzündliche oder angeborene Einengungen (Stenosen[30]) im Bereich der ableitenden Harnwege können zu einer Hydronephrose führen.

Zu den therapeutischen Möglichkeiten der Nephrolithiasis gehört – je nach Steinart – die medikamentöse Alkalisierung bzw. Ansäuerung des Harns. Sie wird auch als Prophylaxe zur Verhinderung einer erneuten Steinbildung eingesetzt. Größere Steine müssen jedoch meist mit Hilfe der Stoßwellenlithotripsie, der Schlingenextraktion oder (seltener) auch einer Operation zur Auflösung gebracht bzw. entfernt werden. Die heute führende Methode ist die Stoßwellenlithotripsie, bei der die Steine in der Regel berührungsfrei durch die mehrfache Verabreichung von Stoßwellen von außen zertrümmert werden. Die Steinfragmente gehen dann »von selbst« ab oder werden endoskopisch mit speziellen Zangen entfernt. Als Schlingenextraktion bezeichnet man die Entfernung eines Harnleitersteins mit Hilfe einer Schlinge, die man unter endoskopischer Sicht um den Stein gelegt hat. Der Stein geht dann nach ein paar Tagen spontan ab.

19.4. Niereninsuffizienz

Zahlreiche Erkrankungen können zu einer *eingeschränkten Nierenfunktion* und schließlich zur **Niereninsuffizienz**[31] führen. Bei den entzündlichen Nierenerkrankungen sind es vor allem die *Glomerulonephritis* und die *Pyelonephritis*, bei denen es durch den Verlust funktionstüchtigen Nierengewebes dazu kommt, daß das Organ seine Entgiftungsfunktion nicht mehr wahrnehmen kann. Auch im Rahmen eines *Diabetes mellitus*[32], der Zuckerkrankheit, können die Nieren soweit geschädigt werden, daß eine Niereninsuffizienz eintritt. Das gleiche gilt für ein *Nierensteinleiden*, das zu einer *Hydronephrose* geführt hat. Sind beide Nieren betroffen, wie das z. B. bei einer beidseitigen Wassersackniere infolge Prostatahypertrophie sein kann, kommt es zur *Harnvergiftung* (**Urämie**[33]). Die Urämie beginnt meist schleichend mit Erbrechen, Appetitlosigkeit und Juckreiz. Typisch ist auch der von dem Patienten ausgehende üble Geruch (*Foetor uraemicus*[33a]). Bei längerer Dauer kommt es schließlich zur *Störung des Hirnstoffwechsels* durch die Anreicherung harnpflichtiger Substanzen im Blut. Der Tod des unbehandelten Patienten erfolgt dann in tiefer Bewußtlosigkeit, im **Coma uraemicum**[34].

Vordringliche Maßnahme zur Bekämpfung der Harnvergiftung ist die Blutwäsche (*Hämodialyse*[35]) mit Hilfe einer *künstlichen Niere* oder über das Bauchfell (Peritonealdialyse). Nachdem sich der Zustand des Patienten gebes-

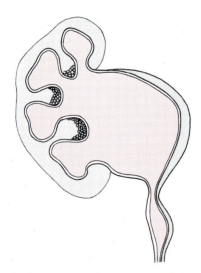

Abb. 19.2. Durch eine Stenose unterhalb des Nierenbeckens verursachte Wassersackniere (Hydronephrose). (Aus: 5)

---

[29] hydor (gr.): Wasser; nephros: s. 1
[30] stenos (gr.): eng
[31] insufficientia (lat.): Schwäche, ungenügende Leistung
[32] dia (gr.): durch; baino (gr.): gehe; mellitus (lat.): mit Honig versüßt; Diabetes: Harnruhr
[33] ouron: s. 24; haima: s. 7
[33a] foetor (lat.): übler Geruch, uraemicus: s. 33
[34] koma (gr.): fester Schlaf; ouron: s. 24
[35] haima: s. 7; dialysis (gr.): Auflösung

sert hat, sollte, wenn möglich, eine *Nierentransplantation*[36] (das Einpflanzen einer Spenderniere) vorgenommen werden.

Dies ist jedoch oft nicht möglich, da zu wenig Spenderorgane zur Verfügung stehen. Es findet zur Zeit eine heftige Diskussion im Bereich der Organspende statt. Dem wachsenden Bedarf an Transplantationsorganen steht eine zunehmende Zurückhaltung bei den möglichen Spendern gegenüber. Wichtiges Stichwort ist hierbei die Definition des „Hirntodes" (s. S. 24).

19.5. Fehlbildungen der Niere und der ableitenden Harnwege

Häufige angeborene Nierenfehlbildungen sind die *Hufeisenniere*, die *Doppelniere* (überzählige Niere) und die *Beckenniere*. Auch Verdoppelungen des Nierenbeckens und der Harnleiter kommen vor. Meist treten diese Mißbildungen klinisch nicht in Erscheinung. Kommen jedoch irgendwann weitere urologische Erkrankungen hinzu, können sich daraus Komplikationen ergeben.

Die **Zystenniere** gehört ebenfalls zu den erblichen Fehlbildungen. Sie kommt fast ausschließlich beidseitig vor. Die Nieren sind dann mit kleinen, flüssigkeitsgefüllten Hohlräumen (*Zysten*[37]) durchsetzt, die langsam an Größe zunehmen. Das eigentliche Nierengewebe (Nierenparenchym) wird dadurch immer mehr verdrängt. Es kommt mit zunehmendem Lebensalter zu einer Einschränkung der Nierenfunktion und schließlich zur *Niereninsuffizienz*.

Dagegen tritt die **Nierenzyste** meist einseitig auf. Sie verursacht in der Regel keine Beschwerden. In wenigen Fällen kann eine solche *solitäre*[38] Zyste bei entsprechender Größe Verdrängungserscheinungen hervorrufen.

Zu den fast ausschließlich beim männlichen Geschlecht vorkommenden *Fehlmündungen der Harnröhre* gehören die Epispadie und die Hypospadie. Die Mündung der Urethra liegt bei der relativ häufigen **Hypospadie**[39] an der Unterseite des Penis. Dadurch kommt es zu einer Krümmung des Glieds zum Damm hin. Bei der **Epispadie**[40] befindet sich die Harnröhrenmündung an der Penisoberseite, oder aber die Urethra bildet eine nach oben offene Rinne. Dies führt zu einer dorsalen (nach oben gerichteten) Krümmung des Glieds. Die Mißbildungen sollten möglichst im frühen Kindesalter operativ korrigiert werden.

19.6. Tumoren

Auch im Bereich der Nieren und der ableitenden Harnwege treten *gut- und bösartige Neubildungen* auf. **Papillome**[41] sind benigne Tumoren, die von der Schleimhaut der betroffenen Organe ausgehen. Man unterscheidet *Nierenbecken-, Harnleiter-* und *Blasenpapillome*. Die oft blumenkohlartig in das Lumen des Hohlorgans vorwachsenden Geschwülste sind primär gutartig. Sie können jedoch auch karzinomatös entarten.

Zu den *bösartigen Tumoren* in diesem Bereich gehören die **Karzinome** der ableitenden Harnwege und das **hypernephroide Nierenkarzinom**. Bis zu einer Größe von 3 cm im Durchmesser wird das hypernephroide Nierenkarzinom meist als *Hypernephrom*[42] bezeichnet. Es ist in der Regel noch gutartig. Hat die Geschwulst jedoch eine Größe von 5 bis 15 cm erreicht, spricht man von einem hypernephroiden Nierenkarzinom. Auch bei makroskopisch gut abgrenzbarem Tumor ist nur mikroskopisch ein infiltrierendes Wachstum nachweisbar. Erste Krankheitssymptome sind oft plötzlich auftretende, meist schmerzlose Blutungen beim Wasserlassen (Hämaturie). Der Tumor ist dann häufig schon weit fortgeschritten. Auch eine Metastasierung in Lunge oder Knochen ist in vielen Fällen schon erfolgt.

Karzinome, d. h. maligne Geschwülste, die vom Epithelgewebe ausgehen, kommen im Bereich der ableitenden Harnwege als *Nierenbecken-, Harnleiter-* und *Blasenkarzinome* vor. Auch hier ist das Leitsymptom der Tumorbildung die meist schmerzlose Hämaturie.

---

[36] trans- (lat.): hinüber, hindurch; plantare (lat.): pflanzen
[37] kystis (gr.): Blase
[38] solitär: vereinzelt
[39] hypo (gr.): unter; spaso (gr.): spalte oder spao (gr.): ziehe
[40] epi (gr.): oben; -spadie: s. 39
[41] papilla (lat.): Warze; warzenartige Erhebung; Papillom: gutartiger Tumor, der vom Epithelgewebe ausgeht
[42] hyper (gr.): über; nephros: s. 1; Hypernephrom: eigentlich Nebennierengeschwulst; besser als hypernephroider Tumor bezeichnet, da er gewebemäßig ähnlich aufgebaut ist wie die Nebennierenrinde

20. Nahrung und Stoffwechsel

Zu den Bestandteilen der Nahrung zählen Eiweiße, Kohlenhydrate, Fette, Vitamine, Mineralien, Spurenelemente und Wasser.

Die in der Nahrung enthaltenen *Nährstoffe* werden bei der Aufnahme in den menschlichen Körper in kleinere Teile gespalten und dann *resorbiert*[1]. Über das Blut und die Lymphe gelangen sie zu den einzelnen Zellen und werden dort zum Teil zu energieärmeren Stoffen abgebaut (**Energiegewinnung**). Daneben stehen Nährstoffe und deren Abbauprodukte zum Aufbau körpereigener Substanzen zur Verfügung (**Baustoffwechsel**).

20.1. Eiweiße

Aminosäuren sind die kleinsten Bausteine der Eiweißkörper (*Proteine*[2]). Verbinden sich zwei Aminosäuren miteinander, spricht man von einem *Dipeptid*[3]. In einem *Polypeptid*[4] sind viele Aminosäuren kettenförmig miteinander verknüpft.

Bevor Eiweißkörper vom Organismus über den Darm aufgenommen (resorbiert) werden können, müssen sie in einzelne Aminosäuren gespalten werden. Aus diesen Aminosäuren setzt der Körper dann seine eigenen Eiweiße zusammen. Proteine dienen also in der Regel dem Baustoffwechsel. Nur wenn sie im Überfluß aufgenommen werden, werden auch sie zur Energiegewinnung herangezogen.

Der Eiweißanteil der Nahrung beträgt meistens 15% der Gesamtkalorienmenge. Kinder, Schwangere und Stillende haben einen höheren Eiweißbedarf (pro Kilogramm Körpergewicht) als die übrige Bevölkerung.

Bei den Eiweißbausteinen unterscheidet man 10 **essentielle**, d.h. für den Körper unentbehrliche Aminosäuren (Tab. 20.1). Sie müssen dem Organismus ständig mit der Nahrung zugeführt werden. Die übrigen Aminosäuren kann sich der Mensch aus den schon vorhandenen umformen.

Tab. 20.1. Essentielle Aminosäuren

Valin
Leucin
Isoleucin
Methionin
Threonin
Phenylalanin
Tryptophan
Histidin
Arginin
Lysin

Proteinhaltige Nahrungsmittel sind Fleisch, Fisch, Eier, Milch, Vollkornbrot und Hülsenfrüchte.

Verbindungen zwischen Eiweißkörpern und anderen Stoffen nennt man *Proteide*. Als *Nukleoproteide* bezeichnet man beispielsweise Verbindungen zwischen Eiweißen und Nukleinsäuren. *Lipoproteide* sind Eiweiß-Fett-Verbindungen.

20.2. Kohlenhydrate

Den Hauptbestandteil der Nahrung bilden die **Kohlenhydrate**. Ihre Bausteine sind Kohlenstoff (C), Wasserstoff (H) und Sauerstoff (O).

Einfachzucker oder **Monosaccharide**[5] haben die chemische Formel $(C_6H_{12}O_6)$. Bekanntester

---

[1] resorbere (lat.): wieder einschlürfen
[2] protos (gr.): der erste; Proteine: Eiweiße
[3] di- (gr.): zwischen (zwei); peptos (gr.): gekocht, verdaut; Peptide: Eiweiß-Bruchstücke
[4] poly- (gr.): viel, zahlreich; Peptide: s. 3
[5] mono (gr.): allein, einzeln; sakcharon (gr.): Zucker

Vertreter aus dieser Gruppe ist der *Traubenzucker*, der auch als *Glucose* oder *Dextrose* bezeichnet wird. Auch die *Galaktose*[6] und die *Fructose*[7] (Fruchtzucker) sind Monosaccharide.

Zu den **Disacchariden** ($C_{12}H_{22}O_{11}$) gehören der Malzzucker (*Maltose*), der *Milchzucker* (*Laktose*) und der *Rohr-* oder *Rübenzucker* (*Saccharose*). Der Zweifachzucker Maltose setzt sich aus zwei Molekülen Glucose zusammen. Verbinden sich je ein Molekül Glucose und Galaktose, erhält man Laktose. Saccharose entsteht aus je einem Molekül Glucose und Fructose.

Mehrfach- oder Vielfachzucker bezeichnet man auch als **Polysaccharide**. In diese Gruppe gehören die Zellulose, das Glykogen und die Stärke. *Stärke* ist die pflanzliche Speicherform der Kohlenhydrate. Sie kommt vor allem im Getreide und in Kartoffeln vor. Ihr entspricht als tierische Speicherform das *Glykogen*. *Zellulose*, ein Gerüstbaustein höherer Pflanzen, kann vom tierischen Organismus nicht direkt verwertet werden, da ihm ein die Zellulose spaltendes Enzym (die Zellulase) fehlt. Der Abbau ist nur mit Hilfe bestimmter Darmbakterien möglich.

Die vom Menschen mit der Nahrung aufgenommenen *Di- und Polysaccharide* werden im Darm in *Monosaccharide* aufgespalten und dann resorbiert. Ein Überschuß an Kohlenhydraten wird in der *Leber* und der *Muskulatur* zu *Glykogen* aufgebaut und dort gespeichert.

20.3. Fette

Fette (*Lipide*[8]) sind die größten Energielieferanten des Menschen. Die in Wasser unlöslichen Substanzen entstehen durch *Veresterung* (Wasserabspaltung) des dreiwertigen *Alkohols* Glyzerin mit *Fettsäuren*. Dazu notwendige Fettsäuren unterteilt man in *gesättigte* und *ungesättigte Fettsäuren*. Ungesättigte Fettsäuren findet man besonders in pflanzlichen Ölen (z. B. Ölsäure). Linol- und Linolensäure zählen zu den *essentiellen Fettsäuren*, die vom Körper nicht selbst aufgebaut werden können.

Hauptbestandteile des Körper- bzw. Nahrungsfettes sind *Neutral- oder Einfachfette*. Man findet sie in tierischer und pflanzlicher Nahrung (z.B. fettem Fleisch, Nüssen). Öle sind flüssige Fette.

Fettähnliche Stoffe bezeichnet man als *Lipoide*[9]. Sie kommen beispielsweise als Bestandteile von Zellmembranen vor, aber auch im Nervensystem sind sie – als Phospholipide, Cerebroside etc. – reichlich vorhanden.

Ein für den Menschen außerordentlich wichtiges *Fettderivat*[10] ist das *Cholesterin*. Als Zellbaustein findet es sich in allen Zellen des menschlichen Körpers. Es ist Ausgangssubstanz der Gallensäuren, der Nebennierenrinden- und Sexualhormone sowie des Vitamin D.

20.4. Mineralien

Neben den Nährstoffen (Eiweiße, Kohlenhydrate und Fette) werden täglich mit der Nahrung auch Mineralien aufgenommen. Unter dem Begriff **Elektrolyte** faßt man verschiedene Verbindungen (Säuren, Basen, Salze) zusammen, die in wäßriger Lösung in Ionen[11] zerfallen. Zu den im Blut vorkommenden Elektrolyten gehören die *Anionen*[12] Chlorid, Bikarbonat, anorganisches Phosphat und Sulfate sowie die *Kationen*[13] Natrium, Kalium, Kalzium und Magnesium.

Spurenelemente sind ebenfalls für den Körper *essentielle* Nahrungsbestandteile. Sie werden in sehr geringen Mengen aufgenommen. Zu ihnen zählen Eisen, Kobalt, Kupfer, Mangan, Selen, Zink, Jod, Chrom, Fluor und Molybdän. *Eisen* ist ein wichtiger Baustein des roten Blutfarbstoffs (Hämoglobin) sowie des Muskelfarbstoffs (Myoglobin). *Jod* wird vor allem für den Schilddrüsenstoffwechsel benötigt.

Der Bedarf an Spurenelementen ist abhängig vom Alter und Geschlecht eines Menschen. In der Schwangerschaft werden z. B. vermehrt Mineralien für den Aufbau des ungeborenen Kindes benötigt.

---

[6] gala, galaktos (gr.): Milch
[7] fructus (lat.): Frucht
[8] lipos (gr.): Fett
[9] lipos: s. 8
[10] derivare (lat.): ableiten; Derivat: Abkömmling
[11] ion (gr.): gehend, wandernd; Ion: elektrisch geladene Teilchen, die im elektrischen Gleichspannungsfeld wandern
[12] Anionen: negativ geladene Ionen
[13] Kationen: positiv geladene Ionen

20.5. Vitamine

Vitamine[14] sind Stoffe, die der Körper in der Regel nicht oder nur unzureichend selbst bilden kann. Sie müssen als fertige Vitamine oder Vitamin-Vorstufen mit der Nahrung aufgenommen werden. Bestimmte Vitamine werden von Darmbakterien im menschlichen Körper gebildet und dann resorbiert. Für die *Aufrechterhaltung des Stoffwechsels* sind Vitamine unbedingt notwendig. Sie dienen dabei z. B. als *Koenzyme*[15], sind wichtig bei der *Eiweißsynthese* oder beim *Membrantransport*. Ihr Fehlen ruft *Mangelerkrankungen* hervor. Man unterscheidet die fettlöslichen Vitamine A, D, E, K von den wasserlöslichen Vitaminen B, C und H. Eine Überdosierung fettlöslicher Vitamine kann zu *Hypervitaminosen*[16] führen. Entsprechende krankhafte Veränderungen sind bei erhöhter Zufuhr wasserlöslicher Vitamine unbekannt.

20.5.1. Fettlösliche Vitamine

Vitamin A, das auch als Retinol oder Axerophthol bezeichnet wird, kommt besonders in Butter, Eigelb und Leber vor. Seine Vorstufe, das *Provitamin A* oder *Karotin*, findet sich reichlich in Karotten, grünem Gemüse und Früchten. Karotin wird hauptsächlich in der Leber zu Vitamin A umgebaut.

Vitamin A spielt eine wesentliche Rolle beim *Sehvorgang*. Es dient dem *Schutz des Epithels* und ist wichtig für das *Wachstum*. Wird dem Körper zu wenig Vitamin A oder Karotin zugeführt, kommt es zu Mangelerscheinungen wie *Nachtblindheit, Hornhautentzündungen* und *Wachstumsstörungen*.

Vitamin D oder *Calciferol* ist reichlich in der Leber, vor allem im Lebertran, und ganz allgemein in tierischen Ölen und Fetten (z. B. Butter) vorhanden. Eine aus dem Körper selbst hergestellte Substanz, das *$1,25\text{-}(OH)_2$-Cholecalciferol*, kann in der Haut durch die *Einwirkung des Sonnenlichts* in *Vitamin D umgewandelt* werden. Die Aufgabe des Vitamin D liegt in der *Regulierung des Kalziumstoffwechsels*. Es ist unter anderem für die regelrechte Verkalkung des Skelets vonnöten.

Durch einen Vitamin-D-Mangel entsteht die *Rachitis*, die früher auch als englische Krankheit bezeichnet wurde. Sie kommt vor allem im *Säuglings- und Kleinkindalter* bei unzureichender Vitamin-D-Zufuhr und ungenügender Sonnenbestrahlung vor. Durch die *mangelhafte Kalkeinlagerung* in die knöcherne Substanz entstehen leicht verformbare Skelettbestandteile (s. Abb. 20.1.). Häufig vorkommende Fehlbildungen sind dann der Glockenthorax, die Kartenherzform des Beckens, ein verzögerter Fontanellenschluß, die X- und O-Bein-Bildung sowie ein allgemeiner Minderwuchs.

Vitamin E (Tocopherol) kommt besonders in Pflanzenölen und Getreidekeimlingen vor und verhindert unter anderem die Oxidation[17] von ungesättigten Fettsäuren. Es wirkt bei der Aufrechterhaltung einer normalen Schwangerschaft mit.

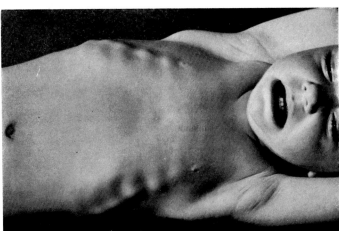

Abb. 20.1. Vitamin-D-Mangelrachitis: Auftreibungen der Knorpel-Knochen-Grenze an den Rippen (sog. rachitischer Rosenkranz). (Aus: 16)

---

14 vita (lat.): Leben; Vitamine: Lebensstoffe
15 Koenzyme: Substanzen, die an vielen Enzymreaktionen beteiligt sind; Enzyme: Fermente, Biokatalysatoren
16 hyper (gr.): über, über ... hinaus; Vitamine: s. 14
17 oxygenium (lat.): Sauerstoff; Oxidation: Vereinigung eines Elements oder einer Verbindung mit Sauerstoff bzw. der Entzug von Wasserstoff

20.5. Vitamine

Ein *Mangel* an Vitamin E soll bei *Frühgeborenen zu Entwicklungsstörungen* führen. Eine besondere Avitaminose[18] (Vitaminmangelkrankheit) beim Erwachsenen ist jedoch nicht nachgewiesen.

Vitamin K (Phytonadion, Menadion) kommt in der Leber und in grünen Pflanzen vor. Zusätzlich wird es noch im menschlichen Darm von *Darmbakterien* gebildet. Vitamin K veranlaßt die Leber zur Bildung von *Prothrombin*, das bei der *Blutgerinnung* eine wichtige Rolle spielt.

Ein Mangel führt zur *Blutungsneigung* (hämorrhagische Diathese). Er kann z. B. entstehen, wenn durch einen *Verschluß des Leber-Gallen-Gangs* die Gallenzufuhr zum Darm verhindert wird. Vitamin K kann dann nicht mehr resorbiert werden, da Fette und fettlösliche Vitamine nur in Anwesenheit von Galle und Pankreassaft vom Körper aufgenommen werden können. Eine weitere Ursache eines Vitamin-K-Mangels ist die *Vernichtung der natürlichen Darmflora*[19], d. h. der Darmbakterien, durch Antibiotika.

20.5.1.1. Hypervitaminosen

Hypervitaminosen kommen vor allem bei einer Überdosierung von Vitamin A und Vitamin D vor. Die im Säuglings- und Kleinkindalter bevorzugt auftretende *A-Hypervitaminose* zeigt sich hauptsächlich durch Kopfschmerzen, Hautschuppungen und Schleimhautrisse (Rhagaden[20]). Die Symptome sind bei verminderter Vitamin-A-Zufuhr reversibel.

Eine *Vitamin-D-Überdosierung* führt zur Intoxikation[21] (Vergiftung) mit Appetitlosigkeit, Verstopfung, Erbrechen, Wachstumsstillstand, Bluthochdruck und weiteren Symptomen.

20.5.2. Wasserlösliche Vitamine

Der **Vitamin-B-Komplex** umfaßt 16 Vitamine, von denen aber nur einige beim Menschen eine Rolle spielen. Wichtig für ihn sind das Vitamin B_1, Vitamin B_2, Vitamin B_6, Vitamin B_{12} und die ebenfalls zu dieser Gruppe zählenden Vitamine Folsäure, Pantothensäure und Nicotinsäureamid.

Vitamin B_1 (Thiamin, Aneurin) kommt in der Leber, in Getreide und in Hefe vor. Es wirkt als *Koenzym*. Ein Mangel an Vitamin B_1 führt zu einer schweren Krankheit, bei der speziell das Zentralnervensystem, das periphere Nervensystem (Polyneuritis[22]) und das Herz (Herzinsuffizienz) betroffen sind. Die früher in Ost- und Südostasien häufig infolge ausschließlicher Ernährung mit geschältem und poliertem Reis vorkommende Mangelerkrankung erhielt dort den Namen *Beri-Beri*. Leichtere Formen des Vitamin-B_1-Mangels führen zu Kopfschmerzen, Müdigkeit und allgemeiner Leistungsminderung.

Vitamin B_2 (Riboflavin, Laktoflavin) findet man in der Leber, in Milch, Hefe und im Blattgemüse. Es wirkt ebenfalls als *Koenzym*. Ein Vitamin-B_2-Mangel führt zu Entzündungen der Haut und der Schleimhäute. Es kann zu Linsentrübungen am Auge kommen. Im Säuglingsalter hat die Erkrankung einen Wachstumsstillstand zur Folge.

Vitamin B_6 (Pyridoxin, Adermin) kommt in grünem Gemüse, in der Leber und in Getreide vor. Es wird wie Vitamin B_1 und Vitamin B_2 als Koenzym benötigt. Mangelsymptome sind Krämpfe, wie sie bei der Epilepsie[23] (Fallsucht) vorkommen, sowie Haut- und Schleimhautveränderungen.

Die **Vitamin-B_{12}-Gruppe** bezeichnet man auch als Cobalamine. Sie sind bevorzugt in der Leber, in Eiern und der Milch zu finden. Zur Resorption dieser Vitamine im Darm ist der von der Magenschleimhaut gebildete *Intrinsic-Faktor*[24] notwendig. Vitamin B_{12} ist besonders wichtig für die Blutbildung. Ein Mangel führt zur *perniziösen Anämie*[25], die durch Reifungsstörungen der Erythrozyten gekennzeichnet ist. Typische Symptome sind Leistungsabfall, Müdigkeit und Schwäche. Daneben kommt es oft zur sogenannten *Hunterschen Glossitis*[26], einer Atrophie der Zungenschleimhaut. Auch neurologische Symptome treten auf.

---

[18] a- (gr.): un-, -los; Vitamin: s. 14
[19] flora (lat.): röm. Blumengöttin; Pflanzenwelt
[20] rhagas (gr.): Riß
[21] toxon (gr.): Gift
[22] poly (gr.): viel, zahlreich; neuron (gr.): Nerv; -itis: Entzündung; Polyneuritis: Entzündung mehrerer Nerven
[23] epilepsia (gr.): Fallsucht
[24] intrinsic (engl.): innerlich, von innen
[25] perniciosus (lat.): verderblich; an- (gr.): verneinende Vorsilbe; haima (gr.): Blut
[26] Hunter, John H., engl. Chirurg (1728 – 1793); glossa (gr.): Zunge; -itis: Entzündung

Ein weiteres Vitamin der B-Gruppe ist das **Nikotinsäureamid**. Gehäuft kommt es in Leber, Hefe und Milch vor. Im menschlichen Körper wirkt es als *Koenzym*. Ein Mangel an Nikotinsäureamid führt zur *Pellagra*[27] mit den Symptomen Übelkeit, Erbrechen, Durchfall sowie einer Dermatitis[28] und neurologischen Erscheinungen (Krämpfe, in schweren Fällen bis zur Demenz[29]). Das Pellagra kommt hauptsächlich in Ländern mit überwiegender Maisernährung vor.

Folsäure findet man vor allem in grünem Blattgemüse. Als *Koenzym* und bei der *Blutbildung* ist es unerläßlich. Ein Folsäuremangel führt zu *Anämie* und *Leukopenie*.

Die ebenfalls als *Koenzym* benötigte **Pantothensäure** kommt in der Leber, in Eiern und Hefe vor. Sie ist wichtig für den Aufbau und die normale Funktion der Gewebe, speziell der Haut und der Schleimhäute. Mangelsymptome sind Infektanfälligkeit und Störungen des Nervensystems, wie Krämpfe und Mißempfindungen (Parästhesien[30]).

Vitamin C, die *L-Ascorbinsäure*, findet man reichlich in Früchten (Zitronen, Hagebutten, Apfelsinen), Kartoffeln, grünem Blattgemüse und Paprika. Es erhöht die natürliche Resistenz (Abwehrkraft) gegen Infekte und wirkt mit bei der Bildung und dem Unterhalt der Gewebe. Ein Vitamin-C-Mangel führt zur Infektanfälligkeit und in schweren Fällen zum *Skorbut*. Die früher bei Seeleuten weit verbreitete Krankheit äußert sich in Müdigkeit, Blässe, Geschwüren an den Schleimhäuten, Ausfallen der Zähne, Muskelschwäche, Herzmuskelveränderungen und einer Anämie.

Vitamin H (Biotin), ein *Koenzym*, ist in der Leber, in Eiern und Hefe vorhanden. Sein Fehlen oder Mangel führt zu Hautentzündungen.

20.6. Stoffwechsel

Die dem Körper mit der Nahrung zugeführten *Nährstoffe*, die Kohlenhydrate, Eiweiße und Fette, dienen dem *Stoffwechsel*, d. h. allen im Organismus ablaufenden *chemischen Vorgängen*. Die für diese Vorgänge notwendige Energie wird beim Abbau der Nährstoffe frei. Maßeinheit für die *freiwerdende Energie* war früher die *Kilokalorie* (kcal). Die Einheit wurde durch das *Joule* (J) ersetzt (1 kcal entspricht 4,19 kJ). **Eine kcal ist die Energiemenge, die 1 Liter Wasser um 1 °C erwärmt.**

Bei den im Körper ablaufenden Verbrennungsvorgängen werden je Gramm abgebauter **Kohlenhydrate 4,1 kcal** (16,8 kJ) frei. Der Brennwert von **1 g Eiweiß** liegt ebenfalls bei **4,1 kcal** (16,8 kJ). Hingegen erhält man beim Abbau von **1g Fett** mit **9,3 kcal** (39 kJ) mehr als die doppelte Energiemenge.

Der *tägliche Bedarf* eines Erwachsenen durchschnittlicher Größe beträgt bei leichter Arbeit ca. *2000 kcal* (Frauen) bzw. *2500 kcal* (Männer). Bei schwerer körperlicher Arbeit kann sich dieser Betrag mehr als verdoppeln. Unter dem Begriff »**Grundumsatz**« versteht man den Energiebedarf, den ein Körper in völliger Ruhe zur Erhaltung der Lebensvorgänge hat. Er liegt beim Erwachsenen bei etwa *1500 bis 1700 kcal* pro Tag.

Ernährungswissenschaftler empfehlen für eine gesunde Ernährung eine *gemischte Kost*, in der alle drei Grundnährstoffe enthalten sind. Für ideal hält man eine Zusammensetzung von 66 % Kohlenhydraten, 17 % Eiweiß und 17 % Fett. Wegen der essentiellen Nahrungsbestandteile (essentielle Aminosäuren, essentielle Fettsäuren) kann ein Teil der Nährstoffe nicht vollständig durch einen anderen Teil ersetzt werden. Die Zusammensetzung der Nahrung in den Industrienationen weicht allerdings meist erheblich von dem oben genannten Ideal ab. Es werden zu viele Kohlenhydrate in Form von Zucker und Weißmehl sowie zu viel tierisches Fett konsumiert. Daneben führt eine übermäßige Nahrungsaufnahme zur weit verbreiteten Überernährung und schließlich zur Fettsucht.

---

[27] pella (lat.): Haut; agra (gr.): Fangeisen
[28] derma (gr.): Haut; -itis: Entzündung
[29] dementia (lat.): Wahnsinn
[30] par- (gr.): neben; aisthesis (gr.): Empfindung

21. Gewichtsprobleme

21.1. Fettleibigkeit

Noch vor wenigen Jahren sprach man von einer Fettleibigkeit (Obesitas, *Adipositas*[1]), wenn das Körpergewicht eines Menschen um mehr als 20 bis 30 % über dem Idealgewicht lag. Als grobe Maßangabe zur Errechnung des **Idealgewichtes** diente die folgende Formel:
Körpergröße (in cm) minus 100 minus 10 % bei Männern; Körpergröße (in cm) minus 100 minus 15 % bei Frauen. Beispiel: Bei einer Körpergröße von 1,64 m liegt das Idealgewicht einer Frau nach dieser Formel bei 54,4 kg: 164 (cm) – 100 – 9,6 = 54,5 (kg).

Heute ist man jedoch der Ansicht, daß das Gewicht, bei dem sich ein Mensch wohlfühlt, entscheidend ist. Dieses kann bis zu 20 % über dem **Normalgewicht** [= Körpergröße (cm) minus 100] liegen.

In unserer Gesellschaft nehmen viele Menschen im Laufe des Erwachsenenalters ständig zu. Die Gewichtszunahme ist durch eine *Vergrößerung der vorhandenen Fettzellen* charakterisiert. Übergewicht ist heute jedoch nicht mehr nur ein Problem des Erwachsenenalters. Immer mehr Kinder und Jugendliche sind davon betroffen. Ursache hierfür sind vor allem eine **erhöhte Nahrungszufuhr** und die **falsche Zusammensetzung der Nahrungsbestandteile**. Dazu kommt oftmals eine Verringerung der körperlichen Aktivität. Stoffwechselstörungen wie die Zuckerkrankheit (Diabetes mellitus) und Fettstoffwechselstörungen entwickeln sich in der Regel erst im Verlauf einer Adipositas, sind also eine Folge, nicht die Ursache der Gewichtsprobleme. Als Ursache einer Fettleibigkeit treten hormonale Störungen und Stoffwechselstörungen nur außerordentlich selten in Erscheinung. Eine ausgeprägte Adipositas führt in der Regel zu einer erheblichen Belastung des Herz-Kreislauf-Systems sowie der Knochen und Gelenke.

Eine kausale[2], d. h. an den Ursachen ansetzende Therapie der Adipositas ist daher die verminderte Nahrungszufuhr. Es sollte sich hierbei um eine *energieverminderte Reduktionskost*[3] handeln, die wenig Zucker und Fett, jedoch ausreichend Eiweiß, Vitamine, Mineralien und Ballaststoffe enthält. „Spezialdiäten" (wie sie z. B. in den zahlreichen Frauenzeitschriften propagiert werden) bringen meist nur kurzfristig eine Gewichtsminderung, da nach Beendigung der Diät die alten, falschen Ernährungsgewohnheiten beibehalten werden. Wichtig ist neben der richtigen Ernährung auch eine vermehrte *körperliche Betätigung*.

21.2. Unterernährung

Probleme der Unterernährung infolge unzureichender und/oder fehlerhafter Nahrungszufuhr kommen vor allem in den Ländern der Dritten Welt vor. Der Hunger und die *einseitige Ernährung* (mit Mehl, Maismehl oder Zucker) führen zur **Dystrophie**[4], zu Gedeihstörungen bevorzugt im Säuglings- und Kleinkindalter. Typische Symptome sind Abmagerung, Gewichtsstillstand, Wachstumsstop und Hungerödeme.

---

[1] adipositas (lat.): Fettleibigkeit
[2] causa (lat.): Ursache
[3] reductio (lat.): Zurückführen
[4] dys- (gr.): Vorsilbe mit der Bedeutung Störung eines Zustands oder einer Tätigkeit; trophe (gr.): Ernährung

21.3. Eßstörungen

21.3.1. Anorexa nervosa

Die auch als **Pubertätsmagersucht** bezeichnete Anorexia nervosa[5] gehört in den Kreis der *psychogenen*[6] *Erkrankungen*. Es sind vor allem junge Mädchen und Frauen im Alter von 10 bis 30 Jahren betroffen. Die Abmagerung wird durch **Nahrungsverweigerung** und/oder selbst herbeigeführtes **Erbrechen** verursacht. Hinzu kommen heimliche *Freßattacken*, die wieder dazu führen, daß die Patientin Erbrechen herbeiführt, *Abführmittel* benutzt oder durch *extreme körperliche Betätigung* versucht, einen Gewichtsverlust herbeizuführen. In schweren Fällen kommt es bis zu einer Abmagerung auf 25 kg Körpergewicht (s. Abb. 21.1.). Folge einer Anorexia nervosa ist häufig auch das Ausbleiben der Regelblutung (*Amenorrhö*[7]).

Man nimmt an, daß die Erkrankung mit einem gestörten Verhältnis der Patientin zu ihrer *Rolle als Frau* und zu ihrer *Stellung innerhalb der Familie* ursächlich zusammenhängt.

Schwere Fälle einer Anorexia nervosa müssen zuerst mit Hilfe von *Sondennahrung*, auch gegen den Willen der Patientin, wieder auf ein annähernd normales Gewicht gebracht werden. Es kann notwendig werden, die Betroffenen mittels Psychopharmaka[8] »ruhigzustellen«. Wichtig ist dann jedoch die *psychotherapeutische Betreuung* (Verhaltenstherapie, Familientherapie etc.), die helfen soll, eine Normalisierung des Eßverhaltens herbeizuführen und auch das gestörte Verhältnis zum eigenen Körper und zur Familie zu korrigieren. Die Erkrankung führt unbehandelt in ca. 5 bis 10 % der Fälle zum Tod. Bei einem Drittel der Patientinnen kommt es jedoch auch ohne Therapie zu einer Besserung oder Heilung.

21.3.2. Bulimia nervosa

Eine häufig mit der Anorexia nervosa kombiniert auftretende Erkrankung ist die Bulimia nervosa[9] (Eß-Brech-Sucht). Innerhalb kürzester

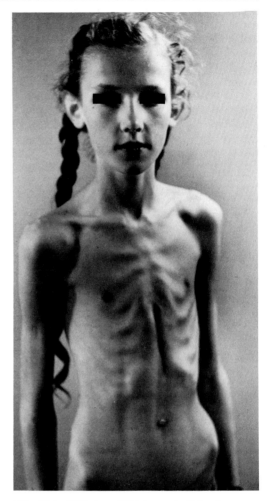

Abb. 21.1. 12jähriges Mädchen mit Pubertätsmagersucht (Anorexia nervosa). (Aus: 16)

Zeit werden dabei große Mengen hochkalorischer Nahrung zu sich genommen. Die Patientin versucht dann wieder, durch *Fasten, Erbrechen* bzw. Mißbrauch von *Abführmitteln* (Laxantienabusus[10]) ihr Gewicht in einem normalen Rahmen zu halten. Auch diese Eßstörung sollte möglichst *psychotherapeutisch*[11] behandelt werden.

---

[5] an- (gr.): un-, -los; orexis (gr.): Verlangen, Begierde; nervus (lat.): Nerv
[6] psyche (gr.): Seele; -genes (gr.): entstehend; psychogen: seelisch bedingt
[7] a- (gr.): un-, -los; men (gr.): Monat; rhoe (gr.): Fluß
[8] psyche: s. 6; pharmakon (gr.): Heilmittel
[9] Bulimia nervosa: Freß-Kotz-Sucht, Eß-Brech-Sucht
[10] laxare (lat.): lockern; Laxantien: Abführmittel; abusus (lat.): Mißbrauch
[11] psyche: s. 6; therapeia (gr.): Behandlung

22. Verdauungsorgane

Dem Körper werden mit der *Nahrung* die Stoffe zugeführt, die er benötigt, um seine Lebensvorgänge aufrechtzuerhalten. Mit Hilfe der *Verdauungsorgane* werden die *Nährstoffe* aus der Nahrung herausgesondert, dann in *kleinere Bruchstücke* zerlegt und schließlich vom Körper aufgenommen (*resorbiert*[1]).

Den **Verdauungsapparat** (Abb. 22.1) untergliedert man in

- einen *oberen Abschnitt*, zu dem die Mundhöhle mit den Speicheldrüsen und Zähnen, der Rachen und die Speiseröhre gehören,
- einen *mittleren Abschnitt*, der Magen und Dünndarm (bestehend aus Zwölffingerdarm, Leerdarm und Krummdarm) umfaßt, sowie
- einen *unteren Abschnitt*, der durch die einzelnen Teile des Dickdarms (Blinddarm mit Wurmfortsatz, aufsteigender Grimmdarm, quverlaufender Grimmdarm, absteigender Grimmdarm, S-förmige Schlinge und Mastdarm) gebildet wird.

22.1. Die Mundhöhle

Die Mundhöhle (*Cavum oris*[2]) besteht aus dem *Vorhof* (Vestibulum[3]), dem Raum zwischen Wangen, Lippen und Zähnen, und der *eigentlichen Mundhöhle*, worunter man den Raum innerhalb der Zähne versteht. Nach oben wird die Mundhöhle vom harten und vom weichen Gaumen begrenzt. Den Abschluß nach unten bildet die Muskulatur von Zunge und Mundboden. Hinten schließt sich der Rachen an das Cavum oris an.

Den Übergang von der Gesichtshaut zur Schleimhaut der Mundhöhle bilden die *Lippen* (*Labia oris*[4]). Kapillaren schimmern durch das Epithel des *Lippenrots* hindurch und bedingen die rote Farbe. Dem festen Verschluß der Lippen dienen dort verschiedene Ausläufer der *mimischen Muskulatur* (M. orbicularis oris). Das Innere der Mundhöhle wird von einer *Schleimhaut* ausgekleidet. Sie ist im Bereich der Zahnfortsätze (*Alveolarfortsätze*[5]) von Ober- und Unterkiefer fest mit der Knochenhaut verwachsen und wird dort *Zahnfleisch* (*Gingiva*[6]) genannt. In den Zahnfortsätzen sind die *Zähne* verankert.

22.1.1. Die Zähne

Ein **Zahn** (*Dens*[7]) besteht aus der Krone (*Corona*[8]), dem Zahnhals (*Collum*[9]) und der Wurzel (*Radix*[10]). Den aus dem Zahnfleisch herausragenden Teil nennt man Krone. Er ist von *Zahnschmelz* überzogen. Als Zahnhals bezeichnet man den Teil, der vom Zahnfleisch umfaßt wird. Die Zahnwurzel ist mit Hilfe von Bindegewebsfasern im Zahnfach, der *Alveole*, befestigt. Zahnbein (*Dentin*[11]), Zahnschmelz (*Adamantin*[12]) und Zement (*Cementum*[13]) sind die Hart-

---

[1] resorbere (lat.): wieder einschlürfen
[2] cavum (lat.): Höhle, Hohlraum; os, oris (lat.): Mund, Mündung
[3] vestibulum (lat.): Vorhof, Eingang
[4] labium (lat.): Lippe, Rand; os: s. 2
[5] alveolus (lat.): kleine Mulde; Alveolen: Zahnfächer
[6] gingiva (lat.): Zahnfleisch
[7] dens, dentes (lat.): Zahn, Zähne
[8] corona (lat.): Kranz, Krone
[9] collum (lat.): Hals
[10] radix (lat.): Wurzel, unterster Teil
[11] dens: s. 7; Dentin: Zahnbein
[12] adamas (gr.): Stahl, adamantinus: stahlhart
[13] cementum (lat.): Zement

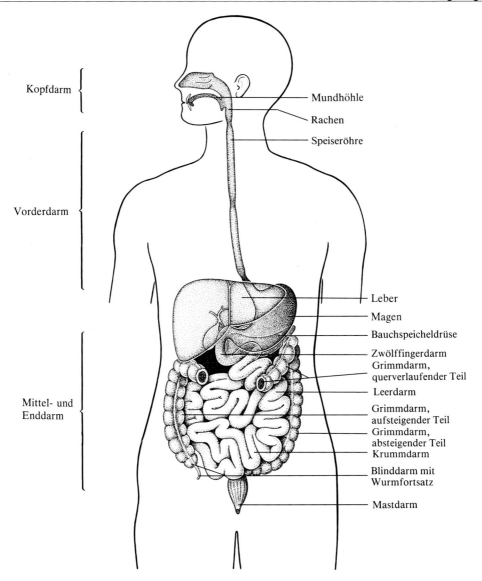

Abb. 22.1. Übersicht über die Gliederung des Verdauungstrakts. Der querverlaufende Grimmdarm (Colon transversum) wurde teilweise entfernt, um Zwölffingerdarm (Duodenum) und Bauchspeicheldrüse (Pankreas) freizulegen. (Aus: 11)

substanzen des Zahns. In ihrer Zusammensetzung ähneln sie dem Knochen. Den größten Teil des Zahns bildet das **Dentin**. Es umgibt die Pulpahöhle, in der sich die *Zahnpulpa* (**Pulpa dentis**[14]) befindet. Als Pulpa bezeichnet man hier das an Gefäßen und Nerven reiche Bindegewebe in der Zahnhöhle. Die *Pulpahöhle* läuft nach unten im *Wurzelkanal* aus. Durch diesen Wurzelkanal treten Blutgefäße und Nerven in den Zahn ein bzw. aus. Im Wurzelbereich wird das Dentin von einem schmalen **Zementsaum** umgeben. Die Krone wird vom **Zahnschmelz**, der härtesten Substanz des menschlichen Körpers, umhüllt (Abb. 22.2).

---

[14] pulpa (lat.): Fleisch; dens: s. 7

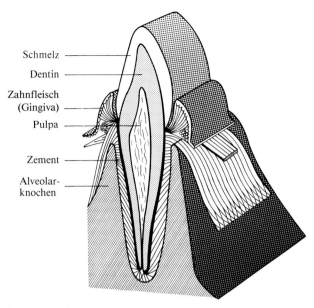

Abb. 22.2. Aufbau des Zahnes und seines Halteapparates.

Als **Milchgebiß** bezeichnet man die in den ersten beiden Lebensjahren erscheinenden Zähne des Säuglings- und Kleinkindalters. Es wird vom **bleibenden Gebiß** des Erwachsenen abgelöst. Die bleibenden Zähne werden in der *Zahnleiste* der Kiefer schon in den ersten Lebensmonaten hinter den Milchzähnen angelegt. In der Regel beginnt der *Durchbruch der Milchzähne* mit den unteren Schneidezähnen etwa im 6. bis 8. Lebensmonat. Die Zeiten variieren jedoch von Säugling zu Säugling erheblich. Das Milchgebiß ist mit Abschluß des zweiten Lebensjahrs meist vollständig. Das Kleinkind besitzt dann in jedem Gebißviertel zwei *Schneidezähne*, einen *Eckzahn* und zwei *Milchmolaren* oder Mahlzähne, insgesamt also *20 Zähne*. Zur Kennzeichnung der Zähne unterteilt man Ober- und Unterkiefer in je zwei Hälften. Man bezeichnet dann die Zähne mit römischen Ziffern, so daß sich für das vollständige Milchgebiß die folgende *Zahnformel* ergibt:

| Oberkiefer | re | V IV III II I | + | I II III IV V | li |
| Unterkiefer | re | V IV III II I | – | I II III IV V | li |

Die Zähne I und II sind hierbei die Schneidezähne, Zahn III ist der Eckzahn und IV und V sind die Milchmolaren.

Der **Zahnwechsel** beginnt etwa mit dem 6. Lebensjahr. Er sollte mit 12 Jahren abgeschlossen sein. Eine Ausnahme hiervon bilden die *Weisheitszähne*, die gewöhnlich erst im Laufe der ersten Lebensjahrzehnte erscheinen. Der Durchbruch kann jedoch auch ganz ausbleiben.

Das **Dauergebiß** oder bleibende Gebiß umfaßt *32 Zähne* (Abb. 22.3). In jedem Gebißviertel unterscheidet man zwei Schneidezähne (*Incisivi*[15]), einen Eckzahn (*Caninus*[16]), zwei Backen-

---

[15] incidere (lat.): einschneiden
[16] canis (lat.): Hund

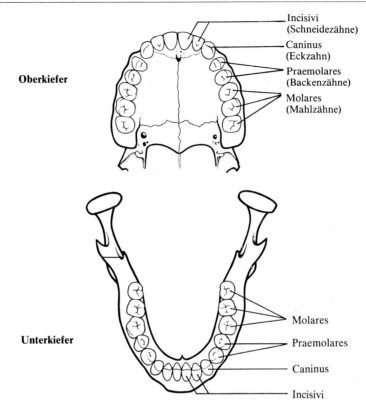

Abb. 22.3. Anordnung der Zähne im bleibenden Gebiß des Erwachsenen. (Aus: 11)

zähne (*Praemolares*[17]) und drei Mahlzähne (*Molares*[18]). Die hinteren Mahlzähne bezeichnet man auch als Weisheitszähne. Das *Zahnschema* des Dauergebisses lautet folgendermaßen:

| Oberkiefer | re | 8 7 6 5 4 3 2 1 | + | 1 2 3 4 5 6 7 8 | li |
| Unterkiefer | re | 8 7 6 5 4 3 2 1 | – | 1 2 3 4 5 6 7 8 | li |

Die *Schneidezähne* dienen dem Abbeißen der Nahrung. Ebenso wie die sich daran anschließenden *Eckzähne* besitzen sie nur eine Wurzel. Aufgabe der Eckzähne ist das Reißen und Festhalten. Bei Raubtieren sind sie – im Gegensatz zum Menschen – sehr stark entwickelt und werden hier Fang- oder Reißzähne genannt. *Backen- und Mahlzähne* ermöglichen das Kauen der Nahrung. Die Prämolaren sind etwas kleiner als die Molaren. Sie weisen im Oberkiefer eine in zwei Hälften gespaltene Wurzel auf. Die Spaltung fehlt bei den unteren Backenzähnen. Auch die Wurzeln der großen Mahlzähne (Molaren) sind in zwei bzw. drei Teile aufgespalten. Die Prämolaren weisen eine zweihöckerige Kaufläche auf, während man an den Kronen der Mahlzähne jeweils vier Höcker unterscheiden kann.

22.1.2. Die Zunge

Ein Großteil der Zunge (*Lingua*[19]) besteht aus quergestreifter Muskulatur. Aufgabe der Zunge

---

[17] prae (lat.): vor; molo (lat.): mahlen
[18] molo: s. 17
[19] lingua (lat.): Zunge, Sprache

22.1. Die Mundhöhle

ist die *Mithilfe beim Kauen* und *Saugen*. Daneben dient sie der *Geschmacks- und Tastempfindung*. Zusammen mit anderen Teilen des Mund- und Nasen-Rachen-Raumes ist sie an der *Sprachbildung* beteiligt.

Man unterscheidet an der Zunge die Zungenwurzel, den Zungenrücken und die Zungenspitze. Den hinteren, fest mit dem Mundboden verwachsenen Teil nennt man *Zungenwurzel* (Radix linguae). Er geht in den *Zungenkörper* mit dem *Zungenrücken* (Dorsum linguae) über. Der Zungenkörper läuft in der *Zungenspitze* aus. Die Schleimhaut der Zungenunterfläche (Facies inferior linguae[20]) bildet in der Mitte das *Zungenbändchen* (Frenulum linguae[21]). Rechts und links des Frenulums münden am Boden der Mundhöhle auf je einer kleinen Erhebung (*Caruncula sublingualis*[22]) die Ausführungsvorgänge von Speicheldrüsen.

Auch der Zungenrücken ist von einer Schleimhaut überzogen. Sie weist eine Reihe warzenförmiger Erhebungen auf, die man als *Papillen* bezeichnet. Hierzu gehören die fadenförmigen (*Papillae filiformes*[23]), die pilzförmigen (*Papillae fungiformes*[24]), die warzenförmigen (*Papillae vallatae*[25]) und die blattförmigen Papillen (*Papillae foliatae*[26]). Die über den ganzen Zungenrücken verstreuten fadenförmigen Papillen weisen verhornte Epithelspitzen auf. Sie besitzen zahlreiche sensible Nervenendigungen und dienen vorwiegend der *Tastempfindung*. Am Zungenrand und an der Zungenspitze findet man überwiegend pilzförmige Papillen. Ihre Zahl nimmt im Laufe des Lebens ständig ab. Im Kleinkindalter tragen sie *Geschmacksknospen*, mit deren Hilfe Geschmacksempfindungen wahrgenommen werden können. Warzenförmige Papillen liegen in V-förmiger Anordnung am Zungenrand. Die von einem Wall umgebenen Papillen besitzen Geschmacksknospen. Am Grunde des Walls liegen *Spüldrüsen*, die die Geschmacksstoffe ständig fortspülen, damit immer wieder neue Geschmacksreize registriert werden können. Die querverlaufenden Schleimhautfalten am hinteren seitlichen Zungenrand nennt man blattförmige Papillen. In das Epithel dieser Schleimhautfalten sind ebenfalls Geschmacksknospen und Spüldrüsen eingelagert.

Die **Geschmacksknospen** der Zunge zählt man – wie das Riechepithel der Nase – zu den *Chemorezeptoren*. Diese spezialisierten Zellen und Nervenendigungen wandeln chemische Reize in elektrische Erregung um. Eine Geschmacksknospe besteht aus etwa 20 langgestreckten Zellen, die zwiebelschalenartig zusammenliegen. An der Oberfläche einer solchen Knospe befindet sich eine kleine Grube, der *Geschmacksporus*[27]. Treten Moleküle der sogenannten **Schmeckstoffe** mit den Sinneszellen einer Geschmacksknospe in Kontakt, löst dies einen *Geschmacksreiz* aus. Dieser wird über die *Geschmacksfasern* dreier *Hirnnerven* (N. intermedius des N. facialis[28], N. glossopharyngeus[29] und N. vagus[30]) an das Hirn weitergeleitet. Hier erst kommt es dann zur *Geschmacksempfindung*.

Mit Hilfe der Zunge kann man vier verschiedene **Geschmacksqualitäten** wahrnehmen (Abb. 22.4). Süß, sauer, salzig und bitter werden dabei jeweils an verschiedenen Stellen der Zunge registriert. Auch reagieren nicht alle Geschmacksknospen gleich, manche nur auf süß oder sauer, andere dagegen auf zwei oder drei Geschmacksqualitäten. *Süß* wird bevorzugt an der Zungenspitze wahrgenommen. Auf *salzige* Reize reagieren vor allem die Papillen der Zungenspitze und des Zungenrands. *Saueres* schmeckt man hauptsächlich an den Zungenrändern, *Bitteres* im Bereich der warzenförmigen Papillen am Zungengrund. Weitergehende Geschmacksunterschiede kann der Mensch nicht wahrnehmen. Sie werden durch den Geruch vermittelt. Man schmeckt also nicht »Vanilleeis«,

---

[20] facies (lat.): Gesicht, Außenfläche; inferior (lat.): untere; lingua: s. 19
[21] frenulum (lat.): Bändchen; lingua: s. 19
[22] caruncula: Fleischwärzchen von caro (lat.): Fleisch; sub (lat.): unter, unterhalb; lingua: s. 19
[23] papilla (lat.): warzenartige Erhebung; filiformis (lat.): fadenförmig
[24] papilla: s. 23; fungiformis (lat.): pilzförmig
[25] papilla: s. 23; vallum (lat.): Wall
[26] papilla: s. 23; foliatus (lat.): blattförmig
[27] poros (gr.): Loch
[28] nervus (lat.): Nerv; inter (lat.): zwischen; medius (lat.): der mittlere; N. intermedius: sensorischer Anteil des N. facialis; facies: s. 20; N. facialis: der VII. Hirnnerv, Gesichtsnerv
[29] nervus: s. 28; glossus (gr.): zur Zunge gehörend; pharyngeus (gr.): zum Schlund gehörend; N. glossopharyngeus: der IX. Hirnnerv, Zungen-Rachen-Nerv
[30] nervus: s. 28; vagus (lat.): umherschweifend; N. vagus: der X. Hirnnerv

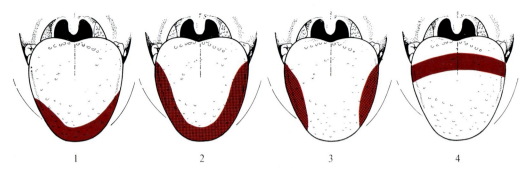

Abb. 22.4. Orte der Geschmacksempfindung auf der Zunge (Schema). *1* Süß; *2* salzig; *3* sauer; *4* bitter.

sondern nur »süß«. Die genaue Bestimmung »Vanilleeis« ist erst durch ein Hinzukommen des Geruchs möglich.

Im Bereich des Zungengrunds liegt die *Zungenmandel* (Tonsilla lingualis). Das lymphatische Gewebe der Mandel besteht aus grubenförmigen Epitheleinsenkungen, den *Zungenbälgen* (Folliculi linguales[31]). Wie die übrigen Teile des lymphatischen Rachenrings (s. S.135) dient auch sie der Einleitung von Abwehrvorgängen schon unmittelbar nach dem Eindringen von Krankheitserregern und Fremdkörpern über den Mund- und Nasenraum.

22.1.3. Die Speicheldrüsen

Im Bereich der Mundschleimhaut liegen zahlreiche **kleine Speicheldrüsen** (Lippen-, Wangen-, Zungen- und Gaumendrüsen). Sie sondern wie die drei **großen**, paarig angelegten **Mundspeicheldrüsen** eine bakterizide[32] (bakterientötende) Flüssigkeit, den *Speichel*, ab. Speichel besteht überwiegend aus *Wasser*, dem Schleim (*Muzin*[33]) in unterschiedlichen Mengen beigemischt ist. Daneben enthält er ein zur Kohlenhydratverdauung nötiges Enzym, das *Ptyalin*. Ptyalin ist eine α-Amylase, die Stärke schon im Mund bis zur Stufe des Zweifachzuckers (Disaccharid) Maltose spalten kann.

Die Nahrung wird im Mund gekaut und dadurch mit Speichel vermischt. Der Schleimgehalt des Speichels macht die Speisen *gleitfähig*. Pro Tag wird bis zu *1,5 l Speichel* produziert. Die Speichelabsonderung wird *reflektorisch* durch *Kaubewegungen* und *psychische Reize* (»Beim Anblick der Speisen läuft mir das Wasser im Munde zusammen«) ausgelöst. Speichel kann dünnflüssig sein. Man bezeichnet die salz- und eiweißreiche Flüssigkeit dann als *serös*[34]. *Muköser*[35] Speichel ist salz- und eiweißarm, zäh, fadenziehend und schleimig.

Der größte Teil des Speichels wird von den drei großen, paarigen Speicheldrüsen gebildet (Abb.22.5). Die größte Mundspeicheldrüse ist die **Glandula parotidea**[36] oder *Parotis* (Ohrspeicheldrüse). Sie liegt zwischen Unterkiefer und Ohr, vor dem Kaumuskel (M. masseter). Ihr Ausführungsgang, der *Ductus parotideus*[37], führt durch den Musculus masseter hindurch und mündet in Höhe des zweiten oberen Molaren in der Mundhöhle. Innerhalb der von einer Faszie umgebenen Ohrspeicheldrüse zweigt sich der Gesichtsnerv (N. facialis) in zahlreiche kleine Ästchen auf.

Die Unterkieferdrüse (**Glandula submandibularis**[38]) liegt zwischen dem Unterkieferknochen und Muskeln der oberen Zungenbeinmuskulatur. Der Ausführungsgang dieser Speicheldrüse

---

[31] folliculus (lat.): Ledersack, Schlauch; lingua: s. 19; Folliculi linguales: Zungenbälge, die in ihrer Gesamtheit die Zungenmandel ergeben
[32] caedo, cecidi (lat.): töten
[33] mucus (lat.): Schleim
[34] Serum: der von Blutkörperchen und Fibrin befreite, nicht mehr gerinnbare Anteil des Bluts (und des Liquors): serös: wäßrig
[35] mucus: s. 33
[36] glandula (lat.): Drüse, von glans (lat.): Eichel; parotis (lat.): Ohrspeicheldrüse
[37] ductus (lat.): Gang; parotis: s. 36
[38] glandula: s. 36; submandibularis (lat.): unter dem Unterkiefer (Mandibula) liegend

22.2. Der Rachen

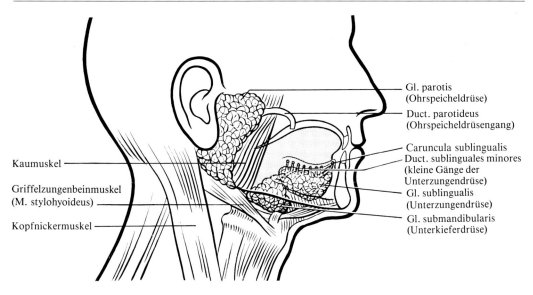

Abb. 22.5. Lage der großen Mundspeicheldrüsen. (Aus: 11)

vereinigt sich mit dem Hauptausführungsgang der am Mundboden, unter der Zunge gelegenen Unterzungendrüse (**Glandula sublingualis**[39]) und mündet in der Nähe des Zungenbändchens auf der *Caruncula sublingualis*. Die Unterzungendrüse reicht seitlich bis zum Unterkiefer. Sie besteht aus einer Hauptdrüse und mehreren kleinen Drüsen, die jeweils über eigene Ausführungsgänge ihr zähflüssiges, muköses Sekret an die Mundhöhle abgeben. Der Ausführungsgang der Hauptdrüse vereinigt sich – wie oben erwähnt – mit dem Ausführungsgang der Unterkieferdrüse.

Die *exokrinen* Speicheldrüsen sind Drüsen *ekkriner* Sekretion, d. h. ihre Drüsenzellen bleiben bei der Ausscheidung des Sekrets vollständig erhalten. Speicheldrüsen bestehen aus *Drüsenläppchen*. Diese entstehen dadurch, daß mehrere *Drüsenendstücke* durch Bindegewebe miteinander verbunden werden. Die serösen Speichel produzierenden Drüsenteile sind beerenförmig oder *azinös*[40]. Dagegen sehen die Endstücke der den mukösen Speichel herstellenden Drüsenteile röhrenförmig (*tubulös*[41]) aus.

Als *rein* **seröse** *Drüse* besitzt die *Parotis* azinöse Endstücke. Die *Unterkieferdrüse* ist eine **gemischte**, *hauptsächlich* **seröse** *Drüse* mit überwiegend azinösen Endstücken. Bei der *Unterzungendrüse*, einer ebenfalls **gemischten**, *aber vorwiegend* **mukösen** *Drüse*, findet man vor allem tubulöse Endstücke. Der Speichel wird also um so muköser, je weiter die Speicheldrüse vorne im Mundraum zu finden ist.

22.2. Der Rachen

Der Verbindungsweg zwischen Mundraum und Speiseröhre, der Rachen (*Pharynx*), wurde bereits im Kapitel »Atemwege« beschrieben (s. S.143).

22.2.1. Der Schluckakt

Um zu verhindern, daß Speisen während des Schluckakts in die Atemwege gelangen, wird der *Luftweg* kurzfristig *reflektorisch verschlossen*. Der Schluckakt wird *willkürlich* durch die Kontraktion der Mundbodenmuskulatur *eingeleitet*. Die Zunge wird dabei gegen den weichen Gaumen gedrückt. Die nun folgenden Vorgänge laufen *reflektorisch* ab. Zuerst hebt sich das zum weichen Gaumen gehörende Gaumensegel an und wird gegen die Rachenwand gepreßt, um

---

[39] glandula: s. 36; sublingualis (lat.): unter der Zunge (Lingua) liegend
[40] acinus (lat.): Beere
[41] tubulus (lat.): Röhrchen

den Luftweg nach oben zu verschließen. Durch die Kontraktion des Mundbodens werden Kehlkopf und Zungenbein angehoben. Der Kehlkopf nähert sich dem Kehldeckelknorpel (Epiglottis). Dieser senkt sich etwas und verschließt so den unteren Luftweg. Nun transportiert die Zunge die Nahrung wie ein Schieber zum Rachen (Pharynx). Der Bissen wird jetzt durch die Kontraktion der Rachenmuskulatur in die erweiterte Speiseröhre befördert. Von dort aus rutscht er bei aufrechter Haltung »von selbst«, d. h. durch die Schwerkraft, bis zum Mageneingang. Bei einer Körperhaltung entgegen der Schwerkraft (z. B. im Liegen) helfen *peristaltische Bewegungen der Speiseröhre* der Beförderung nach.

22.3. Die Speiseröhre

Die Speiseröhre (*Ösophagus*[42]) ist ein Muskelschlauch von etwa 25 bis 30 cm Länge. Sie beginnt in Höhe des 6. Halswirbels bzw. des zum Kehlkopf gehörenden Ringknorpels und läuft hinter der Luftröhre (Trachea) im Mediastinum abwärts. Ihr distales Ende geht in die Kardia, den Mageneingang, über. Hauptaufgabe des Ösophagus ist der *Transport der Speisen* zum Magen.

Man untergliedert die Speiseröhre in einen *kurzen Halsteil*, einen *langen Brustteil* und einen *kurzen Bauchteil*. Im Verlauf der Speiseröhrenpassage muß die Nahrung *drei Engen* überwinden (Abb. 22.6). Der **Ösophagusmund** in Höhe

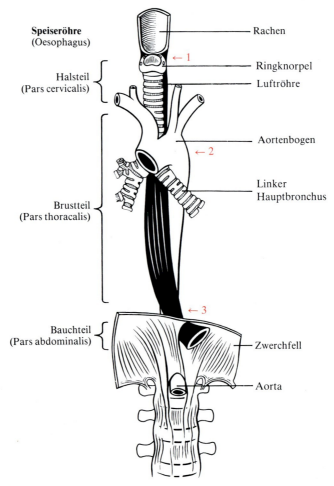

Abb. 22.6. Die Speiseröhre.
1 Obere Enge (Ösophagusmund); *2* Mittlere Enge (Aortenenge); *3* Untere Enge (Zwerchfellenge). (Aus: 11)

---

[42] oisein (gr.): tragen; phagein (gr.): essen; Oesophagus: der das Essen befördernde, die Speiseröhre

des Ringknorpels ist die engste Stelle. Sie wird auch als *obere Enge* bezeichnet und hat die Funktion eines Verschlusses. Durch die Kreuzung von Speiseröhre und Aortenbogen entsteht die *mittlere Enge* oder **Aortenenge**. Die **Zwerchfellenge** oder *untere Enge* liegt im Bereich des Zwerchfelldurchtritts (Hiatus oesophageus[43]). Sie entsteht durch einen Verschlußmechanismus im Bereich der unteren Speiseröhre. Etwa 2 bis 5 cm nach seinem Durchtritt durch das Zwerchfell mündet der Ösophagus in den Magen.

Die *Wand der Speiseröhre* entspricht in ihrem Aufbau dem übrigen Magen-Darm-Trakt. Das innere Lumen kleidet eine Schleimhaut (**Tunica mucosa**[44]) aus. Auf sie folgt eine bindegewebige Verschiebeschicht, die **Tunica oder Tela submucosa**[45]. Die sich nach außen anschließende Muskelschicht (**Tunica muscularis**[46]) steht mit einer bindegewebigen Außenschicht, der **Tunica adventitia**[47], in Verbindung. Die Ösophagusschleimhaut besitzt ein *mehrschichtiges, unverhorntes Plattenepithel*. Sie ist im Ruhezustand in Längsfalten gelegt. Die Muskelschicht im Bereich der oberen Speiseröhre besteht aus *quergestreifter, aber unwillkürlich arbeitender Muskulatur*. Sie geht nach unten zu in *glatte Muskulatur* über.

22.4. Der Magen

Der Magen (*Ventriculus*[48], *Gaster*[49]) ist eine sackförmige Erweiterung des Verdauungskanals. Er dient der **chemischen Zerkleinerung** der zerkauten Nahrung. Der so entstandene *Speisebrei* wird im Magen hin und her bewegt und schließlich in den Darm befördert.

Den Übergang von der Speiseröhre zum Magen bezeichnet man als **Mageneingang** oder *Magenmund* (*Cardia*[50]). Seitlich davon, in der Regel links, liegt eine kuppelförmige Erweiterung des Magens, der **Magengrund** oder *Fundus*[51]. An den Fundus schließt sich der Hauptteil des Magens, der **Magenkörper** (*Corpus*[52]), an. Dieser geht dann in den **Magenausgang**, den *Vorraum des Pförtners* (*Antrum pyloricum*[53]), über. Die Verbindung zum Zwölffingerdarm stellt der **Pförtner** (*Pylorus*[54]) her.

Man unterscheidet am Magen eine Vorder- und eine Hinterfläche. Die kürzere Verbindungslinie zwischen Kardia und Pylorus, den oberen Rand, bezeichnet man als kleine Magenkrümmung (*Curvatura minor*[55]). Den unteren Rand, die längere Verbindung zwischen Magenein- und Magenausgang, nennt man große Magenkrümmung (*Curvatura major*[56]). Im Mageninneren verlaufen entlang der kleinen Kurvatur Schleimhautfalten, die man als *Magenstraße* be-

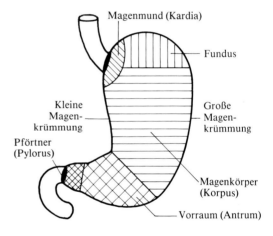

Abb. 22.7. Schematische Darstellung des Magens, von der Seite gesehen. (Aus: 9)

---

[43] hiatus (lat.): Spalt; oesophagus: s. 42
[44] tunica (lat.): Hülle, Haut, Gewebsschicht; mucus: s. 33
[45] tunica: s.44; tela (lat.): Gewebe, Bindegewebe; sub (lat.): unter, unterhalb; mucus: s. 33
[46] tunica: s. 44; musculus (lat.): Muskel
[47] tunica: s. 44; advenire (lat.): dazukommen; Tunica adventitia: lockere Bindegewebshülle, die die Organe verschieblich mit dem Untergrund verbindet
[48] ventriculus (lat.): 1. kleiner Magen, 2. Kammer
[49] gaster (gr.): Magen
[50] kardia (gr.): Magenmund (eigentlich Herz)
[51] fundus (lat.): Grund, Boden
[52] corpus (lat.): Körper
[53] antrum (lat.): Höhle, Vorraum; pyloros (gr.): Pförtner
[54] pyloros: s. 53
[55] curvatura (lat.): Krümmung; minor (lat.): kleiner, der Kleinere
[56] curvatura: s. 55; major (lat.): größer, der Größere

zeichnet. Die Schleimhautfalten im übrigen Magen liegen schräg und quer.

Die **Magenwand** ist, wie auch die übrigen Abschnitte des Magen-Darm-Trakts, aus *vier Schichten* aufgebaut. An die das Innere auskleidende Schleimhaut (*Tunica mucosa*) schließt sich die bindegewebige Verschiebeschicht (*Tela oder Tunica submucosa*) an. Darauf folgt die Muskelschicht (*Tunica muscularis*) und schließlich die äußere Bauchfellschicht (*Tunica serosa*). Die Muskulatur des Magens weist, im Gegensatz zur Speiseröhre, drei Schichten auf. Man unterscheidet längs-, ringförmig- und schrägverlaufende Muskelfasern. An Stelle der bindegewebigen Adventitia des Ösophagus besitzt der Magen eine äußere Bauchfellschicht. Er liegt also intraperitoneal (innerhalb des Bauchfells).

Das *Fassungsvermögen* des Magens beträgt etwa *1200 bis 1600 ml*. Seine Form wechselt ständig. Sie ist abhängig vom Füllungszustand und der Körperlage des Menschen. Der Magen liegt größtenteils im *linken Oberbauch*, unterhalb der linken Zwerchfellkuppel.

Drüsenzellen des Magens produzieren pro Tag bis zu 3 l *Magensaft*. Wesentliche Bestandteile dieses Magensafts sind eiweißspaltende Enzyme[57] (*Pepsine*[58]), Schleim (*Muzin*) und *Salzsäure* (HCl). Die eiweißspaltenden **Pepsine** entstehen von bei niedrigem (saurem) pH-Wert (p < 6,0) aus Vorstufen, den Pepsinogenen. Bildungsort der Pepsinogene sind die *Hauptzellen*. Hauptzellen findet man in den schlauchförmigen Magendrüsen des Fundus und des Corpus (*Haupt- oder Fundusdrüsen*). Diese Drüsen enthalten drei Zellarten. Neben den Hauptzellen findet man im Mittelstück der Drüse noch *Belegzellen*. *Nebenzellen* liegen vorwiegend im Drüsenhals. Aufgabe der Hauptzelle ist, wie oben erwähnt, die Produktion von *Pepsinogenen*, den noch nicht aktiven (inaktiven) Vorstufen der eiweißspaltenden Enzyme des Magensafts. Die Belegzellen bilden **Salzsäure**. Sie wird zur Ansäuerung des Magensafts benötigt. Nur im sauren Bereich ist die Umwandlung von Pepsinogenen in Pepsine möglich. Daneben bewirkt die Salzsäure die Ausfällung und Quellung der Eiweißkörper in der Nahrung. Mit den Speisen aufgenommene Krankheitserreger werden durch die bakterizide (bakterientötende) Wirkung des niedrigen pH-Werts abgetötet. Außer der Salzsäure bilden die Belegzellen noch den **Intrinsic-Faktor**[59], eine Substanz, die die Resorption des Vitamin B_{12} (s. S.167) im Dünndarm ermöglicht. Das zur Blutbildung benötigte Vitamin B_{12} kann nur mit Hilfe dieses Faktors in den Körper aufgenommen werden. Fehlt er, kommt es zu einer Störung bei der Bildung der Erythrozyten, zur perniziösen Anämie. Aufgabe der Nebenzellen (mukösen Zellen) ist die Bildung eines **zähen Schleims**. Er schützt die Magenoberfläche vor der aggressiven Salzsäure und verhindert so, daß es zu einer Selbstverdauung des Magens kommt.

Die Aufnahme von Nahrung in den Mund löst *reflektorisch* eine *Absonderung von Magensaft* aus. Auch Gemütsbewegungen (*Emotionen*[60]) können die Sekretion beeinflussen. Angst hemmt beispielsweise die Magensaftabsonderung, während Aggressionen produktionssteigernd wirken. Eine entscheidende Rolle bei diesen Vorgängen spielt der **Nervus vagus**, der zum parasympathischen Nervensystem[61] gehörende *Eingeweidenerv* (Abb. 22.8). Eine Reizung des N. vagus führt zur Freisetzung von Gastrin. **Gastrin**, ein von den Antrumdrüsen produziertes Gewebs-

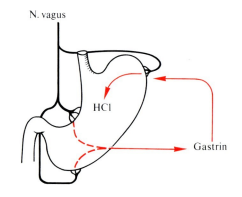

Abb.22.8. Einfluß des Nervus vagus auf die Magensaftsekretion.

---

[57] en (gr.): in, in – hinein, innerhalb; zyme (gr.): Sauerteig; Enzyme: Fermente oder Biokatalysatoren
[58] pepsis (gr.): Verdauung
[59] intrinsic (engl.): innerlich, von innen; Intrinsic-Faktor: Glykoprotein das mit Vitamin B_{12} eincn Komplex bildet, der im Krummdarm (Ileum) resorbiert wird
[60] emovere, emotum (lat.): erschüttere
[61] para (gr.): neben; sympathein (gr.): in Wechselwirkung stehen; Parasympathikus: Teil des Eingeweidenervensystems

hormon, gelangt auf dem Blutweg in höhere Magenanteile und bewirkt dort eine *gesteigerte Magensaftsekretion*. Auch die Berührung der Antrumwände durch den Speisebrei hat eine Absonderung von Gastrin zur Folge. *Hemmend* auf die *Magensaftsekretion* wirken die Gewebshormone *Sekretin* und *Pankreozymin-Cholezystokinin* (P-Ch). Beide Stoffe steuern auch die Produktion des Pankreassafts[62]. Sie werden in der Schleimhaut des Zwölffingerdarms gebildet und nach dem Kontakt des fett- und H$^+$-haltigen Speisebreis mit der Wand des Duodenums[63] freigesetzt.

Der Speisebrei wird im Magen durch *peristaltische Wellenbewegungen* weiterbefördert. Auch im leeren Zustand besitzt der Magen einen dauernden Spannungszustand, den *Tonus*[64]. Füllt sich der Magen, paßt sich die Muskelspannung dem Füllungszustand an. Ein Schließmuskel am Magenausgang, der Magenpförtner oder **Pylorus**, öffnet sich, wenn der Speisebrei durch peristaltische Wellen herangeführt wird. Auf diese Weise findet eine *portionsweise Entleerung* des Magens statt. Auch der Mageneingang, die **Kardia**, besitzt einen Verschlußmechanismus, der das Zurückfließen des sauren Mageninhalts in den Ösophagus verhindert.

Mit Blut wird der Magen über Äste des *Truncus coeliacus*, der Bauchhöhlenschlagader, versorgt. Schon bald nach ihrem Abgang aus der Aorta teilt sie sich in drei Arterien auf, die linke Magenschlagader (A. gastrica sinistra[65]), die Milzschlagader (A. lienalis[66]) und die gemeinsame Leberschlagader (A. hepatica communis[67]). Außer zum Magen, der über die linke Magenschlagader und Verzweigungen der beiden anderen großen Arterien versorgt wird, fließt das arterielle Blut der Bauchhöhlenschlagader noch zur Leber, zur Milz, zum Zwölffingerdarm und zur Bauchspeicheldrüse. Das venöse Blut des Magens gelangt über die **Pfortader** (V. portae) zur Leber.

22.5. Der Dünndarm

An den Magen schließt sich der Dünndarm (*Intestinum tenue*[68]) an. Seine Aufgabe ist die **Verdauung** der Nahrung und die **Resorption** der freigesetzten Nährstoffe. Mit Hilfe von *Enzymen* wird die Nahrung in resorbierbare Bestandteile abgebaut. Enzyme, die auch Fermente oder Biokatalysatoren genannt werden, sind Substanzen, die in lebenden Organismen vorkommende chemische Reaktionen beschleunigen. So werden *Kohlenhydrate* zu *Monosacchariden*, *Eiweiße* zu *Aminosäuren* und *Fette* zu *Glyzerin* und *Fettsäuren* zerlegt. Einen Großteil der hierzu nötigen Enzyme liefert die *Bauchspeicheldrüse* (Pankreas). Die zur Fettverdauung nötigen *Gallensäuren* werden in der Leber gebildet und in der Gallenblase gespeichert.

Der Dünndarm ist etwa 3 bis 4 m lang. Man unterteilt ihn in drei Abschnitte, den Zwölffingerdarm (*Duodenum*[69]), den Leerdarm (*Jejunum*[70]) und den Krummdarm (*Ileum*[71]). Das Duodenum ist an seiner Rückseite nicht von Bauchfell bedeckt, es liegt *retroperitoneal*[72]. Jejunum und Ileum befinden sich *intraperitoneal*[73].

Der sich an den Magenpförtner anschließende **Zwölffingerdarm** ist mit ca. 30 cm Länge der kürzeste Teil des Dünndarms (Abb.22.9). Wie ein nach links offenes Hufeisen umgibt er den Kopf der Bauchspeicheldrüse. In der Mitte dieses nach seiner Form auch duodenales »C« bezeichneten Darmabschnitts mündet der gemeinsame Ausführungsgang der Leber und der Bauchspeicheldrüse. Die Mündung liegt auf ei-

---

[62] pan (gr.): ganz, vollständig; kreas (gr.): Fleisch; Pankreas: Bauchspeicheldrüse
[63] duodenum (lat.): das Zwölffache (Zwölffingerdarm)
[64] tonos (gr.): Spannung
[65] arteria (gr.): Schlagader; gaster: s. 49; sinister (lat.): links
[66] arteria: s. 65; lien (lat.): Milz
[67] arteria: s. 65; hepar (lat.): Leber; communis (lat.): gemeinsam
[68] intestinum (lat.): Darm; tenuis (lat.): dünn
[69] duodenum: s. 63
[70] jejunus (lat.): nüchtern; bildlich gebraucht für: leer
[71] ileum (lat.): Krummdarm
[72] retro (lat.): zurück(liegend); peritonaion (gr.): das Herumgespannte; Peritoneum: Bauchfell; retroperitoneal: hinter dem Bauchfell gelegen
[73] intra (lat.): innerhalb; peritonaion: s. 72

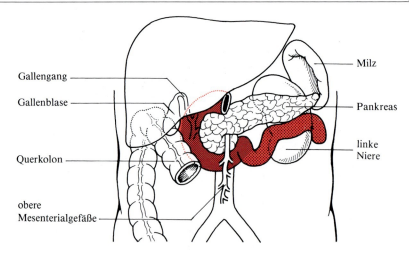

Abb. 22.9. Lagebeziehungen des Duodenums zu umgebenden Organen. Das Duodenum ist rot dargestellt.

ner kleinen, warzenförmigen Erhebung, der *Papilla duodeni major*[74] oder *Papilla Vateri*[75]. Als *Bulbus duodeni*[76] bezeichnet man den etwas erweiterten Anfangsteil des Zwölffingerdarms im Anschluß an den Pylorus.

An das Duodenum schließt sich das Jejunum, der **Leerdarm**, an. Die Übergangsstelle zwischen beiden Darmteilen nennt man *Flexura duodenojejunalis*[77]. Hier geht der Dünndarm von seiner retroperitonealen Lage zur intraperitonealen Lage über. Als *Leerdarm* bezeichnet man die *oberen* 2/5 des intraperitoneal gelegenen Dünndarms. Die *restlichen* 3/5 dieses Darmabschnitts nennt man **Krummdarm** oder Ileum. Zwischen beiden Teilen gibt es keine scharfe Grenze.

Der Dünndarm ist durch ein bindegewebiges Aufhängeband, in das reichlich Fett eingelagert ist, an der hinteren Bauchhöhlenwand befestigt (Abb. 22.10) . Dieses auch als **Mesenterium**[78] oder Gekröse bezeichnete Band erlaubt dem Darm eine große Beweglichkeit. In ihm verlaufen die den Dünndarm versorgenden Gefäße und Nerven. Das Mesenterium ist, wie der Leerdarm, der Krummdarm und die Vorderseite des Zwölffingerdarms, von Bauchfell (Peritoneum) überzogen.

Die **Wand** des Dünndarms weist – wie der restliche Magen-Darm-Trakt – vier Schichten auf. Auf die das Lumen auskleidende *Schleimhaut* folgt die *Tunica muscularis*, die sich aus einer inneren Ring- und einer äußeren Längsmuskelschicht zusammensetzt. Als äußerste Schicht besitzt der Dünndarm bei intraperitonealer Lage (Jejunum und Ileum) einen *Bauchfellüberzug*, bei retroperitonealer Lage (Duodenum) ist er zum Teil von einer bindegewebigen *Tunica adventitia* umhüllt.

Die Schleimhaut des Dünndarms ist in ringförmige Falten (**Kerckring-Falten**[79]) gelegt (Abb. 22.11). Sie entstehen durch die Auffaltung der Mucosa und Submucosa. Ebenso wie *Zotten* und *Mikrovilli*[80] (s.u.) dienen sie der Vergrößerung der Darmoberfläche, um einen intensiven Kontakt des Speisebreis mit den (sezernierenden[81] und resorbierenden[82]) Epithelzellen zu ermöglichen. Die ca. 0,5 bis 1,2 mm hohen **Zotten** sind

---

[74] papilla: s. 23; duodenum: s. 63; major (lat.): größer, der Größere
[75] papilla: s. 23; Vater, Abraham: deutscher Anatom (1684 – 1751)
[76] bulbos (gr.): Zwiebel; duodenum: s. 63
[77] flexura (lat.): Biegung; duodenum: s. 63; jejunum: s. 70
[78] mesenterion (gr.): das Gekröse; wörtlich: das in der Mitte der Eingeweide liegende
[79] Kerckring, Theodorius: holl.-dt. Arzt (1640 – 1693)
[80] mikros (gr.): klein; villus (lat.): zottiges Haar
[81] secernere (lat.): ausscheiden
[82] resorbere (lat.): wieder einschlürfen

22.5. Der Dünndarm

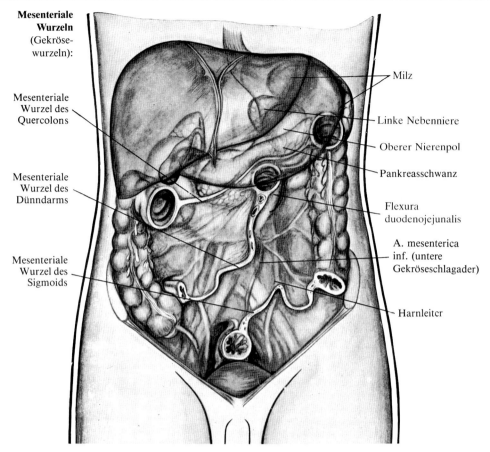

Abb. 22.10. Die Aufhängung des Darms an den Mesenterien. Dickdarm und Dünndarm wurden zum Großteil entfernt. Als Flexura duodenojejunalis bezeichnet man den Übergang vom Zwölffingerdarm zum Leerdarm. (Aus: 12)

fingerförmige Ausstülpungen der Schleimhaut. Zwischen ihnen münden kleine Drüsen (*Lieberkühn-Drüsen* oder *Lieberkühn-Krypten*[83]). Es sind Einstülpungen in die Schleimhaut, die bis zur Muscularis mucosae, der dünnen Schleimhautmuskelschicht, reichen. Eine weitere Vergrößerung der Darmoberfläche ermöglichen die **Mikrovilli**, kleine Zellplasmafortsätze an der Oberfläche der Epithelzellen. Die auch als *Bürstensaum* bezeichneten Gebilde sind nur mit Hilfe des Elektronenmikroskops sichtbar.

Das einschichtige Zylinderepithel der Dünndarmschleimhaut besteht aus sezernierenden (absondernden) und resorbierenden (aufnehmenden) Epithelzellen. Zu den **sezernierenden** Epithelien gehören die schleimbildenden *Becherzellen*, die *Paneth-Körnerzellen*[84] und *hormonbildende Zellen*. Man findet sezernierende Zellen bevorzugt in Schleimhauteinsenkungen, den *Krypten*. Der von den *Becherzellen* abgesonderte Schleim macht den Darminhalt gleitfähig und schützt so die Schleimhaut. *Paneth-Körnerzellen* enthalten wahrscheinlich Lysozyme, bakterizid (bakterientötend) wirkende Enzyme. Die *hormonbildenden Zellen* des Dünndarms sondern Gewebshormone ab, die die Aufgabe haben, die

---

[83] Lieberkühn, Joh. Nathanael: dt. Arzt (1711–1756); kryptos (gr.): verborgen; Krypten: schlauchförmige Epitheleinsenkungen
[84] Paneth, Jos.: österr. Physiologe (1857–1890)

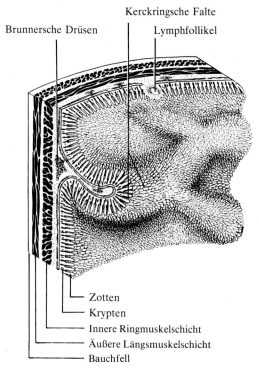

Abb. 22.11. Aufbau der Duodenalwand mit Zotten und Kerckringschen Falten. Brunnersche Drüsen sind für den Zwölffingerdarm typische Drüsen. Sie ähneln vom Aufbau her den Schleimdrüsen, bilden jedoch ein wäßriges Sekret. (Aus: 11)

Unter der Schleimhaut des Zwölffingerdarms, in der Submucosa, liegen die geknäuelten *Brunnerschen Drüsen*[85], die ein schleimiges Sekret absondern. Dieses Sekret bildet zusammen mit den Absonderungen der Lieberkühn-Drüsen und der Schleimdrüsen (Becherzellen) den **Darmsaft**. Pro Tag werden so etwa 1,5 l gebildet. Im Gegensatz zum sauren Magensaft reagiert der Darmsaft *alkalisch*, sein pH-Wert liegt zwischen 8 und 9.

In der Darmwand, vor allem im Schleimhautbindegewebe des Ileums, findet man Ansammlungen lymphatischen Gewebes. Es sind *Lymphfollikel*, deren Aufgabe es ist, Krankheitserreger, die über den Darm eindringen, abzuwehren und Fremdkörper unschädlich zu machen. Man bezeichnet sie zusammenfassend als *Peyersche Plaques* (s. S. 134).

Der Speisebrei wird im Dünndarm durch *peristaltische Bewegungen* weitertransportiert. Pendel- und Segmentationsbewegungen (rhythmische Einschnürungen) dienen der Durchmischung. Gesteuert werden diese Bewegungen durch das vegetative Nervensystem (*Eingeweidenervensystem*). Bis der Darminhalt durch den Dünndarm zum angrenzenden Dickdarm gelangt, vergehen im Durchschnitt 6–10 Stunden.

Ein großer Teil des Dünndarms wird über die *Arteria mesenterica superior* (obere Gekröseschlagader) mit arteriellem Blut versorgt. Sie entspringt unmittelbar unterhalb der Bauchhöhlenschlagader (Truncus coeliacus) aus der Aorta. Nur der obere Teil des Duodenums erhält Blut aus dem Truncus coeliacus. Das venöse Blut aus dem Dünndarmbereich fließt der *Pfortader* zu.

22.5.1. Verdauung und Resorption

Ein Großteil der Verdauungsvorgänge läuft im *Dünndarm* ab. Für die **Fettverdauung** und die anschließende Resorption der Spaltprodukte ist die Anwesenheit von *Galle* und *Pankreassaft* Voraussetzung. Sie kann daher erst nach der Einmündung des Gallen- und Bauchspeicheldrüsengangs in den Zwölffingerdarm einsetzen. Beendet ist sie im *Leerdarm* (Jejunum).

Fette müssen mit Hilfe von Enzymen aufgespalten werden, damit die Darmschleimhaut sie aufnehmen (resorbieren) kann. Die dazu nötigen Enzyme stammen größtenteils aus dem Pankreassaft. Die von der Bauchspeicheldrüse pro-

Bewegungsabläufe im Magen-Darm-Trakt und die Abgabe von Verdauungssäften zu steuern. Solche Gewebshormone sind das Enterogastron, das Sekretin, das Pankreozymin-Cholezystokinin (P-Ch) und das Villikinin. *Sekretin* hemmt, wie das *Enterogastron*, die Magensaftsekretion. Gleichzeitig fördert es die Abgabe von Pankreassaft. Zu den vielfältigen Aufgaben des *Pankreozymin-Cholezystokinin* gehört ebenfalls die Hemmung der Magensaftsekretion. Daneben bewirkt es einen vermehrten Enzymgehalt des Bauchspeicheldrüsensafts und führt zur Kontraktion der Gallenblase, was eine Abgabe von Gallensaft an den Zwölffingerdarm zur Folge hat. *Villikinin* beeinflußt die Zottenbeweglichkeit.

Vor allem im Bereich der Dünndarmzotten findet man **resorbierende** Epithelien. Ihr Bürstensaum aus *Mikrovilli* dient der Aufnahme (*Resorption*) von Nahrungsbausteinen, Flüssigkeiten und Elektrolyten.

---

[85] Brunner, J. C.: dt. Arzt (1653–1727)

22.5. Der Dünndarm

duzierte *Lipase*[86] spaltet Fette in ihre Bestandteile *Glyzerin* und *freie Fettsäuren*. Monoglyzeride und freie Fettsäuren bilden mit den Gallensalzen aus der Gallenflüssigkeit kleine Molekülzusammenlagerungen, die *Mizellen*. Erst diese Mizellen können einen idealen Kontakt zur Darmschleimhaut herstellen, so daß Fettsäuren und Monoglyzeride von der Darmschleimhaut aufgenommen werden. Die zurückbleibenden Gallensalze werden dagegen erst im Krummdarm (Ileum) aktiv resorbiert. Sie gelangen über das Blut wieder in die Leber und stehen dort zur erneuten Galleproduktion zur Verfügung Die Gallensalze durchlaufen so einen *enterohepatischen*[87] *Kreislauf*.

Die von der Dünndarmschleimhaut aufgenommenen *mittel- und kurzkettigen Fettsäuren* werden über das *Pfortaderblut* abtransportiert. Dagegen werden *langkettige Fettsäuren* und *Monoglyzeride* wieder zu *Triglyzeriden* (Neutralfetten) zusammengesetzt. Diese lagern sich an spezielle Transporteiweiße (*Lipoproteide*) an und bilden so kleine Fetttröpfchen, die *Chylomikronen*, die über die *Lymphe* abtransportiert werden.

Die **Kohlenhydratverdauung** beginnt bereits im *Mund*. Hier werden, beim neutralen pH-Wert, Kohlenhydrate (vor allem Stärke) mit Hilfe des im Speichel vorhandenen Enzyms *Ptyalin* – einer α-Amylase – zu *Oligo- und Disacchariden* gespalten. Als Oligosaccharide bezeichnet man Verbindungen aus einigen wenigen Einfachzuckern. Disaccharide sind Zweifachzucker. Im *Magen* wird die *Kohlenhydratverdauung* durch den dort herrschenden sauren pH-Wert *unterbrochen*. Sie wird erst wieder aufgenommen, wenn sich im Verlauf des Zwölffingerdarms ein neutraler bzw. leicht basischer pH-Wert (pH ≤ 7,0) eingestellt hat. Eine dazu benötigte *α-Amylase* (*Pankreas-Amylase*) liefert die Bauchspeicheldrüse. Sie ermöglicht die Aufspaltung der Kohlenhydrate bis zur Stufe der *Disaccharide*. Diese müssen nun mit Hilfe weiterer Enzyme zu Einfachzuckern abgebaut werden. Solche Enzyme sind die vom Pankreas und Drüsen der Ileumschleimhaut produzierten *Maltasen* und *Isomaltasen*. Sie zerlegen den Zweifachzucker Maltose in zwei Moleküle des Einfachzuckers Glucose. Die so entstandene Glucose wird größtenteils im Krummdarm aktiv von der Darmschleimhaut resorbiert und in das Blut abgegeben. Die Zweifachzucker Laktose und Saccharose werden durch *Laktasen* und *Saccharasen* in die Monosaccharide Galaktose, Glucose und Fructose aufgespalten. Ein Teil dieser Einfachzucker wird aktiv in das Blut transportiert, der Rest gelangt durch passive Vorgänge dorthin.

Die **Eiweißverdauung** setzt im *Magen* ein. Hier ermöglicht der saure pH-Wert, daß die inaktiven *Pepsinogene* in verschiedene aktive *Pepsine* umgewandelt werden. Pepsine spalten Eiweißkörper in *kleinere Polypeptide*. Das neutrale Dünndarmmilieu inaktiviert die Pepsine. Eine weitere Verdauung der Eiweiße geschieht mit Hilfe von Pankreashormonen. Die Bauchspeicheldrüse produziert die Enzymvorstufen *Trypsinogen* und *Chymotrypsinogen* und gibt sie an den Dünndarm ab. Dort aktivieren bestimmte Gewebshormone, die *Enterokinasen*, die beiden Substanzen zu *Trypsin* und *Chymotrypsin*. Diese Enzyme spalten Eiweißmoleküle bis zur Stufe der *Dipeptide*. Die endgültige Aufspaltung der Dipeptide in *Aminosäuren* geschieht durch die *Dipeptidasen* der Dünndarmschleimhaut. Ein aktiver Transportmechanismus ermöglicht dann die Aufnahme der Aminosäuren in das Blut.

Neben den Nährstoffen werden auch Wasser und Salze im Dünndarm resorbiert. Pro Tag nimmt der Mensch mit der Nahrung und in Form von Getränken etwa *1,5 l* **Wasser** zu sich. Weitere 6 l Flüssigkeit gelangen durch Speichel, Magensaft, Gallenflüssigkeit, Pankreassaft und Darmsaft in den Verdauungskanal. Mindestens 7,4 l werden davon pro Tag wieder zurückresorbiert. Die *Wasserresorption* findet vor allem im *Leerdarm* und im *Krummdarm* statt, zum geringeren Teil auch im sich anschließenden *Dickdarm*. Auch **Salze** werden im Jejunum, Ileum und im Colon (Dickdarm) ausgetauscht. Das zur Gruppe der Mineralien zählende *Eisen* kommt in der Nahrung als dreiwertiges Eisen (Fe^{III}) vor. Es muß erst durch die Salzsäure des Magensafts in zweiwertiges Eisen (Fe^{II}) umgewandelt werden. Pro Tag nimmt der Mensch durchschnittlich 10 bis 15 mg Eisen mit der Nahrung auf, davon werden jedoch nur durchschnittlich 10 bis 15 % resorbiert.

---

[86] lipos (gr.): Fett
[87] enteron (gr.): Darm, insbesondere Dünndarm; hepar: s. 67; enterohepatischer Kreislauf: Kreislauf, bei dem eine Substanz über die Leber in die Gallenflüssigkeit ausgeschieden wird; sie gelangt in den Darm, wird zurückresorbiert und über das Pfortaderblut der Leber wieder zugeführt.

22.6. Der Dickdarm

Den unteren Abschnitt des Verdauungsapparats bildet der Dickdarm (*Intestinum crassum*[88]). Seine Aufgabe ist es, unverdauliche Nahrungsreste mit Hilfe von Bakterien durch Gärung und Fäulnis zu *zersetzen*. Im Dickdarm werden Wasser und Salze, die zum größten Teil mit den Verdauungssäften in den Darm gelangen, *rückresorbiert*. Der Stuhl (Kot, Fäzes[89]) wird dadurch **eingedickt**. Eine Verdauung und Resorption von Nährstoffen findet hier nicht mehr statt, sie ist schon im Dünndarm abgeschlossen.

Man untergliedert den Dickdarm in verschiedene Abschnitte. Auf den im rechten Unterbauch liegenden *Blinddarm* (Caecum[90]) mit dem *Wurmfortsatz* (Appendix vermiformis[91]) folgt der *Grimmdarm* (Colon[92]). Dieser besteht aus vier Teilen, dem *aufsteigenden Grimmdarm* (Colon ascendens[93]), dem *querverlaufenden Grimmdarm* (Colon transversum[94]), dem *absteigenden Grimmdarm* (Colon descendens[95]) und der *S-förmigen Grimmdarmschlinge* (Colon sigmoideum oder Sigmoid[96]). Der *Mastdarm* (Rectum[97]) bildet den letzten Abschnitt des Dickdarms. Er endet im *After* (Anus[98]).

Der **Aufbau der Dickdarmwand** entspricht dem des übrigen Verdauungskanals. Auch hier findet man eine das Lumen auskleidende Schleimhaut, gefolgt von der bindegewebigen Verschiebeschicht, der Muskelschicht und einer Bauchfellumhüllung bzw. einer bindegewebigen Außenschicht. Der aufsteigende Grimmdarm ist ebenso wie der absteigende Teil des Grimmdarms nur vorne von Bauchfell überzogen, beide Abschnitte liegen also *retroperitoneal*. Intraperitoneal liegen Colon transversum und das Sigmoid. Der Mastdarm ist nur in seinem oberen Abschnitt vorne von Bauchfell bedeckt. Der untere Rektumteil liegt *extraperitoneal* (außerhalb des Bauchfells).

Charakteristische Kennzeichen des Dickdarms sind Taenien[99], Haustren[100] und die Appendices epiploicae[101]. Als **Taenien** bezeichnet man die drei etwa 1 cm breiten Längsstreifen, die die Längsmuskulatur bildet. Dazwischen findet man nur noch wenige Längsmuskelfasern. **Haustren** nennt man die charakteristischen Aussackungen des Dickdarms. Sie werden durch die Kontraktion der Ringmuskulatur hervorgerufen. Die durch diese Kontraktionen entstehenden Einschnürungen ragen als halbmondförmige Falten (*Plicae semilunares*[102]) in das Innere des Dickdarms hinein. Die zipfelförmigen Fettanhängsel der Außenwand des Colon heißen **Appendices epiploicae**.

Die Dickdarmschleimhaut besitzt keine Zotten, dagegen findet man hier besonders tief und eng gestellte Einstülpungen, die *Krypten*. Das Kryptenepithel besteht vorwiegend aus schleimbildenden *Becherzellen*. Andere Epithelzellen tragen *Mikrovilli*, d. h. Zellplasmafortsätze, die in die Lichtung des Darms hineinragen. Sie dienen der Resorption von Wasser.

Der Dickdarm weist durchschnittlich eine Länge von 1,5 bis 1,8 m auf. Sein sackförmig erweiterter Anfangsteil, der **Blinddarm**, liegt im rechten Unterbauch, in der Nähe der rechten Beckenschaufel. Das Ende des Dünndarms stülpt sich seitlich in die Wand des nur 6 bis 8 cm langen Caecum ein. Man bezeichnet diese Vorstülpung als *Dickdarmklappe* oder Ileozäkalklappe (*Valva ileocaecalis*[103]) (Abb. 22.12). Die-

---

[88] intestinum: s.68; crassus (lat.): dick
[89] faex (lat.): Hefe
[90] caecus (lat.): blind
[91] appendix (lat.): Anhängsel; vermiformis (lat.): wurmförmig
[92] colon (lat.): Hauptteil des Dickdarms
[93] colon: s.92; ascendere (lat.): aufsteigen
[94] colon: s.92; transversus (lat.): quer verlaufend
[95] colon: s.92; descendere (lat.): herabsteigen
[96] colon: s.92; sidmoid: dem griechischen Buchstaben Sigma ähnlich, d.h. S-förmig
[97] rectus (lat.): gerade
[98] anus (lat.): Ring
[99] taenia (lat.): Band
[100] haustrum (lat.): Schöpfrad
[101] appendix: s.91; epiploicus: zum großen Netz gehörig, von epiploon (gr.): Darmnetz, das Netz, das die Därme bedeckt; Appendices epiploicae sind kleine, fettgefüllte Ausstülpungen der Tunica serosa des Dickdarms
[102] plica (lat.): Falte; semilunaris (lat.): halbmondförmig
[103] valva (lat.): Klappe; ileum: s.71; caecum: s. 90; Valva ileocaecalis: Klappe zwischen Krummdarm u. Blinddarm

22.6. Der Dickdarm

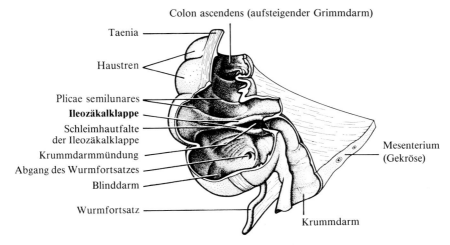

Abb. 22.12. Die Mündung des Dünndarms in den Dickdarm (Ileozäkalklappe). Erläuterungen s. Text. (Aus: 11)

ser Schließmuskel (Sphincter) öffnet sich nur in periodischen Abständen, um den Inhalt des Dünndarms in den Dickdarm austreten zu lassen. Die Klappe verhindert gleichzeitig einen Rückfluß von Dickdarminhalt.

Das wurmförmige Anhangsgebilde des Blinddarms, der **Wurmfortsatz** (*Appendix vermiformis*), ist in seiner Länge sehr variabel (2 bis 20 cm). Auch seine Lage variiert zum Teil erheblich. Am häufigsten (in ca. 65 %) findet man ihn *retrozäkal*[104], d. h. hinter das Caecum hochgeschlagen. Er kann jedoch auch nach unten oder zur Seite liegen. Wie im übrigen Dickdarm findet man im Wurmfortsatz eine Schleimhaut ohne Zotten, aber mit tiefen Krypten. In die Wand der Appendix sind zahlreiche *Lymphfollikel* eingelagert, die der Infektabwehr im Rahmen des Immunsystems dienen. In bestimmten Fällen kommt es dabei zu überschießenden Reaktionen, die fälschlicherweise als »Blinddarmentzündung« bezeichnet werden. Es handelt sich bei der *Appendizitis*[105] um eine Entzündung des Wurmfortsatzes (s. Kap. 23.6.4.).

An den Blinddarm schließt sich das *Colon ascendens*, der **aufsteigende Grimmdarm**, an. Er läuft auf der rechten Seite, nahe der Bauchwand, bis zur Leber, biegt dort um und zieht als **Colon transversum** in einem Bogen an der vorderen Bauchwand entlang zur linken Seite. Als *Flexura coli dextra*[106] (rechte Biegung des Grimmdarms) bezeichnet man den Übergang vom Colon ascendens zum Colon transversum. Die *Flexura coli sinistra* oder linke Biegung des Grimmdarms befindet sich im linken hinteren Oberbauch in der Nähe der Milz. Hier biegt das Querkolon nach unten um und läuft als **absteigender Grimmdarm** (*Colon descendens*) an der seitlichen Bauchwand abwärts. Das Colon descendens geht etwa in Höhe der linken Darmbeinschaufel in die **S-förmige Schlinge des Grimmdarms** (*Sigmoid*) über. Dieser Dickdarmabschnitt tritt – wie der Name sagt – S-förmig gewunden in das kleine Becken ein.

An das Sigmoid schließt sich der **Mastdarm** an. Sein lateinischer Name *Rectum* (von rectus: gerade) ist irreführend. Im Gegensatz zum gerade verlaufenden Mastdarm vieler Tiere besitzt das Rectum des Menschen eine annähernde S-Form. Das etwa 15 bis 20 cm lange Endstück des Dickdarms folgt anfangs der Ausbuchtung des Kreuzbeins. In Höhe des Steißbeins biegt es nach hinten um, tritt durch den Beckenboden und endet im *After* (Anus). Die charakteristischen Zeichen des Dickdarms – Haustren und Taenien – sind im Rectum nicht ausgebildet. Dagegen findet man hier eine geschlossene Längsmuskelschicht. Den oberen, stark erweiterungsfähigen Teil des Mastdarms nennt man *Ampulla recti*[107] oder kurz

---

[104] retro- (lat.): zurück(liegend); caecum: s.90
[105] appendix: s.91; -itis: Entzündung
[106] flexura (lat.): Biegung; colon: s.92; dexter (lat.): rechts
[107] ampulla (lat.): kolbenförmiges Gefäß mit bauchiger Wölbung; rectum: s.97

Ampulle. Der sich dort ansammelnde Darminhalt löst den *Stuhldrang* aus. An die Ampulle schließen sich einige Querfalten der Schleimhaut an. Die größte dieser Falten, die etwa 6,5 cm oberhalb des Anus liegt, wird als *Kohlrausch-Falte*[108] bezeichnet.

Den Abschluß des Dickdarms bildet der **After** (*Anus*). In seinem oberen Teil ist er noch von Dickdarmschleimhaut ausgekleidet, im unteren Teil findet man eine schwach verhornte, sensibel innervierte Haut. Diese geht schließlich in die äußere Haut über, die noch etwas in den Analkanal hineinragt. Die äußere Haut des Afters ist relativ stark pigmentiert[109]. Sie trägt Haare und besitzt Talg- und Schweißdrüsen. Unterhalb der Analschleimhaut, in der Submucosa, liegen Äste der oberen *Mastdarmschlagader* (A. rectalis superior). Sie stehen über Anastomosen mit einem Geflecht von Analvenen (*Analvenenplexus*[110]) in Verbindung. Diese Schwellkörper tragen mit zum Verschluß des Afters bei. Sind sie sackförmig erweitert, bezeichnet man sie als *Hämorrhoiden* (s. S. 121). Am Verschluß des Anus sind jedoch vor allem der *innere Schließmuskel* (M. sphincter ani internus[111]) und der *äußere Schließmuskel* (M. sphincter ani externus) beteiligt. Der innere Schließmuskel stellt eine Fortsetzung der Ringmuskelschicht des Mastdarms dar. Er besteht wie dieser aus unwillkürlich arbeitender *glatter Muskulatur*. Der Sphinkter ist also nicht dem Willen unterworfen. Dagegen gehört der äußere Schließmuskel zur *quergestreiften Beckenbodenmuskulatur*. Er kann sich daher willkürlich kontrahieren. Neben diesen beiden Muskeln sind noch weitere Muskeln des Beckenbodens [z.B. ein Teil des M. levator ani (Hebemuskel des Afters)] am Analverschluß beteiligt.

Im Dickdarm wird der Darminhalt durch langsame *peristaltische* Bewegungen weitertransportiert und eingedickt. Daneben treten auch noch *Mischbewegungen* auf. Insgesamt geschieht der Transport des Darminhalts wesentlich langsamer als im Dünndarm. Die *Verweildauer* beträgt im Durchschnitt 12 bis 60 Stunden. Durch die zunehmende Füllung der Ampulla recti werden Druckrezeptoren gereizt. Der so ausgelöste *Stuhldrang* führt zur Entleerung, zur **Defäkati**on[112]. Sie kann durch Pressen (*Bauchpresse*) unterstützt werden. Die Entleerungshäufigkeit (Defäkationsfrequenz) ist unterschiedlich, je nach Menge der Nahrung und der mit ihr aufgenommenen Ballaststoffe. Im normalen Rahmen bewegt sich die Defäkationsfrequenz von 3mal pro Tag bis 3mal pro Woche.

Als *Kot* (Fäzes) bezeichnet man den eingedickten und durch Bakterien – vor allem die im Dickdarm vorkommenden Kolibakterien – zersetzten, unverdaulichen Rest des Nahrungsbreis. Er besteht zu einem Viertel aus Trockensubstanz, der Rest ist Flüssigkeit (s. Tab. 22.1). Sei-

Tab. 22.1. Zusammensetzung der Fäzes (100 – 200 g pro Tag)

76 % Wasser
8 % Darmepithelien
8 % Bakterien
8 % Nahrungsreste

ne braune Farbe verdankt er dem Farbstoff *Sterkobilin*, der durch die im Darm stattfindende chemische Umwandlung des Gallenfarbstoffs Bilirubin entsteht.

Die **Blutversorgung** des Dickdarms geschieht über die obere und die untere Gekröseschlagader (A. mesenterica superior und A. mesenterica inferior). Blinddarm, Wurmfortsatz, aufsteigender Grimmdarm und ca. $^2/_3$ des querverlaufenden Grimmdarms werden durch die *obere Gekröseschlagader* mit arteriellem Blut versorgt. Äste der *unteren Gekröseschlagader*, die etwa in Höhe des 3. bis 4. Lendenwirbels aus der Aorta entspringt, ziehen zum linken Teil des Querkolons, zum Colon descendens, zum Sigmoid und zum oberen Teil des Rektums. Mittlerer und unterer Teil des Mastdarms sowie After erhalten arterielles Blut über Äste der *inneren Hüftschlagader* (A. iliaca interna).

Das *venöse Blut* aus dem Bereich des Dickdarms wird über die *Pfortader* (V. portae) der Leber zugeführt. Eine Ausnahme hiervon bilden die unteren Rektumabschnitte. Das Blut fließt über die *inneren Hüftvenen* (Vv. iliacae internae) direkt zur *unteren Hohlvene* (V. cava inferior).

---

[108] Kohlrausch, Otto K.: deutscher Arzt (1811–1854)
[109] pigmentum (lat.): Farbe
[110] plexus (lat.): Geflecht
[111] sphiggo (gr.): schnüre zu; Sphinkter: Schließmuskel; anus: s. 98; internus (lat.): nach innen (gelegen)
[112] defaecare (lat.): von Hefe befreien, reinigen

23. Erkrankungen im Bereich des Verdauungstrakts

23.1. Erkrankungen der Zähne und des Zahnhalteapparats

23.1.1. Karies

Die häufigste Zahnerkrankung ist die Zahnkaries (*Caries dentum*[1]). Sie führt zur Erweichung der Hartsubstanzen des Zahns, wobei vor allem der Zahnschmelz und das Dentin betroffen sind. Befallene Stellen verfärben sich braun. Bei den Ursachen der Erkrankung spielen das Vorhandensein von Bakterien und Kohlenhydraten in der Mundhöhle eine entscheidende Rolle. Daneben fördern auch mangelhafte Zahnpflege, ungenügende Kautätigkeit, Veränderungen in der Zusammensetzung des Speichels sowie Erb- und Umwelteinflüsse die Entstehung der Karies. Einen großen Einfluß hat dabei sicher die an Zucker und Feinmehl reiche, jedoch vitamin- und mineralarme moderne Ernährung.

Schreitet die Zahnkaries weiter fort, kommt es zum Befall der Pulpa. Die zunächst irritierte Pulpa entzündet sich. Man bezeichnet dies als *Pulpitis*[2]. Schließlich stirbt die den Zahn ernährende Pulpa ab (*Pulpagangrän*[3]).

Bei den Vorbeugemaßnahmen zur Verhinderung einer Kariesentstehung (*Kariesprophylaxe*[4]) steht an erster Stelle eine *kohlenhydratarme Kost*, die mit einer *konsequenten Zahnpflege kombiniert* werden sollte. Wichtig ist weiterhin die regelmäßige *zahnärztliche Kontrolle* und – wenn nötig – die sofortige Versorgung kleinerer kariöser Stellen.

Neben diesen Maßnahmen wird die Gabe von *Fluor* während der Zeit der Zahnentwicklung (5. Schwangerschaftsmonat bis 9. bzw. 12. Lebensjahr) empfohlen. Fluor soll die Widerstandsfähigkeit des Zahns gegen organische Säuren erhöhen. Da Fluor in größeren Mengen jedoch zu akuten bzw. chronischen Vergiftungserscheinungen führt, mehren sich die Stimmen gegen eine solche Kariesprophylaxe. Bei einer chronischen Fluoreinnahme von mehr als 2 mg pro Tag während der Mineralisationszeit des Gebisses kommt es zu Farb- und Strukturveränderungen am Zahnschmelz, zur *Dentalfluorose*. Die Zähne sehen dann weiß gesprenkelt aus. In schweren Fällen weisen sie sogar Zahnschmelzdefekte auf.

23.1.2. Parodontitis und Parodontose

Parodontitis[5] und Parodontose[6] sind Erkrankungen des Zahnhalteapparats. Bei der Entzündung des Zahnbetts, der **Parodontitis**, kommt es zu Veränderungen am gesamten Zahnhalteapparat, d. h. an der Alveole, am Zahnfleisch, der Wurzelhaut sowie am Wurzelzement. Man unterscheidet die *Parodontitis apicalis*[7] von der *Parodontitis marginalis*[8]. Unter einer *Parodontitis apicalis* versteht man einen entzündlichen Prozeß in der Umgebung der Wurzelspitze eines Zahns, der auch die Wurzelhaut und deren knöcherne Umgebung erfaßt. Von einer *Parodontitis marginalis* spricht man bei der senilen, d. h. im fortgeschrittenen Alter vorkommenden Zahnlockerung mit Entzündungserscheinungen am Zahnfleischrand. Es bilden sich Zahnfleischtaschen, der Alveolarknochen wird abgebaut. Häufig kommt es zur Bildung von Zahnstein. Folge einer Parodontitis marginalis ist in vielen Fällen der Zahnausfall.

---

[1] caries (lat.): Fäulnis; dens (lat.): Zahn
[2] pulpa (lat.): Fleisch; Zahnmark; -itis: Entzündung
[3] pulpa: s. 2; gangraina (gr.): fressendes Geschwür; Gangrän: Brand; entsteht durch Einwirkung der Außenwelt auf abgestorbene Gewebe
[4] Prophylaxe: Verhütung von Krankheiten, Vorbeugung
[5] par-, para- (gr.): neben, beiderseits; odous, odontos (gr.): Zahn; Parodontium: Zahnbett; -itis: Entzündung
[6] Parodontium: s. 5; Parodontose: Zahnfleischschwund
[7] Parodontitis: s. 5, apex (lat.): Spitze
[8] Parodontitis: s. 5, margo (lat.): Rand

Ursachen einer Parodontitis apicalis ist oft ein infektiöser Prozeß im Bereich der Zahnpulpa. Akute Verlaufsformen führen häufig zur Abszeßbildung. Bei einem chronischen Verlauf kann es zur Bildung eines *apikalen Granuloms*[9] (Zahngranulom) kommen. Das gefäßreiche Bindegewebe (Granulationsgewebe) eines Granuloms entsteht bei chronischen Entzündungen. Es wandelt sich erst nach einiger Zeit in Narbengewebe um. Als Streuherd kann es Krankheitskeime in den ganzen Körper aussenden.

Therapeutische Maßnahmen sind in diesen Fällen die medikamentöse Wurzelbehandlung, die *Wurzelspitzenresektion*[10] oder auch in schweren, weit fortgeschrittenen Fällen die Entfernung des Zahns (*Zahnextraktion*[11]).

Im Gegensatz zur Parodontitis läuft bei der **Parodontose** der Schwund des parodontalen Gewebes ohne entzündliche Erscheinungen ab. Zahnfleisch, Wurzelhaut und Alveolarknochen sind beteiligt. Charakteristischerweise führt die Parodontose nicht zur Bildung von Zahnfleischtaschen. Bei der Entstehung der Erkrankung wirken vermutlich zahlreiche, bisher noch nicht klar definierte Faktoren mit. Eine ursächliche (kausale) Behandlung ist daher bislang nicht möglich. Zur Zeit beschränkt man sich auf die Verhütung einer sich auf die Parodontose aufpfropfende Entzündung.

23.2. Erkrankungen im Bereich der Mundhöhle

23.2.1. Stomatitis

Oft nimmt die Stomatitis[12], eine Entzündung der Mundschleimhaut, ihren Ausgang von einer Zahnfleischentzündung (*Gingivitis*[13]). Leichte Verlaufsformen bezeichnet man als *Stomatitis simplex*[14] oder *Stomatitis catarrhalis*[15]. Einen schweren Verlauf nimmt die im Volksmund als Mundfäule bezeichnete *Stomatitis ulcerosa*[16]. Als Ursachen kommen schwere Vergiftungen (z. B. mit Arsen oder Quecksilber) oder auch Blutkrankheiten wie die Agranulozytose[17] oder die Leukämie in Frage. Eine häufig bei Kindern auftretende Form der Mundschleimhautentzündung ist die *Stomatitis aphthosa*[18]. Es bilden sich hierbei zahlreiche kleine weißliche, von einem roten Rand umgebene Defekte in der Mundschleimhaut, die *Aphthen*. Im Erwachsenenalter treten diese sehr schmerzhaften, entzündlichen Erscheinungen meist einzeln auf.

23.2.2. Soor (Candidiasis, Candidose) der Mundschleimhaut

Erreger der Soor- oder Candidamykose[19] ist der Sproßpilz *Candida albicans*[20]. Er gehört zu den nicht sporenbildenden[21] Hefen. Bevorzugt befällt er die Haut, die Schleimhäute und den Atmungstrakt, er kann sich aber auch im gesamten Körper ausbreiten. Voraussetzung zur Manifestation, d. h. zum Auftreten von Krankheitserscheinungen, sind besondere Bedingungen, die die Abwehrkraft des Körpers schwächen. Solche besonderen Bedingungen treten z. B. bei der Einnahme von Antibiotika, von empfängnisverhütenden Mitteln (»Pille«) oder Zytostatika[22] (Medikamenten, die das Zellwachstum hemmen und die daher zur Bekämpfung bösartiger Tumoren eingesetzt werden) auf. Auch bei Fettleibigkeit, Diabetes mellitus, Schwangerschaft und schweren Allgemeinerkrankungen wie Karzino-

---

[9] apex: s. 7; granum (lat.): Kern; Granulom: geschwulstartige Neubildung aus Granulationsgewebe
[10] resecare (lat.): wegschneiden; Resektion: Ausschneiden eines Organs, teilweise Entfernung von kranken Organteilen
[11] extrahere (lat.): herausziehen; Extraktion: Herausziehen
[12] stoma (gr.): Mund, Rachen; -itis: Entzündung
[13] gingiva (lat.): Zahnfleisch; -itis: Entzündung
[14] stomatitis: s. 12; simplex (lat.): einfach
[15] stomatitis: s. 12; katarrhein (gr.): herabfließen; katarrhalische Entzündung: Sonderform der serösen Entzündung, tritt v. a. an den Schleimhäuten auf und ist mit der Absonderung großer Schleimmengen verbunden
[16] stomatitis: s. 12; ulcus (lat.): Geschwür
[17] a- (gr.): un-, -los; granulum (lat.): Körnchen; kytos (gr.): Zelle; Agranulozytose: allergisch bedingte Granulozytopenie, schwere Krankheitserscheinungen, meist tödlich
[18] stomatitis: s. 12; aphthai (gr.): Schwämmchen
[19] candidus (lat.): glänzend, weiß; Candida: Gattung von Sproßpilzen; mykes (gr.): Pilz; Mykose: Pilzerkrankung
[20] Candida: s. 19; albicans (lat.): weißmachend; Candida albicans: Erreger aus der Gattung Candida
[21] Sporen: Vermehrungs- und Dauerformen bei Mikrobien
[22] kytos (gr.): Zelle; statikon (gr.): zum Stehen bringen; Zytostatika: zellschädigende Substanzen, die die Zellteilung verhindern oder erheblich verzögern

men oder Leukämien kommt es gehäuft zum Soor.

Bevorzugt treten Candidosen der Mundschleimhaut bei *Säuglingen* und im *höheren Lebensalter* (bei Zahnlosigkeit) auf. Man nimmt an, daß eine nicht ausreichende Speichelsekretion in den ersten Lebensmonaten einen ungenügenden Selbstreinigungsmechanismus des Mundes bewirkt und so der Erkrankung Vorschub leistet. Es kommt dann zu *weißlichen, stippchen- bis flächenförmigen Belägen*. Oft ist nicht nur die Wangenschleimhaut befallen, auch der Zungenrücken oder gar die ganze Mundhöhle können betroffen sein. In solchen Fällen sollte eine Behandlung mit einem das Pilzwachstum beeinflussenden Mittel (*Antimykotikum*[23], z. B. Nystatin) eingeleitet werden.

23.2.3. Tumoren im Mundbereich

Maligne (bösartige) Tumoren im Bereich der Mundhöhle sind in der Regel **Plattenepithelkarzinome**. Man bezeichnet die vom unverhornten Plattenepithel der Mundschleimhaut ausgehenden Geschwülste auch als *Stachelzellkrebse*. Bevorzugt treten sie an der Zunge, der Wangenschleimhaut und am Gaumen auf. Typische Symptome eines *Zungenkarzinoms* sind Fremdkörpergefühl und ein umschriebenes Brennen im betroffenen Bereich. Diese Tumoren wachsen oft in die Tiefe, sie können aber auch geschwürig zerfallen. Die Prognose eines Plattenepithelkarzinoms der Zunge ist relativ schlecht, da es durch die gute Durchblutung der Zunge und ihre Verbindung mit zahlreichen Lymphwegen oft rasch zur Aussaat von Tochtergeschwülsten (Metastasen) kommt.

Auch an der *Lippe* können sich *Plattenepithelkarzinome* bilden. Sie treten vorwiegend an der Unterlippe, meist bei Männern im 6. und 7. Lebensjahrzehnt, auf. Oft war die Haut an diesen Stellen durch Sonneneinwirkung, Wind oder aber Pfeifenrauchen vorgeschädigt. Lippenkarzinome können exophytisch[24] wachsen, d. h. nach außen vorwuchern, oder aber geschwürige Krater bilden. Sie wachsen meist rascher als eine zweite Tumorart, die an der Lippe auftritt, das Basaliom.

Basaliome[25] sind Tumoren, die von den Basalzellen der Haut (s. S. 285) ausgehen. Ähnlich wie Karzinome wachsen sie zerstörend (destruierend), setzen jedoch keine Metastasen. Daher können die vorwiegend die Oberlippe befallenden Basaliome durch chirurgische Abtragung im sicher tumorfreien Bereich geheilt werden.

23.3. Erkrankungen der Speicheldrüsen

23.3.1. Parotitis

Eine Entzündung der Ohrspeicheldrüse (Parotis) bezeichnet man als Parotitis[26]. Viel häufiger als die nur bei abwehrgeschwächten Patienten vorkommende eitrige Entzündung der Parotis (**Parotitis acuta**[27]) ist die **Parotitis epidemica**[28]. Diese akute Viruserkrankung bezeichnet man auch als *Mumps* oder *Ziegenpeter*. Sie befällt den ganzen Körper. Kennzeichnendes Symptom ist jedoch die nicht eitrige Schwellung der Ohrspeicheldrüse. *Mumps-Viren* werden durch Tröpfchen- und Schmierinfektion übertragen und dringen dann in die Schleimhäute des Nasen-Rachen-Raums ein. Die Inkubationszeit[29], d. h. die Zeit zwischen der Ansteckung und dem Auftreten erster Krankheitszeichen, beträgt im Durchschnitt 12 bis 35 Tage. Die meist linksseitige Anschwellung der Parotis (s. Abb. 49.4) wird begleitet von Fieber, Kopf- und Gliederschmerzen. In den meisten Fällen folgt nach 1 bis 3 Tagen auch eine Schwellung der rechten Ohrspeicheldrüse. Durch die druckschmerzhafte Anschwellung wird das Ohrläppchen abgehoben. Auch die Mündung des Ausführungsgangs in die Mundhöhle ist entzündlich verändert. Die Krankheit dauert meist 1 Woche. Dann sinkt das Fieber, die Schwellungen gehen zurück.

---

[23] anti (gr.): gegen, entgegen, wider; mykes: s. 19
[24] ex (lat.): aus, heraus, ent-, ver-; phyton (gr.): Gewächs; exophytisch: nach außen wachsen
[25] basis (gr.): Grundlage; Basalzellen: Zellen im Plattenepithel, die der Wiederherstellung des Epithels dienen
[26] parotis (lat.): Ohrspeicheldrüse; -itis: Entzündung
[27] Parotitis: s. 26; acutus (lat.): spitz, zugespitzt, heftig
[28] Parotitis: s. 26; epidemios (gr.): im Volke verbreitet; Epidemie: gehäuftes Auftreten bestimmter Infektionskrankheiten
[29] incubare (lat.): auf etwas liegen, brüten; Inkubationszeit: Zeit zwischen dem Eindringen des Krankheitserregers in den Körper und dem Auftreten erster Krankheitserscheinungen bei Infektionskrankheiten

Neben der Ohrspeicheldrüse sind jedoch oft noch andere Drüsen am Krankheitsgeschehen beteiligt, so die *Mundspeicheldrüsen* Glandula sublingualis und Glandula submandibularis, die *Tränendrüsen*, die *Bauchspeicheldrüse* und bei Jungen während und nach der Pubertät die *Keimdrüsen*, die Hoden. Besonders die Komplikation der Hodenentzündung (*Mumpsorchitis*[30]) ist gefürchtet, da sie eine spätere *Sterilität* (Unfruchtbarkeit) nach sich ziehen kann. Vor allem aus diesem Grund wird als Prophylaxe eine *Mumpsschutzimpfung* empfohlen.

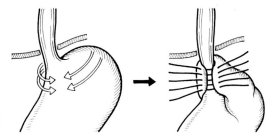

Abb. 23.1. Fundoplikatio. (Aus: Ehmer, Chirurgie, 4. Aufl., S. 81, Abb. 28)

23.4. Erkrankungen der Speiseröhre

23.4.1. Ösophagitis

Meist ist es ein Reflux (d. h. Zurücklaufen) von Magensaft in die unteren Ösophagusabschnitte, der eine Speiseröhrenentzündung (*Ösophagitis*[31]) bedingt. Als Ursache dafür kommt ein nicht ausreichend funktionierender (insuffizienter) Verschluß des Magenmundes in Frage. Die charakteristischen Symptome der Ösophagitis (Aufstoßen, Sodbrennen, brennender Schmerz hinter dem Brustbein sowie Schmerzen beim Schlucken) treten meist bei bestimmten Körperhaltungen (Liegen, Bücken) und nach Aufnahme bestimmter Nahrungs- und Genußmittel auf. Erste therapeutische Maßnahmen beinhalten den Verzicht auf Nikotin und Alkohol, eine fett- und eiweißarme Kost sowie die Behandlung mit säurebindenden Mitteln (Antazida[32]). Am wirksamsten sind jedoch Medikamente, die die Säuresekretion des Magens hemmen (sog. H_2-Rezeptoren-Blocker, z. B. Cimetidin, Ranitidin; s. a. Kap. 23.5.2.). Bestehen die Beschwerden trotzdem weiter, ist eine Operation, die den Magengrund um den unteren Ösophagus legt und so den Mageneingang verengt (*Fundoplikatio*[33]; s. Abb. 23.1.), angezeigt.

23.4.2. Ösophaguskarzinom

Ein zunehmend häufiger auftretender, bösartiger Tumor der Speiseröhre ist das Ösophaguskarzinom[34]. Meist sind Männer im 5. oder 6. Lebensjahrzehnt betroffen. In der Regel sind es *Plattenepithelkarzinome*; in Ausnahmefällen können sich in der Speiseröhre jedoch auch *Adenokarzinome*[35], d.h. maligne Tumoren, die von den Drüsenzellen ausgehen, entwickeln. Ösophaguskarzinome äußern sich mit zunehmenden Schluckstörungen (Dysphagie[36]) bei gleichzeitig auftretendem Leistungsknick und Gewichtsabnahme. Relativ frühzeitig kommt es zur Aussaat von Tumorzellen in benachbarte Lymphknoten (lymphogene Metastasierung). Es ist daher nur noch in etwa 30 % der Fälle angezeigt, den Tumor durch eine radikale Operation (Speiseröhrenentfernung mit anschließendem Magenhochzug oder der Überbrückung der so entstandenen Lücke durch ein Stück Darm) zu entfernen. Die Prognose ist jedoch äußerst ungünstig.

23.5 Erkrankungen des Magens

23.5.1. Gastritis

Eine Entzündung der Magenschleimhaut bezeichnet man auch als *Magenkatarrh* oder Gastri-

---

[30] orchis (gr.): Hoden; -itis: Entzündung
[31] oisein (gr.): tragen; phagein (gr.): essen; Oesophagus: Speiseröhre; -itis: Entzündung
[32] anti (gr.): gegen, wider, entgegen; acidum (lat.): Säure
[33] fundus (lat.): Grund, Boden, hier: Magengrund; plicare (lat.): falten
[34] Oesophagus: s. 31; karkinos (gr.): Krebs
[35] aden (gr.): Drüse; karkinos: s. 34
[36] dys (gr.): Vorsilbe, bedeutet Störung eines Zustands oder einer Tätigkeit; phagein:s. 31

23.5. Erkrankungen des Magens

tis[37]. Oft sind es chemische oder bakterielle Einwirkungen, die eine **akute Gastritis** hervorrufen. Solche Ursachen können der Genuß von Alkohol, starkes Rauchen, zu heiße, zu kalte oder zu reichlich gewürzte Speisen, aber auch bestimmte Medikamente oder Bakteriengifte (Toxine[38] der Salmonellen oder Staphylokokken) sein. Zu den die Schleimhaut des Magens schädigenden Medikamenten gehören Schmerzmittel und entzündungshemmende Substanzen (Antiphlogistika[39]) wie Azetylsalizylsäure (Aspirin®), Indometacin (Amuno®) und Phenylbutazon (Butazolidin®). Weiterhin verursachen auch konzentrierte Säuren und Laugen Schäden an der Magenschleimhaut. Nicht bei jeder akuten Gastritis treten die charakteristischen Symptome Schmerzen, Übelkeit, Erbrechen und Appetitmangel auf.

Die **chronische Gastritis** bietet im Gegensatz zur akuten Magenschleimhautentzündung kein einheitliches Krankheitsbild (vgl. Kap. 47.4.3.). Die Diagnose einer meist diffusen, unspezifischen chronischen Entzündung ohne charakteristische Symptome wird in der Regel erst mit Hilfe einer Magenspiegelung (*Gastroskopie*[40]) gesichert. Im Verlauf der Erkrankung kann es zu einem Schwund (einer Atrophie) der Magendrüsen kommen. Dies hat zur Folge, daß auch der in den Belegzellen des Magens produzierte Intrinsic-Faktor (s. S. 180) nicht mehr in ausreichendem Maße gebildet wird. Es kommt nach Jahren dann zur *perniziösen Anämie*. Auch die Salzsäureproduktion ist häufig eingeschränkt bzw. in schweren Fällen sogar aufgehoben. Bei einigen Formen der Erkrankung treten gehäuft Magengeschwüre auf. Auch haben Patienten mit einer chronischen atrophischen Gastritis ein erhöhtes Risiko, an Magenkrebs zu erkranken.

23.5.2. Ulkuskrankheit

Als **Magengeschwür** (*Ulcus ventriculi*[41]) bezeichnet man einen Defekt in der Schleimhaut des Magens, der bis in die tiefen Wandschichten hineinreicht. Die Ulkuskrankheit, die häufiger bei Männern als bei Frauen auftritt, äußert sich in heftigen, krampfartigen Oberbauchschmerzen, Druck- und Völlegefühl nach den Mahlzeiten. Auch Aufstoßen, Sodbrennen, Neigung zum Erbrechen sowie Gewichtsabnahme gehören zu den typischen Symptomen. Oft entsteht das Magengeschwür auf dem Boden einer chronischen atrophischen Gastritis (s. o.). Daneben soll das Zurückfließen (der Reflux) von gallehaltigem Duodenalsaft an der Entstehung eines Ulcus ventriculi ursächlich beteiligt sein. Auch eine Reihe von Medikamenten gelten als geschwürauslösend. Hierzu gehören die Azetylsalizylsäure (Aspirin®), das Indometacin (Amuno®), das Phenylbutazon (Butazolidin®), das Kortison (z. B. Decortin®) sowie verschiedene Zytostatika. In den letzten Jahren werden zunehmend Stimmen laut, die das Bakterium Helicobacter pylori als Auslöser einer chronischen Gastritis bzw. eines Magengeschwürs ansehen.

Die Diagnose eines Magengeschwürs wird heute in der Regel mit Hilfe der Magenspiegelung (*Gastroskopie*) gesichert. Hierzu wird ein dünner Schlauch mit einer Glasfaseroptik, ein *Endoskop*[42], über Mund und Speiseröhre in den Magen vorgeschoben. Dort werden dann Gewebeproben vom Geschwürsrand entnommen, um die Diagnose zu sichern und um ein Magenkarzinom auszuschließen.

Es sind vor allem die *Komplikationen*, die beim Magengeschwür zu raschem Eingreifen zwingen. Als **Penetration**[43] bezeichnet man das Eindringen bzw. den Durchbruch des Ulkus in die Nachbarorgane Leber, Bauchspeicheldrüse, Milz, Dickdarm oder Zwerchfell. Im Gegensatz dazu versteht man unter der **Perforation**[44] eines Magengeschwürs den Durchbruch in die freie Bauchhöhle. Heftige Oberbauchschmerzen, die in beide Schultern ausstrahlen können, und eine zunehmende Schocksymptomatik als Folge einer akuten Bauchfellentzündung (*Peritonitis*[45]; s. Kap. 23.8.) erfordern ein sofortiges chirurgisches Eingreifen.

Die **Blutung** aus dem Geschwür stellt eine weitere Komplikation des Ulcus ventriculi dar.

---

[37] gaster (gr.): magen; -itis: Entzündung
[38] tox. (gr.): Vorsilbe mit der Bedeutung Gift-; Toxin: Giftstoff
[39] anti (gr.): gegen, entgegen, wider; phlogosis (gr.): Entzündung; Antiphlogistika: entzündungshemmende Mittel
[40] gaster: s. 37; skopein (gr.): schauen
[41] ulcus (lat.): Geschwür; ventriculus (lat.): Magen
[42] endo (gr.): innen, inwendig, innerhalb; skopein: s. 40; Endoskop: Instrument zur Untersuchung von Körperinnenräumen
[43] penetratio (lat.): Durchbiegen
[44] perforare (lat.): durchbohren, durchbrechen
[45] peritonaion (gr.): das Herumgespannte; Peritoneum: Bauchfell; -itis: Entzündung

Solche Blutungen können durch Bluterbrechen (*Hämatemesis*[46]) oder *Teerstühle* (Stuhl, der mit Blut vermischt ist, das aus dem Magen oder den oberen Darmabschnitten kommt und eine teerartige Farbe aufweist) sichtbar werden. Größere akute Blutverluste führen zur *Schocksymptomatik*, während ständiger Blutverlust über einen längeren Zeitraum eine *Blutungsanämie* zur Folge hat.

Die maligne Entartung eines Magengeschwürs, d. h. die Entstehung eines **Magenkarzinoms** auf dem Boden eines Ulcus ventriculi, kommt häufiger vor. Jedes Ulkus, das nach einer konservativen Behandlung nicht abheilt, sollte daher durch eine Gewebeentnahme aus dem Geschwürsrand (*Biopsie*[47]) auf seine Gutartigkeit hin untersucht werden.

Solche konservativen Behandlungsmaßnahmen sind z. B. das Meiden von Speisen, die schlecht vertragen werden, sowie die Gabe von säurebindenden Medikamenten (Antazida). Auch sogenannte H_2-Rezeptoren-Blocker, z.B. Cimetidin (Tagamet®), die die Säuresekretion des Magens fast vollständig hemmen, gehören zu den konservativen Therapiemöglichkeiten. Operative Verfahren sind im Falle akuter Komplikationen angezeigt. Auch chronische Magengeschwüre, die auf eine konservative Behandlung nicht ansprechen, sollten operiert werden.

Das **Zwölffingerdarmgeschwür** (*Ulcus duodeni*[48]) soll wegen seiner ähnlichen Symptomatik hier besprochen werden. Es tritt etwa 4mal häufiger auf als das Magengeschwür. Wie dieses äußert es sich mit Unbehagen, Druck- und Völlegefühl im Oberbauch, Aufstoßen, Erbrechen und Gewichtsabnahme. Daneben treten oft 1 1/2 bis 2 Stunden nach der Mahlzeit bzw. auch nachts brennende Schmerzen auf. Die Diagnose eines Ulcus duodeni, das meist innerhalb der ersten 2 cm hinter dem Magenpförtner liegt, wird heute fast ausschließlich endoskopisch gestellt. Die Komplikationen entsprechen denen des Ulcus ventriculi. Eine maligne Entartung des Zwölffingerdarmgeschwürs kommt jedoch nicht vor. Als therapeutische Maßnahmen kommen Antazida, H_2-Rezeptoren-Blocker und operative Verfahren in Frage.

23.5.3. Magenkarzinom (Carcinoma ventriculi[49])

Der mit Abstand häufigste Tumor des Magens ist das Magenkarzinom. Männer – vor allem im 5. und 6. Lebensjahrzehnt – sind öfter betroffen als Frauen (Verhältnis 3:2). Der sehr bösartige Tumor metastasiert früh. Lange Zeit verhält er sich klinisch stumm. Treten uncharakteristische Symptome wie Appetitlosigkeit, Widerwillen gegen Fleisch und ein Leistungsknick auf, ist die Tumorausbreitung in der Regel weit fortgeschritten. Magenkarzinome können blumenkohlartig in das Lumen des Magens hineinwachsen (*exophytisches*[50] *Wachstum*), andere durchsetzen wie ein Geschwür die Wandschichten. Metastasen eines Magenkarzinoms können auf lymphogenem Wege (in die regionären und fernen Lymphabstromgebiete) ebenso entstehen wie über den Blutweg. Hämatogen entstandene Tochtergeschwülste finden sich vor allem in *Leber* und *Lunge*. Manche Tumoren wachsen durch die Magenwand weiter und dringen über die Bauchfellschicht (Serosa) in Bauchspeicheldrüse und Leber ein.

Als therapeutische Maßnahme kommt ausschließlich die operative Behandlung – teilweise (*Magenteilresektion*) bzw. vollständige Entfernung des Magens (*Gastrektomie*) – in Frage. Bestrahlung des Tumors und die Gabe von Zytostatika zeigen keinerlei Erfolg. Auch nach einer radikalen Operation beträgt die 5-Jahres-Überlebensrate nur 15 bis 25 %.

23.6. Erkrankungen des Darms

23.6.1. Enteritis

Eine meist akut verlaufende entzündliche Erkrankung des Dünndarms bezeichnet man als **Darmkatarrh** oder Enteritis[51]. Meist sind Magen und/oder Dickdarm mit beteiligt. In diesen Fällen spricht man dann von einer *Gastroenteritis*[52] bzw. einer *Enterokolitis*[53]. Als Krankheitserreger

---

[46] hämatemesis (gr.): Bluterbrechen
[47] bio- (gr.): Lebens-; opsis (gr.): Betrachten; Biopsie: Entnahme von Gewebe am Lebenden
[48] ulcus: s. 41; duodenum (lat.): das Zwölffache; Zwölffingerdarm
[49] karkinos (gr.): Krebs; ventriculus: s. 41
[50] ex (lat.): aus, heraus, ent-, ver-; phyton (gr.): Gewächs; exophytisch: nach außen herauswachsend
[51] enteron (gr.): Dünndarm; -itis: Entzündung
[52] gaster: s. 37; enteron: s. 51; -itis: Entzündung
[53] enteron: s. 51; kolon (gr.): Darm, Dickdarm, -itis: Entzündung

23.6. Erkrankungen des Darms

kommen Darmbakterien, Kokken und Clostridien in Frage, aber auch bestimmte Viren. Auch von einigen Bakterien produzierte Gifte, die *Bakterientoxine*, können zu den Symptomen einer Enteritis führen. Daneben findet man einen Darmkatarrh in der Regel auch bei schweren Infektionskrankheiten, wie Typhus, Paratyphus, Ruhr, Cholera, und bestimmten Formen der Tuberkulose.

Durchfälle und krampfartige Bauchschmerzen sind die typischen Symptome der Enteritis. Ist auch der Magen an dem entzündlichen Geschehen beteiligt, kommt es zu Übelkeit, Erbrechen und Magenschmerzen. Auch Kopf- und Gliederschmerzen sowie eine Temperaturerhöhung können auftreten.

23.6.2. Kolitis

Als **Dickdarmkatarrh** oder Kolitis[54] bezeichnet man eine Entzündung des Dickdarms. Meist tritt eine solche akute Kolitis in Zusammenhang mit einer Enteritis auf. Man spricht dann, wie oben erwähnt, von einer *Enterokolitis*. Hauptsymptom der Kolitis ist die *Diarrhö*[55], der Durchfall.

23.6.3. Chronisch entzündliche Darmerkrankungen

Zu den chronisch entzündlichen Erkrankungen des Darms zählt man die *Colitis ulcerosa* und den *Morbus Crohn*. Der **Morbus Crohn**[56], auch *Enteritis regionalis Crohn*[57] oder *Ileitis terminalis*[58] genannt, kann den gesamten Verdauungstrakt befallen, ist jedoch im Bereich des Dünn- und des Dickdarms am häufigsten anzutreffen. Bevorzugt ist der untere Krummdarm (Ileum) befallen; daher erhielt die Erkrankung auch den Namen Ileitis terminalis.

Die genaue Ursache ist bislang unbekannt. Man nimmt jedoch an, daß krankhafte Reaktionen des Immunsystems bei der Krankheitsentstehung eine Rolle spielen (vgl. Kap. 47.4.3.). Es sind fast ausschließlich junge Patienten bis zum 30. Lebensjahr, bei denen der Morbus Crohn erstmals auftritt. Die Erkrankung äußert sich in kolikartigen Schmerzen, meist im rechten Unterbauch, sowie häufigen breiigen Durchfällen (fast immer ohne Blut- und Schleimbeimengungen). Bei Komplikationen kann auch Fieber auftreten.

Solche Komplikationen sind Abszesse und Fisteln. Als *Abszeß*[59] bezeichnet man eine Eiteransammlung in einer nicht vorgebildeten Höhle. *Fisteln*[60] sind neugebildete Gänge zwischen Körperhöhlen und der äußeren oder inneren Körperoberfläche. Diese treten beim Morbus Crohn vor allem im Bereich von Rektum und Anus auf. Aber auch Fistelgänge zu Nachbarorganen, wie Darm, Harnblase oder Scheide, kommen vor. Durch die häufigen Durchfälle verlieren die Patienten an Gewicht. Die Erkrankung verläuft meist fortschreitend (*progredient*[61]). An den entzündlich veränderten Darmbereichen kommt es dann zu Einengungen (*Stenosen*[62]). Auch ein Mitbefall anderer Organe, wie Gelenke, Leber und Auge (*systemische Manifestation*[63]), ist möglich.

Patienten mit einem Morbus Crohn sollten so lange wie möglich konservativ behandelt werden. Schwere Komplikationen, wie z. B. ein Darmverschluß, zwingen allerdings zum chirurgischen Eingreifen. Das betroffene Darmstück wird dann herausgeschnitten (reseziert[64]). Konservative Behandlungsmaßnahmen sind eine spezielle Diät (»Astronautenkost«) sowie die Gabe entzündungshemmender Medikamente. Hierbei hat in den letzten Jahren das Mesalazin (Salofalk®) das Salizylazosulfapyridin (Azulfidine®) als Mittel der 1. Wahl abgelöst. Im akuten Schub ist die Gabe des ebenfalls entzündungshemmenden NNR-Hormons Prednison (Decortin® oder Ultracorten®) sinnvoll. Nur wenn die Erkrankung auf die genannten Maßnahmen nicht anspricht, sollten Medikamente, die das Immunsystem unterdrücken [Immunsuppressiva[65], z. B. Azathioprin (Imurek®)], gegeben werden.

---

[54] kolon: s. 53; -itis: Entzündung
[55] dia (gr.): hindurch, auseinander, zwischen; rhoe (gr.): Fluß; Diarrhoe: dünnflüssiger reichlicher Stuhl
[56] morbus (lat.): Krankheit; Crohn, Burrill C.: amerikanischer Arzt, geb. 1884
[57] enteritis: s. 51; regionalis (lat.): zu einer bestimmten Region gehörend; Crohn: s. 56
[58] ileum (lat.): Krummdarm; -itis: Entzündung; terminalis (lat.): am Ende befindlich
[59] abscessus (lat.): Weggang; Abszeß: Eiteransammlung in einer nicht vorgebildeten Höhle
[60] fistula (lat.): Röhre
[61] pro (lat.): für, vor; gressus (lat.): Schritt, Gang; progredient: fortschreitend, progressiv
[62] stenos (gr.): eng
[63] systemisch: ein ganzes Organsystem, im weiteren Sinne auch den ganzen Organismus betreffend
[64] resecare (lat.): wegschneiden
[65] supprimere (lat.): unterdrücken

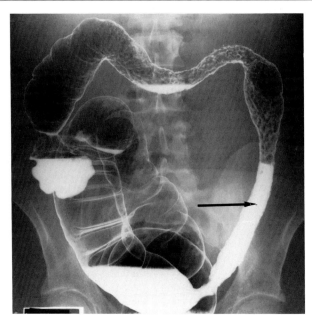

Abb. 23.2. Colitis ulcerosa (Röntgenaufnahme). Typisches starres und verkürztes Darmrohr. (Aus: 9)

Die zweite unspezifische, chronisch entzündliche Darmerkrankung ist die **Colitis ulcerosa**[66] (Abb. 23.2); sie befällt Kolon und Rektum. Wie bei der Ileitis terminalis ist auch bei der häufig rezidivierenden Colitis ulcerosa die Ursache letztlich ungeklärt. Diskutiert werden ebenfalls psychische Einflüsse und Prozesse, bei denen das Immunsystem des Organismus sich gegen körpereigene Substanzen und Gewebe richtet (autoimmunologische[67] Prozesse).

In den erkrankten Darmabschnitten kommt es zur *Geschwürbildung*. Charakteristisches Symptom ist der *blutig-schleimige Durchfall*. Es kommt bis zu 30 Entleerungen pro Tag. Die Patienten klagen über Schmerzen im Abdomen (Bauch, Unterleib). Häufig tritt auch Fieber auf, daneben verlieren die Betroffenen an Gewicht. Verschiedene Nahrungsmittel werden schlecht vertragen. Alle Darmabschnitte können bei der familiär gehäuft auftretenden Darmerkrankung befallen sein, in über 80 % ist das Rektum jedoch allein oder mit betroffen. Als Folge der Erkrankung kommt es zu *narbigen Schrumpfungsvorgängen und Stenosierungen* im betroffenen Bereich. Auch eine *maligne Entartung* ist nach einem längeren Verlauf möglich. Die Therapie der Colitis ulcerosa entspricht der des Morbus Crohn.

23.6.4. Appendizitis

Die häufigste akute Baucherkrankung ist die Entzündung des Wurmfortsatzes (**Appendizitis**[68]). Ursache der umgangssprachlich meist als »Blinddarmentzündung« bezeichneten Erkrankung ist oft eine vom Darm ausgehende Infektion zusammen mit einer Stauung von Darminhalt im Lumen des Wurmfortsatzes. In der Regel kommt es dann zu plötzlich einsetzenden Schmerzen in der Magen- oder Nabelregion, die sich nach einigen Stunden in den Unterbauch verlagern. Daneben klagen die Patienten über Appetitlosigkeit, eine belegte Zunge, Schluckauf, Übelkeit, Brechreiz oder Erbrechen. Typi-

---

[66] colitis: s. 54; ulcus: s. 41
[67] autos (gr.): selbst, eigen, unmittelbar; Immunologie: Lehre von den Erkennungs- und Abwehrmechanismen eines Organismus für körperfremde und unter Umständen auch körpereigene Substanzen und Gewebe; autoimmunologische Mechanismen: die Erkennungs- und Abwehrmechanismen des Organismus richten sich gegen körpereigene Substanzen und Gewebe
[68] appendix (lat.): Anhängsel; vermiformis (lat.): wurmförmig; Appendix vermiformis: Wurmfortsatz; -itis: Entzündung

23.6. Erkrankungen des Darms

sche Symptome sind der begrenzte Druckschmerz im linken Unterbauch sowie das Nachlassen des Schmerzes bei Rumpfbeugung oder Anziehen der Beine, ebenso der axillar/rektale[69] Temperaturunterschied von ca. 1 °C. Wird eine Appendizitis nicht rechtzeitig erkannt und behandelt, kann es zu Komplikationen kommen. Hierzu gehören die Phlegmone, das Empyem und die Gangrän. Die *Phlegmone*[70] ist eine sich flächenhaft im Gewebe ausbreitende Entzündung. Dagegen bezeichnet man als *Empyem*[71] eine Eiteransammlung in einer schon vorhandenen Höhle (hier: das Innere des Wurmfortsatzes). Bei der *Gangrän*[72] wird das abgestorbene (nekrotische[73]) Gewebe der Appendix von Fäulnisbakterien zersetzt.

Als Folge dieser Komplikationen kann es zum Durchbruch der Entzündung in die freie Bauchhöhle (*freie Perforation*[74]) kommen. Eine solche freie Perforation führt zu diffusen Bauchschmerzen infolge einer eitrigen Bauchfellentzündung. Innerhalb kürzester Zeit tritt eine komplette Magen-Darm-Lähmung ein. Man bezeichnet dieses Krankheitsbild als »**akutes Abdomen**«. Im Gegensatz zur freien Perforation kommt es bei der *gedeckten Perforation* zu einer Durchwanderung der Entzündung durch die an den Wurmfortsatz angrenzenden Strukturen (*umschriebene Peritonitis*[75]). Aus einem solchen allmählichen Appendixdurchbruch entwickelt sich möglicherweise ein *Abszeß*, der dann doch noch in die freie Bauchhöhle perforieren kann. All diese schwerwiegenden Komplikationen machen es nötig, schon bei Verdacht auf eine Appendizitis eine Operation zu erwägen. Die operative Entfernung der Appendix vermiformis bezeichnet man als **Appendektomie**[76].

23.6.5. Maligne Tumoren des Dickdarms

Bösartige Tumoren im Dickdarmbereich (Abb. 23.3) sind ungleich häufiger als maligne

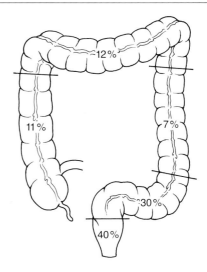

Abb. 23.3. Relative Häufigkeit der Karzinome in den verschiedenen Dickdarmabschnitten. (Aus: 5)

Dünndarmtumoren. In über 95 % sind es Drüsenkrebse (**Adenokarzinome**) des *Kolons* und des *Rektums*. Sie gehören heute zusammen mit den Bronchialkarzinomen zu den häufigsten malignen Geschwülsten überhaupt. Bevorzugt sind Männer und Frauen zwischen dem 50. und 70. Lebensjahr betroffen. Oft treten Beschwerden erst relativ spät auf. Es kann dann zu Verstopfung (*Obstipation*[77]) oder zu Durchfällen (*Diarrhö*) oder auch zum Wechsel zwischen Obstipation und Diarrhö kommen. Häufig treten dabei Blut- und Schleimbeimengungen auf. Daneben geben die Patienten oft krampfartige Bauchschmerzen, Völlegefühl, einen vermehrten Abgang von Winden, Gewichtsabnahme und einen Leistungsknick an.

Die durch einen Dickdarmtumor verursachten typischen Komplikationen sind die Verlegung des Darmlumens (*Obstruktion*[78]) durch Tumormassen (s. Abb. 23.4.) oder entzündliche bzw. narbige Einziehungen. Daneben kann es zu

---

[69] axilla (lat.): Achsel; rectus (lat.): gerade; rectum (lat.): Mastdarm
[70] phlogosis (gr.): Entzündung; Phlegmone: flächenhaft fortschreitende eitrige Entzündung des Zellgewebes
[71] empyos (gr.): voll Eiter; Empyem: Eiteransammlung in einer vorhandenen Höhle
[72] gangraina (gr.): zerfressendes Geschwür: Gangrän: Brand; entsteht durch Einwirkung der Außenwelt auf abgestorbene Gewebe
[73] nekros (gr.): tot; Nekrose: örtlicher Gewebstod
[74] perforare: s. 44
[75] peritonitis: s. 45
[76] appendix vermiformis: s. 68; tome (gr.): Schnitt; Appendektomie: Entfernung des Wurmfortsatzes
[77] stipare (lat.): stopfen; Obstipation: Stuhlverstopfung
[78] obstruere (lat.): verstopfen; Obstruktion: Verschluß, Verstopfung, Verlegung eines Hohlorgans, Gangs oder Gefäßes

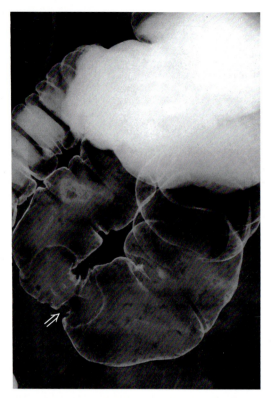

Abb. 23.4. Blumenkohlartig wucherndes, das Lumen einengendes Dickdarmkarzinom (⇒). (Aus: 18)

Blutungen, zum Tumordurchbruch (*Perforation*) und auch zum Einwachsen des Tumors in Nachbarorgane wie Blase, Vorsteherdrüse und weibliche Geschlechtsorgane kommen. Häufigste Metastasierungsorte sind die örtlichen Lymphknoten, Leber, Skelett und Lunge. Auch eine Aussaat von Tumorzellen in die freie Bauchhöhle ist möglich.

Bei Verdacht auf einen bösartigen Dickdarmtumor sollten eventuell vorhandene geringe (nicht sichtbare) Mengen Blut im Stuhl (*okkultes*[79] *Blut*) nachgewiesen werden. Wichtig ist ebenfalls die *digitale*[80] (mit dem Finger vorgenommene) *Rektumaustastung*. Eine Sicherung der Diagnose erfolgt in der Regel mit Hilfe der *Rekto-, Sigmoido- und Koloskopie*[81] mit anschließender feingeweblicher Untersuchung einer Gewebeprobe.

Wichtigste therapeutische Maßnahme ist die operative Entfernung des tumorös veränderten Darmabschnitts. Häufig ist dann die Schaffung eines künstlichen Darmausgangs (Stoma, Anus praeternaturalis) unumgänglich. Bei weit fortgeschrittenen Tumoren versucht man das Tumorwachstum mit Hilfe von Bestrahlungen und Chemotherapeutika (Zytostatika) aufzuhalten.

23.7. Ileus (Darmverschluß)

Von einem Darmverschluß (Ileus[82]) spricht man, wenn der Transport von Darminhalt nicht mehr möglich ist. Ein solcher Ileus kann **mechanisch** bedingt sein, z. B. durch eine Verlegung (Obstruktion) des Darmlumens, oder eine *Darmlähmung* (*Paralyse*[83]) als Ursache haben. Auslöser für einen mechanischen Ileus können Gallensteine, Kotsteine, Fremdkörper, Würmer oder auch Tumormassen sein, die das Innere des Darms verlegen. Auch angeborene oder erworbene (entzündliche oder narbige) Stenosen können einen mechanischen Darmverschluß bewirken. Weitere Ursachen sind Mißbildungen, Hernien (Eingeweidebrüche), Darmverschlingungen und Einstülpungen eines Darmabschnitts in einen anderen.

Anfangs versucht der Darm durch vermehrte peristaltische Bewegungen, die sich in heftigen *kolikartigen Schmerzen* äußern, das Hindernis zu überwinden. Weitere Symptome sind Blähungen, Stuhl- und Windverhaltung sowie Erbrechen. In einem späteren Stadium kommt es zur *Darmlähmung*. Der Patient gerät rasch in einen Schockzustand. Im Bereich des Bauchs ist eine zunehmende Abwehrspannung festzustellen. Aus dem mechanischen Ileus ist ein paralytischer Ileus geworden.

Beim **paralytischen Ileus** steht die Darmlähmung im Vordergrund. Ursachen können die Reizung des Bauchfells (z.B. bei Blutungen in die Bauchhöhle, bei der Perforation von Hohlorganen, bei Bauchspeicheldrüsenentzündungen oder bakteriell bedingten Bauchfellentzündungen) oder Verschlüsse (Embolien, Thrombosen) an den Darmgefäßen sein. Auch Harnvergiftung, diabetisches Koma, Sepsis sowie Nerven- und Rückenmarksverletzungen können eine

---

[79] occultus (lat.): verborgen
[80] digitus (lat.): Finger; digital: mit dem Finger
[81] rectum: s. 69; sigmoideus (gr.): S-förmig; Sigmoid: S-förmig gekrümmter Teil des Dickdarms; Kolon: s. 53; skopein: s. 40
[82] von ileum (lat.): Krummdarm; ileus: Darmverschluß
[83] paralyein (gr.): auflösen; Paralyse: Lähmung

Darmlähmung zur Folge haben. Im Gegensatz zum mechanischen Ileus, bei dem der Darm anfangs heftige peristaltische Bewegungen ausführt, fehlt beim paralytischen Ileus die Darmperistaltik. Hört man den Darm mit einem Stethoskop ab, herrscht »*Totenstille*«. Der Darm ist stark gebläht.

Der mechanische Darmverschluß erfordert ein sofortiges chirurgisches Eingreifen. Das Hindernis sollte alsbald operativ beseitigt werden. Dagegen ist eine Operation beim paralytischen Ileus nur in bestimmten Fällen angezeigt. Hier sollte bei Bauchfellentzündungen die Infektionsquelle ausgeschaltet werden, Blutungen müssen gestillt, perforierte Stellen übernäht werden. Daneben stehen beim lähmungsbedingten Darmverschluß die medikamentöse Anregung der Darmperistaltik sowie die Bekämpfung des Schocks im Vordergrund.

23.8. Peritonitis (Bauchfellentzündung)

Das Bauchfell (Peritoneum) kleidet als seröse Haut die Bauch- und Beckenhöhle aus und überzieht einen Großteil der Bauch- und Beckenorgane. Eine begrenzte oder diffuse Entzündung des Bauchfells nennt man *Peritonitis*[84] (Bauchfellentzündung). Als Erreger einer bakteriell bedingten Peritonitis kommen vor allem Staphylokokken, Streptokokken und Kolibakterien in Frage. Eine chemisch-toxische Peritonitis kann durch die Perforation von Hohlorganen wie Magen, Darm, Gallenblase oder auch den Harnwegen entstehen. Auch Bauchspeicheldrüsenentzündungen (Pankreatitiden[85]) und Blutungen in die Bauchhöhle gehen meist mit einer chemisch-toxischen Bauchfellentzündung einher.

Die begrenzte Peritonitis verursacht in der Regel nur örtliche Symptome. Dagegen verläuft die diffuse Peritonitis dramatisch unter dem Bild eines »**akuten Abdomens**« mit den Zeichen des Schocks, der Bauchdeckenspannung und der Darmlähmung (s.o.). Die Prognose einer diffusen Peritonitis ist äußerst schlecht. An erster Stelle bei den therapeutischen Maßnahmen steht das chirurgische Eingreifen, um eine eventuelle Infektionsquelle zu beseitigen, eine perforierte Stelle zu übernähen oder das betroffene Darmstück herauszuschneiden, eine Blutung zu stillen und den toxischen oder infektiösen Bauchinhalt auszuspülen. Weitere Maßnahmen sind die Bekämpfung des Schocks, die Anregung der Darmtätigkeit und die Gabe von Antibiotika.

Für Ihre Notizen:

---

[84] peritonitis: s. 45
[85] pan (gr.): ganz, vollständig; kreas (gr.): Fleisch; Pankreas: Bauchspeicheldrüse; -itis: Entzündung

24. Die großen Darmdrüsen

24.1. Leber und Gallenblase

24.1.1. Leber

Die Leber ist neben der Bauchspeicheldrüse die zweite große *Darmdrüse*. Sie produziert als *exokrine Drüse* die Gallenflüssigkeit, die zur Fettverdauung im Darm benötigt wird. Daneben ist ihre *Stoffwechselleistung* von Bedeutung für den Kohlenhydrat-, Fett- und Eiweißstoffwechsel. Die Leber dient der *Entgiftung* und ist – ebenso wie die Milz – ein *Blutspeicher*.

Die Leber (*Hepar*[1]) (Abb. 24.1) liegt im rechten Oberbauch. Sie verbirgt sich größtenteils unter der rechten Zwerchfellkuppel. Der untere Leberrand verläuft seitlich mit dem rechten Rippenbogen. Man kann ihn bei tiefem Einatmen als scharfkantigen Rand tasten, da sich die Leber dann mit dem Zwerchfell nach unten verschiebt.

An der Leber unterscheidet man die nach unten gerichtete *Eingeweidefläche* von der nach oben gewölbten *Zwerchfellfläche*. Betrachtet man das Organ von vorne (ventral), erkennt man eine bandartige Struktur, das *Ligamentum falciforme hepatis*[2], das die Leber in einen großen rechten (**Lobus dexter hepatis**[3]) und einen kleinen linken Leberlappen (**Lobus sinister hepatis**[4]) unterteilt. Schaut man sich die Leber von der Eingeweidefläche her an, sieht man im Bereich des rechten Leberlappens noch zwei kleinere Lappen, die als quadratischer Lappen (**Lobus quadratus**[5]) und als geschwänzter Lappen (**Lobus caudatus**[6]) bezeichnet werden. Durch eine Nische, die Leberpforte (*Porta hepatis*[7]), werden sie voneinander getrennt. Die Leberpforte stellt die Ein- bzw. Austrittsstelle der Leberarterie (*A. hepatica*), der Pfortader (*V. portae*) und des gemeinsamen Lebergangs (*Ductus hepaticus communis*) dar. In einer seitlich davon verlaufenden Furche liegt vorne die *Gallenblase* und hinten die untere Hohlvene (*V. cava inferior*) (Abb. 24.2).

Das Äußere der Leber ist von einer derben *Bindegewebskapsel* überzogen. Zusätzlich umhüllt sie eine *Bauchfellschicht* fast vollständig. Nur der hintere, obere Teil ist mit dem Sehnenteil des Zwerchfells fest verwachsen.

Das **Leberinnere** ist aus einer großen Anzahl von *Läppchen* aufgebaut (Abb. 24.3), die gegeneinander durch Bindegewebe abgegrenzt sind. Man nennt dieses Bindegewebe *periportales*[8] *Bindegewebe*. In ihm verlaufen Äste der Leberarterie, der Pfortader und der Gallengänge von

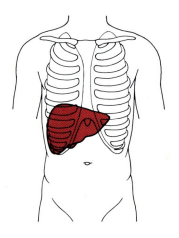

Abb. 24.1. Lage der Leber im rechten Oberbauch, von vorne. (Aus: 9)

---

[1] hepar (gr.): Leber
[2] ligamentum (lat.): Band; falciformis (lat.): sichelförmig; hepar: s. 1
[3] lobus (lat.): Lappen; dexter (lat.): rechts
[4] lobus: s. 3; sinister (lat.): links
[5] lobus: s. 3; quattuor (lat.): vier; Quadrat: Viereck
[6] lobus: s. 3; cauda (lat.): Schwanz
[7] porta (lat.): Eintrittsstelle, Pforte; hepar: s. 1
[8] peri (gr.): um, herum; porta: s. 7

24.1. Leber und Gallenblase

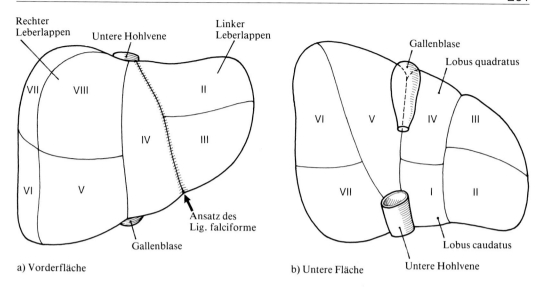

Abb. 24.2. Segmente der Leber. Projektion auf die Vorderfläche (a) und auf die Hinterfläche (b). (Aus: 9)

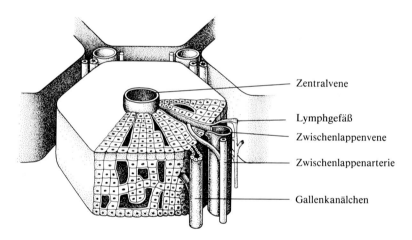

Abb. 24.3. Darstellung eines Leberläppchens. (Aus: 13)

der Leberpforte ins Leberinnere. Es bildet an den Stellen, wo verschiedene Leberläppchen zusammenstoßen, dreieckige Felder, die *Periportalfelder*. Auch in ihnen verlaufen Ästchen der Leberarterie, der Pfortader und kleine Gallengänge. Jedes Leberläppchen besitzt in seinem Zentrum eine *Zentralvene*, die das Blut aus dem sternförmig angeordneten Kapillarsystem der Leber, den *Sinusoiden*[9], aufsammelt.

24.1.1.1. Ausscheidungsfunktion der Leber

Die von den Leberzellen produzierte Gallenflüssigkeit wird in die *Gallenkapillaren*, die spaltartigen Hohlräume zwischen benachbarten Leberzellen, abgegeben. Die gelblichbraune Farbe erhält die Galle durch Abbauprodukte des Hämoglobins, die *Gallenfarbstoffe*. Gallenflüssigkeit besteht zum Großteil aus Wasser, Elektro-

---

[9] sinus (lat.): Busen, Vertiefung, Höhle, auch: geschlossener Kanal

lyten, den Gallensäuren, Cholesterin und dem zu den Gallenfarbstoffen zählenden Bilirubin. Daneben werden auch Hormone und Medikamente über die Galle ausgeschieden.

Eine **Förderung der Gallensekretion** erreicht man durch eine *erhöhte Leberdurchblutung*, durch die Reizung des Eingeweidenervs (*N. vagus*) und durch das im Dünndarm gebildete Gewebshormon *Sekretin*. Ebenso regt *Glukagon*, ein Hormon der Bauchspeicheldrüse, die Abgabe von Gallenflüssigkeit an.

Die Gallenflüssigkeit fließt in der Leber über die kleinen Gallekanälchen zu immer größer werdenden Gallenwegen. Diese vereinigen sich schließlich zum rechten und zum linken *Ductus hepaticus*[10] (rechter und linker Lebergang) und münden an der Leberpforte in den gemeinsamen Lebergang (*Ductus hepaticus communis*[11]). Etwas außerhalb der Leber mündet in ihn spitzwinkelig der Gallenblasengang (*Ductus cysticus*[12]). Beide bilden dann den Gallengang (*Ductus choledochus*[13]).

Blut und Galle fließen in den Leberläppchen in entgegengesetzter Richtung. In den Gallenkapillaren wird die Galle vom Läppchenzentrum zur Peripherie transportiert. Das Blut fließt dagegen vom Rand der Leberläppchen durch das venöse Kapillarsystem, die Sinusoide, zur Zentralvene im Zentrum des Leberläppchens.

24.1.1.2. Stoffwechselfunktion der Leber

Das **Pfortaderblut** transportiert aus dem Bereich der unpaaren Bauchorgane (Magen, Darm, Milz und Bauchspeicheldrüse) Stoffe heran, die in der Leber *verstoffwechselt* und *entgiftet* werden müssen. Dazu muß das Blut mit den Leberzellen großflächig in Berührung kommen. Die Pfortader (V. portae) verzweigt sich daher in einem Kapillarsystem (*Sinusoide*) zwischen den Leberzellen.

Nach dem Kontakt mit den Leberzellen wird das Blut in der *Zentralvene* eines Leberläppchens gesammelt. Die Lebervenen führen es schließlich der unteren Hohlvene (V. cava inferior) zu.

In der Wand der Lebersinusoide finden sich spezielle Freßzellen (Phagozyten[14]), die *Kupffer-Sternzellen*[15], die Fremdstoffe, Zelltrümmer und Bakterien in sich aufnehmen und speichern können.

Im Rahmen des **Kohlenhydratstoffwechsels** wird in der Leber in erster Linie *Glykogen* aus überschüssigem Blutzucker aufgebaut. Glykogen ist die tierische Speicherform der Kohlenhydrate – die Leber dient also als *Kohlenhydratspeicher*. Dieses Glykogen wird bei Bedarf wieder zu Glucose (Traubenzucker) abgebaut. Geregelt wird die Freisetzung von Glucose aus Glykogen durch die Hormone *Glukagon* und *Adrenalin*.

Die in *Aminosäuren* aufgespaltenen **Eiweiße** gelangen nach der Aufnahme über den Darm mit dem Pfortaderblut in die Leber. Hier werden aus ihnen die vom Körper benötigten Proteine aufgebaut. Zu ihnen zählen vor allem *Albumine* und *Globuline*, aber auch *Gerinnungsfaktoren* sowie bestimmte *Enzyme* (Transaminasen, alkalische Phosphatase) gehören zu den von der Leber gebildeten Eiweißkörpern. Auch der *Ab- und Umbau von Eiweißen und Aminosäuren* findet hier statt. Aus dem beim Eiweißabbau freiwerdenden Stickstoff bildet die Leber das Endprodukt des Aminosäuren- und Proteinstoffwechsels, den *Harnstoff*. Pro Tag sind das beim erwachsenen Menschen etwa 20 bis 25 g.

Neben ihren Aufgaben im Kohlenhydrat- und Eiweißstoffwechsel gilt die Leber auch als wichtigster Bildungsort für **Fette**. Fettsäuren gelangen über das Blut der Pfortader in die Leber, werden dort aufgenommen und bei Bedarf an das Blut abgegeben. Auch die Bildung von *Ketonkörpern* (z.B. im Hungerzustand oder im Falle eines Diabetes mellitus) geschieht in der Leber.

24.1.1.3. Entgiftungsfunktion der Leber

Für den Körper schädliche Stoffe werden in der Leber auf unterschiedlichen *chemischen Wegen* entgiftet. Die Leber stellt dabei einen *Filter* für alle über den Darm aufgenommenen Substanzen dar. Der bei der Darmfäulnis in großen Mengen entstehende *Ammoniak* wird in der Leber in ungiftigen Harnstoff umgewandelt. Daneben baut die Leber auch bestimmte *Hormone* wie die Steroide der Nebennierenrinde in unwirksame Stoffe ab.

---

[10] ductus (lat.): Gang; hepar: s. 1
[11] ductus: s. 10; hepar: s. 1; communis (lat.): gemeinsam
[12] ductus: s. 10; kystis (gr.): Blase; cysticus: zur (Gallen-) Blase gehörend
[13] ductus: s. 10; chole (gr.): Galle; dechomai (gr.): aufnehmen
[14] phagein (gr.): verzehren; kytos (gr.): Zelle
[15] von Kupffer, Karl: deutscher Anatom (1829 – 1902)

24.1. Leber und Gallenblase

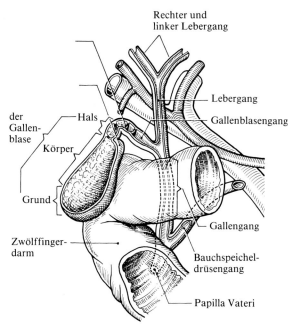

Abb. 24.4. Anatomie des Gallengangsystems. (Aus: 9)

24.1.2. Gallenwege und Gallenblase

In der Leber vereinigen sich die größeren Gallenwege zum rechten und zum linken Lebergang (*Ductus hepaticus dexter et sinister*). Beide treffen an der Leberpforte aufeinander und bilden den **gemeinsamen Lebergang** (*Ductus hepaticus communis*). Außerhalb der Leber liegt die spitzwinkelige Einmündung des **Gallenblasengangs** (*Ductus cysticus*) in den Lebergang (Abb. 24.4).

Die **Gallenblase** (Vesica fellea[16]) liegt an der Eingeweidefläche der Leber. Das birnenförmige Organ von etwa 8 bis 12 cm Länge und 4 bis 5 cm Breite faßt ca. 30 bis 50 ml Flüssigkeit. Die dünne Wand der Gallenblase ist von einer Schleimhaut ausgekleidet, die ein einschichtiges *Zylinderepithel* trägt. Man unterscheidet an der Gallenblase den *Blasengrund* (Fundus[17]), den *Blasenkörper* (Corpus) und den nach hinten oben gerichteten *Blasenhals* (Collum). Vom Blasenhals geht der Gallenblasengang (*Ductus cysticus*) aus, der in den gemeinsamen Lebergang (*Ductus hepaticus communis*) mündet. Beide bilden so den **Gallengang** (*Ductus choledochus*). Der Gallengang mündet schließlich in den Zwölffingerdarm. Kurz vor der Einmündungsstelle vereinigt sich bei den meisten Menschen der Gallengang mit dem Bauchspeicheldrüsengang (*Ductus pancreaticus*[18]). Die gemeinsame Mündungsstelle nennt man *Papilla duodeni major*[19] (*Papilla Vateri*[20]). Sie wird durch einen Schließmuskel, den *Sphincter ampullae*[21] (*Sphincter Oddi*) verschlossen. Er verhindert den Rückfluß von Galle und Pankreassaft.

Pro Tag produzieren die Leberzellen etwa 600 bis 800 ml Gallenflüssigkeit. Die Zusammensetzung und die Konzentration dieser Gallenflüssigkeit wird in den Gallengängen und in der Gallenblase verändert. Die **Lebergalle** wird so auf 50 bis 80 ml eingedickt. Man bezeichnet die eingedickte Flüssigkeit – im Gegensatz zur Lebergalle – als **Blasengalle**. Sie wird in der Gallenblase

---

[16] vesica (lat.): Blase; felleus (lat.): gallig
[17] fundus (lat.): Grund, Boden
[18] ductus: s. 10; pankreas: Bauchspeicheldrüse
[19] papilla (lat.): Warze, warzenförmige Erhebung; duodenum (lat.): das Zwölffache, Zwölffingerdarm; major (lat.): größer, der Größere
[20] papilla: s. 19; Vater, Abraham: deutscher Anatom (1684–1751)
[21] sphiggo (gr.): schnüre zu; sphineter: Schließmuskel; ampulla: bauchiges Gefäß, Kolben

gespeichert und bei Bedarf an den Zwölffingerdarm abgegeben.

Sobald Nahrung in das Duodenum gelangt, kontrahiert sich die Muskulatur der Gallenblase. Die Gallenflüssigkeit wird nach außen entleert. Als Mittler dient dabei das Gewebshormon *Pankreozymin-Cholezystokinin* (P-Ch). Gleichzeitig erschlafft der Schließmuskel der Papilla duodeni major, so daß die Gallenflüssigkeit in den Dünndarm abgegeben werden kann.

24.2. Die Bauchspeicheldrüse

Die Bauchspeicheldrüse (*Pankreas*[22]) ist die wichtigste **Verdauungsdrüse** des menschlichen Körpers. Sie produziert *Verdauungsenzyme*, die zur Spaltung von Eiweißen, Fetten und Kohlenhydraten benötigt werden. Neben dieser exokrinen Funktion nimmt das Pankreas als **hormonproduzierende Drüse** noch eine endokrine Funktion wahr. Die in der Bauchspeicheldrüse gebildeten Hormone beeinflussen vor allem den Kohlenhydratstoffwechsel.

Das Pankreas liegt im mittleren Oberbauch (Abb. 24.5). Es ist ein längliches Gebilde, das sich nach links verjüngt. Seine Länge beträgt etwa 14 bis 18 cm, es wiegt durchschnittlich 65 bis 75 g. Wie der Zwölffingerdann (Duodenum) liegt es *retroperitoneal*, ist also nicht von Bauchfell umhüllt. Der dickste Teil der Bauchspeicheldrüse, der *Pankreaskopf*, wird von der Duodenalschlinge umfaßt. Der Kopf geht in den *Pankreaskörper* über, dieser endet im *Pankreasschwanz*. Im Inneren der Bauchspeicheldrüse erkennt man eine *Läppchenstruktur*. Längs durch die Drüse führt der Pankreasgang (*Ductus pancreaticus*[23]), der aus den einzelnen Läppchen kurze Zuflüsse erhält. Der Ductus pancreaticus mündet in den meisten Fällen außerhalb der Bauchspeicheldrüse gemeinsam mit dem Gallengang (Ductus choledochus) in der *Papilla duodeni major*. In einigen Fällen mündet ein zweiter Nebenast des Ductus pancreaticus einige Zentimeter über der Papille in den Zwölffingerdarm.

Der **exokrine Teil des Pankreas**, d. h. der Teil, der die Verdauungsenzyme produziert, besteht aus *rein serösem Drüsengewebe* mit *azinösen Endstücken* (vgl. S. 11). Um dieses Drüsengewebe findet man ein bindegewebiges Stützgerüst, das das Gewebe in Läppchen untergliedert. Auch außen ist das Pankreas von einer *Bindegewebskapsel* umgeben.

Neben den exokrinen Drüsenzellen finden sich in der Bauchspeicheldrüse *hormonproduzierende Zellen*. Sie sind zu **Langerhansschen Inseln** zusammengelagert. Wie alle hormonproduzierenden Drüsen geben sie Inkrete, d. h. *Hormone*, direkt ins Blut ab. Die Hauptmasse dieser Zellen sind helle *B-Zellen*, die *Insulin* bilden. *A-Zellen* produzieren *Glukagon*.

Pro Tag bildet die Bauchspeicheldrüse ca. **2 Liter Pankreassaft**, der in den Zwölffingerdarm abgegeben wird. Er enthält vor allem *Bikarbonat-Ionen* (HCO_3^-), die das saure Milieu des Magensafts neutralisieren, und verschiedene *Verdauungsenzyme*. Gesteuert wird die Sekretion des Bauchspeicheldrüsensafts durch die aus der Schleimhaut des Zwölffingerdarms stammenden Gewebshormone *Sekretin* und *Pankreozymin-Cholezystokinin* (P-Ch). Zu den in der Bauchspeicheldrüse gebildeten Enzymen gehören als inaktive Vorstufen das **Trypsinogen** und das **Chymotrypsinogen**. Sie werden im Darm zu *Trypsin* und *Chymotrypsin* umgewandelt und dienen der Proteinspaltung. Enzyme der Kohlenhydratverdauung sind die α-**Amylase** (Pankreas-Amylase), **Maltase** und **Saccharase**. Die **Pankreas-Lipase** dient der Fettverdauung.

Die beiden wichtigsten Pankreashormone sind das *Insulin* und das *Glukagon*. Das Insulin hilft, die aufgenommene Nahrung in Form von Glykogen und Fett zu speichern. Dagegen können mit Hilfe des Glukagons bei der Arbeit, in Streßsituationen und beim Fasten Energiereserven mobilisiert werden. Beide Hormone dienen dazu, den Blutzuckerspiegel möglichst konstant zu halten.

Insulin ist ein *Eiweißkörper*, der aus zwei Peptidketten besteht. Die A-Kette setzt sich aus 21 Aminosäuren zusammen, die B-Kette aus 30 Aminosäuren. Beide sind durch zwei Schwefelbrücken (Disulfidbrücken) miteinander verbunden. Zu den vielfältigen Aufgaben des Insulins gehört die Steigerung des Transports von Glucose zu den Muskeln sowie die Förderung des oxidativen Abbaus der Glucose in den Muskeln. Es steigert weiterhin die Glykogenbildung im Muskel und in der Leber und unterstützt die Eiweiß- und Fettbildung aus Kohlenhydraten. Daneben

---

[22] pan (gr.): ganz-, vollständig; kreas (gr.): Fleisch
[23] ductus (lat.): Gang; pankreas: s. 22

24.2. Die Bauchspeicheldrüse

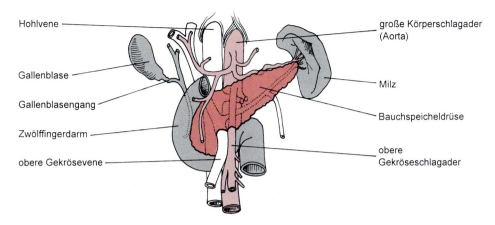

Abb. 24.5. Beziehung der Bauchspeicheldrüse zu den Organen des Oberbauchs. (Aus: 2)

fördert Insulin die Aufnahme freier Fettsäuren, die dann in Form von Triglyzeriden als Depotfett gespeichert werden. Man faßt dies als die *anabole*, d. h. aufbauende Wirkung des Insulins zusammen.

Der Gegenspieler des Insulins beim Kohlenhydratstoffwechsel ist das **Glukagon**. Es steigert den Glykogenabbau in der Leber. Zusätzlich fördert es die Glucoseneubildung aus Laktat (dem Salz der Milchsäure). Beides *erhöht* den *Blutzuckerspiegel*. Daneben steigert Glukagon den Abbau von Fettsäuren in der Leber. Das *Polypeptid* Glukagon besteht, im Gegensatz zum Insulin, nur aus einer Kette von 29 Aminosäuren.

Es gibt verschiedene Reize, die zu einer Insulinausschüttung ins Blut führen, so der erhöhte Blutzuckerspiegel (*Hyperglykämie*[24]). Aber auch nach einer vermehrten Glukagon- und Sekretinabgabe kommt es zur Ausschüttung von Insulin. *Adrenalin*, ein Hormon des Nebennierenmarks, bremst die Insulinabgabe.

Der entsprechende Reiz für die *Glukagonausschüttung* ist die *Hypoglykämie*[25], d. h. der niedrige Blutzuckerspiegel. Aber auch eine allgemeine Erregung kann zur vermehrten Glukagonabgabe führen. Gebremst wird die Glukagonausschüttung bei einer *Hyperglykämie*.

Für Ihre Notizen:

---

[24] hyper- (gr.): über, über – hinaus, oberhalb; glykys (gr.): süß; haima (gr.): Blut
[25] hypo- (gr.): unter, unterhalb; glykys: s. 24; haima: s. 24

25. Erkrankungen der großen Darmdrüsen

25.1. Erkrankungen der Leber

25.1.1. Entzündliche Lebererkrankungen

Zu den entzündlichen Erkrankungen der Leber (*Hepatitiden*) gehören die *akute Virushepatitis*, die durch *verschiedene Ursachen* (Noxen[1]) hervorgerufene *Hepatitis* und die *chronische Hepatitis*.

25.1.1.1. Akute Virushepatitis[2]

Eine akute Virushepatitis kann durch verschiedene Viren hervorgerufen werden. Erreger der **Hepatitis A** ist das *Hepatitis-A-Virus*. Die Erkrankung wurde früher auch als *epidemische Hepatitis* oder *Hepatitis mit kurzer Inkubationszeit*[3] bezeichnet. Die Inkubationszeit, d. h. die Zeit zwischen der Ansteckung und dem Auftreten erster Krankheitserscheinungen, beträgt etwa 15 bis 20 Tage. Eine Übertragung der Hepatitis-A-Viren kann sowohl *oral* (über den Mund) als auch *parenteral*[4] (unter Umgehung des Magen-Darm-Trakts) erfolgen. Da das Virus mit dem Stuhl ausgeschieden wird, erfolgt die Übertragung häufig durch fäkale Verschmutzung (z. B. von Nahrungsmitteln). Aber auch Blut und Speichel eines Erkrankten sind infektiös. Bevorzugt tritt die Hepatitis A bei Kindern und Jugendlichen auf. Der Übergang einer akuten Hepatitis A in eine chronische Hepatitis ist unwahrscheinlich.

Als **Hepatitis B** oder *Hepatitis mit langer Inkubationszeit* bezeichnet man eine durch das *Hepatitis-B-Virus* verursachte Erkrankung. In der Regel beträgt hier die Inkubationszeit 50 bis 180 Tage. Das Virus wird vor allem *parenteral* (z. B. durch Bluttransfusionen oder verunreinigte Spritzen) übertragen, eine Ansteckung auf *oralem Wege* ist jedoch auch möglich. Alle Körperflüssigkeiten (Blut, Speichel, Schweiß usw.) sind als infektiös zu betrachten. Im Gegensatz zur Hepatitis A läßt sich bei der Hepatitis B kein bevorzugtes Erkrankungsalter feststellen. Die Erkrankung hinterläßt eine *lebenslange Immunität* gegen das Heptitis-B-Virus. Diese Immunität betrifft jedoch nicht die Hepatitis A oder die noch zu besprechenden Hepatitiden C, D, E und F. In etwa 5 bis 10 % der Erkrankungsfälle geht die akute Hepatitis B in eine *chronische Lebererkrankung* über.

Zur Gruppe der früher als Non-A-non-B-Hepatitiden bezeichneten akuten Leberentzündungen gehören die Hepatitis C und die Hepatitis E. Der Übertragungsweg der Hepatitis C entspricht dem der Hepatitis B. Alle Körperflüssigkeiten (Blut, Plasma, Serum, Urin, Speichel, Liquor, Aszites, Exsudate, Muttermilch, Menstrualblut, Sperma) sind als potentiell infektiös zu betrachten. Erreger ist das Hepatitis-C-Virus. In den letzten Jahren war dieses Virus die häufigste Ursache der im Anschluß an eine Bluttransfusion aufgetretenen Hepatitis (Posttransfusionshepatitis). Die Hepatitis C verläuft öfter als die übrigen Hepatitisformen anikterisch, d. h. ohne Gelbsucht (s. u.). Die übrigen Symptome unterscheiden sich nicht grundsätzlich von denen bei anderen Virushepatitiden. Die Inkubationszeit beträgt in der Regel 7 bis 8 Wochen. Die Dauer der Infektiosität ist bei der Hepatitis C bislang noch nicht bekannt. Die Prognose der Erkrankung ist unterschiedlich.

---

[1] noxa (lat.): Schaden; Noxe: Schadstoff, krankheitserregende Ursache
[2] hepar (lat.): Leber; -itis: Entzündung
[3] incubare (lat.): auf etwas liegen, brüten; Inkubationszeit: Zeit zwischen dem Eindringen des Krankheitserregers in den Körper bis zum Auftreten erster Krankheitserscheinungen
[4] par-, para (gr.): neben, beidseits; enteron (gr.): Darm; parenteral: unter Umgehung des Magen-Darm-Kanals, d. h. durch subkutane, intramuskuläre oder intravenöse Injektion

25.1. Erkrankungen der Leber

Der Übergang in eine chronische Verlaufsform ist häufiger als bei der Hepatitis B. Wie bei der Hepatitis A und der Hepatitis B lassen sich Antikörper im Blut infizierter Personen gegen das Erregervirus (hier: Anti-HCV) nachweisen. Eine Impfung gegen die Hepatitis C ist noch nicht möglich.

Das Hepatitis-E-Virus ist Erreger einer anfangs in Indien und der früheren UdSSR beobachteten Virushepatitis. Es wird mit dem Stuhl ausgeschieden und vor allem durch fäkal-verschmutzte Gegenstände übertragen. Die Inkubationszeit der Hepatitis E beträgt etwa 7 bis 8 Wochen. Chronische Verlaufsformen sind bislang nicht bekannt. Dies gilt auch für das unlängst in Indien entdeckte Hepatitis-F-Virus, das ebenfalls durch Speisen und Wasser übertragen wird.

Als Hepatitis D (früher: Delta-Hepatitis) bezeichnet man eine Erkrankung, die zusammen mit dem Hepatitis-B-Virus übertragen wird. Erreger ist ein unvollständiges Virus, das sich nur in Gegenwart des Hepatitis-B-Virus vermehren kann. Die Erkrankung verläuft meist akut, fulminante (hochakute) Verlaufsformen sind häufiger als bei Hepatitis-A- oder Hepatitis-B-Infektionen.

Aufgrund des **klinischen Bildes** ist es in der Regel nicht möglich, die einzelnen Formen der akuten Virushepatitis zu unterscheiden, da sich die Symptome ähneln. Neben einer anfänglichen Appetitlosigkeit kommt es zu Abgeschlagenheit, Brechreiz, Übelkeit, Blähungen. Häufig klagen die Patienten auch über einen Widerwillen gegen Fett, Alkohol und Nikotin. Erst nach diesem uncharakteristischen *Prodromalstadium*[5] (Vorläuferstadium) kommt es zur Gelbsucht (*Ikterus*[6]). Verursacht wird die Gelbfärbung der Haut, der Schleimhäute und der Bindehaut des Auges (fälschlich als »Skleren«[7] bezeichnet) durch einen Anstieg des Bilirubins (eines Abbauprodukts des Hämoglobins) im Serum. Der Urin zeigt eine dunkelbraune Farbe, der Stuhl entfärbt sich. Der Ikterus hält im allgemeinen 2 bis 6 Wochen an. Die Krankheit selbst kann bis zu 5 Monate dauern. Im Gegensatz zum oben beschriebenen Verlauf gibt es jedoch auch Krankheitsverläufe ohne Bilirubinämie (Bilirubin im Blut). Man nennt dies eine *anikterische*[8] *Hepatitis*. Sie tritt besonders häufig bei Kindern auf.

Schwerwiegendste Komplikation einer Virushepatitis ist das *Leberzerfallskoma*. Es sind etwa 0,1 bis 4,2% der akuten Virushepatitiden, bei denen es durch einen akut auftretenden Zerfall der Leberzellen zum Koma kommt. Die Prognose ist sehr schlecht. Die meisten Patienten sterben nach 4 bis 10 Tagen.

In der Regel, d.h. in 80 bis 90 % der Fälle, heilt eine akute Virushepatitis jedoch innerhalb von 12 Wochen aus. Bei den restlichen 10 bis 15 % geht die Erkrankung in eine *chronische Verlaufsform* über.

25.1.1.2. Durch verschiedene Noxen hervorgerufene Hepatitis

Es gibt zahlreiche infektiöse und nichtinfektiöse Ursachen einer Leberentzündung. Häufig kommt es im Verlauf verschiedener *Infektionskrankheiten* zu einer akuten (Begleit-)Hepatitis. Beispiele hierfür sind der Morbus Weil, die Mononukleose (Pfeiffersches Drüsenfieber), das Gelbfieber und die Amöbiasis. Eine Reihe anderer Erkrankungen führt zur Bildung von Granulomen[9] in der Leber. Diese kleinen, abgekapselten Knötchen können beispielsweise im Verlauf einer Tuberkulose, eines Morbus Boeck (Sarkoidose) oder einer Salmonellose auftreten. Man bezeichnet diese Form der Leberentzündung als *granulomatöse Hepatitis*.

25.1.1.3. Chronische Hepatitis

Zu den Ursachen einer chronischen Hepatitis zählen die akute Virushepatitis, Drogen sowie bislang unbekannte Auslösemechanismen. Eine chronische Hepatitis kann bei längerem Verlauf in eine *Leberzirrhose*[10] übergehen. Man betrachtet daher die chronische Hepatitis als ein mögliches Vorstadium dieser Erkrankung.

Unter den Formen der akuten Virushepatitis sind es die Hepatitiden B und C, die als Ursache einer chronischen Hepatitis in Frage kommen. Die sogenannte *drogeninduzierte chronische Hepatitis*, eine durch Drogen ausgelöste chronische Leberentzündung, kann durch Alkohol, bestimmte Medikamente (z. B. Sulfonamide, Halothan, Salizylate) und durch Drogen im engeren Sinne hervorgerufen werden.

---

5 prodromos (gr.): Vorläufer; Prodromalstadium: Vorläuferstadium
6 ikteros (gr.): Pirol (gelber Vogel); Ikterus: Gelbsucht
7 skleros (gr.): hart; Sklera: Lederhaut des Auges
8 an- (gr.): un-, -los; anikterisch: ohne Ikterus (Gelbsucht) verlaufend
9 granula (lat.): kleine Körnchen
10 kirrhos (gr.): gelb; Leberzirrhose: chron. Lebererkrankung

Bei den chronisch verlaufenden Leberentzündungen unterscheidet man zwei Formen: die chronisch persistierende[11] Hepatitis und die chronisch aggressive Hepatitis. Eine milde Leberentzündung, die über Jahre hin besteht, bezeichnet man als **chronisch persistierende Hepatitis**. Nur selten kommt es hierbei zur Verschlechterung des Zustandsbildes oder zum Übergang in eine chronisch aggressive Hepatitis. Die Tendenz zur Ausheilung ist gut.

Die **chronisch aggressive Hepatitis** schreitet dagegen weiter fort. Dies führt zur zunehmenden Einschränkung der Leberfunktion. Das Allgemeinbefinden des Patienten ist oft beeinträchtigt. Nur in seltenen Fällen kommt es zur Ausheilung der Erkrankung. In 60 bis 80 % geht die chronisch aggressive Hepatitis in eine *Leberzirrhose* über.

25.1.2. Leberzirrhose

Die Leberzirrhose ist eine chronische Erkrankung, die diffus die ganze Leber befällt. Nach dem Untergang von normalem Lebergewebe kommt es zur *bindegewebigen Narbenbildung* in diesem Bereich. Die Bindegewebsstränge schnüren Gewebsinseln ab und zerstören so den normalen Läppchenaufbau der Leber. Eine Wiederherstellung der regulären Struktur ist dann nicht mehr möglich.

Die häufigste Ursache einer Leberzirrhose ist hierzulande der *Alkoholmißbrauch*. Folge dieses Mißbrauchs ist eine zunehmende *Leberverfettung* und die direkte *toxische Schädigung* der Leberzellen. Dies führt zu einer schubweise auftretenden **Alkoholhepatitis**, deren Folge der Untergang von Lebergewebe ist. Die *posthepatitische Zirrhose* tritt meist 1 bis 3 Jahre nach einer **Virushepatitis** auf. Auch ein lange bestehender Aufstau von Galleflüssigkeit im Bereich der intrahepatischen[12] Gallenwege kann über eine **chronische Gallenwegsentzündung** zur Entstehung einer Leberzirrhose führen. In einer Reihe von Fällen ist die auslösende Ursache unbekannt, in seltenen Fällen tritt die Zirrhose im Verlauf einer Stoffwechselstörung (z. B. der Eisenspeicherkrankheit oder des Morbus Wilson) auf.

Bei *inaktiven Formen der Leberzirrhose* ist die Leberfunktion nur leicht gestört. Man findet hier eine vergrößerte Leber. Es kommt zu uncharakteristischen Symptomen wie Appetitlosigkeit, Blähungen, Fettunverträglichkeit und Müdigkeit. Die Leistungsfähigkeit ist eingeschränkt. Schreitet die Erkrankung weiter fort, spricht man von einer **aktiven Leberzirrhose**. Typisch hierfür sind die dann auftretenden Hautveränderungen (Abb. 25.1). Vor allem im Nacken, Gesicht, an Oberarmen und Handrücken bilden sich *Gefäßsternchen* aus. Daneben findet man eine Rötung der Handinnenfläche, hauptsächlich im Bereich des Daumen- und des Kleinfingerballens, das *Palmarerythem*[13]. Auch *Behaarungsanomalien* wie der Verlust der Achsel- und Schambehaarung sowie bei Männern die ein- oder beidseitig auftretende Brustdrüsenschwellung (*Gynäkomastie*[14]) kommen häufig vor.

Durch den fortschreitenden Verlust an funktionstüchtigem Lebergewebe kommt es zur **Leberzellinsuffizienz**. Die Leber ist nicht mehr in der Lage, ihre vielfältigen Funktionen wahrzunehmen. Schließlich bildet sich ein *Bluthochdruck* im Pfortaderbereich aus. Folgen sind Ösophagusvarizen und ein Aszites. Mit Hilfe sackartiger Erweiterungen der Speiseröhrenvenen, die man als **Ösophagusvarizen**[15] bezeichnet, versucht der Körper, das Abflußhindernis (die zirrhotische Leber) zu umgehen. Das venöse Blut gelangt so direkt in die obere Hohlvene. Durch die Stauung im Leberbereich sammelt sich seröse Flüssigkeit in der freien Bauchhöhle an. Es entsteht die Bauchwassersucht (**Aszites**[16]). Bei weit fortgeschrittener Erkrankung kommt es infolge der mangelhaften Entgiftungs- und Stoffwechselfunktion der Leber zu neurologischen und psychiatrischen Symptomen. Man bezeichnet dies als *hepatische Enzephalopathie*[17]. Schließlich tritt nach verschiedenen Stadien der Bewußtseinstrübung das **Leberausfallkoma** ein. Es sind 30 bis 40 % aller Leberzirrhosepatienten, die im Leberkoma sterben. Weitere Todesursachen sind Blutungen aus den Ösophagusvarizen, das Nierenversagen und Infektionen.

---

[11] persistere (lat.): hartnäckig verharren; persistieren: anhalten, dauern
[12] intra (lat.): innerhalb; hepar: s. 2
[13] palma (lat.): Handfläche; erythema (gr.): Röte, Errötung
[14] gyne, gynaikos (gr.): Weib; mastos (gr.): Brust; Gynäkomastie: Vergrößerung der männl. Brustdrüse
[15] oisein (gr.): tragen; phagein (gr.): essen; Oesophagus: Speiseröhre; varix (lat.): Krampfadern
[16] aszites: Bauchwassersucht
[17] enkephalos (gr.): Gehirn; pathos (gr.): Leiden

25.2. Erkrankungen der Gallenwege und der Gallenblase

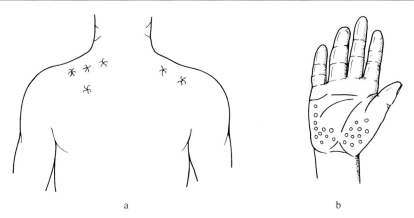

Abb. 25.1. Hautveränderungen bei Leberzirrhose-Patienten. *a* Gefäßsternchen (Spider-Naevi) im Nackenbereich; *b* Palmarerythem.

25.1.3. Lebertumoren

Vom Lebergewebe gehen relativ selten maligne (bösartige) Tumoren aus. Ein Beispiel hierfür ist das **Leberzellkarzinom**. Man unterscheidet hierbei zwei verschiedene Formen, das maligne **Hepatom**[18] und das maligne **Cholangiom**[19]. Das Hepatom geht vom eigentlichen Lebergewebe aus, während das Cholangiom seinen Ursprung von den Epithelzellen der intrahepatischen Gallengänge nimmt.

Die bei malignen Lebertumoren auftretenden Symptome ähneln denen einer Zirrhose. Es entstehen relativ frühzeitig Metastasen (Tochtergeschwülste) in den Lymphknoten des Bauchraums, im Bereich des Bauchfells, in der Lunge, in Knochen und in der Nebenniere. Die Prognose des Leberzellkarzinoms ist sehr schlecht.

Viel häufiger als Leberzellkarzinome findet man in der Leber **Metastasen maligner Tumoren**. Solche Lebermetastasen führen in der Regel zu einer großen, harten und höckerigen Leber. Oft sind es bösartige Tumoren im Bereich des Magen-Darm-Trakts, von denen sie ausgehen. Aber auch maligne Lungen-, Brustdrüsen- (Mamma-) und Schilddrüsentumoren führen häufig zur Bildung von Lebermetastasen.

25.2. Erkrankungen der Gallenwege und der Gallenblase

25.2.1. Cholangitis (Gallenwegsentzündung)

Gallenwegsentzündungen (*Cholangitiden*[20]) sind meist bakteriell bedingt. In der Regel sind es *Darmkeime*, die bei einer Behinderung des Galleabflusses oder einem nicht funktionierenden Verschluß der Papilla duodeni major in die Gallengänge gelangen. Eine solche *Gallestauung* kann z. B. durch einen Stein im Bereich des Gallengangs (Ductus choledochus), der den Gang verlegt, einen Papillentumor, einen Gallenwegstumor oder durch narbige Veränderungen im Abflußsystem der Gallenblase bedingt sein.

Typische Symptome einer **akuten Cholangitis** sind Schmerzen im rechten Oberbauch, Fieber und ein Ikterus (Gelbsucht) infolge der Gallestauung.

Wird die Ursache einer akuten Cholangitis nicht beseitigt, kommt es zur **chronisch-rezidivierenden Cholangitis**. Immer wieder treten entzündliche Schübe auf. Die Entzündung greift dann meist auf das Lebergewebe über. Es entsteht eine vergrößerte, harte Leber. Das eigentliche Lebergewebe wird zerstört. Wird die Ursache der wiederholt auftretenden Entzündungen nicht beseitigt, kann es schließlich zur *Leberzirrhose* kommen.

---

[18] hepar: s. 2
[19] chole (gr.): Galle; angeion (gr.): Gefäß
[20] chole (gr.): Galle; angeion (gr.): Gefäß; -itis: Entzündung

25.2.2. Cholezystitis (Gallenblasenentzündung)

In über 90 % der Fälle tritt eine Entzündung der Gallenblase, die Cholezystitis[21], zusammen mit einem *Gallensteinleiden* auf. Wie bei der Cholangitis unterscheidet man auch bei der Cholezystitis eine akute und eine chronische Form der Erkrankung.

Eine **akute Cholezystitis** äußert sich in Fieber, Schmerzen im rechten Oberbauch, auch Übelkeit und Erbrechen. Manchmal tritt ein leichter Ikterus auf. Für den Patienten gefährliche Komplikationen der akuten Cholezystitis sind das *Gallenblasenempyem* (eine Eiteransammlung in der Gallenblase), die *Sepsis* und auch die *Perforation*, der Durchbruch in die freie Bauchhöhle.

Die **chronische Gallenblasenentzündung** ist oft Folge wiederholt auftretender Entzündungen. Meist liegt dann ein Steinleiden vor. Andere Ursachen sind die Salmonelleninfektion oder auch der Befall der Gallenblase durch Parasiten wie bestimmte Würmer (Askariden) oder Geißeltierchen (Lamblien). Es treten dann rechtsseitige Oberbauchbeschwerden auf. Manchmal kommt es abends zu einem Temperaturanstieg. Einige Patienten klagen über eine zeitweise auftretende Gelbsucht (Ikterus). Die Gallenblasengegend ist oft druckempfindlich. Dauert die Erkrankung längere Zeit an, können auch die ableitenden Harnwege und sogar das angrenzende Lebergewebe betroffen sein. Eine weitere Komplikation der Cholezystitis ist die Bauchspeicheldrüsenentzündung (Pankreatitis).

25.2.3. Cholelithiasis (Gallensteinleiden)

Die häufigste Erkrankung der Gallenblase und der Gallenwege ist das Gallensteinleiden, die Cholelithiasis[22]. Häufig tritt das Leiden bei adipösen[23] Frauen auf. Auch Patienten mit erhöhtem Blutzuckerspiegel (Diabetes mellitus) und Patienten mit gestörtem Fettstoffwechsel (Hyperlipidämie Typ IV) sind oft betroffen.

Die meisten Gallensteine (ca. 80 %) sind *Cholesterin-* und *Cholesterinkalksteine*. Aber auch *Pigmentsteine* kommen vor. Als *Gallengries* bezeichnet man eine Ansammlung kleinster Steinchen. Daneben kommen alle Größenordnungen vor, bis hin zum großen Einzelstein, den man als *Solitärstein* bezeichnet. Häufigste Ursache für die Entstehung von Gallensteinen ist ein zu hoher Anteil an Cholesterin im Verhältnis zum Gallensäuren- und Lezithinanteil der Galle. Normalerweise bilden diese drei Stoffe in der Gallenflüssigkeit sogenannte Mizellen (Zusammenlagerungen von Molekülen), die das sonst wasserunlösliche Cholesterin in Lösung halten. Ist der Anteil an Cholesterin jedoch relativ zu hoch, kristallisiert die Substanz aus.

Andere Ursachen für die Entstehung von Gallensteinen können die *Gallenstauung* sowie *Entzündungen* im Bereich der Gallenwege sein.

Nicht jeder Gallenstein verursacht Symptome. Charakteristisch für ein Gallensteinleiden sind jedoch die Unverträglichkeit fetter und blähender Nahrungsmittel, Übelkeit und die Gallenkolik. Ursache einer **Gallenkolik** ist in vielen Fällen der Verschluß des Gallengangs (Ductus choledochus) oder des Gallenblasengangs (Ductus cysticus) durch einen Stein. Um dieses Abflußhindernis zu beseitigen, muß die Gallenblase sich verstärkt kontrahieren. Die Kontraktion sowie die dabei akut auftretende Drucksteigerung sind äußerst schmerzhaft.

Früher war es üblich, Gallensteine bzw. Steine in den Gallenwegen mit Hilfe röntgenologischer Methoden nachzuweisen. Heute steht an erster Stelle der Steinnachweis mit Hilfe des Ultraschallgeräts (*Sonographie*[24]).

Gallensteine sind häufig Ursache *rezidivierender Gallenkoliken* und *chronischer Gallenblasenentzündungen*. Eine durch Gallensteine bedingte chronische Cholezystitis führt bei längerer Dauer zu einer Verdickung der Gallenblasenwand und zur Schrumpfung der Gallenblase. Kommt es zu einem Verschluß des Gallengangs (Ductus choledochus) durch einen Stein, führt ein Aufstau der Gallenflüssigkeit oft zu einer *Cholangitis* oder einem *Verschlußikterus*. Besteht dieser über einen längeren Zeitraum, kann die dadurch hervorgerufene Schädigung des Lebergewebes sogar zu einer *Leberzirrhose* führen. Das relativ seltene *Gallenblasenkarzinom* tritt fast ausschließlich bei Gallensteinträgern auf.

---

[21] chole: s. 19; kystis (gr.): Blase; -itis: Entzündung
[22] chole: s. 19; lithos (gr.): Stein
[23] adipositas (lat.): Fettsucht
[24] sonus (lat.): Ton, Laut; graphein (gr.): schreiben

25.3. Erkrankungen der Bauchspeicheldrüse

25.3.1. Pankreatitis

Bei der Entzündung der Bauchspeicheldrüse (Pankreatitis[25]) ist in der Regel zuerst das Organbindegewebe mit seinen Gefäßen betroffen. Wird auch das Drüsengewebe in den entzündlichen Prozeß mit einbezogen, kann es schließlich zu einer *Beeinträchtigung der sekretorischen Funktion* bis hin zur *Selbstverdauung* des Gewebes kommen.

Die **akute Pankreatitis** tritt gehäuft bei *Alkoholikern* und Patienten mit *Gallenwegserkrankungen* auf. Typische Symptome einer leichten Entzündung sind Übelkeit, Erbrechen und uncharakteristische Oberbauchbeschwerden. Die oft jedoch sehr schwerwiegende Erkrankung führt dann zu massiven Bauchschmerzen mit Ausstrahlung in den Rücken, Blähungen, Bauchdeckenspannung, ja sogar zu Ileus (Darmverschluß), Aszites (Bauchwassersucht) und Kreislaufschock. Auch heute noch sterben bei schweren Formen bis zu 80 % der Erkrankten.

Die **chronische Pankreatitis** äußert sich im Gegensatz zur akuten Bauchspeicheldrüsenentzündung mit Gewichtsverlust, Fettunverträglichkeit, einer erhöhten Stuhlfettausscheidung (Steatorrhoe[26]) und den Zeichen eines Diabetes mellitus (Zuckerkrankheit). Schmerzen können ganz fehlen oder auch wiederholt auftreten. Folge der chronischen Pankreatitis ist eine *inkretorische*[27] und *exkretorische*[28] *Pankreasinsuffizienz*[29] durch eine Zirrhose[30] und Sklerose[31] des Drüsengewebes. Das Organ ist also nicht mehr in der Lage, Verdauungssäfte an den Darm und Hormone an das Blut abzugeben. Zu den therapeutischen Maßnahmen bei einer chronischen Pankreatitis gehört daher der Ersatz dieser Substanzen – soweit möglich – in Form von Pankreasenzymen und künstlich hergestellten Hormonen wie Insulin.

25.3.2. Pankreaskarzinom

Häufig findet man einen malignen (bösartigen) Tumor der Bauchspeicheldrüse im Bereich des Pankreaskopfs (*Pankreaskopfkarzinom*), seltener ist das *Karzinom des Pankreasschwanzes*. Oft sind Personen zwischen dem 50. und 60. Lebensjahr betroffen, Männer häufiger als Frauen. Beim *Pankreaskopfkarzinom* tritt infolge seiner Nähe zum Gallengangsystem in 75 % der Fälle ein *Ikterus* (Gelbsucht) auf, da der Galleabfluß gestört ist. Häufig bestehen auch unklare Oberbauchbeschwerden. Fast immer tritt ein starker Gewichtsverlust ein. Das *Pankreasschwanzkarzinom* bleibt dagegen lange symptomlos.

Pankreaskarzinome sind in der Regel Drüsenkrebse (*Adenokarzinome*). Sie metastasieren meist in die örtlichen Lymphknoten und in die Leber. Die Prognose der Erkrankung ist äußerst schlecht, da oft schon eine lymphogene Metastasierung eingesetzt hat, wenn die Diagnose gestellt wird.

Diabetes mellitus s. Kap. 26: Stoffwechselerkrankungen

---

[25] pan (gr.): ganz-, vollständig; kreas (gr.): Fleisch; Pankreas: Bauchspeicheldrüse; -itis: Entzündung
[26] staer, steatos (gr.): Fett; rhoe (gr.): Fluß
[27] cernere, cretum (lat.): absondern; Inkret: Hormon
[28] excretorius (lat.): ausscheiden
[29] insufficientia (lat.): Schwäche
[30] kirrhos (gr.): gelb
[31] skleros (gr.): hart

26. Stoffwechselerkrankungen

26.1. Diabetes mellitus

Die Zuckerkrankheit (Diabetes mellitus[1]), eine erbliche chronische Stoffwechselerkrankung, beruht auf einem relativen oder absoluten *Insulinmangel*. Von einem relativen Insulinmangel spricht man, wenn es bei normaler, eingeschränkter oder gar erhöhter Insulinsekretion zu einer verminderten Insulinempfindlichkeit der Gewebe kommt. Man unterscheidet zwei verschiedene Arten der Zuckerkrankheit, den *juvenilen*[2] *(jugendlichen) Diabetes* und den *Erwachsenen- oder Altersdiabetes*.

Beim **jugendlichen Diabetiker** (vgl. Kap. 47.4.7.) kommt es zu einem rasch fortschreitenden Insulinmangel, der nur durch Insulingabe ausgeglichen werden kann. Häufig auftretende Symptome sind vermehrter Durst (Polydipsie[3]), häufiges Wasserlassen (Polyurie[4]), Gewichtsabnahme und Leistungsminderung. Auch eitrige Erkrankungen, die schlecht abheilen, sowie Pilzerkrankungen im Bereich der Schleimhaut kommen vor.

Die Symptomatik ist beim **Diabetes vom Erwachsenentyp** nicht so stark ausgeprägt. Meist wird die Erkrankung zufällig bei einer Harnuntersuchung anhand einer Glukosurie (Traubenzucker im Harn) festgestellt. Es sind in der Regel übergewichtige Patienten nach dem 40. Lebensjahr, die an einem Erwachsenen- oder Altersdiabetes leiden. Faktoren wie das *Übergewicht* oder eine Schwangerschaft begünstigen oft das Entstehen der Erkrankung.

Diagnostiziert wird ein Diabetes mellitus anhand *erhöhter Blut- und Harnzuckerwerte* sowie der Bestimmung von *Ketonkörpern* im Harn. Normalerweise beträgt der Blutzuckerwert bei nüchternen Personen 70 bis 100 mg/100 ml (3,88 bis 5,55 mmol/l). Im Sammelurin sollte pro Tag weniger als 0,2 g bzw. weniger als 1,1 mmol Zucker zu finden sein. Liegen die bestimmten Werte bei einem Patienten über den hier angegebenen Normwerten, sollte ein *oraler Glucosetoleranztest* durchgeführt werden. Dazu gibt man dem Patienten Anweisung, 3 Tage vor dem Test sich kohlenhydratreich (d. h. mit mehr als 250 g Kohlenhydraten pro Tag) zu ernähren. Am Untersuchungstag erhält der Patient nüchtern 100 g Glucose (Traubenzucker) in ca. 300 bis 400 ml Tee oder Wasser zu trinken. Zuvor wird der Nüchternblutzucker bestimmt. Anschließend erfolgt je eine Blutzuckerbestimmung nach 30, 60, 90 und 120 Minuten. Bei Personen mit *normalen Blutzuckerwerten* liegt der maximale Wert unter 160mg/100ml. Der nach 2 Stunden gemessene Wert liegt unter 120 mg/100 ml. Eine sicher *diabetische Stoffwechsellage* ist bei einem Maximalwert über 200 mg/100 ml und einem 2-Stunden-Wert über 140 mg/100 ml zu diagnostizieren. Im *Zwischenbereich* besteht der *Verdacht auf einen Diabetes mellitus*.

Die schwerste Form der diabetischen Entgleisung ist das **Coma diabeticum**[5]. Auslösende Ursache hierfür sind oft Infekte oder aber – bei insulinspritzenden Diabetikern – die eigenmächtige Insulinreduzierung bei Appetitlosigkeit oder verminderter Nahrungszufuhr.

Besteht ein Diabetes mellitus unbehandelt über einen längeren Zeitraum, bildet sich das sog. **diabetische Spätsyndrom**[6] aus. Hierzu zählt man die Erkrankung der großen Blutgefäße (*Makroangiopathie*[7]). Sie äußert sich in einer Ar-

---

[1] diabainein (gr.): hindurchgehen; mellitus (lat.): mit Honig versüßt
[2] juvenil (lat.): jugendlich
[3] poly (gr.): viel, zahlreich; dipsa (gr.): Durst
[4] poly: s. 3; ouron (gr.): Harn
[5] koma (gr.): tiefer, fester Schlaf; diabetes: s. 1
[6] syn- (gr.): zusammen, mit; dromos (gr.): Lauf; Syndrom: Gruppe von gleichzeitig zusammen auftretenden Krankheitszeichen
[7] makro- (gr.): groß; angeion (gr.): Gefäß; pathos (gr.): Leiden

teriosklerose aller großen Gefäße. Häufige Komplikationen sind der Herzinfarkt, der Hirninfarkt sowie die arterielle Verschlußkrankheit, vor allem im Bereich der Beine. Als *Mikroangiopathie*[8] bezeichnet man eine Erkrankung der kleinen Blutgefäße. Am Auge ist häufig die Netzhaut (Retina) betroffen. Eine solche *Retinopathie*[9] kann bis zur Erblindung führen. *Nephropathie*[10] nennt man eine Erkrankung der kleinen Nierengefäße. Sind alle Glomeruli betroffen, kann es zur Niereninsuffizienz kommen. Eine vor allem im Fußbereich vorkommende Minderdurchblutung im Bereich der kleinsten Blutgefäße führt zusammen mit einer erhöhten Infektionsbereitschaft zur *diabetischen Gangrän*[11]. Durch den Befall kleinster Blutgefäße werden auch die Nerven in Mitleidenschaft gezogen. Es entsteht eine *diabetische Neuropathie*[12].

Als **therapeutische Maßnahme** beim *Erwachsenen-Typ* des Diabetes mellitus kommt neben der im Vordergrund stehenden *Gewichtsreduktion* die Gabe von *oralen Antidiabetika* in Frage. Diese Medikamente aus der Gruppe der Sulfonylharnstoffe (z. B. Euglucon®) regen die B-Zellen der Bauchspeicheldrüse zur Insulinabgabe an. Sie haben aber keinen Einfluß auf die Insulinbildung und die Neubildung von B-Zellen im Pankreas. Voraussetzung für die Anwendung dieser Medikamente ist also die noch ausreichende Insulinbildung in den B-Zellen des Pankreas.

Wird in den B-Zellen nicht mehr genügend Insulin produziert, muß das Hormon von außen zugeführt (*substituiert*[13]) werden. Dies ist in der Regel beim *jugendlichen Diabetes* und beim schwer *einzustellenden Altersdiabetes* der Fall. Die bei jedem Patienten individuell zu bestimmende Dosis wird subcutan[14] (s. c.), intramuskulär[15] (i. m.) oder intravenös[16] (i. v.) verabreicht. Eine internationale Einheit (IE) entspricht hierbei 0,0455 mg Insulin. Bei der Behandlung mit Insulin muß auf eine regelmäßige Nahrungszufuhr geachtet werden. Auch ungewohnte körperliche Betätigung ist zu meiden, da es sonst zur *Hypoglykämie*[17] (Unterzuckerung) kommt. Typische Symptome sind Kopfschmerzen, Schweißausbrüche, Zittern, Heißhunger, Herzklopfen und Sehstörungen. Unbehandelt kann es so zum *hypoglykämischen Schock* kommen. Eine wichtige Maßnahme der Ersten Hilfe ist die Verabreichung von Traubenzucker.

Bei der Behandlung eines Diabetes mellitus sollten daneben auch die oft bestehenden Risikofaktoren einer Arteriosklerose (Übergewicht, erhöhter Blutfettspiegel und Bluthochdruck) nicht vergessen werden.

26.2. Gicht

Eine weitere wichtige Stoffwechselstörung ist die Gicht (*Arthritis urica*[18]). Die Nukleinsäurestoffwechselstörung ist durch einen erhöhten Harnsäurespiegel im Blut (*Hyperurikämie*[19]) gekennzeichnet. Im gesamten Organismus fällt vermehrt Harnsäure an, die ausfällt und sich in Form von Uraten (harnsauren Salzen) vor allem in den Weichteilen ablagert. Beim **Gichtanfall** kommt es zu einer akuten Gelenkentzündung (*Arthritis*), oft im Bereich des Großzehengrundgelenks – was man als *Podagra*[20] bezeichnet –, seltener in anderen Gelenken. Uratablagerungen finden sich auch an der Ohrmuschel, an Händen und Füßen und am Ellenbogen. Eine Komplikation der Erkrankung ist die *Gichtniere*, die durch Ablagerungen von Harnsäurekristallen im Nierenmark, besonders den Papillenspitzen, entsteht. Daneben kommt es auch gehäuft zur Bildung von Harnsäuresteinen (*Nephrolithiasis*). Beim Gichtanfall steht als therapeutische Maßnahme die Hemmung der Entzündungserscheinungen im Vordergrund. Daneben gibt es Medi-

---

[8] mikro- (gr.): klein; angeion: s. 7; pathos: s. 7
[9] retina (lat.): Netzhaut des Auges; pathos: s. 7
[10] nephro- (gr.): Nieren-; pathos: s. 7
[11] gangraina (gr.): fressendes Geschwür, Brand
[12] neuro- (gr.): Nerven-; pathos: s. 7
[13] substituere (lat.): ersetzen
[14] sub- (lat.): unter, unterhalb; cutis (lat.): Haut
[15] intra (lat.): innerhalb, in ... hinein, innerlich; musculus (lat.): Muskel
[16] intra: s. 15; vena (lat.): Vene, Blutader
[17] hypo- (gr.): unter, unterhalb; glykys (gr.): süß; haima (gr.): Blut
[18] arthron (gr.): Gelenk; -itis (gr.): Entzündung
[19] hyperurikämie (gr.): Vermehrung der Harnsäure im Blut
[20] pous, podos (gr.): Fuß; agra (gr.): Fangeisen

kamente zur Behandlung der Gicht, die die Harnsäurebildung hemmen (Urikostatika[21]), und solche, die eine verstärkte Harnsäureausscheidung zur Folge haben (Urikosurika[22]).

26.3. Fettstoffwechselstörungen

Zustände mit erhöhten Konzentrationen an einzelnen oder mehreren Blutfettarten (Fraktionen) im Nüchternserum bezeichnet man als *Hyperlipidämien*[23] bzw. *Hyperlipoproteinämien*[24]. Man unterscheidet hierbei die *primären* Fettstoffwechselstörungen, die oft genetisch bedingt sind, von den *sekundären* Fettstoffwechselstörungen bei zahlreichen Organ-, Stoffwechsel- oder Hormondrüsenerkrankungen. Die häufigste Form der Hyperlipoproteinämien ist der *Typ IV*, der oft bei übergewichtigen Patienten vorkommt. Er tritt auch zusammen mit einem latenten oder manifesten[25] Diabetes mellitus auf. Das Risiko der Ausbildung einer Arteriosklerose (s. S. 120) ist sehr hoch. Als Therapie bieten sich hier eine kalorienreduzierte Kost, vermehrte körperliche Bewegung und eine Einschränkung des Alkoholkonsums an. Erst wenn dadurch kein ausreichender Erfolg zu erzielen ist, sollten den Blutfettspiegel senkende (lipidsenkende) Medikamente verabreicht werden.

Für Ihre Notizen:

---

[21] ouron (gr.): Harn; stasis (gr.): Stockung, Stauung
[22] ouron: s. 4
[23] hyper- (gr.): über, über – hinaus, oberhalb; lipos (gr.): Fett; haima (gr.): Blut
[24] hyper: s. 23; lipos: s. 23; Proteine: Eiweiße; haima: s. 23
[25] latent: verborgen, versteckt, ohne Symptome verlaufend; manifest: erkennbar gewordene (Erkrankung)

27. Drüsen innerer Sekretion

Drüsen innerer Sekretion werden auch als **endokrine**[1] **Drüsen** bezeichnet. Ihre Inkrete nennt man **Hormone**. Sie gelangen über den Blutkreislauf in den ganzen Körper. Kleinste Hormonmengen aktivieren Enzyme und greifen so in komplexe Stoffwechselvorgänge ein.

Endokrine Drüsen stehen in vielfältigen Beziehungen zum Nervensystem und zum Abwehrsystem des Menschen. Die von ihnen produzierten Hormone dienen als Vermittler zwischen den äußeren Einflüssen der Umgebung und dem Körper.

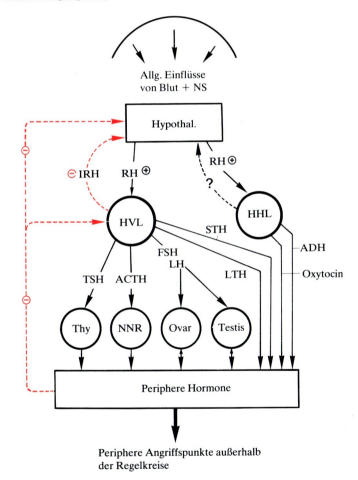

Abb. 27.1. Regelkreise des endokrinen Systems.
NS Nervensystem; *Hypothal* Hypothalamus; *RH* Releasing-Hormone; *HVL* Hypophysenvorderlappen; *LTH* luteotropes Hormon, Prolaktin; *Thy* Thyroidea, Schilddrüse; *NNR* Nebennierenrinde. (Weitere Bezeichnungen s. Text. Erläuterung des hormonalen Regelkreises s. Kap. 27.5.1, S. 221). (Aus: 13)

---

[1] endo- (gr.): innen, inwendig, innerhalb; krinein (gr.): trennen

27. Drüsen innerer Sekretion

27.1. Hypothalamus

Übergeordnetes *Steuerorgan* der endokrinen Drüsen ist der *Hypothalamus*[2], der untere Teil des Zwischenhirns. Er wirkt vor allem auf die *Hirnanhangdrüse* ein, die dann die nachgeordneten Hormondrüsen steuert. Die im Hypothalamus gebildeten Steuerungshormone nennt man auch **Releasing-Hormone**[3]. Sie veranlassen die Freisetzung bestimmter Hypophysenhormone. Daneben bildet der Hypothalamus noch die beiden Hormone **Oxytocin** und **Vasopressin**. Sie wirken direkt auf ihre Endorgane, nicht über den Hypophysenvorderlappen (s. u.). Gespeichert werden die beiden Substanzen in der *Neurohypophyse*, dem Hypophysenhinterlappen. Vasopressin, das auch *antidiuretisches Hormon*[4] (ADH) oder *Adiuretin* genannt wird, steigert den Blutdruck und fördert die Rückresorption von Wasser aus den Nierenkanälchen. Wird zu wenig ADH an das Blut abgegeben, kommt es zum *Diabetes insipidus*[5], der Wasserharnruhr. Der Körper verliert große Mengen an Wasser, da dies in den Nierenkanälchen nicht in ausreichendem Maße rückresorbiert werden kann. Das Hormon *Oxytocin* sensibilisiert die glatte Muskulatur, regt die Gebärmutter am Ende der Schwangerschaft zu Wehen an und führt beim Stillen zur Milchabgabe. Wird zu wenig Oxytocin gebildet, kommt es zu einer *Wehenschwäche*.

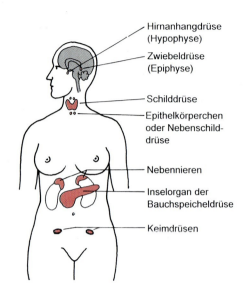

Abb. 27.2. Lage der endokrinen Drüsen. (Aus: 3)

Zu den endokrinen Drüsen zählen
– die Hirnanhangdrüse (*Hypophyse*),
– die Zirbeldrüse (*Epiphyse*),
– die Schilddrüse (*Glandula thyroidea*),
– die Epithelkörperchen (*Glandulae parathyroideae*),
– die Nebennieren (*Glandulae suprarenales*),
– das Inselorgan der Bauchspeicheldrüse (*Pankreas*),
– die weiblichen und männlichen Keimdrüsen: Eierstöcke (*Ovarien*) und Hoden (*Testes*).

Fehlfunktionen werden jeweils kurz bei der Besprechung von Aufbau und Funktion der einzelnen Hormondrüsen abgehandelt.

27.2. Hypophyse

Die Hirnanhangdrüse (Hypophyse)[6] ist ein kleines bohnenförmiges Organ (Abb. 27.3). Sie wiegt nur ca. 0,6 g und liegt im Türkensattel (Sella turcica) des Keilbeins. Man unterscheidet bei ihr einen vorderen Drüsenteil (**Adenohypophyse**[7]) und einen hinteren Hirnteil (**Neurohypophyse**[8]). Die im Hypothalamus produzierten Steuerungshormone (*Releasing-Hormone*) wirken auf die Adenohypophyse ein und veranlassen dort die Freisetzung bestimmter Hypophysenhor-

---

[2] hypo- (gr.): unter, unterhalb; thalamos (gr.): Kammer; Hypothalamus: Hirnteil, der unter dem Thalamus gelegen ist
[3] to release (engl.): freisetzen
[4] anti- (gr.): gegen, entgegen, wider; ouron (gr.): Harn; Diurese: Harnausscheidung
[5] diabainein (gr.): hindurchgehen; insapere (lat.): nicht süß schmeckend
[6] hypo: s. 2; physa (gr.): Blase
[7] aden (gr.): Drüse; Hypophyse: s. 6
[8] neuro- (gr.): Nerven-; Hypophyse: s. 6

27.4. Die Nebennieren

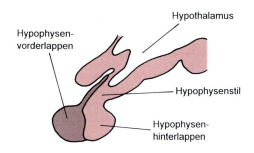

Abb. 27.3. Hirnanhangdrüse (Schema). (Aus: 3)

mone. Man unterteilt die Hypophysenhormone in *glandotrope*[9] *Hormone*, also solche, die auf Drüsen einwirken, und *Effektorhormone*[10], die direkt auf ihre Endorgane wirken.

Zur Gruppe der **glandotropen Hormone** gehören das FSH, das LH, das ACTH und das TSH. Das Follikel-stimulierende Hormon (*FSH*) regt bei der Frau die Eifollikelreifung, beim Mann die Samenbildung (Spermatogenese) an. Das luteinisierende Hormon (*LH*), das beim Mann auch als *ICSH* (Interstitial Cell Stimulating Hormone[11]) bezeichnet wird, regt bei Frauen den Eisprung (Ovulation) und die darauf folgende Gelbkörperbildung (Luteinisierung) des Eifollikels an. Beim Mann ist es für die Testosteronsekretion, d. h. die Abgabe des männlichen Geschlechtshormons Testosteron, verantwortlich. *ACTH* oder Corticotropin wirkt auf die Nebennierenrinde ein und stimuliert dort ein Wachstum der Drüse und regt die Abgabe von Nebennierenrinden-Hormonen an. Das auch als Thyrotropin bezeichnete *TSH* regt das Wachstum der Schilddrüse an und fördert die Abgabe von Schilddrüsenhormonen.

Hypophysenhormone, die direkt auf ihre Endorgane wirken (**Effektorhormone**), sind das STH, das MSH und das PRI. Als Somatotropin oder *STH* bezeichnet man ein Hormon, das das Körperwachstum anregt. Die Funktion des *MSH* oder Melanotropin beim Menschen ist bislang noch nicht sicher geklärt. Prolactin oder *PRH* regt den Aufbau und die Sekretbildung in der Milchdrüse vor allem während Schwangerschaft und Stillzeit an.

27.3. Epiphyse

Die Zirbeldrüse (Epiphyse[12]) liegt am Dach des III. Hirnventrikels – eines der mit Flüssigkeit gefüllten Hohlräume des Gehirns – und zählt zum Mittelhirn. Sie ist etwa 12 mm lang und hat eine zapfenförmige Gestalt. Ihre Funktion beim Menschen ist heute noch nicht in allen Einzelheiten bekannt. Man vermutet, daß sie das Hormon Melatonin produziert, das seinerseits die Produktion von Prolactin, einem Hypophysenhormon, steuert. Daneben dient das lichtempfindliche Organ der *inneren Zeitsteuerung* des Menschen, d. h. es spielt bei der Kontrolle des Tag-Nacht-Rhythmus eine wichtige Rolle.

27.4. Die Nebennieren

Die Nebennieren (*Glandulae suprarenales*[13]) sitzen jeweils kappenartig den beiden Nieren auf. Sie bestehen aus zwei verschiedenen endokrinen Organen, der *Nebennierenrinde* und dem *Nebennierenmark* (Abb. 27.4). Eine Nebenniere wiegt ungefähr 5 g. Etwa 80 bis 90 % des Organgewichts macht die **Nebennierenrinde** aus. Sie produziert verschiedene *Kortikosteroide* (Kortikoide[14]). Zur Gruppe der *Mineralokortikoide* gehört das Hormon *Aldosteron*, das das Gleichgewicht von Natrium- und Kaliumsalzen im Körper und den Wasserhaushalt reguliert. Als *Glukokortikoide* bezeichnet man Hormone, die den Zuckerverbrauch in den Zellen herabsetzen und so einen Anstieg des Blutzuckerspiegels bewirken. Daneben steuern sie die Glucoseneubildung, hemmen Entzündungserscheinungen und bekämpfen – ganz allgemein gesagt – Streßsituationen. Wichtigste Vertreter aus der Gruppe der Glukokortikoide sind das *Kortison* und das *Kortisol*. Eine **Überfunktion** der Glukokortikoide-produzierenden Zellen führt zum **Cushing-Syn-**

---

[9] glandula (lat.): Drüse; tropos (gr.): Wendung; -trop: auf etwas hin gerichtet
[10] Effektor: Erfolgsorgan; das Organ, auf das die Hormone einwirken
[11] interstitial cell stimulating hormone (engl.): Hormon, das die Zwischenzellen (des Hodens) anregt
[12] epiphyomai (gr.): auf etwas wachsen
[13] glandula: s. 9; supra (lat.): oberhalb; ren (lat.): Niere
[14] cortex (lat.): Rinde

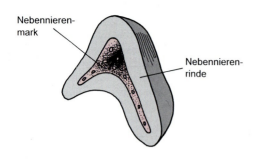

Abb. 27.4. Schnitt durch eine Nebenniere. (Aus: 2)

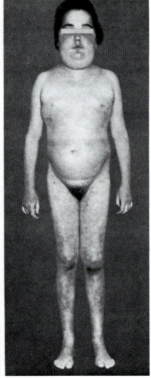

Abb. 27.5. Typisches Bild eines Cushing-Syndroms (13jähriges Mädchen mit einem hormonproduzierenden Tumor der Nebennierenrinde). (Aus: 5)

drom[15] (Abb. 27.5). Die Erkrankung, die auch durch die therapeutische Gabe von Glukokortikoiden (Kortison) hervorgerufen werden kann, äußert sich in einer Gewichtszunahme (besonders der Körperstamm ist betroffen) sowie dem typischen Vollmondgesicht. Es kommt zum Bluthochdruck und zur allgemeinen Entkalkung der Knochen. Eine **Unterfunktion** dieser Nebennierenrindenzellen führt zur allgemeinen Schwäche mit tödlichem Ausgang, falls Glukokortikoide nicht von außen zugeführt werden (Substitutionstherapie). Neben den beiden genannten Hormongruppen der Nebennierenrinde entstehen dort auch noch *vermännlichende Hormone* (Androgene), zum geringen Teil auch *weibliche Geschlechtshormone* beim Auf- und Abbau der Kortikosteroide.

Die vom **Nebennierenmark** produzierten Hormone *Adrenalin* und *Noradrenalin* faßt man unter dem Begriff »*Katecholamine*« zusammen. Katecholamine werden nicht nur vom Nebennierenmark an des Blut abgegeben, sie werden auch in den *sympathischen Paraganglien*[16] gebildet. Das sind erbsgroße Epithelzellnester, die an sympathischen Nervenfasern liegen. Besonders häufig findet man sie im retroperitonealen[17] Raum.

Adrenalin und Noradrenalin dienen im sympathischen Nervensystem als Überträgersubstanzen (*Transmitter*). Zu den verschiedenen Wirkungen der beiden Katecholamine gehören die Blutdrucksteigerung und die Erhöhung des Herzschlagvolumens. Adrenalin bewirkt auch eine Erhöhung des Blutzuckerspiegels. Bei einer *Überfunktion* kommt es zum »*gesteigerten Sympathikotonus*«[18], der einhergeht mit einer erhöhten Erregung des Patienten, einem schnellen Puls (Tachykardie), weiten Pupillen, vermehrtem Schwitzen und einer meist gehemmten Darmtätigkeit. Eine *Unterfunktion* führt zu niedrigem Blutdruck (Hypotonie), einem niedrigen Blutzuckerspiegel (Hypoglykämie) und einer allgemeinen Schwäche.

27.5. Die Schilddrüse

Die Schilddrüse (*Glandula thyroidea*[19]) liegt beidseits von Luftröhre und Kehlkopf etwa in Höhe des 2. bis 4. Luftröhrenknorpels (Abb. 27.6). Sie wiegt durchschnittlich 18 bis 60 g und besteht aus zwei Lappen, die durch eine Brücke,

---

[15] Cushing, Harvey C.: amerik. Chirurg (1869–1939)
[16] para- (gr.): neben, beiderseits; ganglion (gr.): Nervenknoten
[17] retro- (lat.): zurück(liegend); peritonaeum (lat.): Bauchfell; retroperitoneal: hinter dem Bauchfell gelegen
[18] Sympathikus: Teil des Eingeweidenervensystems; tonos (gr.): Spannung
[19] glandula: s. 9; thyreos (gr.): Schild

27.5. Die Schilddrüse

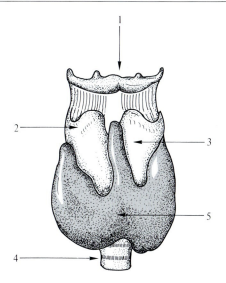

Abb. 27.6. Lage der Schilddrüse (Glandula thyroidea). *1* Zungenbein; *2* Schildknorpel des Kehlkopfes; *3* Pyramidenlappen der Schilddrüse; *4* Luftröhre; *5* Isthmus der Schilddrüse.

den *Isthmus*[20], miteinander verbunden sind. Bei etwa der Hälfte der Bevölkerung zieht ein länglicher Fortsatz, der *Lobus pyramidalis*[21] (Pyramidenlappen) über dem Isthmus nach oben zum Zungenbein.

Die Schilddrüse besitzt eine bindegewebige Kapsel, Bindegewebe unterteilt auch das Drüsengewebe. Vorne und an den Seiten umgibt die derbe *Capsula fibrosa*[22], ein Teil der Halsfaszie, das Organ. Zwischen der bindegewebigen Organkapsel und der Capsula fibrosa liegen die *Epithelkörperchen* oder *Nebenschilddrüsen*, die ebenfalls Hormone bilden.

Das Schilddrüsengewebe besteht aus *Schilddrüsenfollikeln*[23]. In diesen bläschenförmigen Gebilden wird das Schilddrüsenhormon *Thyroxin* (an Eiweiß gebunden) gespeichert. Die kolloidhaltigen Follikel (Drüsenbläschen) sind von einem einschichtigen Epithel umgeben, das das Thyreoglobulin (an Eiweiß gebundenes Thyroxin) an den Hohlraum abgibt. Ist in ihnen wenig Sekret gespeichert, haben die Epithelzellen eine zylindrische Form. Bei gefüllten Follikeln platten sie ab. Der Hohlraum der Follikel ist mit homogenem *Kolloid*[24], dem an Eiweiße gebundenen Schilddrüsenhormon, angefüllt. Zwischen den Follikelepithelzellen und im Bindegewebe der Schilddrüse liegen die *parafollikulären*[25] *C-Zellen*. Sie bilden ein weiteres Schilddrüsenhormon, das *Calcitonin*.

Die Schilddrüse baut aus dem mit der Nahrung aufgenommenen *Jod* und der Aminosäure *Tyrosin* die beiden Hormone *Trijodthyronin* (T_3) und *Tetrajodthyronin* (T_4), das auch *Thyroxin* genannt wird, auf. Gebunden an Eiweißkörper werden diese Hormone im Kolloid der Schilddrüsenfollikel abgelagert. Man bezeichnet die an Eiweiße gebundenen Hormone auch als *Thyreoglobuline*. T_3 und T_4 regen den Zellstoffwechsel an und sind für das normale Körperwachstum erforderlich.

Bei einer **Überfunktion** der Schilddrüse (*Hyperthyreose*[26]) kommt es zu einer allgemeinen Steigerung des Grundumsatzes (vgl. S. 166). Die Patienten leiden an einer Übererregbarkeit. Weitere Symptome sind Abmagerung, Schwitzen, Haarausfall und Herzklopfen. Bei einem Teil der Patienten kann man ein starkes Hervortreten der Augen (*Exophthalmus*[27]) feststellen. Beides zusammen, Hyperthyreose und Exophthalmus, faßt man unter dem Begriff **Morbus Basedow**[28] (Basedowsche Erkrankung) zusammen.

Ein starkes Wachstum der Schilddrüse, die *Kropfbildung* (*Struma*[29]) (Abb. 27.7), geht nicht immer mit einer Funktionsstörung der Schilddrüse einher. Eine mangelnde Jodzufuhr kann z. B. die Drüse zu verstärktem Wachstum anregen (s. Hormonaler Regelkreis: Schilddrüse, S. 221). Die Menge an Schilddrüsenhormon (T_3, T_4) im Körper kann so auf einem normalen Wert gehalten werden (*euthyreote Struma*[30]). Man findet jedoch auch Kröpfe, die mit einer Über-

---

[20] isthmos (gr.): Landenge
[21] lobus (lat.): Lappen; pyramidalis (lat.): pyramidenförmig
[22] capsula (lat.): Kapsel; fibra (lat.): Faser
[23] follikel (lat.): kleiner Schlauch, Bläschen
[24] Kolloid: Verteilungsgrad einer Lösung, bei der das Vorhandensein von Teilchen nur ultramikroskopisch nachgewiesen werden kann
[25] para: s. 16; follikel: s. 23
[26] hyper- (gr.): über, oberhalb; thyreos: s. 19
[27] ex- (lat.): aus, heraus; ophthalmos (gr.): Auge
[28] morbus (lat.): Krankheit; Basedow, Karl v.: deutscher Arzt (1799 – 1854)
[29] struma (lat.): Drüsenschwellung
[30] eu- (gr.): gut, normal, gesund; thyreos: s. 19

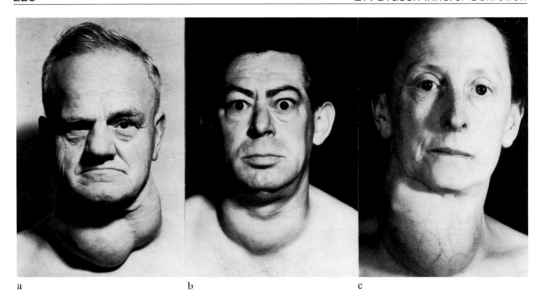

a b c

Abb. 27.7. Verschiedene Formen der Kropfbildung. *a* Euthyreote Knotenstruma Größe 3 (Struma bei normaler Schilddrüsenfunktion). *b* Diffuse Basedow-Struma. *c* Struma maligna (rasch wachsendes Karzinom). (Aus: 9)

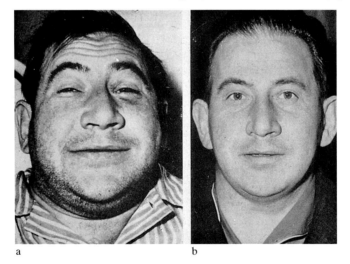

a b

Abb. 27.8. Bild eines Patienten mit Schilddrüsenunterfunktion (Myxödem). *a* Vor und *b* nach der Behandlung mit Schilddrüsenhormonen. (Aus: 5)

funktion oder Unterfunktion der Schilddrüse einhergehen. Zu Komplikationen kann es bei einer Struma durch die Einengung der Nachbarorgane (Luft- und Speiseröhre) kommen.

Als **Hypothyreose**[31] bezeichnet man die Schilddrüsenunterfunktion (Abb. 27.8). Hierbei werden die Stoffwechselvorgänge herabgesetzt. Es kommt zu Haut- und Schleimhautveränderungen (*Myxödem*[32]). Das Haar wird trocken und struppig. Ist die Hypothyreose angeboren, treten Wachstums- und Entwicklungsstörungen auf. Typisch hierfür ist ein Minderwuchs und

---

[31] hypo: s. 2; thyreos: s. 19
[32] myx- (gr.): Schleim-, Schleimhaut-; oidema (gr.): Schwellung

eine verzögerte Reifung der körperlichen, geistigen und psychischen (seelischen) Funktionen bis hin zum *Kretinismus*[33], zur *Idiotie*[34].

Das in den *C-Zellen* der Schilddrüse gebildete Hormon *Calcitonin* senkt den Blutkalziumspiegel und fördert die Knochenbildung. Es wirkt *antagonistisch* (entgegengesetzt) zum *Hormon der Epithelkörperchen*.

27.5.1. Hormonaler Regelkreis (Beispiel: Schilddrüse)

Das endokrine oder hormonelle System ist – neben dem Nervensystem – das zweite große *Regelsystem* für die physiologischen Vorgänge im Organismus. Die Tätigkeit der Schilddrüse wird, ebenso wie die der Nebennierenrinde und der Keimdrüsen, von einer übergeordneten Drüse, der Hirnanhangdrüse (*Hypophyse*) gesteuert. Die Tätigkeit der Adenohypophyse, des Drüsenteils der Hirnanhangdrüse, wird ihrerseits durch im unteren Teil des *Hypothalamus* gelegene Zellen gesteuert, die »*Releasing-Hormone*« (RH) abgeben.

Sinkt der Spiegel an Schilddrüsenhormonen (T_3, T_4) im Blut ab, wird dies im *Hypothalamus* registriert. In speziellen Zellen wird dann ein Releasing-Hormon, das *TRH* (Thyreotropin Releasing Hormone), produziert. Dies bewirkt, daß in der *Hypophyse* ein weiteres Hormon, das *TSH oder Thyreotropin*, freigesetzt wird. TSH veranlaßt die Schilddrüse, mehr *Jod* aufzunehmen und mehr T_3/T_4 zu erzeugen. Steigt nun der Spiegel an Schilddrüsenhormonen im Blut an, wirkt dies als *Bremse* für die Bildung von TRH und TSH. Das gleiche geschieht, wenn die entsprechenden Hormone von außen dem Körper (z. B. als Medikamente) zugeführt werden. Man bezeichnet diesen Steuerungsvorgang als negative Rückkoppelung (*negative feedback*[35]).

27.6. Die Epithelkörperchen oder Nebenschilddrüsen

Die Epithelkörperchen oder Nebenschilddrüsen (*Glandulae parathyroideae*[36]) liegen an der Rückseite oder seitlich der Schilddrüse. Meist kommen vier Epithelkörperchen vor, die in ihrer Lage recht variabel sind. Sie sind von linsenförmiger Gestalt, nur ca. 8mm lang und 30 bis 50 mg schwer. Vom mikroskopischen Aufbau her lassen sich Epithelzellnester mit hellen Hauptzellen, dunklen Hauptzellen und sog. oxyphilen[37] Zellen unterscheiden. Die *dunklen Hauptzellen* bilden das Hormon der Epithelkörperchen, das *Parathormon*. Es reguliert den Kalzium- und Phosphatstoffwechsel und regt die Osteoklasten (Knochenabbauzellen) zum Knochenabbau an. Eine **Überfunktion** der Nebenschilddrüsen führt zu einer vermehrten Phosphatausscheidung, zum Knochenabbau und zum Anstieg des Blutkalziumspiegels, was wiederum Kalkablagerungen in den Wänden der Blutgefäße sowie eine Nephrolithiasis zur Folge hat. Eine **Unterfunktion** führt zur fehlerhaften Verkalkung von Zähnen und Skelett und zur Übererregbarkeit des Nervensystems durch das Absinken des Blutkalziumspiegels. Nach einer Entfernung der Epithelkörperchen (z. B. fälschlicherweise bei Entfernung der Schilddrüse) kommt es zu Krämpfen, zur *Tetanie*[38].

Inselorgan der Pankreas s. Kap. 24.2.: Bauchspeicheldrüse

Keimdrüsen s. Kap. 30.1. und Kap. 28.1.: Weibliche und männliche Geschlechtsorgane

---

[33] crétin (frz.): Schwachsinniger
[34] Idiotie: höchster Schwachsinnsgrad
[35] feedback (engl.): Rückkoppelungsmechanismus
[36] glandula: s. 9; para: s. 16; thyreos: s. 19
[37] oxys (gr.): scharf, sauer; philia (gr.): Wortteil mit der Bedeutung Neigung zu etwas; oxyphil: mit sauren Farbstoffen anfärbbar
[38] tetanos (gr.): Spannung

28. Die männlichen Geschlechtsorgane

Zu den männlichen Geschlechtsorganen gehören das *Glied* (Penis), die *Hoden* (Testes) im *Hodensack* (Scrotum), die *Nebenhoden* (Epididymis), die *Samenbläschen* (Vesicula seminalis) und die *Vorsteherdrüse* (Prostata) (Abb. 28.1).

28.1. Die Hoden

Im Laufe der fetalen[1] Entwicklung wandern die Hoden (*Testes*[2]) aus dem Bereich des hinteren Bauch- und Beckenraums nach kaudal. Bei der Geburt sollen sie im Hodensack liegen. Man bezeichnet dies als eines der Reifezeichen eines neugeborenen Säuglings. Nach dem Tieferwandern der Hoden (*Descensus testis*[3]) verödet die Verbindung zwischen Bauchraum und Hodenhöhle.

Die Hoden sind die **Keimdrüsen** des Mannes. Sie produzieren die *männlichen Samenzellen* und *Hormone*. Beide Hoden hängen im Hodensack (*Scrotum*[4]) an je einem bindegewebigen Gefäßstiel, dem *Samenstrang*. Er verläßt den Leistenkanal durch den äußeren Leistenring (s. S. 82). Fast immer liegt der linke Hoden etwas tiefer als der rechte. Am hinteren Rand tritt der Samenstrang (*Funiculus spermaticus*[5]) mit Gefäßen, Nerven und dem Samenleiter (*Ductus deferens*[6]) ein bzw. aus. Jedem Hoden sitzt ein *Nebenhoden* auf.

Die Lage des Hodens im *Hodensack* dient der *Temperaturregulation*. Die Samenzellen benötigen zu ihrer Entwicklung eine niedrigere Temperatur, als sie im Inneren der Bauchhöhle herrscht. Während der Entwicklung im Mutterleib entsteht der Hodensack aus den *Geschlechtswülsten* des Embryos[7]. Beim Mädchen entwickeln sich die großen Schamlippen aus diesen Geschlechtswülsten. Da beide Wülste beim Jungen zusammenwachsen, erkennt man am Hodensack eine mittlere Naht.

Der Hoden (Abb. 28.2) eines geschlechtsreifen Mannes besitzt etwa Pflaumengröße. Außen ist er von einer derben Bindegewebskapsel umschlossen. Das Hodengewebe selbst besteht aus 200 bis 300 *Läppchen*. Jedes von ihnen enthält mehrere *gewundene Samenkanälchen*. Sie münden in das *Hodennetz*, das sind weite, miteinander verbundene Kanäle, von wo aus die Spermien über Gänge zum *Nebenhodengang* (Ductus epididymidis[8]) geleitet werden. Dieser geht schließlich in den *Samenleiter* (Ductus deferens) über. Die männlichen Keimzellen (**Spermien**[9]) werden in der Wand der Samenkanälchen gebildet. Die Wand dieser Samenkanälchen ist vielschichtig. Außen werden die Kanälchen von Bindegewebe umgeben, in der Mitte besitzen sie ein freies Lumen. Die *hormonproduzierenden Zellen* des Hodens liegen im Bindegewebe zwischen den Kanälchen (Tubuli[10]). In der Wand der Samenkanälchen unterscheidet man zwei Arten von Zellen, die *Sertoli-Zellen*[11] (Fußzellen) und die *Samenzellen* (Spermien). Die Sertoli-Zellen dienen dem Schutz und der Ernährung der Spermien.

---

[1] fetus (lat.): Bezeichnung für die Frucht im Mutterleib nach Abschluß der Organentwicklung, d.h. nach dem 3. Schwangerschaftsmonat
[2] testis (lat.): Hoden; Mehrzahl: Testes
[3] descensus (lat.): Herabsteigen, Senkung, Vorfall; testis: s. 2
[4] scrotum (lat.): Hodensack
[5] funiculus (lat.): kleiner Strang; spermaticus (lat.): zum Samen oder Samenstrang gehörig
[6] ductus (lat.): Gang; deferens (lat.): hinabführend
[7] embryon (gr.): ungeborene Leibesfrucht; Frucht in der Gebärmutter während der Zeit der Organentwicklung
[8] ductus: s. 6; epididymis: Nebenhoden
[9] spermium (lat.): Samenfaden
[10] tubulus (lat.): Röhrchen
[11] Sertoli, Enrico S.: ital. Physiologe (1842–1910)

28.1. Die Hoden

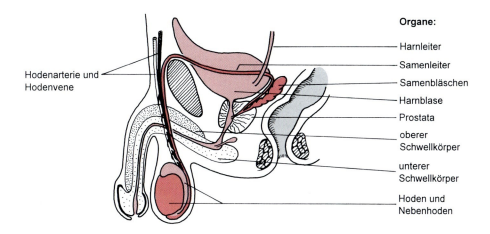

Abb. 28.1. Längsschnitt durch ein männliches Becken. (Aus: 2)

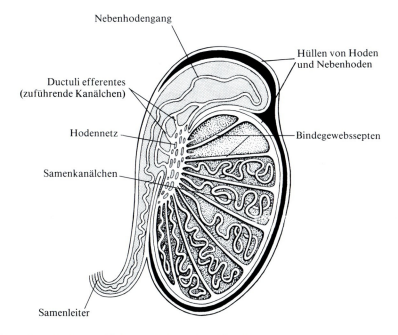

Abb. 28.2. Längsschnitt durch einen Hoden mit Nebenhoden. (Aus: 13)

Die im Bindegewebe des Hodens gelegenen **Leydigschen Zwischenzellen**[12] produzieren männliche Geschlechtshormone (*Androgene*[13]), vor allem das *Testosteron*. Aber auch geringe Mengen weiblicher Geschlechtshormone (*Östrogene*) werden hier gebildet. Androgene fördern die Samenzellbildung (Spermatogenese). Während der Entwicklung vom Jungen zum Mann bewirken sie, daß sich die Geschlechtsorgane (Genitalien[14]) vergrößern. Daneben fördern sie

---

[12] Leydig, Franz von: deutscher Anatom (1821 – 1908)
[13] aner, andros (gr.): Mann
[14] genitalis (lat.): zur Zeugung gehörig

28. Die männlichen Geschlechtsorgane

die Entwicklung der sekundären Geschlechtsmerkmale wie männliches Aussehen, Bart-, Scham- und Körperbehaarung sowie tiefere Stimme. Die Leydigschen Zwischenzellen werden durch das *ICSH* (interstitial cell stimulating hormone) oder *LH* der Hypophyse zur Produktion von Hormonen angeregt. *FSH* (das Follikelstimulierende Hormon) bewirkt die Reifung der Spermien in den Samenkanälchen.

28.1.1. Samenzellbildung

Die Samenzellbildung (**Spermatogenese**[15]) beginnt in der Pubertät[16] und läuft meist bis ins hohe Alter ab. Man unterscheidet dabei eine Vermehrungsperiode, eine Reifungsperiode und eine Differenzierungsperiode. Während der *Vermehrungsperiode* entstehen durch mitotische Zellteilungen immer mehr Stammzellen, die *Spermatogonien*. Diese treten dann in die Reifungsperiode ein. Während der Reifeteilung (*Meiose*) wird der Chromosomensatz der Samenzellen halbiert. Aus zwei *Spermatogonien* entstehen vier *primäre Spermatozyten*, daraus während der 1. Reifeteilung acht *sekundäre Spermatozyten* und aus diesen bei der 2. Reifeteilung *16 Spermatiden*. Es schließt sich dann eine *Differenzierungsperiode* an, während der sich die Spermatiden zu *Spermien*, den reifen Samenzellen, entwickeln (vgl. Abb. 30.3).

Ein **Spermium** (Abb. 28.3) ist etwa 60 μm lang. Man unterscheidet den Kopf, der den Zellkern mit dem halben (*haploiden*[17]) Chromosomensatz enthält. Er ist oval und trägt an der Spitze das *Akrosom*[18], welches Enzyme zur Durchstoßung der Eihülle enthält. Zwischen Kopf und Mittelstück befindet sich der *Hals*. Er stellt eine gelenkige Verbindung dar. Das *Mittelstück* ist schon Teil des *Schwanzfadens*. Es ist relativ dick und wird gefolgt vom *Hauptstück* und vom *Endstück*. Mit Hilfe des Schwanzfadens kann sich das Spermium aktiv bewegen.

28.2. Die Nebenhoden

Jedem Hoden sitzt ein Nebenhoden (*Epididymis*[19]) auf, an dem man den *Kopf* (Caput), den *Körper* (Corpus) und den *Schweif* oder *Schwanz* (Cauda) unterscheidet. Die Nebenhoden stellen ein *Kanälchensystem* dar, in das die Spermien über das Hodennetz gelangen. In ihnen **reifen die Spermien** abschließend heran. Im *Nebenhodengang* werden die Samenzellen dann aufbewahrt und bei Bedarf an den *Samenleiter* (Ductus deferens) abgegeben.

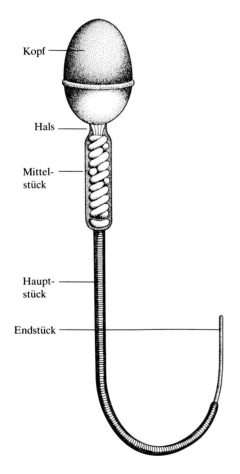

Abb. 28.3. Aufbau eines Spermiums. (Aus: 13)

---

[15] sperma (gr.): Samen, Samenflüssigkeit; -genese (gr.): Wortteil mit der Bedeutung Entstehung, Erzeugung
[16] von pubes (gr.): Schamhaare; Pubertät: geschlechtliche Reifung und seelische Entwicklung zw. Kindheit und Erwachsenenalter
[17] haplous (gr.): einfach
[18] akron (gr.): äußerst; soma (gr.): Körper
[19] epi- (gr.): auf, darauf, darüber; didymoi (gr.): Hoden

28.3. Der Samenleiter

Der Samenleiter (*Ductus deferens*) dient dem Spermientransport. Er ist etwa 50 bis 60 cm lang und verläuft zusammen mit Gefäßen und Nerven im Samenstrang (*Funiculus spermaticus*) durch den *Leistenkanal*. Zum Schluß nimmt er die Mündung des Samenbläschens auf und setzt sich im Spritzkanälchen (*Ductus ejaculatorius*[20]) fort. Dieses durchbohrt die Vorsteherdrüse und mündet schließlich in die Harnröhre.

28.4. Das Samenbläschen

Das Samenbläschen (*Vesicula seminalis*[21]) wird auch Bläschendrüse genannt. Die ca. 5 bis 10 cm lange, sackartige, S-förmig gewundene Drüse produziert ein alkalisches Sekret, das vor allem Fruchtzucker (**Fruktose**) enthält. Die Fruktose dient als Energielieferant für die Spermien.

28.5. Die Vorsteherdrüse

Die Vorsteherdrüse (*Prostata*[22]) besitzt die Größe und Form einer Eßkastanie. Man unterscheidet einen *rechten* und einen *linken Drüsenlappen* sowie einen *Mittellappen*. Das vom Rektum aus tastbare Organ wird von der *Harnröhre* und den beiden *Spritzkanälchen* durchbohrt. Die Prostata produziert ein dünnflüssiges, trübes, schwach sauer reagierendes Sekret. Es regt die Spermien zur Bewegung an.

28.6. Zusammensetzung des Spermas

Der Samen (Sperma) besteht hauptsächlich aus *Sekreten* von Nebenhoden, Samenbläschen und Vorsteherdrüse und enthält die *Samenfäden* (Spermien). Er besitzt einen pH-Wert von 7,19. Mit einem Samenerguß (*Ejakulation*[23]) werden etwa 3,5 cm^3 Sperma entleert. Normalerweise enthält 1 cm^3 Sperma 60 bis 120 Millionen Spermien.

28.7. Das Glied

Am Glied (Penis[24]) unterscheidet man die *Peniswurzel*, den *Penisschaft* mit dem nach vorne zu gelegenen *Penisrücken* und die *Eichel* (Glans penis[25]). Der Penis ist von einer dünnen Haut überzogen, die über dem Schaft verschieblich ist. Mit der Eichel ist sie fest verwachsen. Im Bereich der Glans penis bildet sie eine Hautfalte, die Vorhaut (*Praeputium*[26]). Diese Reservefalte wird bei der Versteifung (*Erektion*[27]) des Glieds benötigt. Der Vorhauttalg, das *Smegma*[28], entsteht aus abgestoßenen Zellen des unverhornten Plattenepithels der Eichel und des inneren Vorhautblattes. An der Spitze der Glans penis mündet die *Harnröhre*.

Der Penis besitzt zwei Schwellkörper. Der *obere Schwellkörper* (Corpus cavernosum[29]) dient der Versteifung des Glieds, der *untere Schwellkörper* (Corpus spongiosum[30]) umgibt die Harnröhre und endet an der Eichel. Das *Corpus cavernosum* ist ein Maschenwerk aus kollagenen und elastischen Fasern sowie glatten Muskelfasern. Hohlräume (*Kavernen*[31]) sind von einem Endothel ausgekleidet. Sie sind im erschlafften Zustand leer und spaltförmig verengt. Bei der Versteifung des Penis strömt Blut aus kleinen Arterien ein. Venen führen das Blut aus den Kavernen wieder ab. Es gibt jedoch auch arteriovenöse Anastomosen. Das *Corpus spongiosum* ist ähnlich aufgebaut. Vor allem im Bereich der Glans penis kommen jedoch Venengeflechte vor, die zu einer weichen Schwellung führen. Dies ist

---

[20] ductus: s. 6; eiaculare (lat.): hinausschleudern
[21] vesicula (lat.): kleines Bläschen; semen (lat.): Samen
[22] prostates (gr.): Vorsteher
[23] eiaculare: s. 20
[24] penis (lat.): männliches Glied
[25] glans (lat.): Eichel, das etwas verdickte Ende des Penis
[26] praeputium (lat.): Vorhaut
[27] erigere, erectum (lat.): aufrichten
[28] smegma (gr.): Schmiere
[29] corpus (lat.): Körper; cavernosus (lat.): Hohlräume enthaltend
[30] corpus: s. 29; spongia (lat.): Schwamm
[31] caverna (lat.): Höhle

von Bedeutung für den Transport des Samens durch die Harnröhre.

Die **Erektion** (Versteifung) des Glieds wird nervös gesteuert. Es kommt zu einer Blutzufuhr in die Kavernen, während gleichzeitig der venöse Abfluß gedrosselt wird. Auch die Venengeflechte des Corpus spongiosum (unteren Schwellkörpers) erweitern sich. Mit dem Verschluß der zuführenden Arterien beginnt die Erschlaffung des Glieds.

Für Ihre Notizen:

29. Erkrankungen der männlichen Geschlechtsorgane

29.1. Hodenhochstand

Beim *Kryptorchismus*[1], dem Hodenhochstand, sind die Hoden bei der Geburt noch nicht in den Hodensack gewandert. Da es später infolge der höheren Temperatur im Körperinneren nicht zu einer normalen Reifung der Keimdrüsen und der Samenzellen kommt, ist in vielen Fällen eine *Sterilität* (Unfruchtbarkeit) die Folge. Man versucht deshalb schon relativ früh, d. h. in den ersten Lebensmonaten, mittels einer *Hormontherapie* (HCG = humanes Choriongonadotropin) einen nachträglichen Descensus testis zu erreichen. Gelingt dies nicht, sollten die Hoden bis zum 18. Lebensmonat operativ in den Hodensack verlagert werden.

29.2. Phimose

Als Phimose[2] bezeichnet man eine angeborene oder z. B. durch eine Entzündung erworbene *Vorhautverengung*. Die Vorhaut läßt sich nicht über die Eichel zurückziehen. Im Säuglingsalter ist eine Verklebung des inneren Vorhautblatts mit der Oberfläche der Eichel noch normal. Innerhalb der ersten drei Lebensjahre löst sich dies in der Regel von selbst. Die früher empfohlene Vorhautdehnung sollte in diesem Alter unterbleiben, da es dabei oft zu kleinen Verletzungen, gefolgt von Entzündungen und sekundären Vernarbungen, kommt. Eine echte Phimose sollte jedoch bis spätestens vor der Einschulung operativ beseitigt werden, um Komplikationen (Entzündungen, Steinbildung durch Harnsalze, im höheren Lebensalter das Peniskarzinom) zu verhindern. Bei der *Beschneidung* (Zirkumzision[3]) wird die überschüssige Haut operativ beseitigt.

29.3. Orchitis

Zu einer *Hodenentzündung* (Orchitis[4]) kommt es meist auf hämatogenem Wege, d. h. die Erreger gelangen über die Blutbahn in die männlichen Keimdrüsen. Häufig sind Hodenentzündungen Begleiterscheinungen bei der *Parotitis epidemica* (Mumps, Ziegenpeter) und bei der *Syphilis* (Lues). Sie können symptomlos verlaufen und von einer Sterilität gefolgt sein.

29.4. Prostataadenom

Die Vorsteherdrüse (Prostata) besteht aus einem rechten und einem linken Drüsenlappen sowie einem Mittellappen. Der Mittellappen wird von weiblichen Geschlechtshormonen stimuliert, die beiden anderen Drüsenlappen durch männliche Geschlechtshormone. Bei nachlassender Produktion männlicher Geschlechtshormone im Alter kann daher der Mittellappen hypertrophieren[5] (anwachsen) und die Harnröhre einengen. Das eigentliche Prostatagewebe wird durch das verdrängende Wachstum des gutartigen Tumors von innen heraus abgeflacht und sitzt schließlich dem Adenomgewebe schalenartig auf. Es kommt zur *Prostatahypertrophie*[6], zum *Prostataadenom*[7]

---

[1] kryptos (gr.): verborgen; orchis (gr.): Hoden
[2] phimoein (gr.): knebeln
[3] circumcidere (lat.): beschneiden
[4] orchis: s. 1; -itis: Entzündung
[5] hyper- (gr.): über, über – hinaus; trophe (gr.): Nahrung
[6] prostates (gr.): Vorsteher; hypertrophie: s. S
[7] prostates: s. 6; aden (gr.): Drüse; - om: die Endung bezeichnet bei Geweben eine Geschwulst

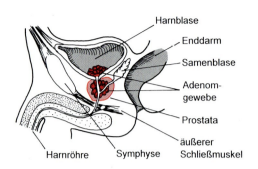

Abb. 29.1. Prostataadenom, das auch in die Harnblase einwächst. (Aus: 2)

(s. Abb. 29.1.). Bei mehr als 50 % aller Männer über 50 Jahre entwickelt sich ein solches Prostataadenom. Es ist die häufigste Ursache einer Blasenentleerungsstörung beim Mann! Zu Beginn der Erkrankung klagen die Betroffenen über ständigen Harndrang (tags und nachts). Es kommt nur verzögert zu einer Harnentleerung, der Harnstrahl ist schwach. Durch die chronische Überbeanspruchung der Harnblasenmuskulatur kann sich im Laufe der Zeit eine sog. Balkenblase entwickeln. In einem späteren Stadium ist der Patient nicht mehr in der Lage, die Harnblase vollständig zu entleeren. Es bleibt immer eine Restharnmenge in der Blase. Die Zahl der Entleerungen mit jeweils nur einer kleinen Urinportion steigt weiter an. Schließlich kann eine Überlaufblase entstehen. Ihr typisches Symptom ist das ständige Harnträufeln. Vom Betroffenen oft unbemerkt staut sich der Urin in diesem letzten Stadium in die Harnleiter und Nieren zurück. Die Nierenfunktion nimmt langsam ab. Endzustand ist eine schleichende Harnvergiftung (Urämie). Therapie der Wahl ist die operative Entfernung des Adenomgewebes, heute meist mit Hilfe eines Endoskops, das über die Harnröhre eingeführt wird (*transurethrale Resektion*[8]).

29.5. Maligne Tumoren der männlichen Geschlechtsorgane

29.5.1. Hodentumoren

Am häufigsten treten Hodentumoren bei Männern im Alter zwischen 20 und 40 Jahren auf. Etwa 95 % aller Tumoren der männlichen Keimdrüsen sind bösartig (maligne). Typisch ist die *frühzeitige Metastasierung* in die um die Aorta gelegenen Lymphknoten. Man unterscheidet *Tumoren, die von den Keimzellen der Hoden ausgehen*, von den restlichen Hodentumoren. Zu den *germinalen*[9] *Tumoren* gehören die **Seminome** und die **embryonalen Tumoren**. Nicht von den Keimzellen ausgehende Tumoren sind die *Leydig-Zell-Tumoren* und die *Sertoli-Zell-Tumoren*. Therapeutische Maßnahmen sind die *Semikastration*[10] (Entfernung eines Hodens) sowie heute meist eine anschließende *Chemotherapie* (Zytostase).

29.5.2. Prostatakarzinom

Der maligne Tumor der Prostata, das Prostatakarzinom, geht vom Drüsengewebe aus. Es ist ein Karzinom des älteren und alten Mannes. Die Symptome ähneln denen der Prostatahypertrophie. Auch hier kommt es zu *Blasenentleerungsstörungen*. Oft sind es jedoch Knochenschmerzen durch eine frühzeitige *Metastasierung* ins *Skelettsystem*, die auf den Tumor aufmerksam machen. Regelmäßige ärztliche *Vorsorgeuntersuchungen* (durch rektales Abtasten der Vorsteherdrüse) sind daher die Methode der Wahl, um die Erkrankung schon im Frühstadium zu erkennen.

---

[8] trans- (lat.): hinüber, hindurch; urethra (lat.): Harnröhre; resecare (lat.): wegschneiden
[9] germinare (lat.): keimen; germinal: den Keim betreffend, von den Keimblättern ausgehend
[10] semi- (lat.): halb-; castrare (lat.): entmannen

30. Die weiblichen Geschlechtsorgane

Bei der Frau unterscheidet man die inneren Geschlechtsorgane von den äußeren Geschlechtsorganen. Zu den **inneren Geschlechtsorganen** gehören die *Eierstöcke*, die *Eileiter*, die *Gebärmutter* und die *Scheide* (Abb. 30.1).

Äußere Geschlechtsorgane sind die *großen Schamlippen*, die *kleinen Schamlippen*, der *Kitzler*, der *Scheidenvorhof* und die *Vorhofdrüsen*.

Die inneren Geschlechtsorgane liegen im kleinen Becken.

30.1. Die Eierstöcke

Die beiden Eierstöcke liegen rechts und links im kleinen Becken. Über die beiden Eileiter sind sie mit der Gebärmutter verbunden. Jeder Eierstock (**Ovarium**[1]) ist an einem Gefäßstiel (*Ligamentum suspensorium ovarii*[2]) und dem Eierstockband (*Ligamentum ovarii proprium*[3]) auf-

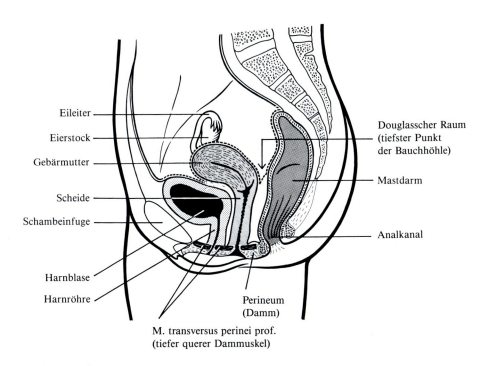

Abb. 30.1. Längsschnitt durch ein weibliches Becken. (Aus: 11)

---

[1] ovum (lat.): Ei
[2] ligamentum (lat.): Band; suspendere (lat.): aufhängen; ovarium: s. 1
[3] ligamentum: s. 2; ovarium: s. 1; proprius (lat.): eigen

230 30. Die weiblichen Geschlechtsorgane

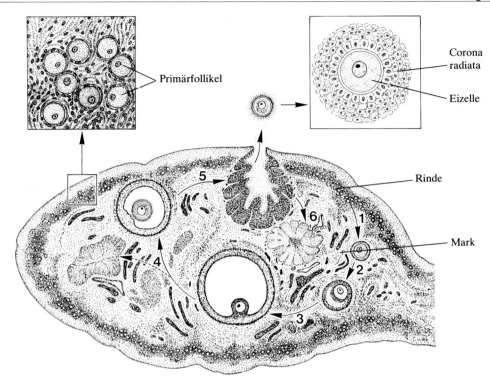

Abb. 30.2. Schnitt durch einen Eierstock. Dargestellt sind die verschiedenen Stadien der Follikelreifung.
1 Übergang vom Primär- zum Sekundärfollikel. *2* Ausbildung eines Tertiärfollikels. *3* Aus dem Tertiärfollikel wird ein sprungreifes Follikel (Graafscher Follikel). *4* Absterben des Graafschen Follikels (Degeneration) oder Übergang zur Ovulation (Eisprung). *5* Ovulation. Als Corona radiata bezeichnet man die das junge menschliche Ei strahlenförmig umgebende Zellschicht. Sie entsteht aus Granulosazellen. *6* Gelbkörperbildung. (Aus: 13)

gehängt. Außen ist er von Bauchfell (Peritoneum) überzogen, er liegt also *intraperitoneal*. Die zur Gebärmutter hin gerichtete Seite wird teilweise vom Eileiter umfaßt.

Ein Eierstock (Abb. 30.2) hat etwa die Form einer Mandel. Er ist normalerweise 2,5 bis 5 cm lang und 0,5 bis 1 cm dick. Die Oberfläche ist bei der geschlechtsreifen Frau durch Follikel (s. u.) vorgebuckelt und von Narben eingezogen. Bei einem Querschnitt durch den Eierstock unterscheidet man Rinde und Mark. Im *Mark* liegen größere Blutgefäße. Im Bereich der nach außen gelegenen *Rinde* finden sich *Eifollikel*[4] in verschiedenen Entwicklungsstadien bis hin zu großen Bläschenfollikeln. Daneben liegen *Gelbkörper* und vernarbte *Reste der Gelbkörper*.

In der Rinde eines Eierstocks befindet sich eine große Anzahl von *primären Oozyten*, die von einem Kranz einschichtiger Follikelepithelzellen umgeben sind. Man nennt sie *Primärfollikel*[7]. Während ihrer Entwicklung wandeln sie sich in *Sekundärfollikel*[8] um. Diese sind von einem mehrschichtigen Kranz der Follikelepithelzellen umhüllt. Außen ist der Follikel von Bindegewebe

---

[4] follikel (lat.): kleiner Schlauch, Bläschen
[5] oon (gr.): Ei; genesis (gr.): Entstehung
[6] ovum: s. 1; Ovulation, Ausstoßung des reifen Eies
[7] primär (lat.): erst, anfänglich, ursprünglich; follikel: s. 4
[8] sekundär (lat.): zweiten Ranges, nachfolgend; follikel: s. 4

30.2. Die Eileiter

umgeben (*Theca folliculi*[9]). Zwischen Eizelle und Follikelepithel entsteht eine homogene Zone, die *Zona pellucida*[10]. Der Sekundärfollikel wird schließlich zum *Tertiärfollikel*[11], den man auch *Bläschenfollikel* nennt. Er ist etwa 0,5 bis 1 cm groß. Seinen Namen hat er von einem Hohlraum im Follikelepithel, dessen Wand mit speziellen Epithelzellen, den *Granulosazellen*[12], ausgekleidet ist. Die primäre Oozyte liegt am Rande des Follikels im Bereich des *Eihügels*.

In jedem Zyklus reift ein Tertiärfollikel in einem der beiden Eierstöcke zu einem *sprungreifen Follikel* heran. Einen solchen sprungreifen Follikel bezeichnet man auch als *Graafschen Follikel*[13]. Im Hohlraum eines sprungreifen Follikels befindet sich reichlich Follikelflüssigkeit. Beim *Follikelsprung* (Eisprung, Ovulation) wird die Eizelle aus dem Graafschen Follikel freigesetzt. Dies geschieht bei einem normalen 28tägigen Zyklus um den 15. Zyklustag herum. Die von einem Kranz aus Follikelepithelzellen umgebene Eizelle wird vom *Eileiter* aufgefangen und zur *Gebärmutter* weitergeleitet.

Während der Follikelreifung im Eierstock produziert die innere Zellschicht der Theca folliculi (des umgebenden Bindegewebes) weibliche Geschlechtshormone, die **Follikelhormone** (*Östrogene*[14]). Dies geschieht unter dem Einfluß von *FSH*, dem Follikel-stimulierenden Hormon der Hypophyse. Nach dem Eisprung bilden Follikelepithel und Theca interna[15] den *Gelbkörper* (*Corpus luteum*[16]). Diese Hormondrüse besitzt eine eingefaltete Wand und bildet unter *LH-Einfluß* (LH = luteinisierendes Hormon der Hypophyse) ein weiteres weibliches Geschlechtshormon, das **Progesteron**.

30.1.1. Eizellbildung

Die Eizellbildung nennt man **Oogenese**[5] (Abb. 30.3). Sie läuft in den Eierstöcken, den weiblichen Keimdrüsen, in zwei Schritten ab. Die erste Phase wird *Vermehrungsperiode* genannt. Sie beginnt schon während der *fetalen Entwicklung* des Mädchens im Mutterleib. Aus den *Urkeimzellen* werden *Oogonien*, die dann als *primäre Oozyten* in die *erste Reifeteilung* eintreten. In dieser Phase verharren die Oozyten über einen langen Zeitraum. Die erste Reifeteilung wird erst kurz vor dem **Eisprung** (der *Ovulation*[6]) im Zyklus der geschlechtsreifen Frau beendet. Während des Eisprungs beginnt nun die *zweite Reifeteilung*, die jedoch nur im Falle einer *Befruchtung* des Eies beendet wird. Im Leben einer Frau durchlaufen also nur ganz wenige Eizellen – die, die schließlich befruchtet werden – alle Stadien der Oogenese.

30.2. Die Eileiter

Die beiden Eileiter verbinden die Eierstöcke mit der Gebärmutter. Ein Eileiter (*Tuba uterina*[17]) ist etwa 8 bis 20 cm lang. Das dem Eierstock zugewandte Ende ist trichterförmig und besitzt 1 bis 2 cm lange Fransen, die *Fimbrien*[18]. Zur Gebärmutter hin verengt sich das Lumen der Tube zum *Isthmus*, dem engsten Teil des Eileiters. Ein kurzer Teil verläuft noch innerhalb der Gebärmutterwand. Man nennt ihn *Pars uterina*[19]. Außen sind die Eileiter von Bauchfell überzogen (*intraperitoneale Lage*). Die im Inneren gelegene *Schleimhaut* ist in längsverlaufende *Falten* gelegt. Sie trägt ein *einschichtiges Flimmerepithel* mit eingestreuten *Drüsenzellen*. Das Sekret der Tuben besteht aus angesaugter Bauchhöhlenflüssigkeit (*Peritonealflüssigkeit*) und dem Sekret dieser Drüsenzellen. Die Flimmerhärchen (*Zilien*) des Epithels schlagen zur Gebärmutter hin. Zwischen Schleimhaut und Bauchfellüberzug besitzt der Eileiter eine *Muskelschicht*. Sie ist in der Lage, *peristaltische* und

---

[9] theca: Behältnis, Hülle; follikel: s. 4
[10] zona: Gürtel, Bezirk; pellucidus (gr.): durchsichtig
[11] tertiär (lat.): das 3. Stadium betreffend; follikel: s. 4
[12] granula (lat.): Kernchen; Granulosazellen: Zellen des Follikelepithels des Graafschen Follikels
[13] Graaf, Reinier de: frz. Anatom (1641 – 1673)
[14] oistros (gr.): Brunst
[15] theca: s. 9; internus (lat.): nach innen (gelegen); Theca interna: innere Schicht der Theca folliculi
[16] corpus (lat.): Körper; luteus (lat.): gelb
[17] tuba (lat.): Röhre, Trompete; uterus (lat.): Gebärmutter
[18] fimbria (lat.): Franse
[19] pars (lat.): Teil; uterus: s. 17

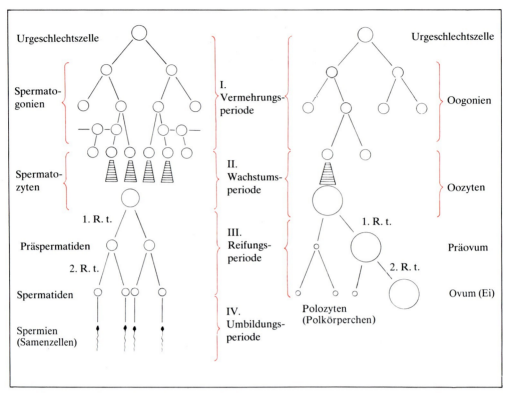

Abb. 30.3. Vergleich der Spermatogenese (links) mit der Oogenese (rechts). R. t. = Reifeteilungen. (Nach Bucher) (Aus: 13)

antiperistaltische, d. h. gegen die normale Peristaltik gerichtete *Bewegungen* auszuführen und dient so dem **Flüssigkeits- und Eitransport** ebenso wie der **Spermienbeförderung**. Auch die Fimbrien, die fransigen Enden der Eileiter, werden auf diese Art bewegt.

Zur Zeit der **Ovulation** führen die Fimbrien rhythmische Bewegungen aus. Der Trichter legt sich dem Eierstock an der Stelle des sprungreifen Follikels an. Nach dem Eisprung wird das Ei durch den durch die Zilien erzeugten Flüssigkeitsstrom und die rhythmischen Kontraktionen der Tubenmuskulatur weiterbefördert. Die *Wanderung* der Eizelle zur Gebärmutter dauert in der Regel *4 bis 5 Tage*. Eine Befruchtung muß spätestens nach *6 bis 12 Stunden* eintreten, da die Eizelle nur während dieses kurzen Zeitraums *befruchtungsfähig* ist. Samenzellen können dagegen im weiblichen Genitaltrakt 48 bis maximal 72 Stunden befruchtungsfähig bleiben! Findet nun eine Befruchtung der Eizelle im Eileiter statt, wandert der Keim anschließend weiter zur Gebärmutter. Er erreicht den Uterus am 4. bis 5. Tag nach der Ovulation. Am 6. Tag beginnt die Einnistung (*Implantation*[20]) des Keims in die Gebärmutterschleimhaut. Etwa am 12. Tag ist dieser Vorgang abgeschlossen. Findet im Eileiter während dieses Zyklus keine Befruchtung statt, verläßt das Ei mit der *Monatsblutung* den weiblichen Körper.

30.3. Die Gebärmutter

Die Gebärmutter (*Uterus*[21]) liegt in der Mitte des kleinen Beckens (Abb. 30.4). Von ihr gehen die beiden Eileiter aus, die den Kontakt zu den Eierstöcken herstellen. Eierstöcke und Eileiter bezeichnet man auch als *Adnexe*[22], als Anhangsgebilde der Gebärmutter.

---

[20] implantation (lat.): Einpflanzung, Einnistung
[21] uterus: s. 17
[22] adnectere (lat.): anknüpfen

30.3. Die Gebärmutter

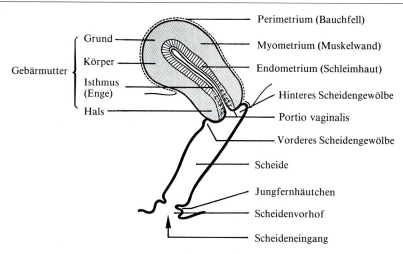

Abb. 30.4. Längsschnitt durch Gebärmutter und Scheide. (Aus: 11)

Der Uterus dient der Aufnahme der Frucht in der **Schwangerschaft**. Während jedes Zyklus bereitet er sich auf die Einnistung des Keims vor. Ist eine Schwangerschaft eingetreten, paßt er sich der Vergrößerung der Frucht durch Wachstum und Dehnung an. Während der Geburt befördern rhythmische Kontraktionen, die *Wehen*, das Kind nach draußen.

Die Gebärmutter ist von birnenförmiger Gestalt. Man unterscheidet den Uteruskörper (*Corpus uteri*[23]) und den Uterushals (*Cervix uteri*[24]). Als *Fundus uteri* (Uterusgrund) bezeichnet man die Kuppe des Gebärmutterkörpers, die die Tubenwinkel, die Einmündungsstellen der Eileiter, überragt. Bei der geschlechtsreifen, nicht schwangeren Frau nimmt der Uteruskörper 2/3 der Länge, der Uterushals 1/3 der Länge der Gebärmutter ein. Der Gebärmutterhals ist nach hinten unten in das *Scheidengewölbe* gerichtet. Den in die Scheide vorragenden Teil des Cervix nennt man *Portio vaginalis*[25] oder kurz Portio. Sie ist außen von Scheidenepithel überzogen.

Die Uterushöhle (*Cavum uteri*[26]) ist spaltförmig und hat die Form eines Dreiecks. An den oberen Ecken münden die Eileiter, die untere Ecke geht in den inneren Muttermund, den Kanal der Uterusenge, über. Die Uterusenge (*Isthmus*[27]) bildet den Übergang vom Gebärmutterkörper zur Cervix uteri. Auf den *inneren Muttermund* folgt der Gebärmutterhalskanal (*Zervikalkanal*), der von einem Schleimpfropf ausgefüllt ist. Er schützt die Gebärrnutter vor aufsteigenden Krankheitskeimen und erleichtert während der Zeit des Eisprungs den Spermien den Aufstieg in die Gebärmutter. Der Zervikalkanal endet außen im *äußeren Muttermund* (Ostium uteri[28]). Man unterscheidet hier eine *vordere* und eine *hintere Muttermundslippe*. Bei Frauen, die geboren haben, hat der Muttermund die Form eines Spalts, bei Frauen, die nicht geboren haben, ist er grübchenförmig.

Die Gebärmutter ist ein *muskulöses Hohlorgan*. Die *Uteruswand* besteht aus drei Schichten, der *inneren Schleimhaut*, der in der Mitte gelegenen *Muskelschicht* und dem *äußeren Bauchfellüberzug*. Die die Uterushöhle auskleidende Schleimhaut nennt man **Endometrium**[29]. Das Endometrium ist 2 bis 8mm dick und verändert sich während des Menstruationszyklus[30]. Die etwa 2 cm dicke Muskelwand (**Myometrium**[31]) des nicht schwangeren Uterus fühlt sich hart an. Sie besteht aus drei Schichten, die im Bereich des

---

[23] corpus: s. 16; uterus: s. 17
[24] cervix (lat.): Hals; uterus: s. 17
[25] portio (lat.): Teil, Anteil; vagina (lat.): Scheide
[26] cavum (lat.): Höhle, Hohlraum; uterus: s. 17
[27] isthmos (gr.): Landenge
[28] ostium (lat.): Mündung, Eingang; uterus: s. 17
[29] endo- (gr.): innen, inwendig, innerhalb; metra (gr.): Gebärmutter
[30] menses, menstruation (lat.): monatliche Regelblutung
[31] myo-: Muskel-; metra: s. 29

Gebärmutterkörpers besonders gut entwickelt sind. Die äußere Bauchfellschicht (**Perimetrium**[32] oder Peritoneum) ist fest mit der Muskelschicht verwachsen.

Der Uterus einer geschlechtsreifen Frau ist durchschnittlich 6 bis 7,5 cm lang und 80 bis 120 g schwer. Im Alter tritt eine Rückbildung (Atrophie) des Organs ein. Normalerweise ist die Gebärmutter nach vorne abgeknickt (*anteflektiert*[33]) und über die Harnblase geneigt. Eine Abknickung nach hinten nennt man Retroflexio[34].

30.3.1. Menstruationszyklus

An der **Gebärmutterschleimhaut** finden während der Zeit der Geschlechtsreife zyklische Veränderungen statt. Die Uterusschleimhaut, die dem Myometrium unmittelbar aufsitzt, trägt ein einschichtiges *Zylinderepithel*, in das auch Flimmerzellen eingestreut sind. Dazwischen liegen *schlauchförmige Drüsen*. Man unterscheidet bei der Gebärmutterschleimhaut die etwa 1 mm hohe Basalschicht (**Basalis**[35]), die bei der Periodenblutung nicht abgestoßen wird, von der bis zu 8 mm hohen Funktionsschicht (**Funktionalis**[36]) . Während der Geschlechtsreife wirken die Hormone der Eierstöcke auf die Uterusschleimhaut ein und bewirken so den Menstruationszyklus.

Etwa um das 10. Lebensjahr beginnen die Eierstöcke eines Mädchens bestimmte Hormone, die *Östrogene*, zu bilden. Sie bewirken die Ausbildung der *sekundären Geschlechtsmerkmale* (Brüste, Behaarung). Das Mädchen tritt in die *Pubertät*[37] ein. Die erste Menstruation (Regelblutung) während der Pubertät nennt man **Menarche**[38]. Sie tritt in der Regel zwischen dem 10. und 15. Lebensjahr ein. Die Zyklen sind in der ersten Zeit meist noch unregelmäßig und unvollständig. Nach einiger Zeit haben sie sich stabilisiert. Die Zeit der *Geschlechtsreife* hat begonnen. Die letzte Menstruation einer Frau findet in der Zeit der Wechseljahre (*Klimakterium*[39]) statt und wird als **Menopause**[40] bezeichnet. Meist liegt das Ereignis zwischen dem 45. und 50. Lebensjahr einer Frau.

Den **Menstruationszyklus**[41] teilt man in mehrere *Phasen* ein. Die Rechnung beginnt dabei am 1. Tag der **Regelblutung**. Häufig beträgt die Zykluslänge 28 Tage. Die erste Phase bezeichnet man als *Abstoßungs- und Regenerationsphase*. Es ist die Zeit der Regelblutung. Sie dauert etwa vom 1. bis zum 4. Tag. Die Funktionsschicht des Endometriums (Funktionalis) wird während dieser Zeit abgestoßen. Die Wunde schließt sich. Es folgt die Proliferationsphase[42], die auch als *Follikelphase* oder *östrogene Phase* bezeichnet wird. Sie dauert bei einem 28tägigen Zyklus vom 5. bis zum 15. Tag. Unter dem Einfluß des Follikelhormons Östrogen wächst die Funktionalis wieder heran. Die Drüsen in der Schleimhaut vergrößern sich, es entstehen spiralige Arterien. Am Ende der Follikelphase kommt es zum Eisprung (**Ovulation**). Durch dieses Ereignis steigt die Körpertemperatur um 0,5 bis 1 °C an. Die Phase der *Hyperthermie*[43] beginnt. Man nennt die Zeit nach dem Eisprung auch *Gelbkörperphase = Lutealphase, gestagene Phase*[44] oder *Sekretionsphase*. Die Drüsen der Gebärmutterschleimhaut schlängeln sich und bilden ein schleimiges Sekret. Daneben findet man vermehrt Blutgefäße. Am Ende dieser Phase, um den 28. Tag, versiegt das Gelbkörperhormon *Progesteron*. Dadurch ziehen sich die Spiralarterien zusammen. Es kommt zu einer *Ischämie*[45], einem Blutmangel mit einer Schädigung des Gewebes. Eine erneute Erweiterung der Blutgefäße führt zur Blutung und zur Abstoßung (*Desquamation*[46]) der Funktionalschicht der Gebärmutterschleimhaut. Die **Menstruation** tritt ein.

---

[32] peri- (gr.): um, herum; metra: s. 29
[33] ante- (lat.): vor; flexio (lat.): Biegung
[34] retro- (lat.): zurück(liegend); flexio: s. 33
[35] basis (gr.): Grundlage
[36] functio (lat.): Verrichtung, Funktion
[37] pubes (lat.): Schamhaare; Pubertät: Eintritt der Geschlechtsreife
[38] men (gr.): Monat; arche (gr.): Anfang
[39] klimakter (gr.): Leitersprosse
[40] men: s. 38
[41] menstruation: s. 30; kyklos (gr.): Kreis
[42] proles (lat.): Nachkommen; ferre (lat.): bringen
[43] hyper- (gr.): über, über ... hinaus, oberhalb; therma (gr.): Wärme
[44] Gestagene: Hormone, die ähnliche Eigenschaften wie das Gelbkörperhormon Progesteron haben
[45] haima (gr.): Blut; Ischämie: Unterbrechung der Blutzufuhr
[46] des- (lat.): herab, ab, weg; squama (lat.): Schuppe

30.4. Die Scheide

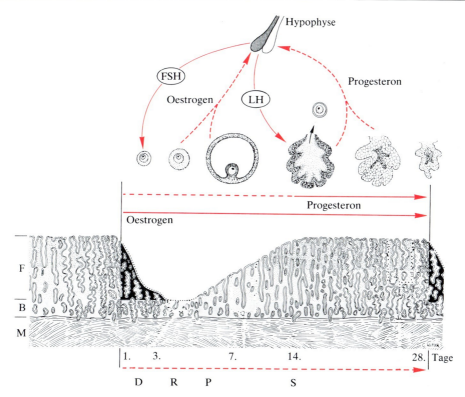

Abb. 30.5. Zyklische Veränderungen an der Gebärmutterschleimhaut (Endometrium). Parallel dazu wird die Follikelreifung dargestellt. *F* Funktionalis; *B* Basalis; *M* Myometrium; *D* Desquamationsphase (Abstoßung); *R* Regenerationsphase; *P* Proliferationsphase; *S* Sekretionsphase. (Aus: 13)

Nicht bei jeder Frau dauert der Zyklus genau 28 Tage. Zykluslängen zwischen 25 und 36 Tagen sind noch als normal anzusehen. Bei längeren oder kürzeren Zyklen liegt die Ovulation (Eisprung) meist 14 Tage vor dem Eintreten der neuen Menstruation. Die *Gelbkörperphase* ist also *konstant*.

Tritt in einem Zyklus eine **Schwangerschaft** ein, erzeugt die ernährende Hülle des Keims (*Trophoblast*) Hormone, die verhindern, daß sich der Gelbkörper zurückbildet. Diese Hormone nennt man *Choriongonadotropine*. Durch sie wird der Gelbkörper (Corpus luteum) zum Schwangerschaftsgelbkörper (*Corpus luteum graviditatis*[47]). Er verhindert, daß eine erneute Menstruation eintritt, durch die der Keim mit der Schleimhaut abgestoßen würde.

Während der **Wechseljahre** werden die Zyklen immer unregelmäßiger und hören schließlich auf. Endometrium und Myometrium bilden sich zurück.

30.4. Die Scheide

Die Scheide (*Vagina*[48]) verbindet den Scheidenvorhof mit der Gebärmutter. Sie ist ca. 8 bis 10 cm lang und umfaßt im Inneren die Portio vaginalis des Gebärmutterhalses. Man unterscheidet hierbei das flache *vordere* vom tiefen *hinteren Scheidengewölbe*. Das hintere Scheidengewölbe grenzt an den *Douglasschen Raum*[49], eine mit Bauchfell ausgekleidete Höhle zwischen

---

[47] corpus luteum: s. 16; graviditas, gravidität (lat.): Schwangerschaft
[48] vagina (lat.): Scheide
[49] Douglas, James D.: engl. Anatom (1675 – 1742)

Portio und Rektum. In diesem tiefsten Teil der Bauchhöhle sammeln sich bei bestimmten Erkrankungen Sekrete an und verursachen heftige Schmerzen im Unterleib.

Die **Schleimhaut** der Scheide trägt ein glykogenreiches, vielschichtiges *unverhorntes Plattenepithel*, das ebenso wie die Gebärmutterschleimhaut zyklischen Veränderungen unterworfen ist. Auf die Schleimhaut folgt eine dünne *Muskelschicht*, der sich nach außen das *Bindegewebe* der Scheide (*Parakolpium*[50]) anschließt. Es stellt die Verbindung zu den Nachbarorganen Blase und Rektum her.

Das **Scheidensekret** setzt sich aus dem *Sekret der Zervixdrüsen* (Drüsen des Gebärmutterhalses) und *abgestoßenen Epithelien* zusammen. Das *saure Scheidenmilieu* (pH 4 bis 4,5) entsteht durch die *Milchsäure*, die die normalerweise in der Scheide der geschlechtsreifen Frau vorhandenen *Milchsäurebakterien* aus dem Glykogen abgestoßener Zellen erzeugen. Man bezeichnet diese natürliche Bakterienbesiedelung auch als **Döderlein-Flora**[51]. Der saure pH-Wert schützt die Frau vor aufsteigenden Krankheitskeimen.

30.5. Äußere Geschlechtsorgane der Frau

Die äußeren weiblichen Geschlechtsteile faßt man unter dem Begriff **Vulva**[52] (Abb. 30.6) zusammen. Hierzu zählen die großen Schamlippen (*Labia majora*[53] oder große Labien), die kleinen Schamlippen (*Labia minora*[54] oder kleine Labien), der Kitzler (*Clitoris*[55]), die große Vorhofdrüse (*Glandula vestibularis major*[56]), die kleinen Vorhofdrüsen und der Scheidenvorhof (*Vestibulum vaginae*[57]).

Die **großen Schamlippen** sind Hautfalten, die die Schamspalte begrenzen. Nach vorne gehen sie in den Schamberg (*Mons pubis*[58]) über. Gro-

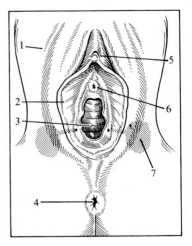

Abb. 30.6. Normale Anatomie der Vulva der erwachsenen Frau. *1* Große Schamlippen; *2* Kleine Schamlippen; *3* Scheideneingang; *4* After; *5* Kitzler; *6* Harnröhrenmündung; *7* Große Vorhofdrüsen mit Ausführungsgängen (angedeutet). (Aus: 14)

ße Labien und Mons pubis enthalten Fettgewebe, Talg-, Schweiß- und Duftdrüsen und sind mit Schamhaaren bedeckt. Die **kleinen Schamlippen** sind dünne Hautfalten, die den *Scheidenvorhof* umschließen. Nach vorne laufen sie in zwei Bändchen aus, die die Clitoris umgeben. Der **Kitzler** enthält kavernöse[59] Hohlräume und ist sensibel innerviert. Der Scheideneingang ist beim Mädchen meist durch eine Scheidenklappe, den *Hymen*[60] (Jungfernhäutchen) teilweise verschlossen. Beim ersten Geschlechtsverkehr (Kohabitation[61], Koitus[62]) reißt das dünne Häutchen ein.

Die **kleinen Vorhofdrüsen** liegen zwischen der Harnröhre und der Scheidenmündung. Die beiden **großen Vorhofdrüsen** werden auch als *Bartholinische Drüsen*[63] bezeichnet. Sie sind etwa erbsgroß, besitzen jeweils einen 1,5 bis 2 cm langen Ausführungsgang und münden in der Nähe des Scheideneingangs.

---

[50] para- (gr.): neben, beiderseits; kolpos (gr.): Busen, busenartige Vertiefung, hier: Scheide
[51] Döderlein, Albert D.: deutscher Gynäkologe (1860–1941)
[52] vulva (lat.): äußere weibliche Geschlechtsteile
[53] labius (lat.): Lippe, Rand; majus (lat.): groß
[54] labius: s. 53; minus (lat.): klein
[55] kleitoris (gr.): kleiner Hügel
[56] glandula (lat.): Drüse; vestibulum (lat.): Vorhof, Eingang; majus: s. 53
[57] vestibulum: s. 56; vagina: s. 48
[58] mons (lat.): Berg; pubes: s. 37
[59] caverna (lat.): Höhle
[60] hymen (gr.): Häutchen
[61] Kohabitation (lat.): Beischlaf
[62] koitus (lat.): Geschlechtsverkehr
[63] Bartholin, Casper B.: niederl. Anatom (1655–1738)

31. Erkrankungen der weiblichen Geschlechtsorgane

31.1. Entzündungen

31.1.1. Adnexitis

Als Adnexitis[1] bezeichnet man eine Entzündung der Gebärmutteranhangsgebilde Tube und Ovar. Meist gelangen die Keime über die Scheide in die Gebärmutter und von dort aus in die Eileiter (**aufsteigender Infektionsweg**), aber auch eine **hämatogene Infektion** (z. B. durch Tuberkelbakterien) ist möglich. Eine *akute Adnexitis* geht oft mit heftigen Symptomen einher. Fieber, Schmerzhaftigkeit und Druckempfindlichkeit des Unterleibs, auch Übelkeit und Durchfall sind häufige Anzeigen einer Infektion in diesem Bereich. Bei unzureichender Behandlung kann die akute Adnexitis in ein *chronisches Stadium* übergehen. Ein jahrelanges Kranksein ist oft die Folge.

Lebensgefahr besteht bei der akuten Adnexitis, wenn sich ein Abszeß gebildet hat, der in die freie Bauchhöhle zu perforieren (durchzubrechen) droht. Es muß dann sofort operativ eingegriffen werden. Die Therapie der Wahl ist jedoch in den meisten Fällen eine *antibiotische Behandlung*. Folgeerscheinungen nicht oder nicht ausreichend behandelter Adnexitiden sind häufig *Verwachsungen* im kleinen Becken, *Menstruationsbeschwerden*, *Ausfluß* und – durch die Verwachsungen und Verklebungen – Kinderlosigkeit (*Sterilität*) sowie die Einnistung eines Keims außerhalb der Gebärmutter (*ektope Schwangerschaft*).

31.1.2. Kolpitis

Eine Scheidenentzündung bezeichnet man auch als Kolpitis[2] oder Vaginitis[3]. Häufigste Ursachen sind *Trichomonaden* (begeißelte Einzeller) und der Soorpilz *Candida albicans*. Bei alten Frauen führt der dann auftretende *Östrogenmangel* oft zu den Symptomen einer Kolpitis. Scheidenentzündungen gehen meist mit Ausfluß (*Fluor vaginalis*[4]), der verschieden gefärbt sein kann, und *Juckreiz* einher. Als therapeutische Maßnahmen kommen – je nach Ursache der Erkrankung – die Bekämpfung der Erreger mit Antimykotika bzw. Antibiotika in Frage. Bei alten Frauen hilft oft die Anwendung östrogenhaltiger Salben.

31.2. Lageveränderungen der Genitalorgane

31.2.1. Descensus und Prolaps

Sinken Teile der inneren weiblichen Geschlechtsorgane und ihrer Umgebung im kleinen Becken tiefer herab, als es ihrer normalen Beweglichkeit entspricht, bezeichnet man dies als **Senkung** (Descensus uteri et vaginae[5]). Von einem **Vorfall** (Prolaps[6]) spricht man, wenn Gebärmutter und Scheide nach unten aus der Vulva austreten (s. Abb. 31.1.). Eine der Ursachen einer Senkung bzw. eines Vorfalls ist die *Becken-

---

[1] adnectere (lat.): anknüpfen; -itis: Entzündung
[2] kolpos (gr.): Busen, busenartige Vertiefung, hier: Scheide; -itis: Entzündung
[3] vagina (lat.): Scheide; -itis: Entzündung
[4] fluor (lat.): Strömung, Ausfluß; vagina: s. 3
[5] descensus (lat.): Herabsteigen, Senkung, Vorfall; uterus (lat.): Gebärmutter; vagina (lat.): Scheide
[6] prolapsus (lat.): Vorfall

31. Erkrankungen der weiblichen Geschlechtsorgane

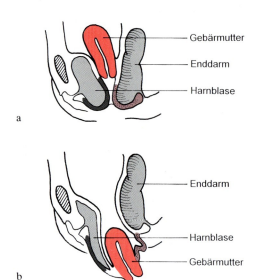

Abb. 31.1. *a* Senkung (Descensus uteri et vaginae); *b* Vorfall der Scheide und der Gebärmutter (Prolaps). (Aus: 2)

bodeninsuffizienz. Meist führen viele und rasch aufeinanderfolgende Geburten sowie die mangelhafte Rückbildung im Wochenbett zu dieser Funktionseinbuße des Stützapparats des Genitale. Weitere Ursachen sind die Erschlaffung des Aufhänge- und Befestigungsapparats der inneren Geschlechtsorgane sowie eine Senkung der Eingeweide, die dann Druck auf das kleine Becken ausüben. Durch die Senkung der vorderen Scheidenwand bildet sich häufig auch eine *Zystozele*[7] (Senkung des Blasenbodens) aus, ein Descensus der hinteren Scheidenwand kann mit einer *Rektozele*[8] (Senkung des Mastdarms) ver-

bunden sein. Typischerweise kommt es beim Descensus uteri et vaginae zu Schmerzen in der Kreuzbeingegend oder im Unterleib durch den Zug des inneren Genitale an den Aufhängebändern. Die betroffenen Frauen haben ein Druckgefühl »nach unten« in der Scheide. Frauen mit einer Zystozele klagen oft über unwillkürlichen Urinabgang, anfangs nur bei einer Erhöhung des Bauchinnendrucks, z. B. beim Niesen, Husten, Lachen (*Streßinkontinenz*[9]). Häufiges Symptom einer Rektozele ist die Verstopfung. Die natürliche Bakterienbesiedelung der Scheide (Döderlein-Flora) wird durch das Klaffen des Scheideneingangs und das Hervortreten von Teilen der Vagina zerstört. Dadurch kann es zu einer Scheidenentzündung (Kolpitis, s. Kap. 31.1.2.) mit Ausfluß kommen. Vor allem beim Totalprolaps, wenn sich Scheide und Gebärmutter vor der Vulva befinden, kommt es meist zu Druckgeschwüren an der Portio.

Wichtigste therapeutische Maßnahme beim Descensus bzw. Prolaps ist die Operation. Patientinnen mit einem Prolaps müssen behandelt werden. Patientinnen mit einem Descensus sollten dann operiert werden, wenn dieser ihnen Beschwerden bereitet. Durch eine Operation versucht man, möglichst den natürlichen Zustand des Stütz- und Befestigungsapparats der inneren weiblichen Geschlechtsorgane wiederherzustellen. Bei diesem Eingriff wird in der Regel auch die Gebärmutter entfernt (vaginale Hysterektomie[10]). Jüngere Frauen sollten erst operiert werden, wenn kein Kinderwunsch mehr besteht.

31.3. Geschwülste des weiblichen Genitales

31.3.1. Myome

Myome sind gutartige Geschwülste, die vom Muskelgewebe ausgehen. Man bezeichnet mit dem Begriff »Myom« meist speziell das *Uterusmyom*, die gutartige Muskelgeschwulst der Gebärmutter. Es ist die häufigste gutartige Neubildung überhaupt. Man unterscheidet in der Ge-

---

[7] kystis (gr.): Blase, kele (gr.): Bruch
[8] rectum (lat.): gerade; Rektum: Mastdarm; kele: s. 7
[9] stress (engl.): Druck, Belastung, Spannung; in- (lat.): Verneinung; continere (lat.): zusammenhalten
[10] vagina: s. 5; hystera (gr.): Gebärmutter; -ektomie (gr.): Wortteil mit der Bedeutung »operative Entfernung«

31.4. Periodenstörungen

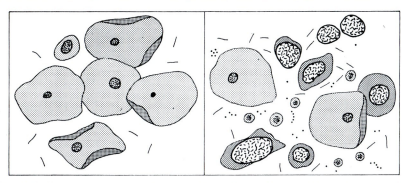

Abb. 31.2. Zytologische Abstriche von der Portiooberfläche. Links: Unverdächtiger Abstrich; rechts: eindeutig verdächtiger Abstrich bei einem abklärungsbedürftigen Befund. Schematisch. (Aus: 16)

bärmutterwand gelegene (*intramurale*[11]) Myome von solchen, die unter dem Bauchfellüberzug wachsen (*subseröse Myome*[12]) und Myomen, die nach der Gebärmutterhöhle hin wachsen (*submuköse Myome*[13]). Das Wachstum der Myome wird durch *Östrogene* gefördert. Sie treten daher fast ausschließlich in der Zeit der Geschlechtsreife auf. Nach der Menopause (letzte Regelblutung) tritt dann meist eine Rückbildung der Tumoren ein. Hauptsymptom bei Myomträgerinnen ist die *verlängerte und verstärkte Regelblutung*.

31.3.2. Gebärmutterpolypen

Gebärmutterpolypen[14] sind lokale Wucherungen der Gebärmutterschleimhaut. Bei den gutartigen Neubildungen unterscheidet man **Korpuspolypen**[15], die von der Basalschicht des Endometriums ausgehen, und **Zervixpolypen**[16]. Zervixpolypen sind weit häufiger anzutreffen als Korpuspolypen. Sie nehmen ihren Ursprung von der Zervixschleimhaut und können im Muttermund als linsen- bis kirschkerngroße Gebilde sichtbar sein oder an einem Stiel aus dem Muttermund heraushängen (*gestielter Polyp*). Polypen verursachen meist unregelmäßige Blutungen, oft äußern sie sich auch mit blutigem bzw. eitrigem Ausfluß. Auch Schmerzen können auftreten. Typisch für einen aus dem Muttermund herausragenden Tumor ist die Kontaktblutung bei Geschlechtsverkehr.

31.3.3. Maligne Tumoren des Uterus

Zu den malignen Uterustumoren gehören das Zervixkarzinom[17] und das Korpuskarzinom[18]. Das **Zervixkarzinom** wird auch als *Kollumkarzinom*[19] oder *Gebärmutterhalskrebs* bezeichnet. Es tritt in der Regel bei der *geschlechtsreifen Frau* auf. *Krebsvorstufen* können schon zwischen dem 20. und 35. Lebensjahr entstehen. Die Diagnosestellung ist oft durch die Entnahme eines *zytologischen*[20] *Abstrichs* im Rahmen einer Vorsorgeuntersuchung möglich (Abb. 31.2). Wird der Tumor schon in einem sehr frühen Stadium erkannt, kann die Patientin durch eine Operation (*Konisation*[21] des Gebärmutterhalses; dabei wird ein kegelförmiges Gewebestück rings um den Gebärmutterhalskanal aus dem Collum uteri herausgeschnitten) geheilt werden. In vielen Fällen ist das Karzinomwachstum je-

---

[11] intra (lat.): innerhalb, innerlich; murus (lat.): Mauer, Wand
[12] sub- (lat.): unter, unterhalb; Serosa: hier das Bauchfell
[13] sub: s. 12; mucus (lat.): Schleim; submukös: unter der Schleimhaut gelegen
[14] polypous (gr.): vielfüßig; Polyp: Schleimhautgeschwulst
[15] corpus (lat.): Körper; polyp: s. 14
[16] cervix (lat.): Hals; polyp: s. 14
[17] cervix: s. 16; karkinos (gr.): Krebs
[18] corpus: s. 15, karkinos: s. 17
[19] collum (lat.): Hals; karkinos: s. 17
[20] Zytodiagnostik: Herstellung gefärbter Ausstriche und mikroskopische Untersuchung von Oberflächen abgelöster Zellen (Abstrich)
[21] konus: Kegel

doch schon weiter fortgeschritten, so daß weitergehende operative Maßnahmen und/oder eine Strahlentherapie angezeigt sind.

Im Gegensatz zum Gebärmutterhalskrebs tritt das **Korpuskarzinom**, das auch als *Endometriumkarzinom* oder *Gebärmutterkörperkrebs* bezeichnet wird, im höheren Lebensalter auf. Häufig sind Frauen im 6. und 7. Lebensjahrzehnt betroffen. Ein für die Betroffenen alarmierendes Zeichen sind *Blutungen in der Postmenopause*, d. h. oft lange nach der letzten regulären Menstruation. Der zytologische Abstrich bringt in den meisten Fällen keine Klärung, so daß dann eine Ausschabung der Gebärmutterhöhle (*Abrasio*[22]) vorgenommen werden sollte. Im Unterschied zum Kollumkarzinom steht beim Gebärmutterkörperkrebs die Strahlenbehandlung an erster Stelle. Daneben werden auch operative Verfahren, Hormontherapie und Zytostatika angewandt; letztere vor allem bei *Fernmetastasen*, die häufig in der Lunge zu finden sind.

31.4. Periodenstörungen

31.4.1. Amenorrhö

Das Ausbleiben der monatlichen Regelblutung bezeichnet man als Amenorrhö[23]. **Physiologisch** ist eine Amenorrhö vor der ersten Periodenblutung (*Menarche*), während der *Schwangerschaft* und nach der letzten Regelblutung (*Menopause*). **Pathologisch** ist eine Amenorrhö, wenn die Menstruation bis zum *18. Lebensjahr* noch *nicht eingetreten* ist bzw. wenn die Regelblutung nach *normalen Zyklen länger als 4 Monate ausgeblieben* ist und keine Schwangerschaft vorliegt. Kurzfristige Zyklusverschiebungen sind in der Regel nicht als krankhaft anzusehen. Sie können durch Veränderungen in der Lebensweise, Reisen oder seelische Einflüsse ausgelöst werden.

Ursachen pathologischer Amenorrhöen sind Hormonstörungen, schwere organische Erkrankungen, die in den Hormonhaushalt eingreifen, Notstandssituationen, Störungen im Bereich der Gebärmutter (z. B. Zerstörung der Gebärmutterschleimhaut, Atresie[24] der Uterushöhle) und Mißbildungen (z. B. nicht angelegte Organe).

31.4.2. Dysmenorrhö

Als Dysmenorrhö[25] bezeichnet man eine besonders schmerzhafte Regelblutung. Sie kann organisch bedingt, funktionell bedingt oder essentiell, d. h. ohne erkennbare Ursache sein. Zu den *organischen Ursachen* einer Dysmenorrhö gehören Entzündungen und Tumoren der weiblichen Geschlechtsorgane ebenso wie die Endometriose[26]. Unter dem Krankheitsbild der *Endometriose* versteht man Herde von Gebärmutterschleimhaut, die außerhalb des normalen Bereichs (d. h. des Endometriums der Gebärmutter) lokalisiert sind. Diese ektopen[27] Schleimhautherde können in den übrigen Schichten der Gebärmutter ebenso wie in irgendeinem anderen Organ im Körper vorkommen. Sie nehmen an den normalen zyklischen Veränderungen des Endometriums teil und verursachen dadurch zyklusabhängige Beschwerden.

Funktionell bedingte Dysmenorrhöen haben oft hormonale oder vegetative Störungen als Ursache.

31.4.3. Hypermenorrhö

Die Hypermenorrhö[28] ist eine übermäßig starke Menstruationsblutung. Auch hier unterscheidet man wieder drei Ursachengruppen. *Genital bedingte* Ursachen sind Uterusmyome, Polypen und Entzündungen in diesem Bereich. *Extragenitale*[29] Ursachen, d. h. Ursachen, die außerhalb der Geschlechtsorgane liegen, sind der Bluthochdruck (Hypertonus) und Gerinnungsstörungen. Zu den *funktionellen Ursachen* zählt man Hormonstörungen.

---

[22] abradere (lat.): abkratzen
[23] a- (gr.): un-, -los; men (gr.): Monat; rhoe (gr.): Fluß
[24] a-: s. 23; tresis (gr.): Loch; Atresie: Verschluß von Hohlorganen oder natürlichen Körperöffnungen
[25] dys- (gr.): Vorsilbe mit der Bedeutung: Störung eines Zustands oder einer Tätigkeit; menorrhoe: s. 23
[26] Endometrium: s. endo- (gr.): innen, inwendig, innerhalb; metra (gr.): Gebärmutter
[27] ekto- (gr.): außen, außerhalb; topos (gr.): Ort
[28] hyper- (gr.): über, über ... hinaus; menorrhoe: s. 23
[29] extra (lat.): außerhalb, außen; genitalis (lat.): zur Zeugung gehörig

32. Schwangerschaft und Geburt

32.1. Schwangerschaft (Gravidität[1])

Nachdem das Ei durch den *Eisprung* in die Tube freigesetzt wird, muß es innerhalb von 6 bis 12 Stunden befruchtet werden (Abb. 32.1). Dies geschieht in der Regel in der *Ampulle*, dem trichterförmig erweiterten Teil des Eileiters. Den Vorgang der Befruchtung nennt man **Konzeption**[2]. Vier bis fünf Tage dauert die Wanderung des Keims zur Gebärmutter. In dieser Zeit *verschmelzen Ei- und Samenzelle* miteinander (dies ist der Zeitpunkt, wo das Geschlecht des Kindes festgelegt wird), es setzen *Teilungs- und Wachstumsvorgänge* ein. Nach ca. 60 Stunden ist das Maulbeerstadium (*Morula-Stadium*[3]) erreicht. Die befruchtete Eizelle hat sich nun vielfach geteilt und ähnelt einer Maulbeere. Am 5. Tag nach der Befruchtung beginnt die Trennung in einen kindlichen Teil (*Embryoblast*[4]) und dessen ernährende Hülle (*Trophoblast*[5]). Der Keim fängt am 6. Tag an, sich in die Gebärmutterschleimhaut einzunisten. Der Vorgang der **Implantation** oder *Nidation*[6] ist etwa am 12. Tag abgeschlossen. Dann ist der Keim vollständig von der Gebärmutterschleimhaut umgeben. Die Implantation (Einnistung) geschieht mit Hilfe von Enzymen, meist an der Hinter- oder an der Vorderwand des Uterus. Der Trophoblast bildet dann Zotten aus, die sich mit der Gebärmutterschleimhaut verbinden. Beide bilden später den scheibenförmigen *Mutterkuchen*, die Plazenta[7].

Eine normale Schwangerschaft dauert 38 Wochen, wobei der Zeitpunkt der Befruchtung als Ausgangspunkt gewählt ist (*Schwangerschaftsdauer post conceptionem*[8] – *p. c.*). Da dieser Zeitpunkt jedoch von den meisten Frauen nicht angegeben werden kann, berechnet man die Schwangerschaftsdauer nach der letzten Regelblutung (*Schwangerschaftsdauer post menstruationem*[9] – *p. m.*). Bei einem 28tägigen Zyklus liegt der Zeitpunkt der Geburt 40 Wochen nach der letzten Menstruation. Nach der sog. *Naegele-Regel* läßt sich der **Geburtstermin** folgendermaßen berechnen:

a) Ist der Zeitpunkt der *Befruchtung* (Konzeption) *bekannt*: **Konzeptionstermin minus 7 Tage minus 3 Monate (plus 1 Jahr)**
Beispiel:
Konzeptionstermin: 17. 1. 1996
Tag der Geburt: 10. 10. 1996
Er errechnet sich so:
17. 1. 1996 – 7 Tage = 10. 1. 1996
10. 1. 1996 – 3 Monate = 10. 10. 1995
10. 10. 1995 + 1 Jahr = 10. 10. 1996

b) Ist der Zeitpunkt der *Befruchtung unbekannt*: **1. Tag der letzten Periodenblutung plus 7 Tage minus 3 Monate (plus 1 Jahr) ± x Tage (Abweichung vom 28täg. Zyklus)**
Beispiel:
1. Tag der letzten Periodenblutung: **28. 12. 1995**
Tag der Geburt (bei einem 34täg. Zyklus): **10. 10. 1996**
Er errechnet sich so:
28. 12. 1995 + 7 Tage = 4. 1. 1996
4. 1. 1996 – 3 Monate = 4. 10. 1995
4. 10. 1995 + 1 Jahr = 4. 10. 1996
4. 10. 1996 + 6 Tage = 10. 10. 1996

Anmerkung: Bei einer Abweichung vom 28tägigen Zyklus zählt man die Differenz an

---

[1] graviditas, gravidität (lat.): Schwangerschaft
[2] konzeption (lat.): Befruchtung
[3] morum (lat.): Maulbeere; morula: kleine Maulbeere
[4] embryon (gr.): ungeborene Leibesfrucht; blastos (gr.): Sproß, Keim
[5] trophe (gr.): Nahrung; blastos: s. 4
[6] nidus (lat.): Nest
[7] placenta (lat.): Mutterkuchen, Nachgeburt
[8] post- (lat.): nach; konzeption: s. 2
[9] post: s. 8; menstruation, menses (lat.): Regelblutung

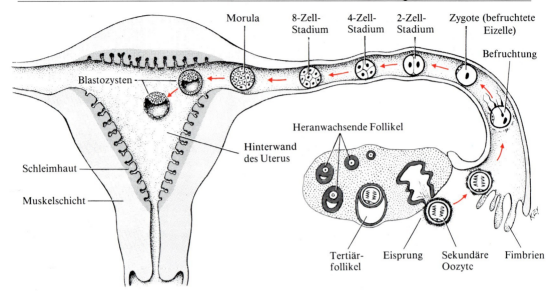

Abb. 32.1. Heranreifung eines Follikels im Eierstock, Eisprung, Befruchtung im Eileiter und Wanderung des Keims zur Gebärmutterhöhle, wo etwa am 5./6. Tag die Einnistung in die Schleimhaut beginnt. Als Blastozyste bezeichnet man das Entwicklungsstadium im Anschluß an die Morula. Beim Aufbau der Blastozyste unterscheidet man den Embryoblast, den Trophoblast und die Blastozystenhöhle. (Aus: 10)

Tagen zum Ergebnis mit dazu (Zyklus > 28 Tage) bzw. zieht es davon ab (Zyklus < 28 Tage)!
Mit dem Eintreten der Schwangerschaft sind für die betroffene Frau eine Reihe von Veränderungen verbunden. Zu den von ihr wahrgenommenen **unsicheren Schwangerschaftszeichen** gehören das *Ausbleiben der Regelblutung, morgendliches Erbrechen, mangelnder Appetit*, eine *Schwellung der Brüste*, vielleicht sogar schon der *Abgang von Vormilch*. Der Arzt stellt eine *blaurote* (livide[10]) *Verfärbung* und *Auflockerung der Scheide* und der *Portio* fest. Auch die *Gebärmutter lockert* sich in ihrer Struktur *auf*. Sie ist schon bald *leicht vergrößert* tastbar. Im Verlauf der Schwangerschaft kommt es zu einer *verstärkten Pigmentierung* vor allem der Brustwarzen und der äußeren Geschlechtsorgane. Häufig bilden sich auch sog. Schwangerschaftsstreifen (*Striae gravidarum*[11]) aus. All dies sind *unsichere Schwangerschaftszeichen*, d. h. sie deuten auf das Bestehen einer Schwangerschaft hin, beweisen diese aber nicht. **Sichere Schwangerschaftszeichen** gehen vom *Kind* aus! Zu ihnen gehört der positive *Schwangerschaftstest*. Hierbei wird das vom Keim gebildete Schwangerschaftshormon HCG (humanes Choriongonadotropin) im Blut bzw. im Urin der Schwangeren nachgewiesen. Auch eine *Erhöhung der Basaltemperatur* über den 16. Tag nach dem Eisprung hinaus gehört zu den sicheren Schwangerschaftszeichen, ebenso der *Nachweis kindlicher Herztöne*, das Hören des *Nabelschnurgeräuschs* und der Nachweis *sichtbarer kindlicher Teile im Ultraschallbild* (s. Abb. 32.2.). Kindliche Herztöne können heute schon mit Hilfe eines Ultraschall-Doppler-Geräts in der 10. bis 12. Schwangerschaftswoche (SSW) abgehört werden. Mit einem herkömmlichen Holzstethoskop ist dies erst zwischen der 16. und der 20. SSW möglich. Mittels eines Ultraschall-Sichtgeräts können kindliche Teile schon um die 8. SSW sichtbar gemacht werden.

Bis zum Ende des 3. Schwangerschaftsmonats (SSM) bezeichnet man den Keim als **Embryo**. Während dieser Zeit findet die Organentwicklung (*Organogenese*[12]) statt. Der Keim ist jetzt besonders empfindlich. Einwirkungen physischer, chemischer oder bakterieller Art führen zu *Organmißbildungen*, die man als *Embryopathie*[13]

---

[10] livid (lat.): blaßbläulich, fahl
[11] stria (lat.): Streifen; graviditas: s. 1
[12] organon (gr.): Werkzeug, Organ; genesis (gr.): Entstehung, Erzeugung
[13] embryon: s. 4; pathos (gr.): Leiden

32.1. Schwangerschaft (Gravidität)

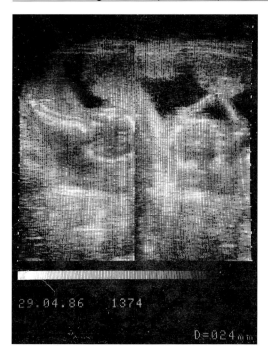

Abb. 32.2. Ultraschallbilder eines Feten in der 16 SSW. *a* Querschnitt durch kindlichen Kopf und rechten Arm (Unterarm + – +), Finger am Mund; *b* Längsschnitt durch kindlichen Kopf und Brustkorb. Sichtbar ist die Hals- und Brustwirbelsäule. (Foto: Habermann-Horstmeier)

bezeichnet. Ab dem 4. Schwangerschaftsmonat bezeichnet man das Ungeborene als **Fetus**[14]. Die Organentwicklung ist weitgehend abgeschlossen, jetzt laufen vor allem *Wachstums- und Differenzierungsvorgänge* ab. Schädigungen der Frucht, z. B. durch Infektionen, durch eine Plazentainsuffizienz[15] oder durch eine Blutgruppenunverträglichkeit, führen zur *Fetopathie*[16].

Um Störungen im Schwangerschaftsverlauf schon frühzeitig zu erkennen, sollten regelmäßig *Kontrolluntersuchungen* durchgeführt werden. Empfohlen werden 4wöchige Abstände bis zum 8. Schwangerschaftsmonat, danach Kontrollen alle 2 Wochen. Ist der errechnete Geburtstermin bereits überschritten, sollten noch kürzere Abstände gewählt werden.

Schon vor der Einnistung des Keims in die Gebärmutterschleimhaut beginnt die Trennung in einen *Embryoblasten* und den ihn ernährenden *Trophoblasten*. In der Schleimhaut bildet der Trophoblast dann *Zotten* aus, die sich mit dem *Endometrium* verbinden. Beide bilden später die scheibenförmige **Plazenta**, den Mutterkuchen. Man unterscheidet hierbei den *kindlichen Plazentaanteil*, der sich aus den Zotten des Trophoblasten entwickelt, vom *mütterlichen Plazentaanteil*, der aus der Uterusschleimhaut entsteht (Abb. 32.3). Die Plazenta sorgt für den *Gas- und Stoffaustausch* zwischen mütterlichem und embryonalem Blut. Der Embryo ist über die *Nabelschnur* mit dem Mutterkuchen verbunden. Man unterscheidet die kindliche Seite der Plazenta mit einer spiegelblanken Oberfläche – an ihr setzt die Nabelschnur an – von der mütterlichen Seite, die durch zahlreiche Furchen in etwa 20 bis 30 verschieden große Areale unterteilt ist. Bei der Geburt besitzt die Plazenta einen Durchmesser von ca. 20 cm und ist etwa 2 cm dick. Sie ist von schwammiger Konsistenz und wiegt ohne Eihäute ca. 500 g. In ihrem Inneren erkennt man zahlrei-

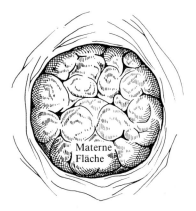
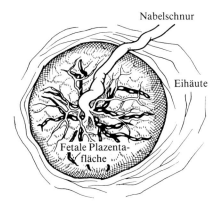

Abb. 32.3. Die ausgestoßene Plazenta. Materne (mütterliche) und fetale (kindliche) Seite. (Aus: 14)

---
[14] fetus (lat.): Bezeichnung für die Frucht nach der Organentwicklung
[15] placenta: s. 7; insufficientia (lat.): Schwäche
[16] fetus: s. 14; pathos: s. 13

che *Zottenbäume* (etwa 100 Zotten pro cm^2!). Die Blutzufuhr vom Kind zur Plazenta erfolgt über *zwei Arterien* durch die Nabelschnur. Das mütterliche Blut fließt im *Zwischenzottenraum*. Es kommt dabei mit den *Zottenkapillaren*, den Verzweigungen der kindlichen Arterien, in Kontakt. Hier erfolgt der *Stoffaustausch* zwischen kindlichem und mütterlichen Blut. Sauerstoff, Kohlendioxid, Nährstoffe, Vitamine, Wasser, Elektrolyte und Schlackenstoffe werden auf diese Weise ausgetauscht. Sauerstoffreiches und nährstoffreiches Blut gelangt schließlich über die *Nabelschnurvene* zum Ungeborenen.

Die **Nabelschnur** verbindet die Plazenta mit der Frucht. Am Ende der Schwangerschaft ist sie ca. 50 bis 60 cm lang, bei einem Durchmesser von 15 bis 20 mm. In ihr verlaufen *zwei Arterien* und *eine Vene*. Die Gefäße sind in sulziges, embryonales Bindegewebe (*Wharton-Sulze*[17]) eingebettet. Außen ist die Nabelschnur von Amnion, einem Teil der Eihäute, überzogen.

Die **Eihäute** umgeben die Frucht als geschlossenen, doppelwandigen Sack. Sie dienen als Schutz und erfüllen eine *Stoffwechselfunktion*. Man unterscheidet das äußere *Chorion*-[18] und das innere *Amnionblatt*[19]. Das Chorion stellt den Kontakt zur Gebärmutterschleimhaut außerhalb der Plazenta her. Das Amnion kleidet die Fruchthöhle tapetenartig aus.

Während der ersten Schwangerschaftshälfte schwimmt der Keim schwerelos im **Fruchtwasser**. Die graugelbliche, anfangs klare, später trübe Flüssigkeit schützt vor mechanischen Einwirkungen und vor Austrocknung. In der 20. SSW beträgt die Fruchtwassermenge etwa 500 ml. Das Maximum ist in der 38. SSW mit 1500 ml erreicht. Danach geht die Fruchtwassermenge wieder etwas zurück. Das Fruchtwasser wird ständig erneuert. Anfangs wird es nur vom *Amnionepithel*, später auch von den fetalen *Nieren* gebildet. Die Resorption (Wiederaufnahme) erfolgt über die *Eihäute* und die *Nabelschnur*, aber auch über den *Darm* und den *Atmungstrakt* des Feten.

Am Beginn der Schwangerschaft bildet der *Trophoblast* **Hormone**, die zur Aufrechterhaltung der Gravidität nötig sind. Später wird diese Funktion von der *Plazenta* übernommen. Es ist vor allem das *Choriongonadotropin* (HCG), das den Fortbestand des Gelbkörpers (Corpus luteum) sichert, so daß es nicht zu einer Menstruation kommt. Aber auch *Östrogene* und *Progesteron* werden im Mutterkuchen gebildet.

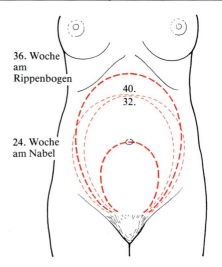

Abb. 32.4. Fundusstand (oberer Rand der Gebärmutter) während der verschiedenen Schwangerschaftswochen. Markant sind die Befunde am Ende der 24. und 36. Woche. (Aus: 14)

Beim **Schwangerschaftstest** werden Choriongonadotropine (HCG = humanes Choriongonadotropin) im Blut bzw. im Harn der Schwangeren nachgewiesen. Es gibt hier Methoden, die schon am 20. Zyklustag – also vor dem Ausbleiben der Regelblutung – eine Schwangerschaft nachweisen können. Dies wird jedoch wegen der hohen Kosten nicht routinemäßig angewandt. Im Urin läßt sich eine Schwangerschaft ca. in der 3. Woche post conceptionem nachweisen.

Die 40 Wochen (p.m.) einer Schwangerschaft teilt man üblicherweise in *10* **Mondmonate** (*Lunarmonate*) ein. Der Keim wächst in dieser Zeit zu einem geburtsreifen Kind von etwa 52 cm und durchschnittlich 3000 g bis 3500 g heran (Abb. 32.4. – 32.7). Von einer winzigen Zellkugel entwickelt er sich im 2. Monat zu einem Embryo von 12 mm Größe. Augen, Ohren, Nase und Lippen bilden sich aus. Die Muskulatur wird angelegt. Arme und Hände beginnen zu wachsen, etwas später auch Beine und Füße. In der 5. Woche beginnt das Herz zu schlagen. Das Gehirn wird angelegt. Im 3. SSM wird die Organentwicklung weitgehend abgeschlossen. Der **Embryo** ist jetzt 7 cm lang (vom Scheitel bis zur Ferse = Scheitel-Fersen-Länge) und ähnelt schon sehr einem Menschen-Baby. Auch das Geschlecht – ob Jun-

---

[17] Wharton, Thomas W.: engl. Anatom (1614–1673)
[18] chorion (gr.): Zottenhaut
[19] amnos (gr.): Lamm; amnion: Schafshaut

32.1. Schwangerschaft (Gravidität)

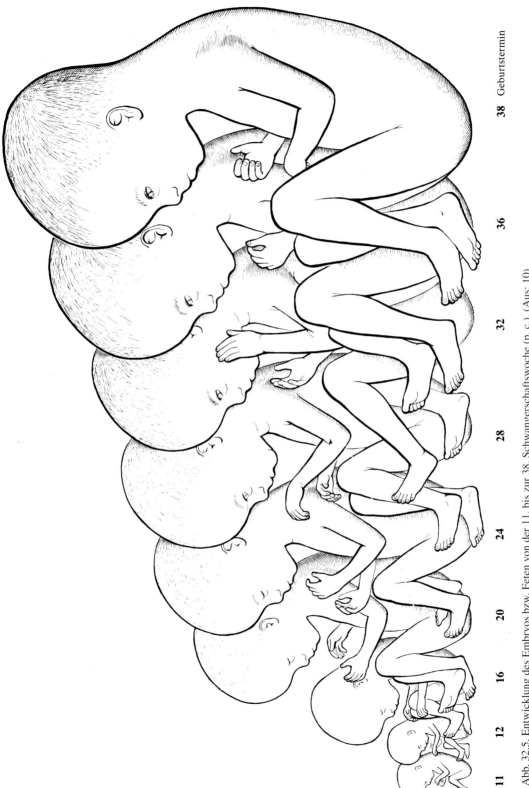

Abb. 32.5. Entwicklung des Embryos bzw. Feten von der 11. bis zur 38. Schwangerschaftswoche (p. c.). (Aus: 10)

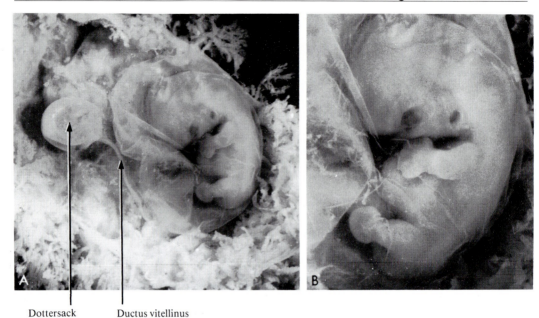

Dottersack   Ductus vitellinus

Abb. 32.6. Embryo etwa am Ende der 5. Schwangerschaftswoche. Der Keim ist ungefähr 11 bis 12 mm »groß«. A Der Keim ist von Eihäuten umgeben. Rechts erkennt man den Dottersack, der sich später auflöst, und den von ihm ausgehenden Dottergang (Ductus vitellinus); B Ausschnittvergrößerung des Embryos. (Aus: 11)

ge oder Mädchen – kann man nun erkennen. Nach dem 3. SSM bezeichnet man den Keim als **Fetus**. Seine zarte, rötliche, runzelige Haut ist von einem Flaum bedeckt. Am Ende der 16. Woche ist er ca. 16 cm groß und wiegt nun schon 150 g. Meist fühlt die Schwangere die ersten **Kindsbewegungen** in der 18. SSW (bei Mehrgebärenden) bzw. in der 20. SSW (bei Erstgebärenden). Der Fetus bewegt sich schon früher, doch jetzt erst nimmt die Mutter die Bewegungen auch als solche wahr. Im 5. Monat bemerkt die Schwangere auch, daß das Kind bei lauten Geräuschen zusammenzuckt. Der Fetus trinkt ab und zu kleine Schlucke vom Fruchtwasser und steckt auch hin und wieder den Daumen in den Mund. Haare und Fingernägel beginnen zu wachsen. Am Ende des 5. Monats ist das Kind etwa 320 g schwer und ungefähr 20 cm groß. Im 6. Monat sondern die Talgdrüsen des Feten eine fettige, gut haftende Substanz ab, die *Fruchtschmiere*. Sie schützt die zarte Haut vor den Einwirkungen des Fruchtwassers. Das Kind wiegt nun schon 500 g und ist ca. 25 cm groß. Im 7. Monat lernt es, seine Augen zu öffnen und zu schließen. Es wachsen ihm Augenbrauen und Wimpern. Jetzt nimmt es nur noch an Größe und Gewicht zu. Mit durchschnittlich 33 cm Länge und 1000 g Gewicht könnte es – mit medizinischer Hilfe – schon außerhalb des Mutterleibs überleben. Am Ende des 8. Monats wiegt es bereits 1700 g, einen Monat später 2500 g. Es ist fast 50 cm groß. In den letzten Wochen vor der Geburt setzt das Kind noch Fettpolster an, die es vor einer Unterkühlung schützen sollen. Es sind etwa 800 g, die es nun mehr wiegt als vor einem Monat. Bis zur Geburt verliert es allmählich die Käseschmiere und die weichen Flaumhaare am Körper. Es hat sich längst mit dem Kopf nach unten in die »richtige« Geburtslage gebracht. Die Schwangerschaft geht ihrem Ende entgegen.

32.2. Geburt (Partus[20])

Nach Abschluß seiner Reifung wird das Kind geboren. Etwa in der 40. Woche p. m. treten *uterine Kontraktionen* ein, die **Wehen**. Sie erweitern den Muttermund und befördern das Kind nach draußen. Für die *Wehenauslösung* sind verschiedene Mechanismen verantwortlich, unter ande-

---

[20] partus (lat.): Geburt, Entbindung

32.2. Geburt (Partus)

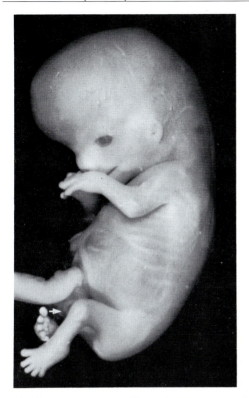

Abb. 32.7. Embryo etwa in der 11. SSW (6 cm groß). (Aus: 10)

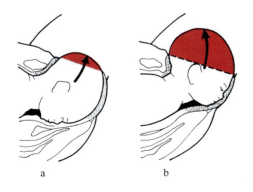

Abb. 32.8. »Einschneiden« *(a)* und »Durchschneiden« *(b)* des kindlichen Kopfes. (Aus: 14)

rem Östrogene, das Hypophysenhormon Oxytocin sowie die zunehmende Wandspannung der Gebärmutter.

In den letzten 3 bis 4 Wochen vor der Geburt kommt es zu **Vor- und Senkwehen**, die das Kind im Bereich des Gebärmutterhalses tiefer treten lassen. Die eigentliche Geburt beginnt mit den **Eröffnungswehen**. Sie dauern etwa 5 bis 20 Stunden an und haben die Aufgabe, den Gebärmutterhals zu erweitern, um ein weiteres Tiefertreten des Kindes zu ermöglichen. Während der Eröffnungswehen drängt der untere Pol der Fruchtblase (die *Vorblase*) in die Zervix, bis es am Ende der Eröffnungsperiode durch die Ruptur der Eihäute zum *Blasensprung* kommt. Der kindliche Kopf als vorangehender Teil rückt nach und dichtet die Fruchthöhle nach unten ab, damit nicht zuviel Fruchtwasser verlorengeht.

Am Beginn der **Austreibungsperiode** ist der Muttermund vollständig eröffnet. Es setzen die **Preßwehen** ein, die zum *Einschneiden* und *Durchschneiden*[21] des Kopfes führen (Abb. 32.8). Der Kopf als größter Teil wird zuerst geboren, alle weiteren Kindsteile folgen dann problemlos. Während der Austreibungsperiode dreht sich das Kind im Geburtskanal und paßt sich damit den anatomischen Gegebenheiten des Beckens und der Weichteile an.

Nach der Geburt des Kindes setzen die **Nachwehen** ein, sie führen zur Plazentalösung und schließlich zur Geburt der Plazenta und der Eihäute (*Nachgeburt*). Damit ist die Geburt abgeschlossen.

Eine Geburt dauert bei der Erstgebärenden im Durchschnitt 6 bis 7 Stunden, bei der Mehrgebärenden 3 bis 4 Stunden. Die Eröffnungsperiode sollte – um Schäden beim Kind zu vermeiden – nicht länger als 12 Stunden dauern. Für die Austreibungsperiode setzt man eine Zeit von $1/2$ bis 1 Stunde an, davon sollte die Preßperiode nur 20 Minuten umfassen. Nach längstens 1 Stunde sollten Mutterkuchen und Eihäute geboren sein.

Normalerweise erfolgt die Geburt eines Kindes aus der **Schädellage** und der **Längslage**, d. h. das Kind liegt mit dem Kopf nach unten gerichtet (Abb. 32.9). Das Becken zeigt nach oben zur Kuppe der Gebärmutter. *Regelwidrig* sind *Beckenend- (Steiß-), Quer und Schräglagen*. Bei der Beckenendlage zeigt das Becken nach unten. Eine Geburt kann unter Umständen auf natürli-

---

[21] Einschneiden: Das Sichtbarwerden des Kopfes zwischen den Schamlippen; Durchschneiden: Das Durchtreten des Kopfes durch den Geburtskanal

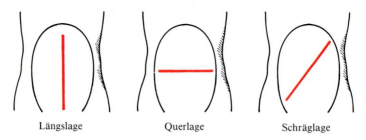

Längslage   Querlage   Schräglage

Abb. 32.9a. Schema von Längs-, Quer- und Schräglage. Normal ist die Längslage. (Aus: 14)

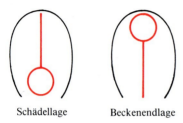

Schädellage   Beckenendlage

Abb. 32.9b. Schema von Schädel- und Beckenendlage. Normal ist die Schädellage. (Aus: 15)

chem Wege erfolgen. Die Querlage ist eine geburtsunmögliche Lage. Sie kann, wenn nicht rechtzeitig eingegriffen wird, zum Zerreißen der Gebärmutter (*Uterusruptur*[22]) führen. Zum Schutz von Mutter und Kind sollte rechtzeitig eine Schnittentbindung (Kaiserschnitt, *Sectio caesarea*[23]) durchgeführt werden.

Das **Wochenbett** umfaßt den Zeitraum von der Ausstoßung der Plazenta bis zur Heilung der Geburtswunden und der Rückbildung der Schwangerschaftsveränderungen. In dieser Zeit bildet sich die Gebärmutter wieder zurück. Zum Zeitpunkt der Entbindung wiegt sie ca. 1 kg, nach 6 Wochen nur noch ungefähr 50 g. Nach der Geburt setzt der *Wochenfluß* (Lochien) ein. Die Lochien[24] sind in der ersten Woche blutig gefärbt, in der zweiten braunrot bis gelb, in der dritten Woche werden sie schließlich hell. Der innere Muttermund schließt sich um den 8. Tag nach der Geburt, später auch der äußere Muttermund.

Der **Milcheinschuß** in die Brust erfolgt meist am 3. bis 4. Wochenbettag. Vorher sondert die Brust die *Vormilch* (*Kolostrum*[25]) ab. Ein frühzeitiges Anlegen, möglichst gleich nach der Geburt, fördert die *Prolaktinsekretion* (Prolaktin = Hormon der Hypophyse) und damit das Einsetzen der Milchproduktion. Mit der optimal auf die Bedürfnisse des Kindes abgestimmten Frauenmilch werden dem Neugeborenen fehlende Abwehrstoffe zugeführt. Daneben fördert das Stillen auch die Rückbildungsvorgänge im Genitalbereich.

Für Ihre Notizen:

---

[22] uterus (lat.): Gebärmutter; ruptura (lat.): Riß
[23] sectio (lat.): Schneiden; von caesar (?, lat.): Kaiser
[24] locheios (gr.): zur Geburt gehörig
[25] colostrum (lat.): erste Milch nach dem Kalben

33. Störungen des Schwangerschaftsverlaufs

33.1. Fehlgeburt (Abort[1])

Als Fehlgeburt bezeichnet man eine Beendigung der Schwangerschaft innerhalb der ersten 28 Wochen p.m. Man unterscheidet hierbei einen **Frühabort** (bis zur 16. SSW) vom **Spätabort** (17. bis 28. SSW). Zu den Ursachen eines Frühaborts gehören vor allem Chromosomenstörungen, Trophoblastanomalien und die fehlerhafte Einnistung des Keims (Nidationsanomalien). Als Auslöser für einen Spätabort kommen Infektionen ebenso in Frage wie die Zervixinsuffizienz[2]. Unter einer Zervixinsuffizienz versteht man den mangelhaften Verschluß des Gebärmutterhalses. Bei einer Fehlgeburt kommt es, oft unbemerkt, zu Uteruskontraktionen (*Wehen*). Typisch sind daneben *Blutungen* und *Gewebsabgang*, bei Spätaborten auch ein *Blasensprung* (s. Abb. 33.1.).

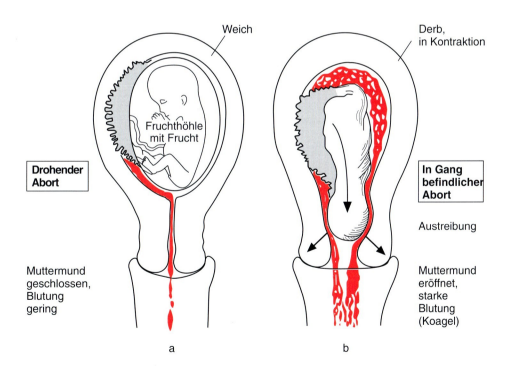

Abb. 33.1. *a* drohender Abort (Fehlgeburt); *b* in Gang befindlicher Abort.

---

[1] abortus (lat.): Fehlgeburt
[2] cervix (lat.): Hals; insuffcientia (lat.): Schwäche

33.2. Frühgeburt

Eine Schwangerschaftsbeendigung zwischen der 29. und 38. Woche p. m. nennt man Frühgeburt. Häufigste Ursachen hierfür sind die *Zervixinsuffizienz* (s. Spätabort) und die *uterine Mangeldurchblutung*. Therapie der Wahl bei einem mangelhaften Verschluß des Gebärmutterhalses ist die **Cerclage**[3], der Verschluß des Zervikalkanals mit Hilfe eines nicht resorbierbaren Bändchens. Das Bändchen wird dann am Ende der Schwangerschaft wieder entfernt, meist in der 38. oder 39. SSW, spätestens jedoch bei Wehenbeginn oder wenn Blutungen bzw. ein Blasensprung eintreten.

Wird die Gebärmutter nicht ausreichend durchblutet, kommt es zu einer Minderversorgung des Kindes. Es bleibt in seiner Entwicklung zurück. Schwangerschaftserhaltende Maßnahmen wie die Wehenhemmung (**Tokolyse**[4]) sind nicht in jedem Fall angebracht. Oft sind Frühgeburtsbestrebungen ein Versuch des Ungeborenen, einem intrauterinen Fruchttod zuvorzukommen.

33.3. Totgeburt

Hat bei einem Kind nach der Geburt – ohne Rücksicht auf das Alter der Schwangerschaft – das Herz geschlagen, die Nabelschnur pulsiert oder die Lungenatmung eingesetzt, wird es als Lebendgeburt bezeichnet. War dies nicht der Fall, spricht man von einer Totgeburt.

33.4. Eileiterschwangerschaft

Unter einer **ektopen Schwangerschaft**[5] wird die Einnistung des Keims außerhalb des Gebärmutterkörpers (Corpus uteri) verstanden. Am häufigsten geschieht dies in den Eileitern. Man spricht dann von einer Eileiterschwangerschaft (**Tubargravidität**[6]). Es kann jedoch auch im Bereich der Eierstöcke, im Isthmus uteri oder sogar in der freien Bauchhöhle zur Nidation kommen.

Als Folge einer Eileiterschwangerschaft kommt es entweder zum *Tubarabort*[7], der Ausstoßung der Frucht in die freie Bauchhöhle oder zur Zerreißung des Eileiters durch das Wachstum der Frucht (*Tubarruptur*[8]) (Abb. 33.2). Bei der Tubarruptur kann es zu lebensgefährlichen inneren Blutungen kommen! Nach einer Eileiterschwangerschaft sind die Chancen für eine spätere normale Schwangerschaft (Fertilitätschancen[9]) durch Verwachsungen und Verklebungen stark eingeschränkt.

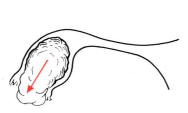
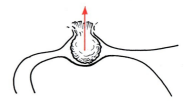

Tubarabort   Tubarruptur

Abb. 33.2. Tubarabort bei distalem Sitz der Eileiterschwangerschaft (links). Ruptur des Eileiters bei Schwangerschaftslokalisation im mittleren Teil der Tube. (Aus: 14)

---

[3] cercle (frz.): Kreis; Cerclage: Kreisnaht
[4] tokos (gr.): Gebären; lysis (gr.): Lösung
[5] ekto- (gr.): außen, außerhalb; topos (gr.): Ort, Platz
[6] tuba (lat.): Röhre, Trompete; graviditas (lat.): Schwangerschaft
[7] tuba: s. 6; abortus: s. 1
[8] tuba: s. 6; rumpere, ruptum (lat.): brechen, zerreißen
[9] fertilität (lat.): Fruchtbarkeit

34. Möglichkeiten der Geburtenregelung

Zu den Möglichkeiten der Geburtenregelung gehören verschiedene Methoden der *Konzeptions- und Nidationsverhütung*, d. h. der Verhütung einer Befruchtung bzw. Einnistung des Keims, sowie die *Sterilisation*. Faßt man den Begriff sehr weit, gehört natürlich auch der *Schwangerschaftsabbruch* (Abtreibung) zu diesen Möglichkeiten.

34.1. Mechanische und chemische Methoden

34.1.1. Kondom

Zu den wenigen, vom Mann angewandten Methoden der Schwangerschaftsverhütung gehört das *Kondom (Präservativ*[1]*)*. Die dünne Kunststoffhaut wird zum Geschlechtsverkehr über den Penis gestreift. Sie ist oft zusätzlich noch mit Gleitmitteln oder Spermien-abtötenden Substanzen versehen. Werden zusätzlich von der Frau mechanische oder chemische Verhütungsmethoden angewandt, besitzt diese Kombination bei exakter Handhabung eine geringe Versagerquote, d. h., es tritt nur in seltenen Fällen eine ungewollte Schwangerschaft ein.

Das Kondom kann auch vor der Übertragung von Geschlechtskrankheiten schützen. Die Benutzung von Präservativen ist von großer Bedeutung bei der AIDS-Prophylaxe.

34.1.2. Coitus interruptus

Als Coitus interruptus[2] bezeichnet man die Unterbrechung des Geschlechtsverkehrs vor dem Samenerguß, so daß der Samen außerhalb der Scheide entleert wird. Es ist eine recht unsichere Methode, da auch schon etwas Samenflüssigkeit austreten kann, bevor es zur eigentlichen Ejakulation (Samenerguß) kommt.

34.1.3. Spermatizide Substanzen

Die als spermatizide oder spermazide[3] Substanzen bezeichneten Mittel (Cremes, Gelee,

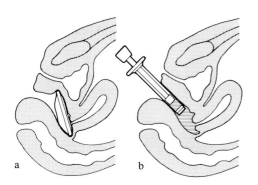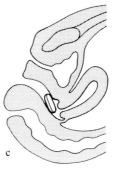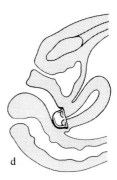

Abb. 34.1. *a* Scheidenpessar; *b* Applikation einer spermienabtötenden (spermiziden) Creme mit einem Einführungsrohr; *c* spermizides Vaginalzäpfchen; *d* Zervixkappe. (Aus: 14)

---

[1] servare (lat.): behüten
[2] coire (lat.): zusammengehen; coitus: Geschlechtsverkehr; interruptio (lat.): Unterbrechung
[3] sperma (gr.): Samen; cidere (lat.): töten

Schaum oder Zäpfchen) werden in der Regel im hinteren Scheidengewölbe deponiert (Abb. 34.1). Sie dienen dazu, die Samenzellen abzutöten. Die Methode setzt die Empfängnisrate zwar herab, ist jedoch, alleine angewandt, nicht sicher. Der Geschlechtsverkehr sollte bei den genannten Substanzen innerhalb einer Stunde nach Einführen des Mittels stattfinden, da sonst die spermienabtötende Wirkung nachläßt.

34.1.4. Scheidendiaphragma

Das Scheidendiaphragma[4] ist ein elastischer Gummiring, der mit einer weichen Gummimembran überzogen ist. Vor dem Geschlechtsverkehr wird er – meist mit einer spermatiziden Substanz bestrichen – vor der Portio deponiert. Er darf erst frühestens 6 Stunden nach dem Verkehr entfernt werden, da sonst noch lebensfähige Spermien in die Scheide gelangen können. Bei sorgfältiger Anwendung ist das Scheidendiaphragma eine recht sichere Methode.

34.1.5. Portiokappe

Die Portiokappe ähnelt in ihrer Anwendung dem Scheidendiaphragma. Die Kunststoffkappe sitzt dagegen anders als diese der Portio fest auf. Auch sie sollte erst frühestens 6 bis 8 Stunden nach dem Geschlechtsverkehr entfernt werden. Die Versagerquote entspricht etwa der des Diaphragmas. – Kappe und Diaphragma werden zusammen als *Pessare*[5] bezeichnet.

34.1.6. Intrauterinpessar

Intrauterinpessare[6] sind verschieden geformte Kunststoffkörper, die vom Arzt in die Gebärmutter eingelegt werden (Abb. 34.2). Sie sind teilweise mit *Kupfer* beschichtet (Kupfer-T), andere geben zusätzlich noch schwangerschaftsverhütende Hormone (*Progesteron*) ab. Die auch als »Spirale« bezeichneten Intrauterinpessare wirken *nidationshemmend*, d. h. sie verhindern eine Einnistung des schon befruchteten Eies. Ihre Wirkung beruht vor allem darauf, daß sie einen ständigen *Entzündungsreiz* für die Gebärmutterschleimhaut darstellen. Die Spirale wird daher auch von vielen Frauen schlecht toleriert. Es kommt häufig zu Entzündungen, Dys- und Hypermenorrhöen. Die schwangerschaftsverhütende (kontrazeptive[7]) Wirkung der Intrauterinspirale ist sehr hoch, jedoch geringfügig schlechter als die der »Pille«.

34.2. Zeitwahlmethode und Basaltemperaturmessung

34.2.1. Zeitwahlmethode

Die Zeitwahlmethode nach Knaus-Ogino beschränkt den Geschlechtsverkehr auf die sicher

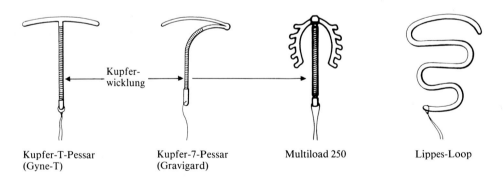

Kupfer-T-Pessar (Gyne-T) — Kupfer-7-Pessar (Gravigard) — Multiload 250 — Lippes-Loop

Kupferwicklung

34.2. Verschiedene Typen von Intrauterinpessaren. (Aus: 14)

---

4 diaphragma (gr.): Scheidewand
5 pessos (gr.): Stein in Brettspiel
6 intra (lat.): innerhalb; uterus (lat.): Gebärmutter; pessos: s. 5
7 Kontrazeption: Empfängnisverhütung

34.3. Hormonale Kontrazeption

unfruchtbaren Tage der Frau. Das *Konzeptionsoptimum*, d. h. die Zeit, in der mit hoher Wahrscheinlichkeit eine Befruchtung zu erwarten ist, liegt im Menstruationszyklus kurz vor bis unmittelbar nach dem Eisprung. Darauf folgt eine *sterile*[8] *Phase*. In der ersten Zyklushälfte bis zum oben genannten Konzeptionsoptimum besteht eine *eingeschränkte Fruchtbarkeit*. Wird der Geschlechtsverkehr auf die sicher unfruchtbaren Tage nach dem Eisprung beschränkt, ist die Versagerquote relativ niedrig. Die Methode kann allerdings nur bei Frauen mit einem sehr *regelmäßigen Zyklus* angewandt werden. Zusätzliche Sicherheit in der Bestimmung des Eisprungtermins bietet die *Beobachtung des Zervixschleims*. Kurz vor und zum Zeitpunkt der Ovulation sondert die Zervix (der Gebärmutterhals) ein farbloses, weit ausziehbares Sekret in größeren Mengen ab.

34.2.2. Basaltemperaturmessung

Da nach dem Eisprung eine *Temperaturerhöhung* um 0,4 bis 0,6 °C eintritt, kann man dies zur Bestimmung des Eisprungtermins heranziehen. Die Temperatur wird hierbei über mehrere Zyklen jeweils morgens vor dem Aufstehen (rektal oder vaginal) gemessen und so der *Zeitpunkt der Ovulation* bestimmt (Abb. 34.3). Nach 2 bis 3 hyperthermen Tagen (Tagen mit erhöhter Basaltemperatur) kann eine Befruchtung nicht mehr stattfinden. Wird der Verkehr nur auf diese Zeit begrenzt, besitzt die Methode eine sehr niedrige Versagerquote. Etwas weniger Sicherheit bietet sie im Zeitraum vom Ende der Menstruation bis 6 Tage vor dem frühesten beobachteten Temperaturanstieg.

34.3. Hormonale Kontrazeption

Unter der »**Pille**« versteht man die hormonale Schwangerschaftsverhütung. Es werden hierbei synthetisch hergestellte *Östrogene* und *Progestagene* (sie ähneln dem Gelbkörperhormon Progesteron) zugeführt. Sie bremsen die Ausschüttung der auf die Eierstöcke wirkenden *Hypophysenhormone* und verhindern dadurch die *Follikelreifung* und den *Eisprung*. Die »Pille« muß täglich, möglichst zum gleichen Zeitpunkt, eingenommen werden, damit die erwünschte Wirkung eintritt.

Es sind heute zahlreiche Präparate auf dem Markt, die unterschiedlichen Arten zugeordnet

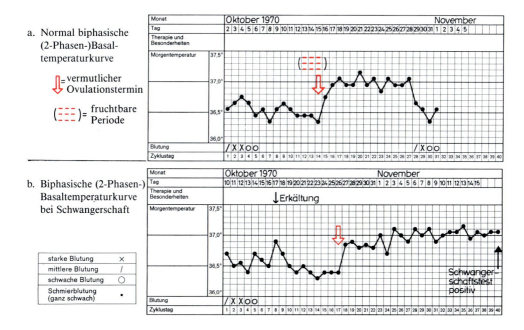

Abb. 34.3. Zykluskontrolle durch Messung der Basaltemperatur. (Aus: 14)

---

[8] steril: unfruchtbar

werden können. Man unterscheidet Kombinationspräparate, Sequenzpräparate, 3-Stufen-Präparate und die sog. »Minipille«. Als **Kombinationspräparate** bezeichnet man diejenigen Mittel, bei denen über den ganzen Zyklus hinweg ein gleichbleibendes Östrogen-Progestagen-Gemisch zugeführt wird. **Sequenzpräparate** werden auch 2-Phasen-Präparate genannt. In der ersten Zyklusphase wird nur Östrogen, in der zweiten Phase ein Östrogen-Progestagen-Gemisch eingenommen. Entsprechend wird bei den **3-Stufen-Präparaten** die Hormongabe noch weiter den natürlichen Verhältnissen eines weiblichen Zyklus angenähert. Dies führt zu einer besseren Verträglichkeit der Präparate bei gleichbleibender Sicherheit. Die **Minipille** ist ein reines Gestagen-Präparat.

Insgesamt besitzt die »Pille« (gleich welcher Art) eine sehr *niedrige Versagerquote*. Es kommen nur 0,2 bis 1,5 ungewollte Schwangerschaften auf 1200 Monatszyklen. Man bezeichnet dies als *Pearl-Index*. Die Minipille liegt dabei im unteren Bereich. Ihre Versagerquote ist also etwas höher als die der übrigen hormonalen Kontrazeptiva.

Unter einer meist längeren »Pillen«-Einnahme sind thromboembolische Komplikationen (Herzinfarkt, Hirninfarkt usw.) beschrieben worden. Bei einigen Frauen entwickelt sich ein Bluthochdruck. Gewichtszunahme und vermehrte Wassereinlagerungen ins Gewebe mit Ödembildung kommen häufiger vor. In letzter Zeit wurden auch vermehrt Lebertumoren nach mehrjähriger Anwendung hormonaler Kontrazeptiva erwähnt. Diese meist gutartigen Tumoren (oft Adenome) können wegen ihres Gefäßreichtums zur Ruptur mit lebensbedrohlicher Blutung führen. Selten werden maligne Lebertumoren (Hepatoblastome) gefunden.

Als »**Pille danach**« bezeichnet man einmalig verabreichte, relativ *hohe Östrogendosen*, die eine Einnistung des Keims verhindern, sofern das Präparat 24 bis 48 Stunden nach dem Geschlechtsverkehr eingenommen wird. Das Mittel hat jedoch stärkere Nebenwirkungen. Es kommt oft zu Übelkeit, Erbrechen und Zyklusstörungen.

Die Einführung der sog. »Abtreibungspille«, des Anti-Gestagens RU 486, ist in Deutschland noch heftig umstritten. Das Medikament ist bislang nur in Frankreich und Großbritannien auf dem Markt.

34.4. Sterilisation

Besteht bei einem Paar kein Kinderwunsch mehr, kann der Mann ebenso wie die Frau durch einen chirurgischen Eingriff (Sterilisation) unfruchtbar gemacht werden. Es sollten hierbei jedoch bestimmte Bedingungen vorherrschen (bestimmtes Alter der Partner, schon vorhandene Kinder). Technisch relativ einfach durchzuführen ist die *Unterbrechung des Samenleiters* (Ductus deferens) beim Mann. Bei der Frau kann eine *Durchtrennung der Eileiter* erfolgen. Es besteht hier jedoch eine relativ niedrige Chance, bei erneutem Kinderwunsch die Operation rückgängig zu machen (*Refertilisation* = Wiederherstellung der Fruchtbarkeit).

Für Ihre Notizen:

35. Geschlechtskrankheiten

Die früher als Geschlechtskrankheiten bezeichneten Leiden werden heute überwiegend als *sexuell übertragbare Krankheiten* klassifiziert. Die beiden sog. klassischen Geschlechtskrankheiten sind die **Syphilis** (Lues) und die **Gonorrhö** (Tripper). Es werden jedoch auch noch eine Reihe anderer Erreger sexuell übertragen, so z. B. Herpes-Viren, Trichomonaden, Papillom-Viren, Filzläuse, Milben, Candida albicans etc. Auch das HI-Virus, der Erreger der **AIDS-Erkrankung**, wird hauptsächlich auf diesem Wege übertragen.

35.1. Lues (Syphilis)

Erreger der Lues (Syphilis[1]) ist **Treponema pallidum** aus der Gruppe der *Spirochäten* (schraubenförmige Mikroorganismen). Sie werden beim Geschlechtsverkehr und anderen intensiven Berührungen übertragen. Voraussetzung dafür ist, daß bei der übertragenden Person nässende befallene Stellen (*Effloreszenzen*[2]) vorhanden sind. Zusätzlich muß die sich infizierende Person eine kleine *Wunde* haben, durch die die Erreger in den Körper eindringen. Durch die intakte Haut können sie nicht in den Organismus gelangen!

Die Erkrankung verläuft unbehandelt in **drei Stadien**. Nach einer *Inkubationszeit* (s. Infektionskrankheiten) von etwa 3 Wochen tritt ein *Primäraffekt*[3] auf. Man versteht darunter ein hartes Geschwür (*Ulcus durum*[4]) an der Eintrittstelle der Treponemen, zusammen mit einer Anschwellung der örtlichen Lymphknoten. In der 9. Woche nach der Infektion kommt es dann zu *sekundären Erscheinungen*. Hierzu gehören ein über den ganzen Körper verteilter *Hautausschlag, nässende Papeln*[5] und sogenannte *breite Kondylome*[6] (Condylomata lata): das sind nässende, breit aufsitzende, hochinfektiöse Papeln an Stellen mit starker Schweißbildung. Daneben tritt oft auch ein allgemeines Krankheitsgefühl mit Kopf- und Gliederschmerzen sowie Fieber auf. Unbehandelt kann die Lues dann in ihr *drittes Stadium* übergehen. Typisch hierfür sind die im ganzen Körper verteilt vorkommenden *Gummen*[7]. Man versteht darunter runde, abgekapselte, in ihrem Zentrum weiche Gebilde. In ihnen sind die Erreger der Syphilis, die Treponemen, nicht in jedem Fall nachweisbar. Oft kommt es im Verlauf einer fortgeschrittenen Lues auch zum Befall des Zentralnervensystems (ZNS). Man spricht dann von einer *Neurosyphilis*. Die Symptomatik ist vielschichtig, da alle Hirnteile sowie das Rückenmark befallen werden können. Neben neurologischen Symptomen kommt es oft auch zu psychischen Veränderungen.

Therapie der Wahl bei einer Syphilis ist das **Penicillin**. Von diesem Antibiotikum sollten innerhalb von 3 Wochen 15 bis 20 Mio. IE verabreicht werden. Im Tertiärstadium ist oft eine stationäre Behandlung erforderlich.

35.2. Gonorrhö (Tripper)

Die Gonorrhö[8], der *Tripper*, wird durch Bakterien aus der Gruppe der *Diplokokken* hervorgerufen. Diese auch als **Gonokokken** bezeichneten Erreger besiedeln die Schleimhäute, brei-

---

[1] Syphilis: nach dem Titel eines lat. Lehrgedichts des 16. Jahrhunderts, in dem die Geschichte eines an Syphilis erkrankten Hirten namens Syphilus erzählt wird
[2] efflorescere (lat.): erblühen; Effloreszenz: Hautblüte
[3] primär: erst, anfänglich, ursprünglich; affectus (lat.): Gemütsverfassung
[4] ulcus (lat.): Geschwür; durum (lat.): hart
[5] papula (lat.): Papel, Knötchen
[6] kondylos (gr.): Faust; latus (lat.): breit
[7] Gumma: Gummigeschwulst, -knoten, Syphilom
[8] gone (gr.): Geschlecht; - rhoe (gr.): fließen, Fluß

ten sich auf ihnen aus und zerstören sie. Es bedarf hierzu keiner Wunde, die Gonokokken dringen in die *intakten Schleimhäute* ein. Die Übertragung geschieht von Mensch zu Mensch (*Kontaktinfektion*), am häufigsten durch *Geschlechtsverkehr*.

Beim **Mann** führt eine Infektion in der Regel zur *Urethritis* (Harnröhrenentzündung) mit eitrigem, häufig gelblichgrünen *Ausfluß*. Im Laufe der Erkrankung kann es auch zur Infektion des Rektums kommen. Typische Symptome sind dann Jucken und Brennen im After. Es bilden sich Fissuren[9] und Abszesse.

Bei der **Frau** unterscheidet man eine »*untere Gonorrhö*« von der »*oberen Gonorrhö*«. Die Grenze bildet hierbei der innere Muttermund. Vulva und Vagina werden nur beim Kind, der Greisin, in der Schwangerschaft und im Wochenbett befallen. Der bei der geschlechtsreifen Frau vorhandene saure pH-Wert verhindert im allgemeinen eine Infektion dieser Abschnitte. Die »*untere Gonorrhö*« beschränkt sich daher meist auf die Harnröhre und den Gebärmutterhals. Das Korpusendometrium wird zwar meist mit befallen, durch die Menstruation kommt es hier aber zu einem »Selbstreinigungsmechanismus«, da die Erreger mit der abgestoßenen Gebärmutterschleimhaut ausgeschieden werden.

Die *gonorrhoische Endometritis*[10] stellt aber ein Zwischenstadium für die Entstehung der »*oberen Gonorrhö*« dar. Hier kommt es typischerweise zur Entzündung der Eileiter (*Salpingitis*[11]), oft auch zur Abszeß- und Empyembildung durch das Einrollen der Tubenenden. Man spricht dann von einer *Pyosalpinx*[12]. Auch das Ovar, der Eierstock, kann miteinbezogen sein (*Tuboovarialabszeß*[13]).

Auf diese Weise führt die Gonorrhö bei der Frau oft zu jahrelangem Kranksein und zum Verlust der Fortpflanzungsfähigkeit. Im Gegensatz zur Infektion beim Mann ist die Erkrankung bei der Frau anfangs meist symptomarm, so daß sie nicht oder erst spät erkannt wird. Typisch für die Entstehung einer »oberen Gonorrhö« ist das Aufsteigen der Keime im Wochenbett, wenn vorher eine »untere Gonorrhö« bestanden hat.

Auch die Gonorrhö wird mit dem Antibiotikum **Penicillin** (4 bis 6 Mio. IE) behandelt. Es entwickeln sich aber in der letzten Zeit immer mehr gegen Penicillin resistente[14] Erregerstämme, so daß dann auf andere Mittel zurückgegriffen werden muß.

35.3. AIDS

Das im Jahr 1981 erstmals in den USA beobachtete Krankheitsbild, das später den Namen AIDS (*Acquired Immune Deficiency Syndrome*[15]) erhielt, soll hier im Anschluß an die »klassischen Geschlechtskrankheiten« besprochen werden, da auch bei dieser Erkrankung die Übertragung durch den Geschlechtsverkehr eine große Rolle spielt.

Bei AIDS-Patienten, d. h. Patienten mit einem **erworbenen Immunmangelsyndrom**, besteht ein schwerer *Defekt der zellvermittelten Immunreaktionen*. Es kommt im Laufe der Erkrankung zum Auftreten *ungewöhnlicher Tumoren und Infektionskrankheiten*. Erreger der neuen Erkrankung ist das **HI-Virus**[16] (Abb. 35.1). Entscheidend für eine Übertragung der Viren ist der *Blut-zu-Blut-Kontakt*. Dieser kann hergestellt werden

– bei *homosexuellem*[17] oder *heterosexuellem*[18] *Geschlechtsverkehr* durch Schleimhautverletzungen,
– bei gemeinsamer Benutzung von mit Blut verunreinigten Injektionsnadeln durch *Drogenabhängige*,
– bei der Verabreichung von mit HI-Viren verunreinigtem Blut oder Blutprodukten (*Bluttransfusionen* etc.) und
– in der *Schwangerschaft* (Übertragung des Virus von infizierten Müttern auf das ungeborene Kind durch die Plazenta) oder unter der *Geburt* durch Schleimhautverletzungen.

---

[9] findere, fissum (lat.): spalten; Fissur: Schrunde, Einriß
[10] endo- (gr.): innen, inwendig; metra (gr.): Gebärmutter; -itis: Entzündung
[11] salpinx (gr.): Eileiter, -itis: Entzündung
[12] pyo- (gr.): Eiter-; salpinx: s. 11
[13] tuba (lat.): Trompete, Eileiter; ovarium (lat.): Eierstock; abscessus (lat.): Weggang; Eiteransammlung in einer nicht vorgebildeten Höhle
[14] resistere (lat.): widerstehen; resistent: widerstandsfähig
[15] acquired immune deficiency syndrome (engl.): erworbenes Immunmangelsyndrom
[16] human-immunodeficiency-Virus = HI-Virus
[17] homos (gr.): gleich; homosexuell: gleichgeschlechtlich
[18] heteros (gr.): ein anderer; heterosexuell: auf das andere Geschlecht gerichtete Sexualität

35.3. AIDS

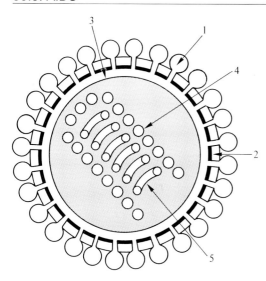

Abb. 35.1. Modell eines HI-Virus.
1 Knöpfe aus Glykoproteinen (Teil der Virushülle); *2* Virusmembran (Teil der Virushülle); *3* Innere Hülle (Teil der Virushülle); *4* Hülle des Innenkörpers (Teil des Innenkörpers); *5* RNS mit Proteinen (RNP-Komplex = Ribonukleoprotein, Teil des Innenkörpers).

Außer aus dem *Blut* und der *Samenflüssigkeit* Infizierter konnte das HI-Virus auch noch aus anderen Körperflüssigkeiten, wie *Speichel* und *Tränenflüssigkeit*, isoliert werden. Eine Übertragungsmöglichkeit auf diesem Wege ist jedoch bislang noch nicht sicher nachgewiesen.

Eine **akute HIV-Infektion** ist durch die folgenden Symptome gekennzeichnet:
– Fieber
– Müdigkeit
– Unwohlsein
– Gelenk- und Muskelschmerzen
– Kopfschmerzen
– Verhaltensänderungen
– Durchfall
– Hautausschlag
– Reizung der Rachenschleimhaut
– Lymphknotenschwellung
– Krampfanfälle.

Nach etwa 2 Wochen kommt es meist zu einer völligen Erholung. An diese Zeit kann sich über Monate bis Jahre ein symptomenfreier Zustand anschließen. In vielen Fällen kommt es schließlich zu einer **chronischen generalisierten**, d. h. den ganzen Körper betreffenden **Lymphknotenschwellung**. Daneben sind anhaltendes Fieber über 38 °C, ein starker Gewichtsverlust (mehr als 10 %), starker Durchfall sowie Leistungsabfall, Nachtschweiß und ein Hautausschlag Symptome dieses Zustands. Nach 10 Jahren ist mehr als die Hälfte der Infizierten an AIDS erkrankt.

Das **AIDS-Vollbild** ist durch den *Zusammenbruch der immunologischen Abwehrfähigkeit* des AIDS-Patienten gekennzeichnet. Die für die zellvermittelte Immunreaktion wichtigen T_4-*Lymphozyten* fehlen nahezu vollständig. Es kommt zum Auftreten ungewöhnlicher *Tumorerkrankungen* (Morbus Kaposi[19], früher als Kaposi-Sarkom bezeichnet, sowie andere maligne Tumoren). Andauernde oder häufig wiederkehrende *Infektionen* mit sonst seltenen Krankheitserregern (Bakterien, Pilze, Parasiten und Viren) bestimmen meist den Verlauf der Erkrankung. Sie sind für die *hohe Sterblichkeit* der AIDS-Patienten verantwortlich.

Bislang beschränkt sich eine Behandlung AIDS-Infizierter auf *symptomatische Maßnahmen*. An der Entwicklung eines *Impfstoffs* wird weltweit fieberhaft gearbeitet. Bei Patienten, die an einer AIDS-Vorstufe (AIDS-related complex[20] = ARC) bzw. dem AIDS-Vollbild leiden, konnte man jedoch seit 1986 eine Lebensverlängerung bei verbesserter Lebensqualität nach der Verabreichung von Azidothymidin (AZT, Zidovudine) nachweisen. Auch bei einer Beteiligung des Nervensystems (AIDS-Demenz-Komplex[21]) ist eine Therapie mit AZT zu empfehlen. Zahlreiche weitere Medikamente werden z. Zt. erprobt. Leider konnte bislang noch kein entscheidender Durchbruch in der AIDS-Therapie erzielt werden. Um eine weitere Ausbreitung des HI-Virus zu verhindern, kommt der *Aufklärung der Bevölkerung* sowie der *Beratung von infizierten Personen* über mögliche *Verhaltensänderungen* daher eine große Bedeutung zu.

---

[19] Kaposi, Moritz K.: österr. Hautarzt (1837–1902)
[20] AIDS: s. 15; related (engl.): verbunden, verwandt; complex (engl.): (aus Teilen zusammengesetztes) Ganzes; ARC: auf einem Immundefekt beruhendes Krankheitsbild, das den Verdacht einer AIDS-Erkrankung nahelegt
[21] dementia (lat.): Wahnsinn; Demenz: geistiger Verfall

36. Die weibliche Brust

Die weibliche Brust bezeichnet man als **Mamma**[1], die Brustdrüse (Milchdrüse) als *Glandula mammaria*[2]. Zwischen den Brüsten der geschlechtsreifen Frau befindet sich eine Rinne, der Busen oder Sinus *mammarum*[3]. Jede Brust besitzt eine Brustwarze (*Papilla mammae*[4]), auf der die Milchgänge mit 12 bis 20 porenförmigen Öffnungen münden. Um die Brustwarzen herum befindet sich der Warzenhof (*Areola mammae*[5]), der etwas dunkler als die normale Haut gefärbt ist. Meist sind die beiden Brüste nicht symmetrisch geformt.

Mit dem Eintritt der Pubertät kommt es zur Knospung der Brust. Man nennt diesen Vorgang **Thelarche**[6]. Die typische Form erhält sie jedoch erst später durch Fetteinlagerungen. Ein starkes Wachstum der Brustdrüse setzt während der Schwangerschaft ein.

Die männliche Brust entspricht in ihrer Anlage der der Frau. Sie bleibt jedoch unterentwickelt. In der Pubertät kann es durch das Einwirken der Geschlechtshormone auch beim Jungen vorübergehend zu einer stärkeren Brustausbildung kommen (*Gynäkomastie*[7]).

Bei der weiblichen Brust unterscheidet man den *Drüsenkörper* vom *Fettkörper*. Der Drüsenkörper sitzt auf der Faszie des Brustmuskels auf. Er setzt sich aus 12 bis 20 **Drüsenlappen** zusammen. Jeder Lappen besitzt einen **Milchgang**, ein verästeltes Röhrensystem. Während jedes Zyklus kommt es nach dem Eisprung zu einer *Sprossung der Milchgänge* und zu einer *Vergrößerung der Brust*. Dies wird oft durch ein Spannen in der Brust kurz vor dem Einsetzen der Menstruation (prämenstrueller Höhepunkt) bemerkt. In der Schwangerschaft sprossen die Milchgänge weiter aus und bereiten die Brust so auf das Stillen vor. Im 9. SSM sezerniert die Drüse bereits vermehrt *Vormilch* (Kolostrum), die vor allem Fetttröpfchen und Zelltrümmer enthält. Die *reife Milch* schießt etwa 3 Tage nach der Geburt ein.

Zu den verschiedenen **Hormonen**, die auf die Brustdrüse einwirken, gehören die *Östrogene*. Sie führen zu einem *Wachstum des Gangsystems*. *Progesteron* veranlaßt die Ausbildung der *Milchalveolen*, der säckchenförmigen Gangenden. Ein Abfall der Plazentahormone Östrogen und Progesteron führt nach der Geburt eines Kindes über die Abgabe von *Prolactin* (= Hormon der Hypophyse) zur *Milchbildung*. Die *Milchabgabe* wird über das im Hypophysenhinterlappen gespeicherte Hormon *Oxytocin* gesteuert. Durch das ständige *Saugen* an der Brust wird die Ausschüttung von Prolactin und Oxytocin weiter unterhalten.

---

[1] mamma (lat.): weibliche Brustdrüse
[2] glandula (lat.): Drüse; mamma: s. 1
[3] sinus (lat.): Vertiefung, Höhle; mamma: s. 1
[4] papilla (lat.): warzenförmige Erhebung; mamma: s. 1. Sie wird auch Mamilla (lat.): Brustwarze genannt
[5] areola (lat.): kleiner Hof; mamma: s. 1
[6] thele (gr.): Brustwarze; arche (gr.): Anfang
[7] gyne, gynaikos (gr.): Weib; mastos (gr.): Brust

37. Erkrankungen der weiblichen Brust

37.1. Mastitis

Zu einer Brustentzündung (Mastitis[1]) kommt es fast ausschließlich im *Wochenbett* und während der *Stillperiode*. Voraussetzung dafür ist eine *Verletzung der Brustwarze*. Die Keime gelangen so von außen in das Lymphgefäßsystem der Brust und breiten sich dort weiter aus (Abb. 37.1). Dies kann schließlich zur *Abszeßbildung* und zur *Phlegmone* führen.

Als Therapie kommen im Frühstadium *entzündungshemmende Maßnahmen* in Betracht. Oft kann trotzdem vorsichtig weitergestillt werden. In schwereren Fällen ist das *Abstillen* meist unumgänglich (durch *Hochbinden* der Brust oder medikamentös mit dem Prolactinhemmer Pravidel®). Es müssen *Antibiotika* verabreicht werden. Hat sich ein Abszeß gebildet, muß sich der Eiter nach draußen entleeren können (*Abszeßdrainage*[2]).

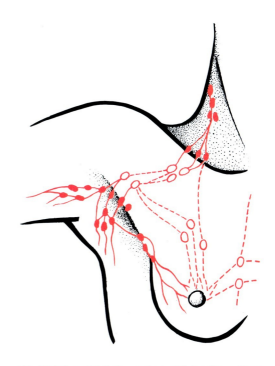

Abb. 37.1. Lymphabflußwege der weiblichen Brust. (Aus: 12)

37.2. Tumoren der weiblichen Brust

37.2.1. Gutartige Brusttumoren

Zu den gutartigen Veränderungen der weiblichen Brust gehört die **Mastopathie**[3]. Bei der vor allem in der Zeit der Geschlechtsreife auftretenden Fehlbildung kommt es zu Veränderungen an den *Milchgängen* und am *Bindegewebe* der Brust. Man unterscheidet drei Stadien. *Die Mastopathie Grad III* gilt als Krebsvorstufe (**Präkanzerose**[4]). Man findet hier atypische Epithelien.

Weitere benigne Mammatumoren – auf die nicht näher eingegangen werden soll – sind das *Fibroadenom*[5], das *Fibrom*[6], das *Lipom*[7] und das *Milchgangspapillom*[8].

---

[1] mastitis (gr.): Brustentzündung
[2] abscessus (lat.): Weggang; Eiteransammlung in einer nicht vorgebildeten Höhle; drain (engl.): Abzugsrohr; Drainage: Ableitung von Flüssigkeiten
[3] mastos (gr.): Brust; pathos (gr.): Leiden
[4] prae- (lat.): vor-; cancer (lat.): Krebs
[5] fibra (lat.): Faserstoff; aden (gr.): Drüse
[6] fibra: s. 5
[7] lipos (gr.): Fett
[8] papilla (lat.): warzenartige Erhebung; -om: Tumor; Papillom: Zottengeschwulst

37.2.2. Bösartige Brusttumoren

Das **Mammakarzinom**[9] (Brustkrebs) gehört in Mitteleuropa zu den häufigsten bösartigen Tumoren der Frau. In Deutschland erkrankt etwa jede 16. Frau im Lauf ihres Lebens an Brustkrebs. Meist sind Frauen im Alter zwischen 40 und 75 Jahren betroffen. Am häufigsten findet man Tumoren im *äußeren oberen Quadranten* der Brust (Abb. 37.2). In etwa 5 % der Fälle sind beide Brüste tumorös verändert. Bei sorgfältiger feingeweblicher Aufarbeitung der wegen eines bösartigen Tumors entfernten Brust findet man in bis zu 20 % der Fälle weitere kleine Karzinome bzw. Karzinomvorstufen.

Oft wird die Geschwulst als *schmerzloser Knoten* von den betroffenen Frauen selbst getastet (s. Abb. 37.3.). Ebenfalls suspekt erscheinen umschriebene Verhärtungen sowie eine geringe Verschieblichkeit des Brustgewebes. Knoten in der Achselhöhle oder ober- bzw. unterhalb des Schlüsselbeins können Anzeichen einer lymphogenen Metastasierung sein. Verdächtige Befunde bei der Inspektion[10] der Brust sind Einziehungen oder Vorwölbungen der Haut in einem umschriebenen Bereich, eine neu aufgetretene Größendifferenz der Brüste und eine Einziehung der Brustwarze. Auch das unterschiedliche Verhalten beider Brüste beim Anheben der Arme kann auf einen malignen Brusttumor hindeuten, ebenso ekzemartige Veränderungen der Brustwarze und des Warzenhofes. Weitere mögliche Symptome des Mammakarzinoms sind die »Apfelsinenhaut« in einem abgegrenzten Gebiet, die Absonderung eines Sekrets aus nur einer Brustwarze und eine Rötung der Brust ähnlich der bei einer Mastitis. In vielen Fällen hat zum Zeitpunkt der Diagnosestellung schon eine lymphogene Metastasierung, bevorzugt in die Achsellymphknoten, eingesetzt. Auf dem Blutweg entstandene Metastasen finden sich später vor allem im Knochensystem, in der Leber, der Lunge und in den Eierstöcken.

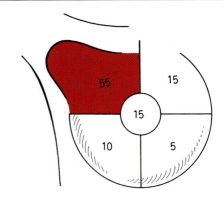

Abb. 37.2. Mammakarzinom. Lokalisationshäufigkeit in den verschiedenen Quadranten. (Aus: 14)

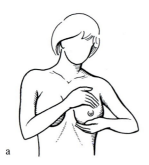 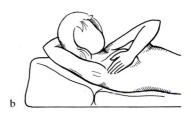

Abb. 37.3. Selbstuntersuchung der Brüste. *a* Abtasten (Palpation) zur Erkennung von Knoten oder Verhärtungen; *b* Austastung der Achselhöhle im Liegen. (Aus: 14)

---

[9] mamma (lat.): weibliche Brustdrüse; karkinos (gr.): Krebs
[10] inspectio (lat.): Durchsicht, Prüfung; Inspektion: äußerliche Untersuchung des Patienten durch Augenschein

37.2. Tumoren der weiblichen Brust

Nach der Inspektion und Palpation[11] des verdächtigen Bezirks sollte zur Sicherung der Diagnose eine *Mammographie*[12] (Röntgenuntersuchung der Brust) durchgeführt werden. Die Ultraschalluntersuchung der Brust dient vor allem der Abgrenzung einer Zyste[13] von einem »Knoten«. Auch die Thermographie[14] kann Hinweise auf einen malignen Tumor geben. Bei einseitiger Mamillenabsonderung sollte das Sekret zytologisch[15] auf Tumorzellen untersucht werden. Beweisend für einen bösartigen Tumor sind Karzinomzellen, die nach einer Gewebeentnahme in der histologisch[16] untersuchten Gewebeprobe gefunden werden. Im Vordergrund der Behandlung eines Mammakarzinoms steht die *chirurgische Therapie*. Noch bis Mitte der 70er Jahre wurde eine möglichst radikale Entfernung der Brustdrüse und der regionären Lymphknoten (Operation nach Rotter-Halsted) als notwendig erachtet. Heute wird bei kleinen Tumoren (Maximaldurchmesser < 2 cm) und weiteren günstigen Voraussetzungen – z. B. keine Metastasierung in die axillären Lymphknoten – die *brusterhaltende Chirurgie* bevorzugt. Eine anschließende *Strahlentherapie* soll verhindern, daß es zu einem Rezidiv in der operierten Brust und den angrenzenden Lymphknotenstationen kommt. Nach neueren Untersuchungen ist eine Bestrahlung der regionären Lymphknoten jedoch nicht in allen Fällen nötig. Vor allem bei der Behandlung des metastasierenden Mammakarzinoms ist die Gabe von *Zytostatika* sinnvoll. Da viele Tumoren hormonalen Regulationsmechanismen unterliegen, ist es möglich, durch die Zufuhr von *Hormonen* oder das Ausschalten von Hormondrüsen das Wachstum eines hormonabhängigen Tumors zu beeinflussen. Da es beim Brustkrebs auch nach mehr als 20 Jahren noch zu Rezidiven kommen kann, sollten bei den betroffenen Patientinnen regelmäßig *Nachsorgeuntersuchungen* durchgeführt werden.

Für Ihre Notizen:

---

[11] Palpation: Untersuchung durch Betasten

[12] mamma: s. 9; graphein (gr.): schreiben; -graphie: Wortteil mit der Bedeutung Aufzeichnungs- oder Darstellungsverfahren

[13] cystis (gr.): Blase; Zyste: ein- oder mehrkammerige, von einer Kapsel umgebene sackartige Geschwulst mit dünn- oder dickflüssigem Inhalt

[14] thermo- (gr.): Wärme-, Warm-; -graphie: s. 12; Thermographie: Wärmebild, bildgebendes Verfahren, das die Wärmestrahlung des Körpers sichtbar macht

[15] kytos (gr.): Zelle; logos (gr.): Lehre; Zytologie: Zellenlehre; auch gleichbedeutend mit dem Begriff Zytodiagnostik (Herstellung gefärbter Ausstriche und anschließender mikroskopischer Untersuchung der gewonnenen Zellen) gebraucht

[16] histo- (gr.): Gewebe-; logos: s. 15; Histologie: Lehre von den Geweben des Körpers; histologische Untersuchung: feingewebliche Untersuchung, Herstellung von Gewebeschnitten und anschließende mikroskopische Untersuchung

38. Das Nervensystem

Das Nervensystem ist das übergeordnete *Steuerorgan* des Menschen. Es steht eng mit dem Hormonsystem und dem Immunsystem des Körpers in Verbindung (s. dazu auch S. 3). Man unterscheidet das **zentrale Nervensystem** (Zentralnervensystem = ZNS) vom **peripheren Nervensystem** (Abb. 38.1). Zum ZNS zählt man *Gehirn* und *Rückenmark*, das periphere Nervensystem bilden die *Nerven* und die dazugehörigen *Ganglien*. Die Ganglien sind Ansammlungen von Nervenzellen, in denen Nervenimpulse umgeschaltet werden.

Eine weitere Untergliederung des Nervensystems kann man nach seiner Funktion vornehmen. Man unterteilt das Nervensystem dabei in einen motorischen, einen sensorischen und einen vegetativen Teil. Das **motorische**[1] **Nervensystem** steuert die willkürlichen Bewegungen der quer-

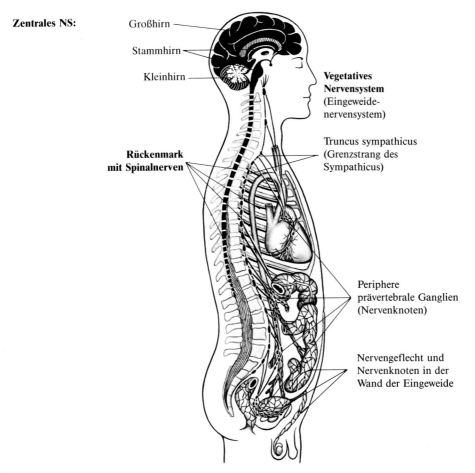

Abb. 38.1. Elementare Gliederung des Nervensystems (Schema). (Aus: 12)

---

[1] movere (lat.): bewegen

38.1. Das Gehirn

gestreiften Skelettmuskulatur. Das **sensorische**[2] **Nervensystem** leitet Erregungen von den Sinnesorganen zu höheren Zentren des ZNS, wo die Sinneseindrücke wahrgenommen werden. Das **vegetative**[3] **Nervensystem** wird auch *autonomes Nervensystem* oder *Eingeweidenervensystem* genannt. Es stimmt die Tätigkeit der inneren Organe aufeinander ab und ist nicht dem Willen unterworfen. Das Eingeweidenervensystem setzt sich aus den beiden Teilen *Sympathikus*[4] und *Parasympathikus*[5] zusammen.

38.1. Das Gehirn

Das von den Hirnhäuten umgebene Gehirn (*Cerebrum*[6] oder *Enzephalon*[7]) (Abb. 38.2) liegt in der knöchernen Schädelkapsel. Seine Unterfläche ruht auf der Schädelbasis. Das Hirngewicht eines Erwachsenen beträgt durchschnittlich 1330 g. Größere Menschen haben in der Regel auch größere Gehirne. Das Hirngewicht gibt keinen Hinweis auf den Intelligenzgrad des betreffenden Menschen. Man unterteilt das Gehirn in das *Endhirn*, das *Zwischenhirn* und den *Hirnstamm*.

38.1.1. Das Endhirn

Das Endhirn setzt sich aus dem Großhirn, dem Balken und den Stammganglien zusammen.

Das Großhirn besteht aus den beiden **Großhirnhemisphären**[8], die durch eine Längsfurche voneinander getrennt sind. Sie bedecken das Zwischenhirn und den größten Teil des Hirnstamms. Die Oberfläche des Großhirns zeigt Windungen (*Gyri*[9]) und Furchen (*Sulci*[10]).

Betrachtet man einen *Querschnitt* durch das Großhirngewebe, sieht man die graue Substanz der **Hirnrinde** (*Cortex*[11]) und das innere, weiße **Marklager** (*Medulla*[12]). Die graue Substanz bilden *Ganglienzellen*[13], die weiße Substanz *Nervenfasern* (Neuriten).

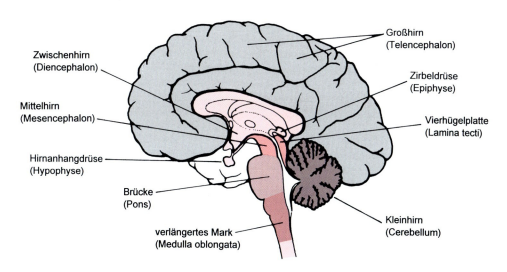

Abb. 38.2. Längsschnitt durch das Gehirn. (Aus: 2)

---

2 sensorius (lat.): der Empfindung dienend
3 vegetatio (lat.): Belebung
4 sympathein (gr.): in Wechselwirkung stehen
5 para- (gr.): neben; sympathein: s. 4
6 cerebrum (lat.): Großhirn
7 enkephalos (gr.): Gehirn
8 hemisys (gr.): halb; spaira (gr.): Kugel; Hemisphären: Halbkugeln
9 gyrus (lat.): Kreis, Windung
10 sulcus (lat.): Furche, Rinne
11 cortex (lat.): Rinde, Schale
12 medulla (lat.): Mark
13 ganglion (gr.): Überbein, Nervenknoten

Verbunden werden die Großhirnhemisphären durch den Balken (*Corpus callosum*[14]). In der Tiefe des Großhirns liegen die Kerne des Endhirns, die **Stammganglien**[15]. Zu ihnen gehört der *Streifenkörper* (*Corpus striatum*[16]), der aus dem *Schweifkern* (*Nucleus caudatus*[17]) und dem *Linsenkern* (Nucleus lentiformis[18]) besteht.

Den Balken und die Stammganglien umgibt das **limbische System**[19]. Hierzu gehören *Hippocampus*[20] und *Gewölbe* (*Fornix*[21]). Es reguliert vor allem unbewußte Verhaltensweisen wie Wut, Angst, Freude und Lust, beeinflußt aber auch die Tätigkeit der inneren Organe.

Der **Cortex**, die Großhirnrinde, stellt die höchste funktionelle Ebene des Gehirns dar. Hier werden »Entscheidungen gefällt«. Er steht mit den übrigen Bereichen des Gehirns und – über das Rückenmark – mit dem peripheren Nervensystem in vielfältiger Verbindung. Man untergliedert die Großhirnrinde in je vier **Hirnlappen**. Der *Stirnlappen* (Lobus frontalis[22]) wird durch die *Zentralfurche* vom *Scheitellappen* (Lobus parietalis[23]) getrennt. Unterhalb der seitlichen Großhirnfurche liegt der *Schläfenlappen* (Lobus temporalis[24]). Nach hinten schließt sich der *Hinterhauptlappen* (Lobus occipitalis[25]) an. Die *vordere Zentralwindung* ist für die Willkürmotorik zuständig, sie ist also übergeordnetes Steuerorgan für willkürlich ausgeführte Bewegungen. Die *hintere Zentralwindung* wird der Körperfühlsphäre zugeordnet. Hier gehen Meldungen über Körperstellung, Muskeltonus usw. ein. Das *motorische Sprachzentrum* liegt in der Regel in der unteren Frontalwindung (Stirnlappen). Das *Lesezentrum* findet man im Scheitellappen. Im Hinterhauptlappen befindet sich das *primäre Sehzentrum*.

38.1.2. Das Zwischenhirn

Das Zwischenhirn wird fast vollständig von den Großhirnhemisphären bedeckt. Es besteht aus vier übereinanderliegenden Stockwerken, dem *Epithalamus*[26], dem *Thalamus*[27], dem *Subthalamus*[28] und dem *Hypothalamus*[29]. Die verschiedenen Abschnitte liegen neben dem *III. Ventrikel*[30] und unterhalb der beiden *Seitenventrikel*. (Die Ventrikel sind flüssigkeitsgefüllte Hohlräume in den beiden Großhirnhälften.)

Zum oberen Abschnitt des Zwischenhirns, dem **Epithalamus**, gehört die *Zirbeldrüse* (Epiphyse, Kap. 27.3.). Sie ist eine kleine, zapfenförmige Vorwölbung. Wahrscheinlich beeinflußt sie den Stoffwechsel-, den Hormon- und den Wärmehaushalt des Menschen. Neuere Untersuchungen haben gezeigt, daß das lichtempfindliche Organ bei der Kontrolle des Tag-Nacht-Rhythmus eine wichtige Rolle spielt.

Der *Sehhügel* (**Thalamus**) grenzt an die äußere Wand des III. Ventrikels. Seitlich davon liegt der zu den Basalganglien gehörende Schweifkern. Im Thalamus werden verschiedene auf- und absteigende Bahnen (Nervenleitungen) umgeschaltet, unter anderem auch die *Sehbahn* (im seitlichen Kniehöcker) und die *Hörbahn* (im mittleren Kniehöcker). Von allen Kerngebieten des Thalamus verlaufen Bahnen zum Großhirn, aber auch zu anderen Hirnteilen.

Der **Subthalamus**, zwischen Thalamus und Mittelhirnhaube gelegen, steht mit einem Teil des motorischen Systems in Verbindung.

Der **Hypothalamus** bildet den Boden des III. Ventrikels. Hier befinden sich die *Zentren des vegetativen Nervensystems* (s. S. 270). Seitlich des Hypothalamus liegen die beiden halbkugeligen

---

[14] corpus (lat.): Körper; callosum (lat.): schwielig
[15] basis (gr.): Grundlage; Basalganglien = Stammganglien
[16] corpus: s. 14; striatus (lat.): gestreift
[17] nucleus (lat.): Kern; caudatus (lat.): geschwänzt
[18] nucleus: s. 17; lentiformis, lenticularis (lat.): linsenförmig
[19] limbus (lat.): Saum, Rand
[20] Hippokampos (gr.): Fabeltier der gr. Mythologie mit dem Kopf und den Vorderbeinen eines Pferds und einem Fischschwanz
[21] fornix (lat.): Gewölbe
[22] lobus (lat.): Lappen; frons (lat.): Stirn
[23] lobus: s. 22; paries (lat.): Wand; parietalis: zum Scheitelbein gehörig
[24] lobus: s. 22; tempus, temporis (lat.): Schläfe
[25] lobus: s. 22; occiput (lat.): Hinterhaupt
[26] epi- (gr.): auf, darauf, über; thalamos (gr.): Kammer
[27] thalamos: s. 26
[28] sub- (lat.): unter, unterhalb; thalamos: s. 26
[29] hypo- (gr.): unter, unterhalb; thalamos: s. 26
[30] ventriculus (lat.): Kammer

38.1. Das Gehirn

Mamillarkörper. Zum Stirnhirn grenzt daran ein grauer Höcker, der den *Hypophysenstiel* trägt. Beidseits der Sehnervenkreuzung liegen im Hypothalamus zwei Kerne, der *Nucleus supraopticus*[31] und der *Nucleus paraventricularis*[32]. Sie sind über Nervenfortsätze (Axone) mit dem hinteren Teil der Hypophyse (*Neurohypophyse*) verbunden und produzieren die Hormone *Adiuretin* und *Oxytocin*, die dann in der Neurohypophyse gespeichert werden. Weiterhin werden hier *Releasing-Hormone* gebildet, die die Hormonproduktion und -freisetzung aus dem vorderen Teil der Hirnanhangdrüse, der *Adenohypophyse*, beeinflussen.

38.1.3. Der Hirnstamm

Zum Hirnstamm zählt man das verlängerte Mark (*Medulla oblongata*[33]), die Brücke (*Pons*[34]) und das Mittelhirn (*Mesencephalon*[35]). Das **verlängerte Mark** verbindet das Rückenmark mit der Brücke (Abb. 38.3). In ihm verlaufen auf- und absteigende Nervenbahnen. Unterhalb der Brücke verdicken sich absteigende Bahnen zu den *Pyramiden*. Etwa 80 bis 90 % aller Fasern kreuzen hier auf die Gegenseite (Pyramidenkreuzung). Seitlich davon sieht man die *Olive*, die eine Ansammlung von Nervenzellen, den *Olivenkern*, enthält. Die Rückseite des verlängerten Marks wird vom Kleinhirn bedeckt. Zwi-

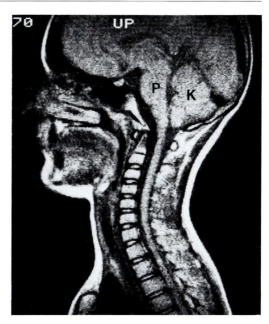

Abb. 38.3b. Kernspintomogramm (Schichtaufnahme) des Hirnstammes, des Kleinhirns und des Halsmarks. P = Pons (Brücke), K = Kleinhirn, UP = Markierung für oben. (Aus: 16)

schen beiden Hirnteilen liegt der *IV. Ventrikel*, ein mit Hirnflüssigkeit (Liquor) gefüllter Hohlraum, der Verbindungen zu den übrigen flüssigkeitsgefüllten Hohlräumen des Gehirns besitzt. Die **Brücke**, ein Wulst an der Hirnbasis, verbindet Medulla oblongata und Mittelhirn.

Zum **Mittelhirn** (Mesencephalon), dem kleinsten Hirnabschnitt, gehören die *Vierhügelplatte*, die *Haube*, die beiden *Großhirnschenkel* und verschiedene *Kerngebiete* (u. a. die schwarze Substanz – *Substantia nigra* – und der rote Kern – *Nucleus ruber*).

Der Hirnstamm verbindet das Rückenmark mit höher gelegenen Hirnzentren. In ihm verlaufen absteigende motorische und aufsteigende sensible Nervenbahnen. Im Hirnstamm liegen wichtige Kerngebiete (z. B. die *Hirnnervenkerne*) und eine netzförmige Struktur, die *Formatio reticularis*[36], deren Neurone den Rhythmus der Atmung steuern (*Atemzentrum*).

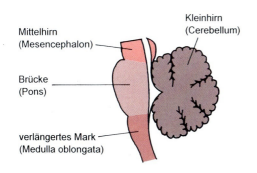

Abb. 38.3a. Gliederung des Hirnstamms. (Aus: 2)

---

[31] nucleus: s. 17; supra (lat.): oberhalb; opticus (lat.): das Sehen betreffend
[32] nucleus: s. 17; para- (gr.): neben, beidseits; ventriculus: s. 30
[33] medulla: s. 12; oblongus (lat.): länglich
[34] pons (lat.): Brücke
[35] mes- (gr.): der mittlere, zwischen; enkephalos: s. 7
[36] formatio (lat.): Bildung, Gebilde; reticularis (lat.): netzartig

38.1.4. Das Kleinhirn

Das Kleinhirn (*Cerebellum*[37]) liegt in der hinteren Schädelgrube. Es besteht aus den beiden **Kleinhirnhemisphären**. Sie werden durch ein Mittelstück, den *Wurm*, miteinander verbunden. An der Oberfläche zeigen sich zahlreiche *Furchen* und *Windungen*. An der Unterseite finden sich Strukturen wie das *Zünglein*, das *Knötchen* und die *Flocke*. Es sind die entwicklungsgeschichtlich ältesten Teile des Kleinhirns.

Betrachtet man einen Querschnitt durch das Kleinhirn, kann man ebenso wie beim Großhirn die äußere **Rinde** und die innere weiße Substanz, den **Markkörper**, unterscheiden. Das Mark setzt sich als *Kleinhirnstiele* zu den angrenzenden Hirnteilen fort.

Hauptaufgabe des Kleinhirns ist die **Regulation der normalen Motorik**. Es steuert Bewegungsabläufe, hält den normalen Muskeltonus aufrecht und steuert den Gleichgewichts- und Raumsinn.

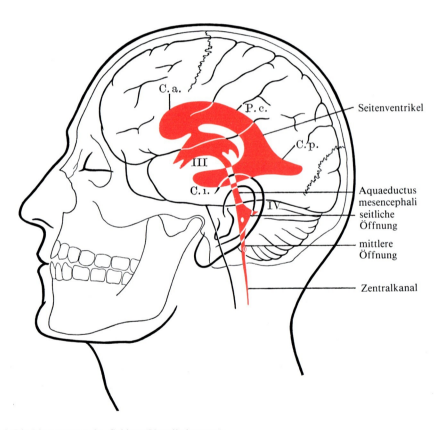

Abb. 38.4. Die Liquorräume des Gehirns (Ventrikelsystem).
C. a. Cornu anterius (Vorderhorn des Seitenventrikels); *P. c.* Pars centralis (Mittelteil des Seitenventrikels); *C. p.* Cornu posterius (Hinterhorn des Seitenventrikels); *C. i.* Cornu inferius (unteres Horn des Seitenventrikels); *III* III. Ventrikel; *IV* IV. Ventrikel. (Aus: 12)

---

[37] cerebellum (lat.): Kleinhirn

38.1. Das Gehirn

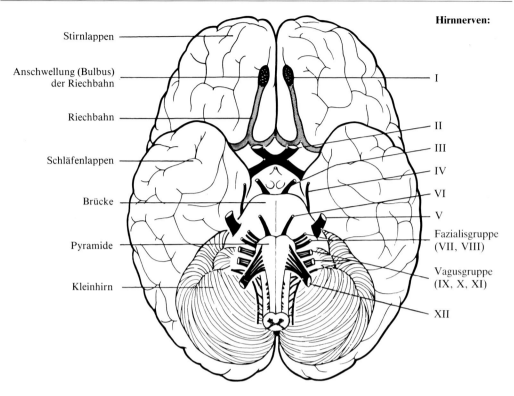

Abb. 38.5. Blick auf den Hirnstamm (von unten) mit den Abgängen der Hirnnerven (römische Zahlen). (Aus: 12)

38.1.5. Die Hüllen des Rückenmarks und des Gehirns

Das Zentralnervensystem (Gehirn und Rückenmark) wird von drei Hüllen, den *Hirnhäuten* oder *Meningen*[38] umgeben. Die äußere, derbe Hülle wird **Dura mater**[39] genannt. Die beiden zarten inneren Hüllen sind die Spinnwebenhaut (**Arachnoidea**[40]) und die weiche Hirn- bzw. Rückenmarkshaut (**Pia mater**[41]). Im Spalt zwischen Arachnoidea und Pia mater, dem *Subarachnoidalraum*[42], befindet sich Hirnflüssigkeit (*Liquor*). In der harten Hirnhaut (*Dura mater*) verlaufen *venöse Blutleiter* des Gehirns, die *Sinus*[43].

38.1.6. Das Ventrikelsystem

Im Bereich des Gehirns unterscheidet man vier mit *Gehirnflüssigkeit* (Liquor[44]) gefüllte *Hirnkammern*, die beiden **Seitenventrikel** im Endhirn, den **III. Ventrikel** im Zwischenhirn und den **IV. Ventrikel** im Bereich des Hirnstammes (Abb. 38.4). Diese vier Hirnkammern stehen

---

[38] meninx, meningos (gr.): Hirn- und Rückenmarkhaut
[39] durus (lat.): hart; mater (lat.): Mutter
[40] arachne (gr.): Spinne
[41] pius (lat.): zart; mater: s. 39
[42] sub- (lat.): unter, unterhalb; arachne: s. 40
[43] sinus (lat.): Vertiefung, Höhle, auch: geschlossener Kanal
[44] liquor (lat.): Flüssigkeit

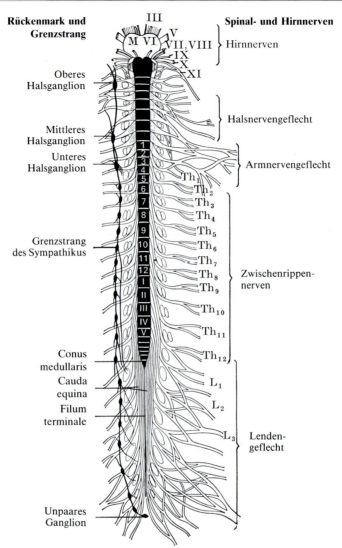

Abb. 38.6. Das Rückenmark mit Hirn- und Rückenmarksnerven sowie dem sympathischen Grenzstrang. (Aus: 12)

miteinander in Verbindung. Der III. Ventrikel wird durch einen dünnen Kanal, den *Aquaeductus*[45], mit dem IV. Ventrikel verbunden.

Zusammenfassend bezeichnet man das Ventrikelsystem auch als *innere Liquorräume*. Sie stehen über drei Verbindungen mit den *äußeren Liquorräumen*, dem *Subarachnoidalraum*, in Verbindung. Die Gehirnflüssigkeit, der Liquor, wird in einem Adergeflecht, das in die Ventrikel hineinragt, gebildet.

38.1.7. Die Hirnnerven

An der Hirnbasis kann man 12 paarig angelegte Hirnnerven erkennen (Abb. 38.5, Tab. 38.1). Sie gehen vom Vorderhirn und vom Stammhirn aus. Da sie sehr unterschiedliche Aufgaben wahrzunehmen haben, führen sie z. T. *motorische*, z. T. *sensible*[46] bzw. *sensorische*[47], aber auch *parasympathische Fasern*. Sensorische Nervenfasern

---

[45] aquaeductus (lat.): Wasserleitung
[46] sensibel: empfindlich, Empfindungen betreffend, aufnehmend weiterleitend
[47] sensorius (lat.): der Empfindung dienend

38.3. Reflexe

Tab. 38.1. Hirnnerven

   I. Hirnnerv: Riechnerv (N. olfactorius)
  II. Hirnnerv: Sehnerv (N. opticus)
 III. Hirnnerv: Augenmuskelnerv (N. oculomotorius)
  IV. Hirnnerv: Augenmuskelnerv (N. trochlearis)
   V. Hirnnerv: Drillingsnerv (N. trigeminus)
  VI. Hirnnerv: Augenmuskelnerv (N. abducens)
 VII. Hirnnerv: Gesichtsnerv (N. facialis)
VIII. Hirnnerv: Hör- und Gleichgewichtsnerv (N. vestibulocochlearis)
  IX. Hirnnerv: Zungen-Rachen-Nerv (N. glossopharyngeus)
   X. Hirnnerv: Eingeweidenerv »Vagus« (N. vagus)
  XI. Hirnnerv: »Akzessorius« (N. accessorius)
 XII. Hirnnerv: Motorischer Zungennerv (N. hypoglossus)

ziehen zu den Sinnesorganen Auge, Ohr, Nase und Zunge.

38.2. Das Rückenmark

Das ca. 40 bis 45cm lange Rückenmark (*Medulla spinalis*[48]) geht ohne scharfe Grenze aus dem verlängerten Mark hervor und endet etwa in Höhe des 1. bis 2. Lendenwirbels (Abb. 38.6). Es liegt geschützt im *Wirbelkanal* der Wirbelsäule. Man unterscheidet das *Hals-, Brust-, Lenden-* und das *Sakralmark*. Am unteren Ende geht es in einen dünnen, 20 bis 25 cm langen Endfaden (*Filum terminale*[49]) über.

Aus dem Rückenmark treten seitlich 31 bis 32 paarige **Rückenmarksnerven** aus, die den Wirbelkanal durch die Zwischenwirbellöcher verlassen. Man unterteilt sie in *8 Halsnerven, 12 Brustnerven, 5 Lendennerven, 5 Kreuzbeinnerven und 1 bis 2 Steißbeinnerven*. Sie verlaufen – entwicklungsgeschichtlich bedingt – zuerst ein Stück im Wirbelkanal nach unten, bevor sie ihr Zwischenwirbelloch erreichen. Unterhalb des 1. bis 2. Lendenwirbels bezeichnet man die dort verlaufenden Rückenmarksnerven zusammen mit dem Filum terminale als Pferdeschweif (*Cauda equina*[50]).

Die Rückenmarksnerven treten mit dem Rückenmark über eine **vordere** und eine **hintere Wurzel** in Verbindung. Kurz vor der Vereinigung der beiden Wurzeln schwillt die hintere Wurzel zum *Spinalganglion* an, in dem die Ganglienzellen liegen. Danach vereinigen sich beide Wurzeln zum *Rückenmarksnerven* (Spinalnerven). Die hintere Wurzel enthält nur zuleitende (*afferente*) Fasern aus der Körperperipherie, die vordere Wurzel nur wegleitende (*efferente*) Fasern, die zur Peripherie führen.

Betrachtet man einen Querschnitt durch das Rückenmark, kann man auch hier zwei unterschiedlich gefärbte Schichten unterscheiden, die schmetterlingsförmige, graue Innenzone (**graue Substanz**) und die weiße Außenzone (**weiße Substanz**). Im Bereich der grauen Substanz erkennt man das *Vorderhorn*, das *Hinterhorn* und das kleine *Seitenhorn*. Die beiden »Schmetterlingshälften« sind durch eine schmale Verbindungs-

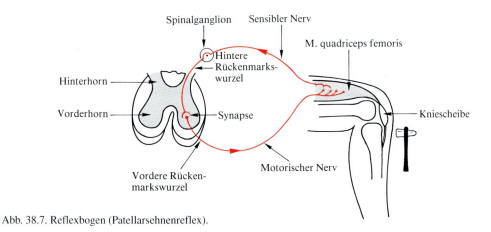

Abb. 38.7. Reflexbogen (Patellarsehnenreflex).

---

[48] medulla (lat.): Mark; spina (lat.): Stachel, Wirbelsäule
[49] filum (lat.): Faden, Gespinst; terminus (lat.): Grenze, Ende
[50] cauda (lat.): Schwanz; equus (lat.): Pferd

brücke, durch die der *Zentralkanal* zieht, miteinander verbunden. Die *Nervenzellen* von *Vorder-, Hinter- und Seitenhorn* stehen mit motorischen, sensiblen bzw. vegetativen Neuriten in Verbindung. In der *weißen Substanz* verlaufen die *Axone* (Neuriten) in verschiedenen *Strängen*. Man unterscheidet in jeder Rückenmarkshälfte den *Vorder-, den Seiten- und den Hinterstrang*. **Absteigende Bahnen** leiten die Erregung vom Gehirn zu den motorischen Zellen des Vorderhorns, **aufsteigende Bahnen** leiten sensible Impulse zum Gehirn. Die Ursprungszellen dieser aufsteigenden Bahnen liegen in den Spinalganglien.

38.3. Reflexe

Das Rückenmark ist nicht nur Leitungsorgan, es paßt auch durch reflektorische Vorgänge die Tätigkeit der Muskulatur den Umweltbedingungen an. Unter einem **Reflex** versteht man die immer *gleichbleibende, unwillkürliche Reaktion des Körpers auf einen bestimmten sensiblen Reiz*. Grundlegend dafür ist der **Reflexbogen** (Abb. 38.7). Ein *motorischer Reflexbogen* besteht z. B. aus einem *Rezeptor*[51], der den Reiz aufnimmt, einer *afferenten (zuleitenden) sensiblen Nervenfaser*, einer *Synapse* im Vorderhorn des Rückenmarks, einer *efferenten (wegleitenden) motorischen Faser* und dem *Erfolgsorgan*, dem Muskel. Einen solchen motorischen Reflexbogen findet man im *Patellarsehnenreflex*, der durch einen Schlag auf die Sehne des vierköpfigen Oberschenkelmuskels (M. quadriceps femoris) ausgelöst werden kann. Bei komplizierteren Reflexen sind mehrere Synapsen in den Reflexbogen eingeschaltet.

38.4. Periphere Nerven

Die *gemischten Rückenmarksnerven* teilen sich nach dem Austritt aus dem Zwischenwirbelloch in drei Äste. Der hintere Ast versorgt Teile der Haut und Wirbelsäulenmuskulatur. Der *vordere Ast* innerviert den übrigen Rumpf und die Gliedmaßen. Der *dritte Ast* verbindet das sympathische Nervensystem des Grenzstrangs (s. u.) mit dem sensiblen und motorischen Nervensystem.

Die vorderen Äste mehrerer Rückenmarksnerven bilden Geflechte (*Plexus*[52]). Aus diesen gehen die **peripheren Nerven** hervor. Das *Halsnervengeflecht* versorgt die Hals- und Schulterregion, die tiefen Halsmuskeln und über den Nervus phrenicus[53] motorisch auch das Zwerchfell. Das *Armnervengeflecht* gibt kleine Äste zur sensiblen und motorischen Versorgung von Brust und Rücken ab. Aus ihm gehen auch die großen Armnerven (N. radialis[54], N. ulnaris[55] und N. medianus[56]) hervor. Das *Lendengeflecht* gibt sensible und motorische Nerven ab, die die Bauchmuskulatur und die Muskulatur des Oberschenkels innervieren. Daneben versorgen sie Ober- und Unterschenkel z. T. sensibel. Das *Kreuzgeflecht* ist das stärkste Nervengeflecht des menschlichen Körpers. Es bildet den Ischiasnerv (N. ischiadicus), der vor allem Muskulatur und Haut des Unterschenkels und Fußes innerviert. In der Kniehöhle teilt er sich in den Schienbeinnerv (N. tibialis) und den Wadenbeinnerv (N. peroneus).

38.5. Vegetatives Nervensystem

Das vegetative Nervensystem steuert die Funktion der Organe. Es wird deshalb auch *autonomes oder Eingeweidenervensystem* genannt. Man unterscheidet einen **sympathischen** und einen **parasympathischen Anteil**. Zum parasympathischen Nervensystem gehört der *N. vagus*, der X. Hirnnerv.

Die vegetative Regulation geschieht zum Großteil über *Reflexe* (s. S. 269), aber auch das *hypothalamische Reflexzentrum* wird dabei eingeschaltet. Eine Erregung des *Sympathikus* führt zur Beschleunigung der Herzfrequenz, zur Verengung der Blutgefäße, zur Erweiterung der Pupillen und der Bronchien sowie zur Hemmung der Peristaltik im Magen-Darm-Trakt. Im Gegensatz dazu verursacht die Erregung des **Parasympathikus** eine Verlangsamung der Herzfrequenz, eine Erweiterung der Blutgefäße, eine Verengung der Pupillen und der Bronchine und eine Anregung der Peristaltik im Magen-Darm-Trakt.

---

[51] recipere, receptum (lat.): aufnehmen
[52] plexus (lat.): Geflecht
[53] N. phrenicus: Zwerchfellnerv
[54] N. radialis: Speichennerv
[55] N. ulnaris: Ellennerv
[56] N. medianus: Mittelnerv

39. Erkrankungen des Nervensystems

39.1. Entzündliche Erkrankungen

39.1.1. Neuritis und Neuropathie

Eine Nervenentzündung bezeichnet man als Neuritis[1]. Die Erkrankung *peripherer Nerven* führt zu motorischen, sensiblen oder gemischten (motorisch-sensiblen) *Ausfällen*. Die Ursachen einer Neuritis können entzündlicher oder degenerativer Natur sein. So führt z. B. die Zuckerkrankheit bei längerem Verlauf zu einer *Polyneuritis*[2] oder Polyneuropathie, d. h. zum Befall vieler peripherer Nerven. Typische Symptome sind schlaffe Lähmungen, Mißempfindungen, Empfindungsausfälle und Ernährungsstörungen in den betroffenen Gliedmaßen (s. S. 100).

39.1.2. Enzephalitis und Meningitis

Als **Enzephalitis**[3] bezeichnet man eine – meist infektiös bedingte – Entzündung des Gehirns. Erreger können Bakterien, Viren, Pilze oder Einzeller sein. In der Regel kommt es gleichzeitig zu einer Hirnhautentzündung (**Meningitis**[4]). Typische Symptome hierbei sind Kopfschmerzen, Erbrechen, Bewußtseinsstörungen und plötzliches hohes Fieber. Auch ein Krampfanfall kann erstes Krankheitszeichen einer Meningitis sein. Um die entzündeten Hirn- und Rückenmarkshäute zu entspannen, werden typischerweise der Kopf im Nacken gebeugt (Nackenstarre), die Wirbelsäule im Sinne einer Lordose gekrümmt und die Beine angezogen. Häufigste Erreger einer bakteriellen Meningitis sind Meningokokken, Pneumokokken, Borrelien und bei Kleinkindern vor allem Haemophilus influenzae b. Vor der Einführung der Mumpsimpfung wurden Virusmeningitiden vor allem durch das Mumpsvirus hervorgerufen. Eine Pilzmeningitis (mögliche Erreger: Candida albicans, Aspergillus fumigatus oder Cryptococcus neoformans) findet man nicht selten bei abwehrgeschwächten Patienten. Die Diagnose wird häufig durch eine Untersuchung des *Liquors* gestellt. Es finden sich dort, je nach Art der Meningitis, weiße Blutkörperchen (Lymphozyten, Granulozyten) und/oder die Erreger der Erkrankung. Der Erfolg der Behandlung einer bakteriellen Meningitis hängt von einem möglichst frühzeitigen Behandlungsbeginn ab. Bei der Wahl des Antibiotikums müssen eventuelle Resistenzen des Erregers beachtet werden. Daneben sollte auch unverzüglich mit Intensivpflegemaßnahmen begonnen werden. Trotz aller Bemühungen lassen sich oft bleibende Schäden, wie Intelligenzdefekte, zerebrale Anfälle, Seh- und Hörstörungen, Hirnnerven- und spastische Lähmungen nicht verhindern.

39.2. Apoplexie

Dem Schlaganfall oder Gehirnschlag (*Apoplexie*[5]) liegt in der Regel eine mit einem Sauerstoffmangel einhergehende *Kreislaufstörung* in einem umschriebenen Bezirk des Gehirns zugrunde. Da das Gehirn besonders empfindlich auf einen Sauerstoffmangel reagiert – schon nach 10 Minuten ist mit dem Tod der betroffenen Ganglienzellen zu rechnen –, ist es für die Prognose des Patienten wichtig, wieviel Hirngewebe irreversibel geschädigt ist und wieviel der Hirnsubstanz lediglich vorübergehende Funktionsstörungen aufweist.

---

[1] neuro- (gr.): Nerven-; -itis: Entzündung
[2] poly (gr.): viel, zahlreich; neuritis: s. 1
[3] enzephalitis (gr.): Gehirnentzündung
[4] meninx, meningos (gr.): Hirn- und Rückenmarkhaut; -itis: Entzündung
[5] apoplexia (gr.): Schlagfluß

Als *transitorische ischämische Attacken*[6] (TIA) bezeichnet man begrenzte, voll reversible Durchblutungsstörungen im Bereich des Gehirns. Die hierbei auftretenden neurologischen Ausfälle verschwinden innerhalb eines Tages wieder. TIA können Vorboten eines Hirninfarkts sein.

Nicht mehr reversible Durchblutungsstörungen, z. B. durch die Thrombose eines arteriellen Hirngefäßes, führen zu einem **Infarkt** im Versorgungsgebiet des betroffenen Blutgefäßes. Hirninfarkte verursachen typische Kolliquationsnekrosen[7]. Hierbei kommt es zu einer Einschmelzung des betroffenen Hirngewebes. Das verflüssigte Gewebe wird abtransportiert und zurück bleiben schließlich mit einer milchigen Flüssigkeit gefüllte Hohlräume (Pseudozysten[8]). Neben dem Hirninfarkt ist die hypertone **Massenblutung** die häufigste Ursache eines Schlaganfalls. Ein längere Zeit bestehender Bluthochdruck kann zu Einengungen der Gefäßhohlräume und örtlich begrenzten, sich wiederholenden Durchblutungsstörungen führen. Daneben kommt es zu einer vermehrten Starre und Brüchigkeit der Blutgefäße. Die Gefäße können leichter einreißen (Ruptur). Es kommt zu Blutungen in das Hirngewebe. 80 % der hypertonen Massenblutungen sind Großhirnhemisphärenblutungen.

Folgen eines Schlaganfalls, sei er nun durch einen Hirninfarkt oder eine Massenblutung verursacht, können verschiedene sensorische, sensible und motorische *Ausfälle* sein. In der Regel kommt es auch zu *Bewußtseinsstörungen* unterschiedlichen Ausmaßes (bis zum *Koma*). Typisch für einen Hirninfarkt im Bereich der mittleren Hirnschlagader (A. cerebri media) sind Halbseitenlähmungen am Kopf und an den Armen (s. Abb. 39.1.). Es ist die dem Herd gegenüberliegende Körperhälfte betroffen. Auch Sprachstörungen kommen vor.

39.3. Epilepsie

Eine der häufigsten neurologischen Erkrankungen ist die *Epilepsie*[10] (Fallsucht). Im Lauf der Kindheit erleiden etwa 4 % aller Kinder mindestens einen Anfall, 0,5 % der Bevölkerung sind Epilepsie-Kranke.

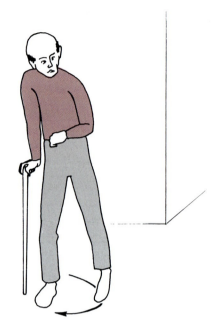

Abb. 39.1. Typische Haltung eines halbseitig gelähmten Menschen nach einem Schlaganfall. (Aus: 2)

Epileptische Anfälle werden durch überschießende plötzliche Entladungen vieler Nervenzellen im Gehirn ausgelöst. Meist kann man dann im Anfall die für die Erkrankung typischen elektroenzephalographischen (*EEG-*)Veränderungen ableiten (s. Abb. 39.2.). Begleitet sein kann ein solcher Anfall von *Krämpfen*, von *Störungen der Wahrnehmung* und/oder des *Bewußtseins*. Prinzipiell kann jedes menschliche Gehirn auf eine Reihe verschiedener Noxen[11] [z. B. akute Erkrankungen und Schädigungen des ZNS, wie Enzephalitis, Meningitis (s. Kap. 39.1.2.) oder Blutungen, aber auch Vergiftungen oder hochfieberhafte Infekte u. a.] mit einem Krampfanfall reagieren. Doch erst bei wiederholten (chronisch rezidivierenden) Anfällen spricht man von einer Epilepsie.

---

[6] transitio (lat.): Übergang; transitorisch: vorübergehend (auftretend); Ischämie: Unterbrechung oder spürbare Verringerung der Durchblutung
[7] liquare (lat.): schmelzen
[8] pseudos (gr.): falsch; kystis (gr.): Blase
[9] koma (gr.): tiefer, fester Schlaf
[10] epilepsia (gr.): Fallsucht
[11] noxa (lat.): Schaden

39.3. Epilepsie

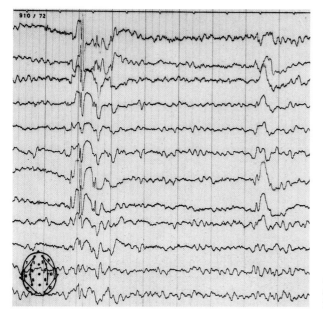

Abb. 39.2. EEG-Ableitung bei myoklonisch-astatischem Anfall. 17 Jahre alter Junge mit frühkindlichem Hirnschaden. (Aus: 18)

Bei der Epilepsie handelt es sich um eine Erkrankung, an deren Entstehung zahlreiche Faktoren beteiligt sind (multifaktoriell bedingtes Krankheitsbild). Erbfaktoren spielen dabei eine wichtige Rolle. Es gilt jedoch als erwiesen, daß nicht die Epilepsie selbst, sondern lediglich die der Anfallsbereitschaft zugrundeliegende Disposition[12] erblich ist.

Eine *Intelligenzminderung* tritt *nicht zwangsläufig* bei allen Epilepsie-Kranken auf. An Epilepsie erkrankte Kinder weisen zu 70 % eine normale bis leicht geminderte Intelligenz auf. Nur 20 bis 30 % der Kinder sind stärker leistungsgemindert. Etwa 3 bis 5 % sind so stark behindert, daß sie als bildungsunfähig bezeichnet werden müssen. Nur bei einem Teil der betroffenen Kinder entwickelt sich die Intelligenzstörung als Folge der Epilepsie. Meist ist eine der Epilepsie zugrundeliegende Hirnschädigung für die Intelligenzminderung verantwortlich. Bei der Beurteilung der geistigen Leistungsfähigkeit müssen immer auch die Auswirkungen der antiepileptischen Therapie (*mit Antikonvulsiva*[13]) berücksichtigt werden. Die zur Unterdrückung der Anfälle nötigen Medikamente können – besonders bei Kindern – die intellektuelle Leistungsfähigkeit und das Verhalten beeinflussen.

Das Erscheinungsbild der Epilepsie ist vielfältig. Nach der jeweils im Vordergrund stehenden Symptomatik unterscheidet man

A. **Primär generalisierte kleine Anfälle** (Petit mal)
   a) BNS-Krämpfe (Blitz-, Nick- und Salaam-Krämpfe)
   b) Myoklonisch-astatische Anfälle
   c) Absencen
   d) Myoklonisch-impulsive Anfälle
B. **Fokale Anfälle**
   a) Elementare fokale Anfälle
   b) Komplexe fokale Anfälle
C. **Generalisierte große Anfälle** (Grand mal)
   a) Primär generalisierte große Anfälle
   b) Sekundär generalisierte große Anfälle

Die hier angeführte Einteilung ist nur eine der Möglichkeiten, Epilepsien zu klassifizieren. Sie stimmt nicht mit der komplizierten Klassifikation der *Internationalen Liga gegen Epilepsie* überein. Bei den *generalisierten*[14] *Anfallsformen* kommt es zu plötzlichen überschießenden Ent-

---

[12] dispositio (lat.): planmäßige Anordnung, Veranlagung
[13] convellere, convulsum (lat.): einen Krampf bekommen
[14] generalis (lat.): generell, allgemein

ladungen von Nervenzellen im gesamten Hirnbereich – auch der Hirnstamm kann mit betroffen sein –, im Gegensatz zu den **fokalen**[15] **Anfällen**, bei denen Neurone in einem bestimmten Hirnbereich (epileptogener Herd) betroffen sind.

Zu den primär generalisierten Anfällen gehören die heute meist als *West-Syndrom*[16] bezeichneten »**Blitz-Nick-Salaam-Krämpfe**« (BNS-Krämpfe). Sie treten vorwiegend bei Säuglingen zwischen dem 2. und 8. Lebensmonat auf. In der Regel handelt es sich um Kinder mit schweren Hirnschäden. Bei den *Blitzkrämpfen* werden Arme und Beine blitzartig nach vorne geschleudert, Kopf und Rumpf gleichzeitig gebeugt. *Nickkrämpfe* äußern sich in einer Beugebewegung des Kopfs. Bei den sog. »*Salaam-Krämpfen*« werden Rumpf und Extremitäten gebeugt, die Arme dabei nach vorne gestreckt. Meist dauern diese Anfälle nur Bruchteile von Sekunden. Das Bewußtsein ist dabei getrübt. Die Entwicklung der Kinder ist in der Regel verzögert. Nur in etwa 10 % der Fälle ist die geistige Leistungsfähigkeit später normal. Die übrigen Kinder zeigen starke Intelligenzminderungen.

Von **myoklonisch-astatischen**[17] **Anfällen** sind überwiegend Jungen im Alter von 1 bis 5 Jahren betroffen. Die Kinder stürzen nach einem kurzen Rucken der Arme oder blitzartigen Zuckungen der Gesichtsmuskulatur zu Boden (*Sturzanfälle*).

Absencen[18] kommen als Symptom bei sehr verschiedenen Formen der Epilepsie vor. Vorwiegend 6- bis 12jährige Kinder sind von der Absence-Epilepsie im eigentlichen Sinn betroffen. Hierbei kommt es zu einer etwa 5 bis 20 Sekunden dauernden Bewußtseinspause. Die Betroffenen halten plötzlich inne, der Blick geht ins Leere (s. Abb. 39.3.). Eine begonnene Tätigkeit wird unterbrochen. Absencen können sich zu Stunden anhaltendem Status häufen. Bei rechtzeitiger Therapie kann in über 90 % der Fälle eine dauerhafte Anfallsfreiheit erreicht werden. Die Kinder sind meist normal intelligent.

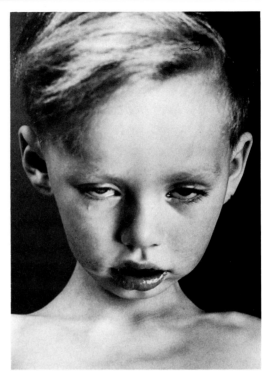

Abb. 39.3. Absence. (Aus: 16)

Von der **myoklonischen** Form der **Epilepsie** (*Impulsiv-Petit-mal*[19]) sind überwiegend Jugendliche und junge Erwachsene im Alter von 12 bis 25 Jahren betroffen, deren Entwicklung bis zum Ausbruch der Erkrankung normal verlaufen ist. Typisch hierfür sind symmetrische, kurze, ruckartige Zuckungen (Myoklonien) der Muskeln im Bereich des Schultergürtels, der Arme und des Kopfs. Meist treten die Anfälle nach dem morgendlichen Erwachen auf (*Aufwachepilepsie*).

Typische **fokale Anfälle**, denen eine Funktionsstörung in einem umschriebenen Hirnbezirk zugrunde liegt, sind die **elementaren fokalen Anfälle** (*einfache Herdanfälle*). Hierbei ist das Bewußtsein in der Regel nicht getrübt. Es kommt in einer bestimmten Körperregion oder einem Sinnesgebiet zu motorischen oder sensiblen Reizerscheinungen

---

[15] focus (lat.): Herd
[16] West, W. J.: engl. Arzt, 19. Jh.
[17] mys (gr.): Muskel; klonos (gr.): heftige Bewegung; a- (gr.): -un, -los; stasis (gr.): Stockung, Stauung; Astasie: völlige Unfähigkeit zu stehen
[18] absence (frz.): von absentia (lat.): Geistesabwesenheit
[19] impuls (lat.): Antrieb, Stoß; petit (frz.): klein; mal (frz.): das Schlechte, Böse, Krankheit, Fallsucht, Epilepsie

(z. B. Zuckungen oder Mißempfindungen). Bei den **komplexen**[20] **fokalen Anfällen** (*psychomotorische*[21] *Anfälle*) kommen zu den genannten Erscheinungen noch Bewußtseinsstörungen, unbewußte Handlungen (Automatismen[22], wie Schmatzen, Kauen, Schlucken, Nesteln) u. a. m. Diese relativ häufige Anfallsform findet man im Kindes- wie auch im Erwachsenenalter. Trotz Therapie mit Antikonvulsiva kann bei etwa $2/3$ der Patienten keine Anfallsfreiheit erzielt werden.

Der **generalisierte tonisch-klonische Anfall**[23] (*Grand mal*[24]) ist ein Symptom, das bei sehr verschiedenartigen Störungen auftreten kann. Es ist die häufigste Anfallsform im Kindesalter (70 % der Fälle) und kommt beim sog. Gelegenheitskrampf, beim Fieberkrampf, als Symptom von Hirnschädigungen und schließlich als Epilepsie mit primär generalisierten Anfällen vor. Ebenso können sich Epilepsien mit fokalen Anfällen (dann als sekundär generalisierte Anfälle) äußern. Meist ohne Vorboten stürzen hierbei die Betroffenen bewußtlos zu Boden. Ihr Gesicht wird zunächst blaß, später verfärbt es sich blaurot, die Muskeln verkrampfen. Schweißausbruch und verstärkter Speichelfluß (später schaumig) sind typische vegetative Symptome. In einer zweiten Phase kommt es zu rhythmischen Muskelzuckungen. Die Atmung setzt stoßartig ein. Nach dem Abklingen dieser etwa eine Minute anhaltenden Phase sind die Patienten erschöpft und fallen in einen meist tiefen Schlaf, aus dem sie abgeschlagen und oft mit Kopfschmerzen erwachen.

Als *Status epilepticus*[25] bezeichnet man eine lang anhaltende Folge von Krampfanfällen. Am häufigsten werden Anfallstatus und sehr lang andauernde Einzelanfälle bei Kleinkindern beobachtet, bei denen ein Infekt mit sehr hohem Fieber einhergeht. Ein solcher Zustand ist lebensbedrohlich (Gefahr eines Hirnödems, zentrale Temperatursteigerung, Elektrolytstörungen).

39.4. Hydrozephalus

Als Hydrozephalus[26] oder Wasserkopf bezeichnet man eine *Erweiterung der Liquorräume* beim Kind (Abb. 39.4). Die Kinder fallen durch ein *abnormes Schädelwachstum* auf, da die knöchernen Schädelteile noch nicht miteinander verwachsen sind. Die Ursachen für die Entstehung eines Wasserkopfs können einmal in der *Störung der Liquorzirkulation* zu finden sein oder aber in der *primären Atrophie* (Rückbildung) des *Gehirns* mit einer Erweiterung der Liquorräume.

39.5. Multiple Sklerose

Bei der Multiplen Sklerose[27] handelt es sich um die häufigste rein neurologische Erkrankung Mitteleuropas. Sie ist gekennzeichnet durch einen *Zerfall der Markscheiden* um die Nerven herum und eine *Wucherung der Gliazellen*. Häufige Symptome sind Sensibilitätsstörungen, wie Kribbeln, Prickeln, Taubheitsgefühl, schmerzhafte Berührungsempfindung sowie das Zittern der Hände bei Willkürbewegungen (Intentionstremor[28]). Daneben können Blasenstörungen, Schwindelgefühle und Augenmuskelsymptome (Augenmuskellähmungen, vorübergehende Erblindung) auftreten. Die Sprache ist meist erst in fortgeschrittenen Stadien der Erkrankung verändert. Typisch ist dann eine langsame, schleppende Sprache, bei der die einzelnen Silben abgehackt und durch längere Pausen voneinander getrennt werden (skandierende[29] Sprache). Bei einem Großteil der Betroffenen entwickeln sich im Lauf der Erkrankung spastische (s. S. 101) doppelseitige Lähmungen (spastische Paraparese[30]). Besonders im höheren Lebensalter kann eine fortschreiten-

---

[20] complexus (lat.): Umfassen
[21] psyche (gr.): Seele; movere (lat.): bewegen; Psychomotorik: Gesamtheit der durch psychische Vorgänge geprägten Bewegungen
[22] automatos (gr.): aus eigenem Antrieb
[23] tonos (gr.): Spannung; klonos (gr.): heftige, verworrene Bewegung
[24] grand (frz.): groß; mal: s. 19
[25] status (lat.): Zustand; epilepsia: s. 10
[26] hydr- (gr.): Wasser-, kephale (gr.): Kopf
[27] multiplex (lat.): vielfach; skleros (gr.): hart
[28] intentio (lat.): Streben, tremor (lat.): Zittern
[29] skandieren (lat.): taktmäßig nach Versfüßen lesen
[30] spasmos (gr.): Krampf; para- (gr.): neben, beiderseits; paresis (gr.): Erschlaffung

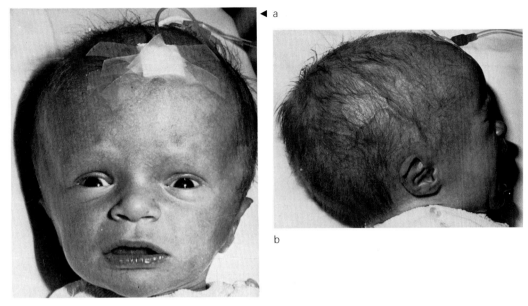

Abb. 39.4. *a* Neugeborenes mit Hydrozephalus. Sonnenuntergangsphänomen, d. h. das teilweise »Versinken« unterer Hornhautabschnitte hinter dem Unterlid; *b* gestaute Kopfvenen bei motorisch unruhigem Säugling. (Aus: 9)

de spastische Paraparese einziges Symptom der Krankheit sein. Der Gang dieser Multiple-Sklerose-Kranken ist spastisch oder auch spastisch-ataktisch[31] (unsicherer, torkelnder Gang). Bei einigen Patienten kommt es auch zu psychischen Veränderungen. Es fällt eine oft unangemessene Euphorie[32] und Kritiklosigkeit gegenüber der eigenen Erkrankung auf. Als organisches Psychosyndrom bezeichnet man Störungen des Denkens, der Auffassungsgabe, des Gedächtnisses, der Urteilsfähigkeit aufgrund krankheitsbedingter diffuser Hirnschädigungen. Es tritt bei ca. 1/4 der Fälle mit chronisch fortschreitendem Verlauf auf und kann bis zum völligen geistigen Verfall (Demenz[33]) führen.

Der Beginn der Erkrankung – meist zwischen dem 20. und 40. Lebensjahr – ist in der Regel schleichend. Die Multiple Sklerose verläuft dann *chronisch fortschreitend* oder *in Schüben.* Die Prognose der Krankheit ist schlecht. 25 Jahre nach der Diagnosestellung leben nur noch etwa 6 % der Erkrankten. Es kommen auch perakute Verlaufsformen vor, bei denen die Krankheit innerhalb von Wochen zum Tode führt. $2/3$ der Multiple-Sklerose-Kranken weisen 10 Jahre nach dem ersten Krankheitsschub eine *Behinderung* auf, die je nach Krankheitsverlauf unterschiedlich ausgeprägt sein kann.

Bei der Suche nach den Ursachen der Erkrankung ist man bisher zu keinem eindeutigen Schluß gekommen. Man nimmt an, daß *autoimmunologische Prozesse*[34] bei der Entstehung der Krankheit eine Rolle spielen (vgl. Kap. 47.4.7.). Aber auch die Beteiligung von sog. langsamen Viren (»*slow virus*«) an der Entstehung der Multiplen Sklerose wird diskutiert.

Zu den allgemein anerkannten therapeutischen Maßnahmen gehören die Behandlung mit Kortikosteroiden (NNR-Hormone) und ACTH (Hypophysenhormon). Im Vordergrund sollte jedoch eine gezielte krankengymnastische Behandlung stehen.

---

[31] ataktos (gr.): ungeordnet; Gangataxie: torkelnder Gang; Standataxie: unsicherer Stand
[32] eu- (gr.): gut; phora (gr.): Befinden; Euphorie: gehobene Stimmung
[33] dementia (lat.): Wahnsinn
[34] autos (gr.): selbst; Autoimmunkrankheit: durch eine Immunreaktion auf körpereigene Substanzen verursachte Krankheit

39.6. Tumoren des Nervensystems

Durch ihr Wachstum im nur begrenzt vorhandenen Schädelraum (*Raumforderung*) kann es bei allen intrakraniellen Tumoren zu *Hirndruckzeichen* und schließlich zum *Hirntod* kommen. Die Gut- oder Bösartigkeit eines Tumors spielt daher bei den Hirntumoren eine geringere Rolle als bei anderen Tumoren des Körpers. Die Auswirkungen im Schädel sind auch bei biologisch benignen Tumoren als maligne zu betrachten.

Hirntumoren führen meist zu Kopfschmerzen, Hirndruckzeichen, psychischen Veränderungen oder epileptischen Anfällen. Die häufigsten malignen Hirntumoren des Erwachsenenalters sind die sehr bösartigen *Glioblastome*[35]. Besonders zahlreich bei Kindern sind die vor allem im Kleinhirn vorkommenden *Medulloblastome*[36]. Auch sie sind bösartig. *Meningeome*[37] sind benigne Geschwülste, die von den Hirnhäuten ausgehen. Sie wachsen sehr langsam, verdrängend und erzeugen so die typischen Symptome eines Hirntumors. Es sind Tumoren des mittleren und höheren Erwachsenenalters; Frauen sind häufiger betroffen als Männer.

Mit unterschiedlicher Häufigkeit (10 – 25 %) kommen Metastasen maligner Tumoren anderer Körperregionen im ZNS vor. Hirnmetastasen findet man vor allem bei Lungen-, Mamma- und Nierenkarzinomen. Auch Tumoren des Magen-Darm-Trakts und das maligne Melanom – ein Hauttumor – metastasieren häufig ins ZNS.

39.7. Vegetative Dysregulation

Eine *Fehlregulation des vegetativen Nervensystems* mit Funktionsstörungen verschiedener Organe (z. B. des Herz-Kreislauf-Systems) bezeichnet man als vegetative Dysregulation[38] oder *vegetative Dystonie*[39]. Organschäden sind in der Regel nicht feststellbar. Typische Symptome sind Herzklopfen, Unruhe, Schlafstörungen, Schwindel, Kopfschmerzen, Magendruck und feuchtkalte Extremitäten.

Psychovegetative Störungen kommen recht häufig vor. Man schätzt, daß ca. 5 bis 10 % der erwachsenen Bevölkerung daran leiden. Betroffen sind alle Altersgruppen, besonders häufig jedoch Menschen im 2. bis 5. Lebensjahrzehnt.

Sehr häufig kommen bei Kranken mit funktionellen Störungen (z. B. Herz-Kreislauf-Störungen, Reizmagen, Colon irritabile) neben den körperlichen auch seelische und emotionale Beschwerden vor.

Für Ihre Notizen:

---

[35] glia (gr.): Leim; blastos (gr.): Keim
[36] medulla (lat.): Mark; blastos: s. 35
[37] meninx: s. 4
[38] vegetativ: die Funktion des vegetativen Nervensystems betreffend; dys- (gr.): Störung eines Zustands oder einer Tätigkeit
[39] vegetativ: s. 38; dys-: s. 38; tonos (gr.): Spannung

40. Psychiatrische Erkrankungen

Einen Teil der psychiatrischen Erkrankungen kann man – anders als die bisher hier besprochenen Krankheiten – nicht auf faßbare pathologisch-anatomische Veränderungen oder funktionelle Störungen zurückführen. Oft ist bei Erkrankungen der Psyche die gesamte Persönlichkeit vom Krankheitsgeschehen betroffen. Es erwies sich als sehr schwierig, typische psychiatrische Zustandsbilder voneinander abzugrenzen. Weitgehend anerkannt ist heute die Einteilung psychiatrischer Krankheitsbilder in »endogen« genannte Psychosen (Schizophrenien, affektive Psychosen, schizoaffektive Psychosen), in körperlich begründbare Psychosen und organische Psychosyndrome sowie Neurosen, Konfliktreaktionen und Persönlichkeitsstörungen. Unter einer **endogenen Psychose** versteht man heute eine erbliche Psychose, die einen krankheitsbedingten, eigengesetzlichen, jedoch nicht umweltabhängigen Verlauf nimmt. Im Gegensatz dazu lassen sich **akute organische Psychosen** und **organische Psychosyndrome** auf faßbare pathologisch-anatomische Veränderungen oder funktionelle Störungen des Hirngewebes zurückführen. Zur dritten Gruppe der psychischen Störungen gehören **Neurosen, Persönlichkeitsstörungen** und **Konfliktreaktionen**. Sie entstehen überwiegend psychoreaktiv, d. h., sie sind in der Regel auf funktionelle Störungen, nicht auf morphologisch feststellbare Organerkrankungen zurückzuführen.

40.1. Endogene Psychosen

Als Psychose bezeichnet man eine zentral bedingte Störung der psychischen Funktionen. Sie führt zum *Wandel des gesamten Erlebens* des betroffenen Patienten. Im Gegensatz zu den organischen (körperlich begründbaren, symptomatischen) Psychosen erscheinen endogene Psychosen ohne nachweisbare körperliche Störungen. Zur Gruppe der endogenen Psychosen gehören die Schizophrenien, die affektiven Psychosen (manisch-depressive Krankheiten), die Mischpsychosen (schizoaffektive Psychosen) und als frühkindliche Psychose der Autismus.

Die **Schizophrenien**[1] sind die nach den Alterspsychosen häufigsten Erkrankungen aus der Gruppe der Psychosen. Etwa 1 % der Durchschnittsbevölkerung (nach dem 40. Lebensjahr) leidet an einer Schizophrenie. Die auch als Spaltungsirresein bezeichnete Erkrankung ist nach ihrem Erscheinungsbild und Verlauf sehr vielgestaltig. Zu den Grundsymptomen der Schizophrenie gehören Störungen des Denkens, des Gefühls- und Gemütslebens und des Antriebs. Eine ausgeprägte Denkstörung ist die *Zerfahrenheit*, bei der das Denken zusammenhanglos und alogisch wird. Auch eine *Sperrung des Denkens*, ein plötzliches Abreißen der Gedanken, manchmal mitten im Satz, kann vorkommen. Eine typische Störung der Affektivität[2] eines Schizophrenen ist die *Parathymie*[3] oder inadäquate Affektivität[4], bei der Stimmungslage und gegenwärtige Situation nicht zusammenpassen. Als *Ambivalenz*[5] bezeichnet man einen Zustand, bei dem der Betroffene gleichzeitig gegensätzliche Gefühlsregungen oder in sich widersprüchliche Strebungen erlebt. Er kann zugleich weinen und lachen, einen Menschen lieben und hassen. Ein weiteres Grundsymptom der Schizophrenie ist der *Autismus*[6]. Schizophrene Patienten kapseln sich von der Umwelt ab und sind nur noch auf sich bezogen (Ich-Versunkenheit,

---

[1] schizein (gr.): spalten; phren (gr.): Geist, Seele
[2] affectus (lat.): Gemütsverfassung
[3] para- (gr.): neben, gegen; thymos (gr.): Gemüt
[4] adaequare (lat.): gleichkommen; inadäquat: nicht dazu passend, unangemessen; Affektivität: s. 2
[5] ambiguus (lat.): sich nach zwei Seiten neigend, strebend; valere (lat.): gelten; Ambivalenz: das Nebeneinander zweier gegensätzlicher Affekte
[6] autos (gr.): selbst

40.1. Endogene Psychosen

Verlust der Realitätsbeziehungen). Viele Symptome der Schizophrenie lassen sich aus einer *Störung des Ich-Erlebens* herleiten. Diese Störungen der Person können so weit gehen, daß die Gewißheit des eigenen Selbst verlorengeht. Der Erkrankte kann z. B. davon überzeugt sein, eine historische Person und zugleich er selbst zu sein. Zu den sog. akzessorischen, d. h. hinzukommenden, nicht immer vorhandenen Symptomen einer Schizophrenie gehören Wahnvorstellungen, Halluzinationen und Störungen der Motorik und des Antriebs (katatone Symptome). Die *Wahnvorstellungen* des schizophrenen Kranken sind in der Regel von seiner Erlebniswelt geprägt. Er fühlt sich z. B. verfolgt oder beobachtet. Die Einsicht in das Krankhafte seines Erlebens fehlt in der Regel. Die am häufigsten vorkommenden *Halluzinationen* sind akustischer Natur. Der Patient hört Stimmen oder Geräusche, wie Pfeifen, Klopfen oder Schritte. Auch optische Halluzinationen und Geruchs- und Geschmackshalluzinationen kommen vor. Als *katatone*[7] *Symptome* bezeichnet man Störungen der Motorik und des Antriebs. Der Betroffene bewegt sich kaum und spricht auch nicht, oder er ist ständig in Bewegung, läuft hin und her. Auch Bewegungsstereotypien[8] (ständiges Nicken des Kopfes, Klatschen der Hände, Wippen usw.) gehören zur Gruppe der katatonen Symptome. Schizophrene Antriebsstörungen sind z. B. der Negativismus – hier tut der Patient immer das Gegenteil von dem, was man ihm sagt – oder die Befehlsautomatie, bei der der Betroffene willenlos und kritiklos alles ausführt, was man ihm aufträgt.

Bei der Suche nach einer einzigen, ausschließlichen Ursache der Schizophrenie stieß man auf eine Reihe von Einzelfaktoren, die zusammen die Krankheitsentstehung erklären können (multifaktorielle Genese[9]). Die Schizophrenie tritt oft familiär gehäuft auf; dies spricht für eine teilweise genetische Verursachung der Krankheit. Daneben tragen wohl auch früh erworbene hirnorganische Faktoren und psychosoziale Einflüsse während der Kindheit zu einer Krankheitsbereitschaft bei. Das Auftreten eines Krankheitsschubs wird oft durch aktuelle körperliche und vor allem seelische Einflüsse ausgelöst.

Schizophrenien können – wenn auch selten – schon im Kindesalter vorkommen. Meist liegt der Beginn einer Schizophrenie zwischen der Pubertät und dem 30. Lebensjahr. Bei einem Drittel der Patienten heilt die Ersterkrankung ohne Folgen aus, bei einem weiteren Drittel treten Rezidive auf. Die Erkrankung nimmt dann einen wellenförmigen Verlauf. Eine Welle dauert meist etwa 3 Monate. In den Krankheitsintervallen kann der Betroffene praktisch gesund sein. Nicht selten bleiben aber nach Krankheitsschüben Persönlichkeitsveränderungen zurück. Der Krankheitsverlauf gestaltet sich beim letzten Drittel der Schizophrenie-Patienten ausgesprochen ungünstig. Nach jedem Rezidiv verstärkt sich der Persönlichkeitsverfall. Doch auch hier können ungünstige Entwicklungen (schwere Residualzustände) durch eine intensive Therapie aufgehalten und zum Teil sogar vermieden werden. Neben der medikamentösen Therapie mit Neuroleptika[10] gibt es ein breites Spektrum von Behandlungsmöglichkeiten, die im Sinne einer ganzheitlichen Therapie angewandt werden (z. B. Milieugestaltung, Beschäftigungstherapie, Arbeitstherapie, Freizeitgestaltung, Psychotherapie, Verhaltenstherapie usw.).

Affektive Psychosen sind gekennzeichnet durch krankhafte Verstimmungszustände, die sich in zwei entgegengesetzten Richtungen äußern können – als *Melancholie* (endogene Depression[11]) und als *Manie*. Es gibt rein melancholische, melancholisch-manische und rein manische Verlaufsformen. Frauen sind bei dem rein melancholischen Verlauf häufiger betroffen als Männer. Typisch für einen an *Melancholie*[12] erkrankten Patienten ist der ernste, oft ängstlich beunruhigte Gesichtsausdruck, zusammen mit einer allgemeinen Bewegungsarmut. Die Betroffenen erscheinen fern und unberührt von allem Tagesgeschehen. Der ganze

---

[7] kata- (gr.): von – herab, abwärts, gegen; tonos (gr.): Spannung
[8] stereos (gr.): starr, fest; typos (gr.): Form
[9] multum (lat.): viel; multifaktoriell: aus vielen Faktoren bestehend; genesis (gr.): Entstehung, Erzeugung
[10] Neuroleptika: Medikamente, die v. a. bei der Behandlung psychotischer Symptome verwandt werden. Sie verringern bei psychotischen Patienten Symptome wie Angst, Erregung, Halluzinationen und Wahnvorstellungen. Chemisch handelt es sich um Phenothiazine oder Butyrophenone.
[11] endogen (gr.): im Körper selbst entstanden; deprimere, depressum (lat.): herabdrücken
[12] melan (gr.): schwarz; chole (gr.): Galle. In früheren Jahrhunderten wurde bei Melancholie-Kranken eine Schwarzfärbung der Galle als Krankheitsursache angenommen.

Mensch drückt Hoffnungslosigkeit und Entschlußlosigkeit aus. Zentrales Symptom der Erkrankung ist eine *Versteinerung* und *innere Leere*; der Patient kann keine Gefühle empfinden. Er kann vor allem nicht traurig sein, sondern fühlt sich gleichgültig, leer, tot, versteinert. Melancholie-Kranke können sich zu keiner Tätigkeit aufraffen, sie entwickeln keine Initiative, haben keinen Elan. Verbunden ist das alles oft mit einer quälenden inneren Unruhe. Das Denken kreist ständig um das eigene Befinden, die Patienten sehen keine Möglichkeit, aus diesem »Teufelskreis« herauszukommen. Die Zeit steht still, es gibt keine Zukunft für den Kranken. Viele Betroffene entwickeln Selbstmordgedanken, sind jedoch durch ihre Antriebshemmung oft an der Ausführung einer Suizidhandlung[13] gehindert. Melancholie-Kranke leiden häufig an *Wahnvorstellungen*; typisch hierfür sind der sog. Verschuldungs- oder Versündigungswahn, der Krankheitswahn und der Verarmungswahn. Die Patienten halten sich z. B. beim Krankheitswahn für unheilbar krank und todgeweiht, durch nichts mehr zu heilen. Sie lassen sich durch niemanden von ihren Vorstellungen abbringen. Neben diesen krankhaften seelischen kommen bei der endogenen Depression auch körperliche Symptome vor. Abgeschlagenheit, Müdigkeit, Appetitlosigkeit, Verstopfung, oft auch Amenorrhö und Potenzstörungen treten auf. Viele Betroffene klagen über Druck- und Unruhegefühle im Körper. Am häufigsten kommen jedoch Schlafstörungen vor. Typischerweise wachen die Patienten in der zweiten Nachthälfte oder am frühen Morgen auf und können nicht mehr einschlafen.

Im Gegensatz zur Melancholie ist die **Manie** gekennzeichnet durch eine *gehobene Stimmungslage*. Die Patienten sind oft ausgelassen, fröhlich, manchmal witzig, z. T. aber auch gereizt, aggressiv und streitsüchtig. Ein *gesteigerter Antrieb* läßt sie ständig in Bewegung sein. Manische Patienten können – vor allem auf sexuellem Gebiet – enthemmt sein. Bei einigen Betroffenen kommt es infolge der Antriebssteigerung zu schweren Erregungszuständen. Eine typische Denkstörung des manisch Kranken ist die *Ideenflucht*. Kein Gedankengang wird zu Ende geführt, der Kranke springt von einem Thema zum anderen und hat keinen Sinn für das Wesentliche einer Aussage. Dabei hält er sich für hochintelligent und fähig, alle Probleme zu lösen.

Im Verlauf einer affektiven Psychose können nur melancholische oder nur manische Phasen, aber auch sowohl melancholische als auch manische Phasen auftreten. Am häufigsten sind die mehrphasigen reinen Melancholien. Meist beginnt die Erkrankung im 3. oder 4. Lebensjahrzehnt. Erste manische Phasen treten oft früher auf. Die Dauer der einzelnen melancholischen oder manischen Phasen kann sehr unterschiedlich sein (einige Tage bis mehrere Jahre), auch zur Länge der Intervalle zwischen zwei Phasen kann man keine prognostischen Aussagen machen. Wie die Schizophrenien treten auch affektive Psychosen familiär gehäuft auf. Sie können durch körperliche oder seelische Faktoren ausgelöst werden. Ein Beispiel hierfür ist die sog. *Wochenbettpsychose*, eine depressive Psychose, die meist in der 1. oder 2. Woche nach der Entbindung auftritt. Die medikamentöse Behandlung von Melancholien erfolgt mit Antidepressiva[14], Manien werden mit Neuroleptika behandelt. Treten manische oder melancholische Phasen in kürzeren Abständen auf, versucht man mit einer Lithium-Behandlung[15] das Auftreten neuer Phasen zu verhindern.

Schizoaffektive Psychosen oder Mischpsychosen lassen sich nicht eindeutig dem Kreis der schizophrenen oder affektiven Psychosen zuordnen. Sie zeigen Merkmale aus beiden Formenkreisen, sowohl in ihrer Symptomatik als auch in ihrem Verlauf.

Als **frühkindlichen Autismus**[16] bezeichnet man eine Psychose, die von Geburt an besteht oder innerhalb der ersten 2 1/2 Lebensjahre auftritt. Kennzeichnendes Symptom ist die *Selbstbezogenheit* (Autismus im engeren Sinn) der betroffenen Kinder. In den schwersten Fällen sind die Kinder von klein auf nicht fähig, irgendwelche Kontakte zu den sie umgebenden Personen

---

[13] sui (lat.): sich selbst; cidere (lat.): töten
[14] Antidepressiva oder Thymoleptika wirken antriebssteigernd, angstdämpfend und stimmungshebend. Sie werden v. a. zur Behandlung endogener Depressionen eingesetzt, seltener bei schweren akuten neurotischen Depressionen. Klassische Vertreter sind die sog. trizyklischen Antidepressiva.
[15] Lithiumsalze werden zur Behandlung der akuten Manie und zur langfristigen Prophylaxe manisch-depressiver Zustände eingesetzt.
[16] s. 6

40.2. Akute organische Psychosen und organisches Psychosyndrom

aufzunehmen; dagegen entwickeln sie intensive Beziehungen zu bestimmten Gegenständen. Sie neigen zur Ritualisierung ihrer Handlungen und haben meist panische Angst vor Veränderungen in ihrer Umgebung. In schwereren Fällen kommt es zu ausgeprägten Sprachstörungen bis zu fehlender Sprachentwicklung und zum fehlenden Sprachverständnis. In leichteren Fällen sind diese charakteristischen Symptome oft nicht vorhanden. Die Kontaktstörungen dieser Kinder äußern sich meist in einem der Situation nicht angepaßten Verhalten oder einer Distanzstörung. Zu den therapeutischen Maßnahmen beim frühkindlichen Autismus gehören die heilpädagogische (Früh-)Förderung[17] und die psychotherapeutische Behandlung.

Beim organischen Psychosyndrom und den akuten organischen Psychosen handelt es sich um akute und chronische psychische Störungen, die sich ausschließlich oder überwiegend auf *Hirnschädigungen* oder *Funktionsstörungen des Gehirns* zurückführen lassen. Auch schwere allgemeinkörperliche Erkrankungen können das Gehirn so in Mitleidenschaft ziehen, daß es zu psychischen Störungen kommt. Die Reaktion des Gehirns auf diese schädigenden Einflüsse ist relativ gleichförmig. Auf plötzlich auftretende Einwirkungen reagiert das Gehirn mit einer akuten organischen Psychose, die völlig ausheilen oder in ein organisches Psychosyndrom übergehen kann (Beispiel: Vergiftung, Hirntrauma). Das organische Psychosyndrom entwickelt sich langsam bei einer allmählich eintretenden Schädigung des Gehirns (Beispiel: langsam zunehmende Durchblutungsstörung im Bereich des Gehirns).

Beim **organischen Psychosyndrom** kommt es unabhängig von der Art der Hirnschädigung zu einer *Hirnatrophie*. Zwischen dem Schweregrad des Psychosyndroms und dem Ausmaß der Atrophie besteht jedoch keine enge Wechselbeziehung. Zur *typischen Frühsymptomatik* des organischen Psychosyndroms gehören die erhöhte Ermüdbarkeit, *Merk- und Konzentrationsschwächen*, eine Verlangsamung, Umständlichkeit und Weitschweifigkeit des Denkens sowie eine Einschränkung der Kritikfähigkeit und der Einschätzung der eigenen Leistung. Zu Beginn der Erkrankung kann sich der Betroffene vor allem neue Inhalte schlecht merken, später ist auch das Altgedächtnis beeinträchtigt. Zunehmend versucht der Kranke, seine Gedächtnislücken mit Pseudoerinnerungen aufzufüllen, er fabuliert. Mit dem weiteren Fortschreiten der Erkrankung kommt es zum *Orientierungsverlust* in Raum und Zeit. Schließlich betrifft diese Desorientiertheit auch die eigene Person (der Patient weiß nicht mehr, wer er ist). Das Denken des Patienten mit organischem Psychosyndrom ist schwerfällig und langsam, meist auf einige wenige Themen eingeengt. Das Interesse an der Umwelt wird immer geringer. Als erworbenen Intelligenzmangel oder *Demenz*[18] bezeichnet man den schwersten Grad der *Denkstörungen* des hirnorganisch Kranken. Der Betroffene kann sich kaum noch Neues merken, seine Urteils- und Kritikfähigkeit ist fast aufgehoben, er ist nicht mehr fähig, Schlüsse zu ziehen. Weitere Symptome des Patienten mit organischem Psychosyndrom sind eine auffällige Gefühlslabilität, Antriebsstörungen, wie der Mangel an Spontaneität und Eigeninitiative, eine Verarmung von Mimik und Gestik sowie Persönlichkeitsveränderungen. Vor allem durch Persönlichkeitsveränderungen (z. B. zunehmenden Verlust an Takt und Rücksichtnahme) kommt es zu einer Verarmung der mitmenschlichen Beziehungen.

Je nach Art und Umfang der Schädigung des Hirngewebes kann der Verlauf des organischen Psychosyndroms fortschreitend sein oder es kommt sogar – nach Beseitigung der auf das Gehirn einwirkenden Noxe – zu einer Rückbildung der Symptomatik. Eine vollständige Heilung ist nur dann möglich, wenn das Hirngewebe nicht irreparabel geschädigt ist.

---

[17] Die heilpädagogische Frühförderung betreut entwicklungsauffällige, behinderte und von Behinderung bedrohte Säuglinge und Kleinkinder. Sie versucht durch die gezielte Anregung der Sinne beim Kind Bewegung, Wahrnehmung, Sprache, Denken und Emotionalität zu fördern. Durch gemeinsames Tun werden soziale Verhaltensweisen eingeübt.

[18] dementia (lat.): Wahnsinn; Demenz: geistiger Verfall

Beim **frühkindlichen exogenen Psychosyndrom** (MCD, minimal cerebral dysfunction[19]) trifft die Hirnschädigung auf ein unreifes, in seiner Entwicklung noch nicht abgeschlossenes Gehirn. Das Gehirn besitzt noch die Möglichkeit, in seiner weiteren Entwicklung bestimmte leichtere Schäden durch gezielte Förderung zu kompensieren. Typisch für das daraus resultierende frühkindliche exogene Psychosyndrom sind Lernschwächen, Teilleistungsstörungen und Teilleistungsschwächen sowie die sich dann oft entwickelnden Charakterauffälligkeiten.

Organische Psychosen können als Komplikation bei allen Erkrankungen des Gehirns (z. B. Enzephalitiden, Tumoren, Hirnblutungen, Durchblutungsstörungen, Traumata) und bei praktisch allen schweren, den übrigen Körper betreffenden Krankheiten (z. B. Tumoren, Leukämien, Infektionskrankheiten, Anämien, Leber- und Niereninsuffizienz, Vergiftungen) auftreten. Jeder dritte Mensch leidet irgendwann in seinem Leben einmal an einer – meist leichten – organischen Psychose. Hauptsymptom der organischen Psychosen ist die *Bewußtseinsstörung*. Man unterscheidet grundsätzlich verschiedene Stufen der Bewußtseinsveränderung, so die *Somnolenz*[20] oder Schläfrigkeit und das *Koma*[21] (Bewußtlosigkeit). Zwischenstufen sind *Sopor*[22] (der Patient ist nicht mehr weckbar, nur stärkste Reize lösen noch Reaktionen aus) und *Präkoma*. Beim komatösen Patienten ist das Bewußtsein erloschen, er ist nicht mehr weckbar, selbst die Reflexe sind stark abgeschwächt oder sogar aufgehoben. Andere Formen der Bewußtseinsveränderung sind Verwirrtheitszustand, Delir und Dämmerzustand. *Verwirrtheits- und Erregungszustände* kommen häufig bei zerebralen Durchblutungsstörungen und Verletzungen des Gehirns vor. Das Bewußtsein ist getrübt, das Denken ist unzusammenhängend, verwirrt. Oft besteht daneben ein starker Bewegungsdrang. Die Betroffenen sind teils aggressiv, teils weinerlich oder auch unkritisch-euphorisch. Nach dem Abklingen der Symptome besteht in der Regel eine Erinnerungslosigkeit (Amnesie[23]) für die Zeit der Bewußtseinsstörung. Auch beim *Delir*[24] kommt es zu Verwirrtheits- und Erregungszuständen. Im Vordergrund der Symptomatik stehen jedoch Halluzinationen und vegetative Störungen. Meist sehen die Patienten kleine, sich bewegende Figuren (z. B. Spinnen). Auswirkungen vegetativer Störungen sind Schwitzen, allgemeine Unruhe, schneller Puls und Zittern. Auch beim Delir besteht anschließend eine Amnesie. Im Gegensatz zur landläufigen Meinung kommt das Delir nicht nur als Folge eines chronischen Alkoholmißbrauchs vor, sondern auch bei hohem Fieber, bei Schilddrüsenüberfunktion und nach der Anwendung bestimmter Arzneimittel (v. a. Anticholinergika[25]). *Dämmerzustände* treten bei pathologischen Rauschzuständen und im Rahmen einer Epilepsie auf. Der Patient verhält sich für den Beobachter meist besonnen, sein Bewußtsein befindet sich jedoch in einem Dämmerzustand. Zum Teil ist er über Raum, Zeit und Personen seiner Umgebung nicht vollständig orientiert. Im nachhinein besteht eine teilweise oder vollständige Erinnerungslosigkeit.

Die verschiedenen Formen der Bewußtseinsveränderung können im Verlauf einer organischen Psychose ineinander übergehen. Organische Psychosen bilden sich im allgemeinen rasch zurück, falls das Grundleiden nicht zum Koma und schließlich zum Tode des Patienten führt.

40.3. Neurosen, Konfliktreaktionen, Persönlichkeitsstörungen

Weitaus häufiger als auf endogene und organische Psychosen bzw. organische Psychosyndrome trifft man in der Praxis auf neurotische Störungen. Von den bisher besprochenen psychischen Störungen lassen sie sich relativ gut ab-

---

[19] minimal cerebral dysfunction (engl.); auch minimal brain dysfunction (MBD): minimale Hirnfunktionsstörung; im Deutschen auch als frühkindliches exogenes Psychosyndrom oder hyperaktives Syndrom bezeichnet. Typische Symptome der kindlichen Entwicklungsauffälligkeit sind Konzentrationsstörungen, erhöhte Ablenkbarkeit, psychomotorische Unruhe.
[20] somnolentus (lat.): schläfrig
[21] koma (gr.): tiefer, fester Schlaf
[22] sopor (lat.): tiefer Schlaf, Betäubung
[23] a- (gr.): un-, -los; mnesis (gr.): Erinnerung
[24] delirare (lat.): verrückt sein
[25] Anticholinergika: Substanzen, die die Wirkung des Azetylcholin an Synapsen und motorischen Endplatten unterdrücken; meist verwendet man den Begriff in engerem Sinne nur für Stoffe mit atropinartiger Wirkung.

40.3. Neurosen, Konfliktreaktionen, Persönlichkeitsstörungen

grenzen. Konfliktreaktionen und Neurosen sind *nicht* auf hirnorganische Störungen zurückzuführen. Im Gegensatz zu psychotischen Patienten leiden die Betroffenen *nicht* an Realitätsverlust, es kommt *nicht* zu einer Auflösung ihrer Persönlichkeitsstruktur.

Definitionsgemäß handelt es sich bei einer **Konfliktreaktion** um eine akute, oft nur kurzdauernde, der Situation nicht angemessene Reaktion auf einen bestimmten, begrenzten Konflikt. Der Patient reagiert darauf typischerweise mit einer gesundheitlichen Störung. Im Gegensatz dazu lassen sich **Neurosen** nicht auf einzelne aktuelle Konflikte zurückführen. Es sind kompliziertere psychische Störungen, die auf der unangemessenen (inadäquaten) Verarbeitung von länger zurückliegenden Konflikt- und Frustrationssituationen beruhen. Meist reichen diese bis in die Kindheit der Betroffenen zurück. Als Folge einer solchen neurotischen Entwicklung kommt es zu körperlichen oder seelischen Störungen. Häufig sind auch Störungen im zwischenmenschlichen Verhalten.

Konflikte entstehen, wenn in einem Menschen zwei (lebens-)wichtige Strebungen unvereinbar erscheinen und der Betroffene unter Entscheidungsdruck steht. Solche Strebungen sind z. B. Aggressionen, das Streben nach Macht, der Wunsch nach menschlicher Nähe, Sicherheit, Versorgung, aber auch sexuelle Triebwünsche, das Streben nach Wissen, Besitz oder Genuß. Der Mensch kann etwas zugleich wünschen und ablehnen. Auch Strebungen, die sich nicht gleichzeitig realisieren lassen, führen zu Konflikten. Erscheinen Strebungen unerreichbar, führt dies bei dem Betroffenen zu Frustrationen und oft auch zu Aggressionen gegen ihren Urheber. Ein gesunder Mensch lernt im Lauf seiner Entwicklung, Frustrationen zu ertragen und zu bewältigen. Neurose-Patienten entwickeln häufig für die Konfliktbewältigung unangemessene Verarbeitungsstrategien. Hierzu gehören die *Verschiebung* (das Triebziel wird durch ein ähnliches Ziel ersetzt, das leichter zu erreichen ist) und die *Sublimierung* (die Strebungen werden auf ein geistig, sozial oder ethisch höher stehendes Ziel verschoben). Andere Abwehrmechanismen sind Verdrängung, Verleugnen, Widerstand, Isolieren, Wendung ins Gegenteil, Projektion und Introjektion. Bei der *Verdrängung* werden unakzeptable Impulse in den Bereich des Unbewußten »verdrängt«. Kommt es zu einer erneuten Aktualisierung des Konflikts, wird dem Wiederbewußtwerden des verdrängten Impulses *Widerstand* entgegengesetzt. Versucht ein Betroffener, eine für ihn schwer zu akzeptierende Tatsache durch unlogische Argumentation »wegzudiskutieren«, nicht wahrhaben zu wollen, spricht man von *Verleugnen*. Als *Wendung ins Gegenteil* bezeichnet man eine Abwehrmaßnahme, bei der der Betroffene beispielsweise die für ihn nicht akzeptablen Aggressionsgefühle einem Angehörigen gegenüber ins Gegenteil, d. h. in Überfürsorglichkeit wendet. Beim *Isolieren* wird ein bestimmtes Erlebnis gedanklich von den mit ihm verbundenen Gefühlen getrennt, es »steht wie isoliert da«. Als *Projektion* bezeichnet man das unbewußte Verlagern von eigenen Gedanken und Vorstellungen auf andere Personen, bei denen man diese Impulse meint wahrgenommen zu haben. Schreibt jemand bestimmte Verhaltensweisen einer anderen Person sich selbst zu, spricht man von *Introjektion*.

Im Leben jedes Menschen kommt es zu Konfliktsituationen, Frustrationen und Strebungen, die sich nicht gleichzeitig realisieren lassen. Bei der Bewältigung dieser Aufgaben gibt es keine scharfe Grenze zwischen angemessener Verarbeitung und neurotischer Fehlverarbeitung. Nicht jede Konfliktsituation, die vom Betroffenen nicht gleich gelöst werden kann und eventuell noch mit vegetativen Symptomen und Verstimmungszuständen einhergeht, ist eine Neurose.

Bislang gibt es keine befriedigende Systematik der verschiedenen Neuroseformen. Am geläufigsten ist heute die Einteilung in Symptomneurosen und Charakterneurosen. Bei den *Symptomneurosen* steht eine bestimmte klinische Symptomatik im Vordergrund. Sie kann unspezifisch sein, d. h., sie kommt bei den meisten Neuroseformen vor, oder für einen ganz bestimmten Neurosetyp charakteristisch. Unspezifische Symptome sind Kontaktstörungen, Unsicherheit, Hemmungen, Verstimmungen und vegetative Begleiterscheinungen. Charakteristisch für bestimmte Neuroseformen sind z. B. Angst, Zwang und Phobie[26]. Obwohl diese Symptome auch bei anderen Neuroseformen und anderen psychischen Erkrankungen vorkommen können, stehen sie so im Mittelpunkt des neurotischen Geschehens, daß die Erkrankungen nach ihnen benannt wurden (Angstneurose, Phobie, Zwangsneurose). Dem an einer *Zwangsneurose*

---

[26] phobos (gr.): Furcht

Erkrankten gelingt es nicht, bestimmte Gedanken, Vorstellungen oder Handlungsimpulse, die sich ihm immer wieder aufdrängen, zu unterdrücken oder zu verdrängen, obwohl er die Unsinnigkeit seines Tuns erkennt. Versucht er, das zwanghafte Tun zu unterlassen, kommt es zu unerträglichen Angstgefühlen. Die meisten neurotischen Störungen sind von Angstgefühlen begleitet. Steht die Angst jedoch im Mittelpunkt des neurotischen Geschehens, spricht man von einer *Angstneurose*. Sie ist immer mit vegetativen Begleiterscheinungen (Herzklopfen, Zittern, kalter Schweiß, Harndrang, Durchfall) verbunden. Im Gegensatz zur Angstneurose, bei der die Angst nicht auf etwas Bestimmtes gerichtet ist, hat ein an einer *Phobie* Leidender Angst vor einer bestimmten Situation oder bestimmten Objekten der Umwelt (z. B. Platzangst oder Agoraphobie, Angst vor engen Räumen = Klaustrophobie, Angst zu erröten = Erythrophobie).

Klinisch gesehen entsprechen sich *Charakterneurosen* und neurotische **Persönlichkeitsstörungen**. Es stehen hierbei nicht bestimmte Symptome im Vordergrund des Krankheitsgeschehens. Der Patient verwendet unangemessene Verarbeitungsstrategien (Abwehrmaßnahmen) bei der Konfliktbewältigung. Typische Charakterneurosen sind die hysterische und die depressive Neurose.

Hysterische Reaktionen[27] oder Konversionsneurosen[28] können sich in einer Vielzahl von Symptomen äußern. Verdrängte Konflikte des Betroffenen erscheinen in körperlichen Äußerungen, die Symbolcharakter aufweisen. Der Erkrankte weist z. B. funktionelle Lähmungen oder Sensibilitätsstörungen auf. Alle Sinnesfunktionen können beeinträchtigt sein (funktionelle Blindheit, Taubheit). Häufig sind auch Schmerzzustände oder Erbrechen. Auch funktionelle Anfälle und ein nicht organisch bedingtes Zittern (Tremor) können vorkommen. Typisch für Patienten mit einer *depressiven Charakterneurose* ist die depressive Persönlichkeitsstruktur. Im Gegensatz zur reaktiven Depression läßt sich die Erkrankung nicht auf einen aktuellen Konflikt zurückführen. Obwohl oft bestimmte bedrückende Ereignisse als Krankheitsauslöser angegeben werden, lassen sich in der Regel Persönlichkeitsfehlentwicklungen, die sehr weit in die Kindheit zurückreichen, nachweisen. Häufig findet man bei den Betroffenen mangelnde Geborgenheit im frühkindlichen Erleben, sei es in einer auseinandergebrochenen Familie oder auch durch überbehütendes Verhalten ängstlicher Eltern.

Bei der Behandlung von Neurosen werden in der Regel verschiedene psychotherapeutische Methoden angewandt. Psychopharmaka sollten *zusätzlich* nur in bestimmten Situationen (z. B. schwerste neurotische Angstzustände) eingesetzt werden.

Für Ihre Notizen:

---

[27] hystera (gr.): Gebärmutter; nach Hippokrates (altgr. Arzt, geb. um 460 v. Chr.) wandert die Gebärmutter bei hysterischen Patientinnen in Richtung Leber, zum Schoß oder sogar zum Kopf hin und bewirkt dort Atemnot, Stimmlosigkeit, Krämpfe und die seltsamsten Schmerzen

[28] conversio (lat.): Wendung; Konversionsneurose: Neurose, bei der bestimmte körperliche Symptome Ausdruck der umgestalteten psychischen Störung sind

41. Das Auge

41.1. Hilfsorgane des Auges

Das Auge dient dem *Sehen*, es vermittelt den *Gesichtssinn*. Zu den Hilfsorganen des Auges gehören die Augenlider, die Wimpern, die Augenbindehaut und der Tränenapparat.

Der Augapfel (*Bulbus oculi*[1]) ist in die Augenhöhle (*Orbita*[2]) eingebettet. Nach vorne hin wird er von den **Augenlidern** (*Palpebrae*[3]) bedeckt. Man unterscheidet *Oberlid* und *Unterlid*, die die *Lidspalte* begrenzen. Die Lidspalte endet im inneren Augenwinkel mit einer Ausbuchtung. In ihr befindet sich das Tränenwärzchen (*Caruncula lacrimalis*[4]). An der hinteren Kante des Lidrandes münden die Glandulae tarsales[5], die *Meibomschen Drüsen*[6]. Ihr Sekret hindert die Tränenflüssigkeit am Austritt über die Lidränder. An der vorderen Lidkante gehen mehrere Reihen von **Augenwimpern** (Cilia[7]) ab. Am Lidschluß und der Öffnung der Augenlider wirken verschiedene Muskeln mit, die zur mimischen Muskulatur zählen (z. B. der M. orbicularis oculi und der M. levator palpebrae).

Die Innenseite der Lider wird von der **Augenbindehaut** (Tunica conjunctiva[8]) ausgekleidet. Die Bindehaut des Auges verbindet die Augenlider mit dem Augapfel. Sie geht von den Augenlidern auf die Vorderfläche des Augapfels über und zieht bis zum Rand der Hornhaut. Das mehrschichtige, nicht verhornende Plattenepithel der Bindehaut ist reichlich mit sensiblen Nerven versorgt und daher sehr schmerzempfindlich.

Zum **Tränenapparat** gehören die Tränendrüse (*Glandula lacrimalis*[9]) und die ableitenden *Tränenwege* (Abb. 41.1). Die Tränendrüse liegt über dem lateralen Lidwinkel. Über ihre Ausführungsgänge gibt sie ständig Tränenflüssigkeit ab, die die Vorderfläche des Augapfels feucht hält. Die Tränenflüssigkeit sammelt sich im inneren Augenwinkel. An der Innenfläche von Ober- und Unterlid befinden sich zwei kleine Öffnungen, die *Tränenpünktchen*. Sie führen in die *Tränenkanälchen*, die sich vereinigen und in den Tränensack (*Saccus lacrimalis*[10]) münden. Vom Tränensack führt der Tränennasengang (*Ductus nasolacrimalis*[11]) zu einer Öffnung im *unteren Nasengang* (s. S. 143). Durch den Lidschlag wird nicht nur die Tränenflüssigkeit über die Bulbusoberfläche verteilt, sondern auch der Tränennasengang erweitert und verengt. Es entsteht ein Sogeffekt, der für den Abfluß der Tränenflüssigkeit sorgt.

41.2. Aufbau des Auges

Der Augapfel (*Bulbus oculi*) hat eine annähernde Kugelform. Er liegt im vorderen Teil der knöchernen Augenhöhle und ist in schützendes Fettgewebe eingebettet. Vom Auge geht der *Sehnerv* (II. Hirnnerv) aus und zieht durch den knöchernen *Sehnervenkanal* als rundlicher Strang zum Gehirn.

---

[1] bulbus (lat.): Zwiebel, Anschwellung; ocularis- (lat.): Augen
[2] orbita (lat.): Augenhöhle
[3] palpebra (lat.): Augenlid
[4] caruncula (lat.): Fleischwärzchen; lacrima (lat.): Träne
[5] glandula (lat.): Drüse; tarseus (lat.): zur Platte des Augenlids gehörend
[6] Meibom, Heinrich M.: deutscher Anatom (1638 – 1700)
[7] cilia (lat.): Augenwimpern
[8] tunica (lat.): Hülle, Haut, Gewebeschicht; conjunctiva (lat.): Bindehaut
[9] glandula (lat.): Drüse; lacrima: s. 4
[10] saccus (lat.): Sack; lacrima: s. 4
[11] ductus (lat.): Gang; nasus (lat.): Nase; lacrima: s. 4

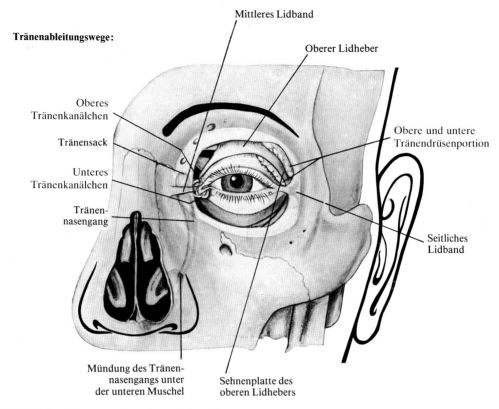

Abb. 41.1. Der Tränenapparat des Auges. (Aus: 12)

An der Vorderfläche des Augapfels (Abb. 41.2) befindet sich die durchsichtige Hornhaut (*Cornea*[12]). Dahinter liegt die Linse (*Lens*[13]), der nach vorne zu die Regenbogenhaut (*Iris*[14]) mit ihrer zentralen Öffnung, der *Pupille*[15], aufliegt. Hornhaut, Regenbogenhaut und Linse begrenzen die *vordere Augenkammer*. Die *hintere Augenkammer* befindet sich ringförmig um die Linse herum. An Linse und hintere Augenkammer schließt sich das Augeninnere mit dem Glaskörper (*Corpus vitreum*[16]) an. Die geleeartige Substanz des Glaskörpers besteht zum größten Teil aus Wasser und ist glasklar. In den beiden Augenkammern befindet sich eine klare Flüssigkeit, das *Kammerwasser*.

Die **Wand des Augapfels** besteht aus drei Schichten: der Lederhaut (*Sclera*[17]), der Gefäßhaut (*Uvea*[18]) und der Netzhaut (*Retina*[19]).

Die relativ dicke **Lederhaut** hält zusammen mit dem Augeninnendruck die Form des Bulbus aufrecht. Sie besteht vorwiegend aus kollagenem Bindegewebe. Die **Gefäßhaut** bildet in ihrem vorderen Abschnitt die Iris (Regenbogenhaut) und den *Ziliarkörper*, im hinteren Abschnitt die *Aderhaut* (Chorioidea[20]). Die **Netzhaut** enthält in ihrem vorderen Teil *Pigmentzellen*, in ihrem hin-

---

[12] cornea (lat.): Hornhaut des Auges
[13] lens (lat.): Linse
[14] iris, iridos (gr.): Regenbogenhaut
[15] pupilla (lat.): Pupille, Sehloch
[16] corpus (lat.): Körper; vitreus (lat.): gläsern
[17] skleros (gr.): hart
[18] Uvea: Sammelbegriff für Chorioidea, Corpus ciliare und Iris
[19] rete (lat.): Netz; retina: Netzhaut
[20] chorioidea (gr.): Aderhaut des Auges

41.2. Aufbau des Auges

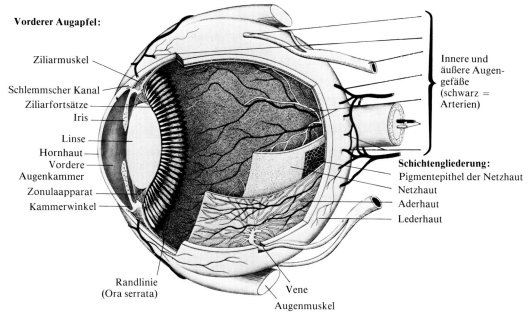

Abb. 41.2. Der Bau des Auges. (Aus: 12)

teren Teil die lichtempfindlichen *Sinneszellen*. Die Grenze zwischen beiden Abschnitten der Retina nennt man *Ora serrata*[21].

Bei der Gliederung des Augapfels kann man einen *vorderen* und einen *hinteren Abschnitt* unterscheiden. Der vordere Abschnitt enthält den *bildentwerfenden Apparat*, das *lichtbrechende System*. Der hintere Abschnitt umfaßt die eigentliche *lichtwahrnehmende Fläche*, die *Netzhaut*. Man kann das Auge auch mit einer Kamera vergleichen. Der vordere Augenabschnitt entspricht hierbei dem Linsensystem und der Blende, der hintere Augenabschnitt dem lichtempfindlichen Film.

41.2.1. Die Hornhaut (Cornea)

Die Hornhaut sitzt dem Augapfel vorne wie ein Uhrglas auf. Wegen ihrer starken Krümmung wirkt sie als *Sammellinse*. Vorne ist sie von einem mehrschichtigen, nicht verhornenden Plattenepithel überzogen, an der Rückfläche von einem einschichtigen Endothel. Sie besteht hauptsächlich aus Bindegewebslamellen kollagener Fasern. In spaltförmigen Lücken dazwischen befindet sich eine klare Flüssigkeit. Die Cornea enthält marklose Nervenfasern, jedoch keine Blutgefäße. Sie wird durch das Kammerwasser, die Tränenflüssigkeit und arterielle Blutgefäße am Hornhautrand ernährt. Am Übergang zwischen Hornhaut und Lederhaut befindet sich ein venöses Gefäß, der *Schlemmsche Kanal*[22]. Er ermöglicht den Abfluß des Kammerwassers.

41.2.2. Die Regenbogenhaut (Iris)

Die Regenbogenhaut bildet vor der Linse eine Blende. Sie setzt am *Ziliarkörper*[23], der Iriswurzel, an und reicht bis zum Pupillenrand. Der freie Rand der Iris umschließt das Sehloch, die **Pupille**, deren Weite durch glatte Muskelfasern in der Iris geändert werden kann. Die Regenbogenhaut ist sehr gefäßreich und besteht überwiegend aus einer zarten Bindegewebsschicht, deren Rückseite von einer *Pigmentschicht* überzogen ist. Je mehr Pigment diese Schicht enthält, um so dunkler ist die Augenfarbe. Die Regenbogenhaut besitzt zwei glatte Muskeln, die die Pupille reflektorisch verengen oder erweitern, den Schließmuskel der Pupille (*Musculus sphincter pupillae*)

---

[21] ora (lat.): Rand, Saum; serratus (lat.): gesägt
[22] Schlemm, Friedrich: deutscher Anatom (1795–1858)
[23] Ziliarkörper = Corpus ciliare; corpus: s. 16; cilium (lat.): Wimper

und dem Erweiterer der Pupille (*Musculus dilatator pupillae*). Die Pupille wirkt wie die *Blende* einer Kamera. Je stärker der Lichteinfall ist, desto enger wird sie. Die Innervation der beiden hierfür verantwortlichen Muskeln erfolgt über das *vegetative Nervensystem* (Sympathikus und Parasympathikus).

41.2.3. Der Ziliarkörper (Corpus ciliare)

Am Ziliarkörper ist der Aufhängeapparat der Linse befestigt. Feinste Fasern führen vom Ziliarkörper zur Linse. Im Ziliarkörper liegt der *Ziliarmuskel*, der den Krümmungsgrad der Linse reguliert (*Akkomodation*[24]). Er stellt so die *Sehschärfe* beim Nah- und Fernsehen ein. Vom Ziliarkörper führen zur Iris hin Fortsätze, in denen das *Kammerwasser* gebildet wird. Das Kammerwasser tritt hier aus Blutgefäßen aus und gelangt dann in die hintere Augenkammer.

41.2.4. Die Linse (Lens)

Die Linse ist ein kreisrundes Gebilde. Durch einen Kranz von Aufhängefasern (*Zonulafasern*[25]) ist sie am Ziliarkörper befestigt. Sie ist der wichtigste Bestandteil des lichtbrechenden Apparats. An der Vorderseite ist sie etwas schwächer gekrümmt als an der Rückseite. Durch ihre Elastizität ist sie in der Lage, sich stark zu krümmen und dadurch ihre *Brechkraft* zu erhöhen.

Außen wird die Linse von einer elastischen *Linsenkapsel* umgeben. Auf sie folgt die *Rindenschicht*, die ohne scharfe Grenze in den *Linsenkern* übergeht. Die Substanz der Linse bilden langgestreckte Epithelzellen, die sich lamellenartig aufeinanderlagern. Im Bereich des Linsenkerns sind diese Zellen kernlos. Die Linse ist frei von Nerven und Gefäßen.

41.2.5. Der Glaskörper (Corpus vitreum)

Den Raum zwischen Linse und Netzhaut füllt der Glaskörper aus. Aufgabe der glasklaren, geleeartigen Substanz ist es, dem Augapfel eine bestimmte Spannung zu verleihen. 98 bis 99 % des Glaskörpers sind Wasser.

41.2.6. Die Aderhaut (Chorioidea)

Die Aderhaut liegt der Lederhaut und der Netzhaut dicht an. Ihre äußerste Schicht bildet in Lamellen angeordnetes Bindegewebe. Darauf folgt die *Gefäßschicht*, in der sich die Aderhautgefäße verzweigen. Sie ernähren die angrenzenden Schichten. Weiterhin befinden sich in der Aderhaut zahlreiche *Pigmentzellen*, die den Farbstoff *Melanin* enthalten und der Chorioidea eine dunkle Farbe verleihen.

Alle arteriellen Gefäße des Auges entspringen aus der Augenarterie (*A. ophthalmica*), einer Abzweigung der inneren Kopfschlagader (*A. carotis interna*). Sie gelangen über die *Ziliararterien* und die *Netzhautarterie* (*A. centralis retinae*) in den Augapfel. Das Gefäßsystem des Auges dient nicht nur der Versorgung des Organs, sondern auch der Erhaltung des Augendrucks und der Spannung des Augapfels.

41.2.7. Die Netzhaut (Retina)

Die Netzhaut setzt sich aus zwei Blättern zusammen, der äußeren **Pigmentschicht** und der inneren **Sinneszellschicht**, der eigentlichen Netzhaut. Nur im Bereich der *Ora serrata* sind beide Blätter fest miteinander verwachsen. Die Pigmentschicht liegt der Innenseite der Gefäßhaut (Uvea) auf. Ihre einschichtigen, prismatischen Epithelzellen enthalten reichlich *Melanin*. Schmale Fortsätze dieser Zellen ragen zwischen die Stäbchen und Zapfen der angrenzenden Sinneszellen. Bei Belichtung gelangt das Pigment in die Fortsätze und schützt so das Augeninnere vor störendem Lichteinfall. Im Dunkeln zieht sich der Farbstoff wieder in die Zellkörper zurück. Daneben dient die Pigmentschicht noch der Ernährung der Sinneszellen.

Die eigentliche Netzhaut schließt sich an das Pigmentepithel an (Abb. 41.3). Den hinteren Teil bilden die *lichtempfindlichen Rezeptoren*, die **Stäbchen** und die **Zapfen**. Sie liegen mit ihren Zellkernen in der **äußeren Körnerschicht** der Netzhaut. Das Licht, das auf sie fällt, muß erst die beiden anderen Schichten der Retina – die innere Körnerschicht und die Ganglienzellschicht – durchdringen, bevor es auf die Stäbchen und Zapfen trifft. Es gibt ca. 3 bis 4 Millionen *Zapfen*, aber 75 Millionen *Stäbchen* in der Netzhaut

---

[24] accommodare (lat.): anpassen
[25] zonula (lat.): kleiner Gürtel

41.2. Aufbau des Auges

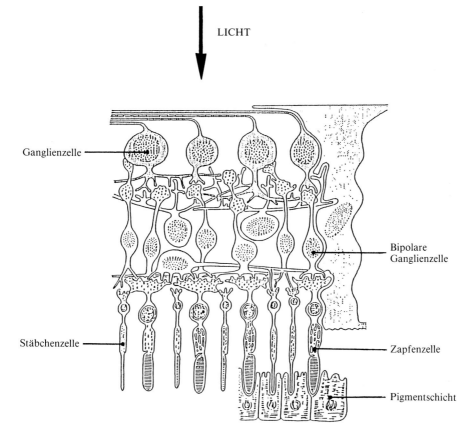

Abb. 41.3. Schematische Darstellung des Feinbaus der Retina (Innenseite oben). (Nach Dowling/Boycott)

des Auges. Den *Stäbchenzellen* wird eine *Hell-Dunkel-Empfindlichkeit* (Schwarz-weiß-Sehen in der Dämmerung), den *Zapfzellen* eine *Farbempfindlichkeit* (Sehen am hellen Tag, Farbensehen) zugeschrieben. An die Zellkerne der Stäbchen und Zapfen, die äußere Körnerschicht, schließt sich die **innere Körnerschicht** an. Es sind bipolare[26] Ganglienzellen. Diese Nervenzellen sind zwischen die Sinnesepithelzellen und die darauffolgenden großen Nervenzellen geschaltet. Die oberste Zellschicht, die **Ganglienzellschicht**, besteht aus großen Ganglienzellen, deren *Fortsätze* (Neuriten) den *Sehnerven* (*N. opticus*) bilden.

Durch einen Augenspiegel betrachtet sieht man die *Austrittsstelle des Sehnerven* (Papille oder *Papilla nervi optici*[27]) als **weißen Fleck**. Im Zentrum dieses weißen Flecks verzweigen sich Äste der Netzhautarterie (*A. centralis retinae*) und der Netzhautvene (*V. centralis retinae*). In diesem Bereich der Retina befinden sich keine Rezeptoren (Sinneszellen). Die Stelle ist daher blind, man bezeichnet sie auch als »*blinden Fleck*«. Etwa 4mm seitlich des blinden Flecks liegt eine gelblich gefärbte Stelle, der **gelbe Fleck** (*Macula lutea*[28]). Es ist die Stelle des *schärfsten Sehens*. In diesem Bereich ist die Netzhaut verdünnt, wodurch die Zentralgrube (*Fovea centralis*[29]) entsteht. Hier liegen ausschließlich Zapfen, die nur von einer dünnen bipolaren Nervenzellschicht bedeckt sind. Die Zahl der Zapfen nimmt nach den Seiten hin immer stärker ab. Dort überwiegen die Stäbchen.

---

[26] bi- (lat.): doppelt, zweifach; polus (lat.): Pol; bipolar: hier eine Nervenzelle mit zwei Neuriten
[27] papilla (lat.): warzenartige Erhebung; nervus (lat.): Nerv; opticus (lat.): das Sehen betreffend
[28] macula (lat.): Fleck; luteus (lat.): gelb
[29] fovea (lat.): Grube; zentral: den Mittelpunkt bildend

41.3. Funktion des Auges

41.3.1. Bildwerfender (dioptischer[30]) Apparat

Im Bereich der vorderen Augenabschnitte befinden sich mehrere Flächen, die eine lichtbrechende Wirkung ausüben. Es sind *Hornhaut, Kammerwasser, Linse* und *Glaskörper*. Durch die Brechung des Lichtstrahls an diesen Flächen wird auf die Netzhaut ein *umgekehrtes, verkleinertes Bild* der betrachteten Gegenstände erzeugt. Die **Brechkraft** von optischen Systemen wird in *Dioptrien* angegeben.

$$\text{Brechkraft (dpt)} \quad \frac{1}{\text{Brennweite (m)}}$$

Das menschliche Auge verfügt über eine Brechkraft von *59 dpt*, allein die *Hornhaut* trägt dazu *43 dpt* bei. Die Brechkraft der *Linse* beträgt in Ruhestellung *14,5 bis 15 dpt*. Durch eine Formveränderung der Linse ändert sich die Brechkraft des optischen Apparats. Unterschiedlich weit entfernte Gegenstände können dadurch scharf auf der Netzhaut abgebildet werden. Dies nennt man **Akkommodation** (Anpassung). Bei der *Fernakkommodation* ist der ringförmige Ziliarmuskel entspannt, die Aufhängefasern werden dadurch angespannt, die Linse flacht ab. Bei der *Nahakkommodation* zieht sich der Ziliarmuskel zusammen. Dies geschieht, wenn Gegenstände näher als 5 m vom Betrachter entfernt sind. Die Spannung der Zonulafasern wird aufgehoben. Die Linse nimmt dann aufgrund ihrer Elastizität eine stärkere Krümmung an, die *Brechkraft erhöht sich*. Beim Jugendlichen kann durch einen Akkommodationsvorgang die Brechkraft um l0 dpt zunehmen. Mit zunehmendem Alter läßt die Akkommodationsbreite nach.

41.3.2. Netzhaut

In die Sinneszellen, die *Stäbchen* und *Zapfen*, sind *Sehfarbstoffe* eingelagert. Diese *Photopigmente* sind lichtempfindliche Verbindungen, die bei der Aufnahme von Licht ihren chemischen Aufbau ändern und dadurch Nervenimpulse auslösen. Der *Sehpurpur* (*Rhodopsin*) ist der Sehfarbstoff der **Stäbchen**. Bei Lichteinfall zerfällt er und löst einen Nervenimpuls aus. Unter Mitwirkung der Pigmentzellen wird er dann wieder aufgebaut. Bei den **Zapfen** geht man davon aus, daß sie *unterschiedliche Sehfarbstoffe* enthalten. *Stäbchen* ermöglichen das **Dämmerungssehen**, *Zapfen* **Farbwahrnehmungen**.

41.4. Zentrale Sehbahn

Die Neuriten (Axone) der großen Ganglienzellen der Netzhaut bilden den **Sehnerv** (*N. opticus*), eine Leitungsbahn des Gehirns. Am Boden des Zwischenhirns überkreuzen sich die beiden Sehnerven in der Sehnervenkreuzung (*Chiasma opticum*[31]) zum Teil. Alle Nervenfasern, die Gegenstände abbilden, die in Richtung Nase liegen, bleiben auf der gleichen Seite. Dagegen kreuzen alle Nervenfasern, die Gegenstände aus der seitlichen Gesichtshälfte abbilden, auf die Gegenseite. In verschiedenen Umschaltstationen wird der Reiz weiter verarbeitet und schließlich zur sog. primären Sehrinde im Bereich des Hinterhauptlappens geleitet. Von dort aus geht die elektrische Erregung noch zu mehr als 30 Gebieten in der Hirnrinde, wo immer kompliziertere Verarbeitungsvorgänge ablaufen. Alle diese Hirnfelder sind wechselseitig miteinander verknüpft. Es gibt also kein „höchstes Zentrum", in dem ein Gegenstand schließlich mit all seinen Merkmalen „gesehen" wird. Erst durch das Zusammenwirken der vielen Gebiete entsteht bei uns ein Seheindruck, der entsprechende Empfindungen, Vorstellungen und Überlegungen auslöst.

41.5. Augenmuskeln

Der Augapfel wird durch sechs quergestreifte Augenmuskeln nach allen Richtungen bewegt. Sie entspringen zum Großteil an einem Sehnenring in der Umgebung des Sehnervenkanals im Inneren der Augenhöhle und setzen seitlich am Bulbus an. Innerviert werden sie von drei Hirnnerven, dem *N. abducens* (VI. Hirnnerv), dem *N. trochlearis* (IV. Hirnnerv) und dem *N. oculomotorius* (III. Hirnnerv).

---

[30] dia (gr.): durch, hindurch; optos (gr.): sichtbar
[31] chiasma (gr.): X-förmige Kreuzung; opticus: s. 27

42. Erkrankungen des Auges

42.1. Entzündliche Erkrankungen

42.1.1. Konjunktivitis

Die **Bindehautentzündung** oder Konjunktivitis[1] geht in der Regel mit Jucken, Brennen, Fremdkörpergefühl und Lichtscheu einher. Auch Tränen, Lidkrampf, Rötung, Schwellung und Sekretbildung gehören zur typischen Symptomatik. Die stets beidseitig auftretende Erkrankung kann durch Bakterien, Viren, aber auch durch mechanische oder physikalisch-chemische Einwirkungen hervorgerufen werden. Daneben kommen auch Allergien als Ursache in Betracht. Eine Sonderform der Bindehautentzündung ist die durch Gonokokken (Erreger der Gonorrhö) hervorgerufene **gonorrhoische Konjunktivitis** bei Neugeborenen. Die Infektion erfolgt hierbei während der Geburt im Geburtskanal durch die infizierte Mutter. Es wird daher bei allen Neugeborenen eine *Prophylaxe nach Credé*[2] mit Silbernitrattropfen sofort nach der Geburt durchgeführt. Die Tropfen werden in den Bindehautsack des Säuglings geträufelt und verhindern den Ausbruch der Erkrankung.

42.1.2. Hordeolum

Beim **Gerstenkorn** (Hordeolum[3]) unterscheidet man eine äußere Form (*Hordeolum externum*) von der inneren Form (*Hordeolum internum*). Das Hordeolum externum ist eine akut eitrige Entzündung der *äußeren Liddrüsen* (Talg- und Schweißdrüsen). Zuerst erkennt man eine schmerzhafte Vorwölbung der hochroten Lidhaut, später bildet sich ein gelblicher Eiterhof. Zur inneren Form des Gerstenkorns kommt es durch eine akute Entzündung der am inneren Lidrand gelegenen *Meibomschen Drüsen*. Sie führt zur extrem schmerzhaften, hochroten Vorwölbung der Lidkante und der Lidbindehaut. Es besteht eine Durchbruchsneigung zur Bindehautseite. Die Erkrankung ist oft mit Temperaturerhöhung und einer Störung des Allgemeinbefindens verbunden.

42.2. Glaukom

Unter einem Glaukom[4], dem **grünen Star**, versteht man eine *Erhöhung des Augeninnendrucks*. Besteht dieser Zustand über einen längeren Zeitraum, führt dies zur Schädigung der Netzhaut und des Sehnervs, in schweren Fällen sogar zur Erblindung. Die Erkrankung kann sich langsam und unmerklich entwickeln, aber auch akute Anfälle sind möglich (s. Tab. 42.1.). Durch eine Behandlung des Glaukoms kann immer nur die Sehfähigkeit erhalten werden, die bei Beginn der Therapie noch vorhanden war.

Tab. 42.1. Symptome eines akuten Glaukomanfalls

- Kopfschmerzen
- oft Vernichtungsgefühl wie bei akuter Herzenge
- Übelkeit, Erbrechen
- Schüttelfrost, Fieber
- Augapfel fühlt sich steinhart an
- prall gefüllte Blutgefäße des betroffenen Auges
- Hornhaut matt und glanzlos
- Pupille weit, entrundet und starr
- stark herabgesetzte Sehschärfe

---

[1] conjunctiva (lat.): Bindehaut des Auges; -itis: Entzündung
[2] Credé, Karl C.: deutscher Gynäkologe (1819 – 1892)
[3] hordeum (lat.): Gerste
[4] glaukos (gr.): graublau

42.3. Katarakt

Als **grauen Star** oder Katarakt[5] bezeichnet man eine *Linsentrübung*. Man unterscheidet die *angeborene Form* der Linsentrübung von der *erworbenen Katarakt*. Letztere ist häufig Folge einer Zuckerkrankheit (*Diabetes mellitus*). Auch im Alter kommt es oft zur Eintrübung der Linse (*Altersstar*, s. Abb. 42.1.) bis hin zur Erblindung. Als Therapie kommt die Entfernung der trüben Linse in Frage. Sie kann durch eine Kunststofflinse ersetzt werden. Auch Kontaktlinsen oder eine Starbrille können das Fehlen der Linse ausgleichen.

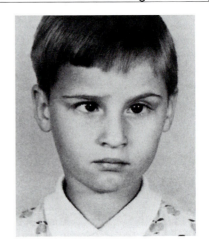

Abb. 42.2. Einseitiges Einwärtsschielen rechts. (Aus: 7)

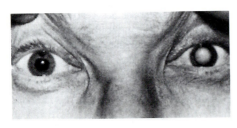

Abb. 42.1. Altersstar (Cataracta senilis) linkes Auge. Das rechte Auge ist bereits operiert. (Aus: 7)

42.4. Strabismus

Weichen die normalerweise parallel gestellten Augenachsen von der Parallele ab, bezeichnet man dies als **Schielen** oder Strabismus[6]. Man unterscheidet das *latente Schielen*, das nicht ständig auftritt, vom *permanenten* (ständigen) *Schielen*. Beim *einseitigen Schielen* (s. Abb. 42.2.) bleibt ein Auge ständig in Schielstellung, während die Augen beim *alternierenden*[7] *Schielen* abwechselnd fixieren können.

42.5. Astigmatismus

Eine *abnorme Wölbung der Hornhaut* bezeichnet man als Astigmatismus[8]. Der Astigmatiker kann in keiner Entfernung deutlich sehen, da die Hornhaut verschiedene Krümmungen aufweist. Eine oftmals gute Besserung des Leidens erreicht man durch das Tragen von Kontaktlinsen, die die Krümmungen ausgleichen.

42.6. Hyperopie

Bei der **Weitsichtigkeit** oder Hyperopie[9] (Abb. 42.3.) treffen die Lichtstrahlen erst hinter dem Augapfel zusammen. Ursache ist oft ein *Kurzbau des Auges*. Eine Korrektur erreicht man durch das Tragen von *konvexen*[10] *Brillengläsern* oder *Kontaktlinsen*.

---

5 katarrhaktes (gr.): herabstürzend
6 strabizein (gr.): Schielen
7 alternans (lat.): abwechselnd
8 stigma (gr.): Punkt
9 hyper- (gr.): über, über – hinaus, oberhalb; opos (gr.): Auge
10 convexus (lat.): gewölbt; konvex: nach außen gewölbt

42.7. Myopie

Ursache einer **Kurzsichtigkeit** oder Myopie[11] ist oftmals ein zu *langer Augapfel*. Die Lichtstrahlen vereinigen sich dann schon vor der Netzhaut. Korrigierend wirken hier *Konkavgläser*[12] (Kontaktlinsen oder Brille).

42.8. Presbyopie

Unter der **Alterssichtigkeit** oder Presbyopie[13] versteht man eine altersbedingte Weitsichtigkeit. Das Nahsehen wird durch einen zunehmenden Elastizitätsverlust der Linse und der Akkommodationsmuskeln erschwert. Als Therapie bieten sich *Sammelgläser* an.

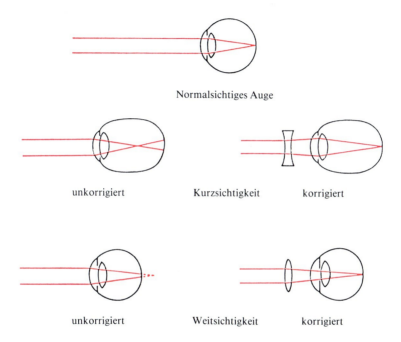

Abb. 42.3. Brechung von parallel einfallenden Strahlen im normalsichtigen Auge (Emmetropie) sowie bei Kurzsichtigkeit (Myopie) und Weitsichtigkeit (Hyperopie), jeweils ohne und mit Korrektur der Brechungsanomalie durch eine vorgeschaltete Linse (Brille). (Aus: 4)

Für Ihre Notizen:

---

[11] opos: s. 10
[12] konkav: nach innen gewölbt, hohl
[13] presbyter (gr.-lat.): Ältester; opos: s. 10

43. Das Ohr

Das Sinnesorgan Ohr dient dem Hören (*Gehörorgan*) und dem Gleichgewichtssinn (*Gleichgewichtsorgan*). Beide Funktionen werden durch das Innenohr wahrgenommen. Am Ohr unterscheidet man drei Abschnitte: das *äußere Ohr*, das *Mittelohr* und das *Innenohr*.

43.1. Äußeres Ohr

Ohrmuschel und äußerer Gehörgang bilden das äußere Ohr. Die **Ohrmuschel** (*Auricula*[1]) besitzt ein Gerüst aus elastischem Knorpel, ausgenommen davon ist das Ohrläppchen. Die einzelnen Abschnitte der Ohrmuschel bezeichnet man als *Helix*[2], *Anthelix*[3], *Tragus*[4] und *Antitragus*[5]. Der **äußere Gehörgang** (*Meatus acusticus externus*[6]) wird von Epidermis[7] (Haut) ausgekleidet. Unter der Haut liegen große Drüsen, die den Ohrschmalz (*Cerumen*[8]) bilden. Den Abschluß des Gangs nach innen bildet das *Trommelfell* (*Membrana tympani*[9]). Am Trommelfell, einer grau schimmernden Bindegewebsmembran, erkennt man einen hellen Streifen mit dem *Nabel* (*Umbo*[10]) in der Mitte. Hier setzt der Hammer, ein Gehörknöchelchen, am Trommelfell an.

43.2. Mittelohr

Das Mittelohr besteht aus der Paukenhöhle und der Ohrtrompete. In der **Paukenhöhle** (*Cavum tympani*[11]) befinden sich die *Gehörknöchelchen*. Die Abgrenzung zum äußeren Gehörgang bildet das *Trommelfell*. In der medialen Wand der Paukenhöhle befinden sich zwei Öffnungen, die zum Innenohr führen, das *Vorhoffenster* (*Fenestra vestibuli*[12]) und das *Schneckenfenster* (*Fenestra cochleae*[13]).

Von der Paukenhöhle geht die **Ohrtrompete** (Tuba auditiva oder Eustachische Röhre[14]) aus. Sie zieht schräg nach unten und mündet am Übergang vom Nasen- zum Rachenraum. Innen ist sie mit Flimmerepithel ausgekleidet. Die Wand wird von Knorpel und Knochen gebildet. Am knorpeligen Abschnitt setzt ein winziger Muskel, der *Trommelfellspanner*, an. Aufgabe der Ohrtrompete ist der *Druckausgleich* zwischen der luftgefüllten Paukenhöhle und der Außenluft (über den Rachen).

In der Paukenhöhle befinden sich drei **Gehörknöchelchen**, Hammer (*Malleus*[15]), Amboß (*Incus*[16]) und Steigbügel (*Stapes*[17]) (Abb. 43.1). Sie bilden zusammen mit dem *Trommelfell* den

---

[1] auricula (lat.): kleines Ohr, Ohrläppchen, Ohrmuschel
[2] helix (gr.): Windung
[3] anti- (gr.): gegen; helix: s. 2
[4] tragos (gr.): Bock
[5] anti: s. 3; tragos: s. 4
[6] meatus (lat.): Gang; akouein (gr.): hören; externus (lat.): außen liegend
[7] epi- (gr.): auf, darauf; derma (gr.): Haut
[8] cera (lat.): Wachs
[9] membrana (lat.): zarte Haut; tympanon (gr.): Pauke
[10] umbo oder umbilicus (lat.): Nabel
[11] cavum (lat.): Höhle, Hohlraum; tympanon: s. 9
[12] fenestra (lat.): Fenster; vestibulum (lat.): Vorhof, Eingang
[13] fenestra: s. 12; cochlea (lat.): Schnecke
[14] tuba (lat.): Röhre, Trompete; auditivus (lat.): dem Hören dienend
[15] malleus (lat.): Hammer
[16] incus (lat.): Amboß
[17] stapes (lat.): Steigbügel

43.3. Innenohr

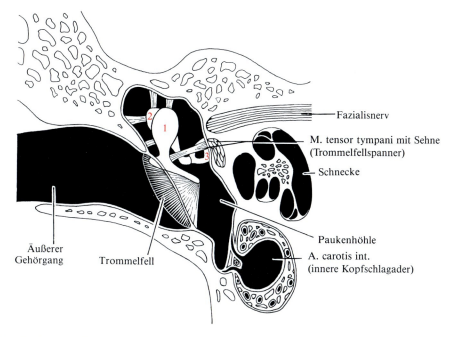

Abb. 43.1. Blick in das Mittelohr mit den Gehörknöchelchen. *1* Hammer; *2* Amboß; *3* Steigbügel. (Aus: 12)

Schalleitungsapparat. Der Hammergriff ist fest mit dem Trommelfell verbunden. Amboß und Hammerkopf bilden ein Gelenk. Am langen Amboßschenkel setzt das Steigbügelköpfchen – ebenfalls mit einer gelenkigen Verbindung – an. Die Fußplatte des Steigbügels liegt auf dem Vorhoffenster (ovalen Fenster). Aufgabe der Gehörknöchelchen ist es, die durch die Schallwellen am Trommelfell hervorgerufenen *Vibrationen* zum Innenohr *weiterzuleiten* und zu *verstärken*. Die Gehörknöchelchen sind, wie auch die ganze Paukenhöhle, von einer Schleimhaut überzogen.

43.3. Innenohr

Das Innenohr (**Labyrinth**[18]) ist ein häutiges Gebilde im Felsenteil des Schläfenbeins (Abb. 43.2). Von diesem *häutigen Labyrinth* unterscheidet man das *knöcherne Labyrinth*. In der wasserklaren Flüssigkeit des knöchernen Labyrinths – sie wird *Perilymphe*[19] genannt – schwimmt das häutige Labyrinth. Dieses enthält die visköse (etwas zähe) *Endolymphe*[20].

Das durch den Fuß des Steigbügels verschlossene *ovale Fenster* (Vorhoffenster, Fenestra vestibuli) führt zum *Vorhof* (Vestibulum[21]), der Mitte des knöchernen Labyrinths. Nach vorne mündet die *Schnecke* (Cochlea[22]) in den Vorhof, nach hinten die *Bogengänge*, der Gleichgewichtsapparat. Zum Vestibulum gehören die beiden häutigen Bestandteile des Gleichgewichtsapparats, **Sacculus**[23] und **Utriculus**[24]. Sie enthalten Sinneszellen und sind über einen Kanal miteinander verbunden. Zum Gleichgewichtsorgan zählen ebenfalls die vom Vorhof ausgehenden **Bogengänge** (Canales semicirculares[25]). Die drei knöchernen Bogengänge sind halbkreisförmige Röhren, in denen sich die häutigen Bogengänge befinden. Diese sind von *Perilymphe* umgeben. Man unterscheidet den oberen, den hinteren und

---

[18] labyrinthos (gr.): Irrgang
[19] peri- (gr.): um, herum; lympha (lat.): wasserklare Flüssigkeit
[20] endo- (gr.): innen, inwendig; lympha: s. 19
[21] vestibulum: s. 12
[22] cochlea: s. 13
[23] sacculus (lat.): Säckchen
[24] uter (lat.): Schlauch; utriculus: kleiner Schlauch
[25] canalis (lat.): Kanal; semi (lat.): halb-; circulus (lat.): Kreis

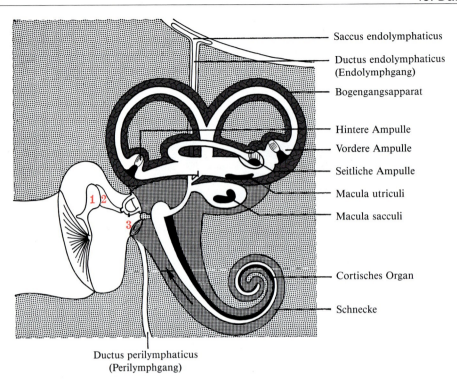

Abb. 43.2. Schematische Zeichnung des Innenohrs. *1* Hammer; *2* Amboß; *3* Steigbügel. Als Saccus endolymphaticus bezeichnet man das blinde Ende des Endolymphgangs. (Aus: 13)

den seitlichen Bogengang, die jeweils senkrecht zueinander stehen. Am Übergang zum Utriculus bildet jeder Bogengang eine Erweiterung (*Ampulla*[26]). Sie enthalten Sinneszellen, die *Crista ampullaris*[27].

Die vom Vorhof ausgehende *knöcherne Schnecke* besitzt 2 1/2 Windungen. In ihr befindet sich die **häutige Schnecke**. Beide enden blind. Über und unter der häutigen Schnecke befindet sich ein Raum mit Perilymphe. Den oberen Teil dieses Raums nennt man *Scala vestibuli*[28] (Vorhoftreppe). Er öffnet sich zum Vorhof (Vestibulum) hin. Der untere Teil, die Paukentreppe (*Scala tympani*[29]), wird durch das *Schneckenfenster* (rundes Fenster oder Fenestra cochleae) verschlossen. Zwischen diesen beiden Gängen liegt in der Mitte seitlich der *häutige Schneckengang*. Er enthält das **Cortische Organ**, die dem Hören dienenden *Sinneszellen*, und ist mit *Endolymphe* gefüllt (s. Abb. 43.3.). Die Sinnesepithelien des Cortischen Organs registrieren die durch Schallwellen erzeugten *Schwingungen der Endolymphe*.

43.4. Schalleitung und Reizaufnahme

Die **Schallwellen** werden durch die trichterförmige *Ohrmuschel* aufgenommen und über den äußeren *Gehörgang* zum **Trommelfell** weitergeleitet. Es gerät dadurch in *Schwingungen*, diese werden auf die **Gehörknöchelchen** übertragen und verstärkt. Von der Fußplatte des Steigbügels im ovalen Fenster werden die Schwingungen auf die *Perilymphflüssigkeit der* **Vorhoftreppe** (Scala vestibuli) der Schnecke weitergeleitet. Die so erzeugten Wellen laufen bis zur Schneckenspitze und dann über ein Verbindungsloch weiter die **Paukentreppe** (Scala tympani) entlang zum *runden Fenster*, dessen Membran die Schwingungen abfängt. Durch die Wellenbewegung erfolgt eine Übertragung der Schallwellen von der Perilymphe auf die *Endolymphe* in der *häutigen Schnecke*. Die Schwingungen der Endolymphe wirken als Reiz auf die *Sinneszellen* des **Cortischen Or-**

---

[26] ampulla: bauchiges Gefäß, Kolben
[27] crista (lat.): Leiste, Kamm; ampulla: s. 26
[28] scala (lat.): Treppe, Leiter; vestibulum: s. 12
[29] scala: s. 28; tympanon: s. 9

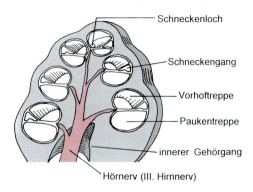

Abb. 43.3. Schnitt durch die Schnecke mit dem spiralig gewundenen Schneckengang. (Aus: 2)

gans. Je nach der *Frequenz* der Schallwellen werden *verschiedene Abschnitte* dieser Sinneszellen in der häutigen Schnecke erregt.

Die Erregung wird dann über den *Hörnerven* (N. vestibulo-cochlearis oder N. stato-acusticus[30]), der sich aus zwei Teilen zusammensetzt (s. u.), über die *Hörbahn* zur *Hörrinde* im Großhirn weitergeleitet. Hier erst entsteht der Sinneseindruck des Hörens.

Die beiden Teile des *Hörnerven* sind der *N. cochlearis*[31] für das Hörorgan und der *N. vestibularis*[32] für das Gleichgewichtsorgan.

43.5. Funktion des Gleichgewichtsorgans

Das Gleichgewichtsorgan besteht aus *Sacculus, Utriculus* und den drei *Bogengängen*. Man bezeichnet es auch zusammenfassend als *Vestibular-Apparat*. Er enthält die drei Sinnesfelder *Macula utriculi*[33], *Macula sacculi*[34] und die *Cristae ampullares*[35]. Sie dienen der *Orientierung im Raum*, der Registrierung von *Beschleunigungen* und *Lageveränderungen*.

Auf dem *Sinnesepithel* von **Sacculus** und **Utriculus** liegt eine Gallertschicht, die *Statolithenmembran*[36], auf der sich Kalziumkarbonat-Kristalle, die **Statolithen**, befinden. Bei zunehmender *Beschleunigung* (z. B. beim Autofahren) kommt es zu einer Verschiebung zwischen Gallertschicht mit Statolithen und dem Sinnesepithel. Ein Nervenimpuls wird ausgelöst und über den Nervus vestibularis, dem Gleichgewichtsteil des Hörnerven (N. vestibulo-cochlearis) weitergeleitet.

Der **Bogengangsapparat** reagiert auf *Drehbeschleunigungen*, die die *Endolymphe* der Bogengänge in Bewegung setzen. Die *Zilien* (Härchen) des Sinnesepithels in der *Crista ampullaris* werden dadurch *abgebogen*, was als auslösender Reiz wirkt. Der Impuls wird ebenfalls über den N. vestibularis weitergeleitet.

Die Sinnesepithelien von *Sacculus* und *Utriculus* übertragen also die **lineare Beschleunigung** (horizontal und vertikal), während die Sinneszellen des *Bogengangapparats* **Drehbeschleunigungen** registrieren.

---

[30] nervus (lat.): Nerv; statos (gr.): stehend (auf das Gleichgewicht bezogen); akouein: s. 6
[31] nervus: s. 30; cochlea: s. 13
[32] nervus: s. 30; vestibulum: s. 12
[33] macula (lat.): Fleck; utriculus: s. 24
[34] macula: s. 33; sacculus: s. 23
[35] crista ampullaris: s. 27
[36] statos: s. 30; lithos (gr.): Stein; membrana: s. 9

44. Erkrankungen des Ohrs

44.1. Gehörgangsekzem

Beim Gehörgangsekzem[1] unterscheidet man das *nässende Ekzem* vom *trockenen, schuppenden Ekzem* (s. a. Kap. 46.4.). Leitsymptom ist der *Juckreiz*. Als Ursachen kommen Allergien auf Arzneimittel, Kunststoffe, Kosmetika usw. in Frage (Kontaktekzem), aber auch Stoffwechselerkrankungen und chronische Mittelohrabsonderungen.

44.2. Otitis media

Bei der **Mittelohrentzündung** (Otitis media[2]) kennt man eine akute und eine chronische Form. Die *akute Form* der Otitis media ist eine im Säuglings- und Kleinkindalter überaus häufige Erkrankung. Meist im Rahmen eines Infekts der oberen Luftwege kommt es zu einer Entzündung des Mittelohrs. Die Erreger (anfangs oft Viren, später beim Kind v. a. Streptokokken, Pneumokokken, Haemophilus influenzae) gelangen in der Regel über die *Ohrtrompete* in die Paukenhöhle. Zur Symptomatik einer Otitis media gehören Fieber und starke Schmerzen. Es bildet sich meist ein zuerst blutiges, später eitriges *Exsudat*[3]. Bei vorher intaktem Trommelfell kann es zum *Durchbruch* der Eiterung durch das Trommelfell kommen. Typisch ist auch die bei der Mittelohrentzündung auftretende *Schwerhörigkeit*.

Die Otitis media ist eine schwerwiegende Erkrankung, die zu ernsthaften *Komplikationen* führen kann. Hierzu gehören die *Labyrinthitis*[4] (Entzündung des Innenohrs), die Lähmung des Gesichtsnervs (*Facialisparese*[5]), die *Mastoiditis* (Entzündung der Zellen des Warzenfortsatzes), die *Meningitis* (Hirnhautentzündung), der *Hirnabszeß* und die *Sepsis*.

Schleimhautabschwellende Nasentropfen und die Gabe eines Antibiotikums (Penicillin, Ampicillin per os) sollten bei einer eitrigen Otitis media Standardtherapie sein, um den schwerwiegenden Komplikationen vorzubeugen.

44.3. Ménièresche Krankheit

Die anfallsweise auftretende Ménièresche Krankheit (Morbus Ménière[6]) hat eine *erhöhte Endolymphproduktion* zur Ursache. Der so entstehende Überdruck im Endolymphschlauch (*Hydrops*[7]) führt dazu, daß das häutige Gebilde platzt. Das *Platzen* ist dann die Ursache eines **Ménière-Anfalls**. Es kommt zu *Schwindelanfällen*, oft begleitet von *Übelkeit* mit Erbrechen, Schweißausbrüchen und Blässe. Auch *Ohrensausen* und eine *Schwerhörigkeit* gehören mit zur Symptomatik. Die genaue Ursache der erhöhten Endolymphproduktion ist unbekannt. In neueren Untersuchungen konnten Antikörper gegen Kollagen (Typ II) nachgewiesen werden, das bei einer Schädigung der lymphatischen Räume frei wird. Die Krankheit kann spontan ausheilen. Oft aber kommt es über viele Jahre hin immer wieder zu Anfällen bis zum *Erlöschen der Hörfunktion* des erkrankten Ohrs.

---

[1] ekzein (gr.): aufkochen; Ekzem: Juckflechte
[2] oticus (lat.): zum Ohr gehörend; -itis: Entzündung; medius (lat.): mitten
[3] exsudare (lat.): ausschwitzen
[4] labyrinthos (gr.): Irrgarten; Labyrinth: Innenohr; -itis: Entzündung
[5] facies (lat.): Gesicht; N. facialis: Gesichtsnerv, VII. Hirnnerv; paresis (gr.): Parese: (unvollständige) Lähmung
[6] morbus (lat.): Krankheit; Ménière, Prosper M.: frz. Arzt (1799 – 1862)
[7] hydrops (gr.): Wassersucht

44.4. Altersschwerhörigkeit

Als **Altersschwerhörigkeit** (*Presbyakusis*) bezeichnet man eine im fortgeschrittenen Alter auftretende Innenohrschwerhörigkeit. Es ist eine *Schallempfindungsschwerhörigkeit*, die auf beiden Ohren auftritt und vor allem die hohen Töne betrifft. Diese Altersveränderungen können schon ab dem 40. Lebensjahr beginnen. Meist sind jedoch ältere Menschen jenseits des 60. Lebensjahres betroffen.

Mehrere Faktoren wirken bei der Entstehung einer Altersschwerhörigkeit zusammen. Zum einen sind es allgemeine biologische Alterungsprozesse im Ohr. Es kommt z. B. mit zunehmendem Alter zu einer Versteifung des Trommelfells. Die Beweglichkeit der Gehörknöchelchen läßt nach. Daneben treten Durchblutungsstörungen im Ohr auf. Die Zahl der Sinneszellen (Hörzellen) im Innenohr nimmt ab, ebenso die Zahl der reizverarbeitenden Nervenzellen in den verschiedenen Abschnitten der Hörbahn. Auch Lärmschäden spielen bei der Entstehung einer Altersschwerhörigkeit eine Rolle, ebenso chronische Ohrenkrankheiten. Einfluß auf das Gehör haben auch viele Grunderkrankungen (z. B. Herz-Kreislauf-Krankheiten, Diabetes mellitus), Alkohol- und Nikotinkonsum und verschiedene Medikamente. Alle diese Faktoren beeinflussen den Stoffwechsel des Innenohrs und tragen so zum Alterungsprozeß bei.

Typisch für die Altersschwerhörigkeit ist ein *Hörverlust auf beiden Ohren* (s. Abb. 44.1.). Insbesondere *hohe Töne* wie Pfeiftöne, Vogelsingen, Uhrticken werden nicht mehr wahrgenommen. Die Betroffenen haben Schwierigkeiten beim Verstehen der Sprache. Dies gilt besonders dann, wenn mehrere Personen zu gleicher Zeit reden (Cocktailpartyeffekt). In fortgeschrittenen Fällen kommt es dann zu Verständigungsschwierigkeiten. Der Schwerhörige hört etwas, versteht aber meist den Zusammenhang nicht. Er verhört sich. Erschwerend kommt oft noch hinzu, daß bei alten Menschen nicht selten auch Wortfindungsstörungen und Störungen des Kurzzeitgedächtnisses auftreten. Dies kann die Kommunikation mit anderen Menschen ganz erheblich beeinträchtigen und führt nicht selten zu *Depression und Verwirrtheit* bei den Betroffenen. Altersschwerhörige Patienten klagen oft auch über Ohrensausen, das verstärkt abends auftritt. Sie hören meist einen gleichbleibend hohen Ton.

Eine Altersschwerhörigkeit ist durch Medikamente kaum zu beeinflussen. Die betroffenen Patienten sollten in jedem Fall mit einem **Hörgerät**, d. h. mit einer Hörverstärkung, ausgestattet werden. Dies sollte möglichst frühzeitig geschehen.

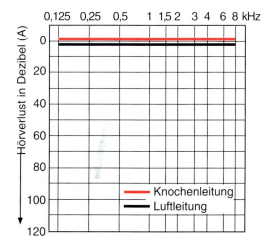
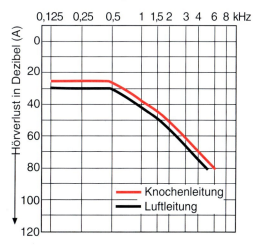

Abb. 44.1. *a* normales Audiogramm, *b* Audiogramm bei Altersschwerhörigkeit. Die hohen Töne können nicht mehr wahrgenommen werden.

45. Die Haut und ihre Anhangsgebilde

45.1. Aufbau der Haut

Als äußere Schicht bedeckt die Haut (*Cutis*[1] oder *Dermis*[2]) den Körper. Zu ihren *Anhangsgebilden* gehören die *Haare*, die *Nägel* und die *Hautdrüsen*. Die Haut besteht aus der **Oberhaut** (Epidermis[3]) und der **Lederhaut** (Corium[4]). Das daran anschließende Gewebe nennt man **Unterhaut** (Subcutis[5]) (Abb. 45.1).

Das *mehrschichtige, verhornende Plattenepithel* der obersten Hautschicht (**Epidermis**) besteht aus einer oberflächlichen Hornschicht (*Stratum corneum*[6]) und der darunter liegenden Keimschicht (*Stratum germinativum*[7]). Betrachtet man die Oberhaut unter einem Mikroskop, wird eine weitere Untergliederung sichtbar. Die Keimschicht setzt sich aus der unteren Basalschicht (*Stratum basale*[8]) und der darüber liegenden Stachelzellschicht (*Stratum spinosum*[9]) zusammen. Zwischen Stachelzellschicht und Hornschicht liegt die Körnerschicht (*Stratum granulosum*[10]). Die äußere Hornschicht besteht aus abgeflachten, kernlosen, verhornenden Zellschüppchen. Die Zellen der Hornschicht wandern nach oben, stoßen sich schließlich ab und werden von nachrückenden tieferen Zellschichten ersetzt. Für Nachschub sorgt hierbei die *Keimschicht* der Oberhaut. Hier liegen sich fortwährend teilende Zellen. Sie sorgen dafür, daß den nach außen abgestoßenen Zellen ständig neue Zellen nachfolgen. Das Stratum germinativum (Keimschicht) enthält daneben noch pigmenthaltige Zellen, die *Melanozyten*[11]. Ihr braunschwarzer Farbstoff Melanin bestimmt – unter anderen Faktoren – die *Hautfarbe* des Menschen. Der Gehalt an Melanin kann je nach Rassezugehörigkeit variieren.

Die Lederhaut (**Corium**) schließt sich nach unten an die Oberhaut an. Das *Bindegewebsgeflecht* enthält elastische Fasern, Blut- und Lymphgefäße sowie Nerven und glatte Muskelzellen. Ausbuchtungen der Lederhaut ragen als *Papillen*[12] in die Epidermis hinein. Sie enthalten feine Haargefäße (*Kapillaren*), die die gefäßlose Oberhaut ernähren. In den Papillen liegen auch ovale Rezeptoren[13], die bei der Tastempfindung eine Rolle spielen (*Meissnersche Tastkörperchen*[14]). Daneben reichen freie Nervenendigungen sensibler Nerven bis in die unteren Lagen der Keimschicht der Oberhaut. Auch die das Haar einfettenden *Haarbalgdrüsen* (Talgdrüsen) liegen in der Lederhaut.

Die *Fetteinlagerungen* der Unterhaut (**Subcutis**) prägen die Körperformen und schützen den Organismus vor Wärmeverlusten. Zwischen dem Fettgewebe findet man *lockeres Bindegewebe*. In der Subcutis nehmen *Schweißdrüsen* und *Haare* ihren Ursprung. Man findet hier die relativ gro-

---

[1] cutis (lat.): Haut
[2] derma (gr.): Haut
[3] epi- (gr.): auf, darüber; derma: s. 2
[4] corium (lat.): Lederhaut
[5] sub- (lat.): unter; cutis: s. 1
[6] stratum (lat.): Schicht; corneus (lat.): hörnern
[7] stratum: s. 6; germinare (lat.): keimen
[8] stratum: s. 6; basis (gr.): Grundlage
[9] stratum: s. 6; spinosus (lat.): an Dornen reich
[10] stratum: s. 6; granulosus (lat.); körnerreich
[11] melan (gr.): schwarz; kytos (gr.): Zelle
[12] papilla (lat.): warzenartige Erhebung
[13] recipere (lat.): aufnehmen; Rezeptor: Empfangs- oder Aufnahmeeinrichtung von Zellen für den Empfang bestimmter Reize
[14] Meissner, Georg: deutscher Anatom und Physiologe (1829 – 1905)

45.1. Aufbau der Haut

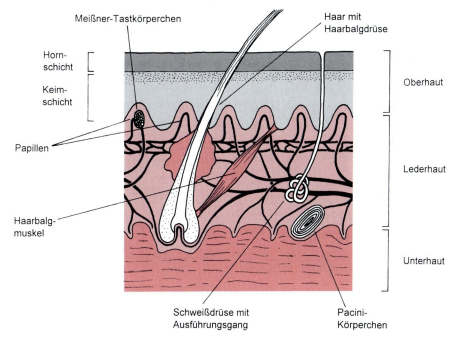

Abb. 45.1 Strukturschema und Schichtengliederung der Haut. (Aus: 2)

ßen, lamellenartig geschichteten *Pacini-Körperchen*[15], die mit der *Vibrationsempfindung* in Verbindung gebracht werden. Auch freie Endigungen sensibler Nerven kommen vor.

45.2. Funktionen der Haut

Zu den verschiedenen Funktionen (Tab. 45.1.), die die Haut wahrnimmt, gehört der **Schutz** vor *physikalischen und chemischen Einflüssen* wie Strahlen, Druck, Reibung, aber auch Allergene[16] (Stoffe, die unter bestimmten Bedingungen Allergien hervorrufen). Eine intakte Haut schützt ebenfalls vor dem *Eindringen bakterieller Krankheitserreger*.

---

[15] Pacini, Abraham V.: deutscher Anatom (1684 – 1751); Pacini, Filip P.: ital. Anatom (1812 – 1883)
[16] ergon (gr.): Tätigkeit; Allergene: Stoffe (Antigene), die Überempfindlichkeitsreaktionen auslösen können

Die Haut ist an der **Wärmeregulation** des Körpers über zwei verschiedene Mechanismen beteiligt. Entsprechend den Wärmebedingungen können sich die *Blutgefäße der Haut erweitern oder verengen*. Bei erweiterten Blutgefäßen strömt vermehrt Blut hindurch, so daß mehr Wärme nach außen abgegeben wird. Umgekehrt verhält es sich, wenn weniger Wärme an die Umgebung abgegeben werden soll. Die Blutgefäße der Haut verengen sich dann. Auch über die *Schweißsekretion* wird die Abgabe der Körperwärme reguliert. Der Schweiß verdunstet auf der Körperoberfläche. Dadurch wird dem umgebenden *Gewebe Wärme entzogen*. Zusätzlich Flüssigkeit gelangt auf dem Wege der *Diffusion*[17] über die Haut nach draußen und verdunstet dort. Man nennt dies *Perspiratio insensibilis*[18].

Eine weitere Aufgabe der Haut ist die Absonderung von bestimmten Substanzen (**Absonderungsorgan**). In den *Schweißdrüsen* produziert sie den *Schweiß*, über den – neben der Flüssigkeit – auch *Abfallstoffe* nach außen abgegeben werden. Die Schweißdrüsen unterstützen so in geringem Umfang auch die Nierentätigkeit. Die *Talgdrüsen* der Haut sondern den *Talg* ab, eine fettige Substanz, die der Haut und den Haaren Geschmeidigkeit verleiht.

Die Haut dient auch als **Speicher** für verschiedene Stoffe wie Fett, Zucker und auch Kochsalz. Das Unterhautfettgewebe ist daher je nach dem Ernährungszustand eines Menschen unterschiedlich stark ausgeprägt.

Eine weitere Rolle spielt die Haut im Rahmen des *Vitaminhaushalts*. Das für den Kalziumstoffwechsel benötigte **Vitamin D** (s. S. 166) wird hier unter Einwirkung von *Sonnenlicht* aus Vorstufen aufgebaut. Ein Mangel an Vitamin D führt zur ungenügenden Verkalkung des Skeletts (Rachitis).

Neben all diesen Aufgaben ist die Haut auch noch ein wichtiges **Sinnesorgan** des Menschen. Über verschiedene Rezeptoren nimmt sie Reize aus der Umwelt auf und vermittelt so den *Tastsinn*, den *Vibrationssinn*[19], den *Temperatursinn* und den *Schmerzsinn*.

Tab. 45.1. Die Funktionen der Haut

- Schutz vor physikalischen, chemischen, bakteriellen Einwirkungen
- Wärmeregulation über Durchblutungsänderung und Schweißsekretion
- Absonderung von Schweiß, Talg, Duftstoffen und Stoffwechselabbauprodukten
- Speicher für Fett, Zucker, Kochsalz
- Aufbau von Vitamin D
- Sinnesorgan (Tast-, Vibrations-, Temperatur- und Schmerzsinn)
- Kommunikationsorgan (Körperkontakt)

45.3. Anhangsgebilde der Haut

45.3.1. Die Haare (Pili[20])

Man unterscheidet beim Menschen *lange Haare* – hierzu zählen die Kopfhaare, Barthaare, Achselhaare und Schamhaare – von den kurzen *Borstenhaaren*. Borstenhaare sind Wimpern, Augenbrauen und Nasenhaare. Das erste Haarkleid des noch Ungeborenen stellen die feinen *Wollhaare* dar. Sie bedecken ab der zweiten Schwangerschaftshälfte den Körper des Feten. Bis zur Pubertät werden diese *Lanugohaare*[21] durch die *Sekundärbehaarung* ersetzt. Es bleiben jedoch auch noch beim Erwachsenen Wollhaare an verschiedenen Körperstellen (z. B. im Gesicht, an Rumpf und Extremitäten) erhalten. Die Fußsohle, die Hohlhand und der Lippenrand sind unbehaart.

Am Haar unterscheidet man den **Haarschaft** von der **Haarwurzel**, deren verdickter, unterer Teil als **Haarzwiebel** bezeichnet wird. Der Haarschaft ragt über die Haut hinaus. Den schräg in der Haut bis zur Subcutis verlaufenden Teil nennt man Haarwurzel. In den *Haarbalg*, den das Haar einschneidenden Kanal, münden Talgdrüsen, die man als *Haarbalgdrüsen* bezeichnet. Ihre Aufgabe ist es, das Haar einzufetten. Feine Bündel glatter Muskelzellen, die *Haarbalgmuskeln* (M. arrector pili[22]), setzen am Haarbalg an.

---

[17] diffundo (lat.): verbreiten, zerstreuen; Diffusion: Hindurchtreten
[18] per (lat.): durch; spirare (lat.): atmen; insensibilis (lat.): nicht wahrnehmbar
[19] vibrare (lat.): zittern
[20] pilus (lat.): Haar
[21] lanugo (lat.): Wollhaar
[22] arrigere (lat.): richte auf; pilus: s. 20; M. arrector pili: Haaraufrichter

Sie können das Haar aufrichten (z. B. bei Kälteeinwirkung, es kommt zur Gänsehaut). Die Ernährung des Haares erfolgt über die *Haarpapille*. Ihre Gefäßschlingen werden vom unteren, verdickten Teil der Haarwurzel, der Haarzwiebel, umgeben.

Betrachtet man einen Schnitt durch ein Haar unter dem Mikroskop, kann man drei Schichten erkennen. Das in der Mitte liegende **Haarmark** wird von einer **Rindenzone** umgeben, der das **Oberhäutchen** (Cuticula[23]) als äußere Umhüllung folgt. Die für die Haarfarbe des Menschen verantwortlichen *Pigmente* (Farbstoffe) befinden sich in der *Rindenzone*. Beim Ergrauen der Haare nimmt der Gehalt an Farbstoffen in der Rinde ab, auch das Haarmark verändert sich in seiner Struktur.

Ein Kopfhaar wächst etwa 0,3 bis 0,4 mm pro Tag. Die durchschnittliche *Lebensdauer* eines langen Haares beträgt ca. 3 bis 4 Jahre. Die pro Tag ausfallenden Haare – es sind etwa 30 – werden durch nachwachsendes Haar ersetzt. Sichtbar wird der Verlust von Haaren erst, wenn mehr als 100 Haare pro Tag verloren werden.

45.3.2. Die Nägel (Ungues[24])

Finger- und Fußnägel sind gewölbte Hornplatten, die die Finger- und Zehenendglieder schützen und bei der Tastempfindung mitwirken. Ein Nagel besteht aus dem *Nagelkörper* oder der *Nagelplatte* und dem *Nagelbett*. Die etwa 0,5 mm dicke Nagelplatte aus fest miteinander verbundenen Hornschuppen der Epidermis liegt auf dem Nagelbett. Diese Unterlage des Nagels besteht aus der Keimschicht der Oberhaut. Der Nagel wächst von hier aus täglich 0,14 bis 0,4 mm nach. Der Nagelkörper wird am unteren Rand und an den Seiten vom *Nagelwall*, einer Hautfalte, umgeben. Dieser Wall bildet im Bereich der Nagelwurzel eine Hauttasche (*Nageltasche*). Man bezeichnet sie an den seitlichen Rändern als *Nagelfalz*. Das *Nagelhäutchen* (Nageloberhäutchen, Eponychium[25]) wächst vom Rand der Nageltasche auf die Oberhaut des Nagels vor. Als *Lunula*[26] bezeichnet man den etwas helleren, halbmondförmigen Bezirk im unteren Teil des Nagelbetts.

45.3.3. Die Hautdrüsen (Glandulae cutis[27])

Zu den in der Haut liegenden Drüsen gehören die *Schweiß-* und die *Talgdrüsen*. **Schweißdrüsen** sind besonders zahlreich an Handtellern und Fußsohlen zu finden, sie kommen jedoch über die ganze Körperoberfläche verteilt vor. Ihr knäuelförmiger *Drüsenkörper* liegt in der Unterhaut. Der von ihm ausgehende Ausführungsgang (*Drüsenschlauch*) endet in einer *Schweißpore* an der Hautoberfläche. Über den *Schweiß* werden zu einem geringen Teil im Körper anfallende Stoffwechselprodukte (z. B. Harnstoff, Harnsäure, Ammoniak) ausgeschieden. Seine Hauptaufgabe liegt jedoch im Rahmen der *Temperaturregulation* (s. o.). Schweiß besteht zu 98 % aus Wasser, daneben kommen Elektrolyte (Na, K, Ca), aber auch geringe Mengen an Harnstoff, Harnsäure, Ammoniak und anderen Substanzen vor.

Die *Duftdrüsen* des menschlichen Körpers ähneln in ihrem Aufbau den Schweißdrüsen. Ihr Sekret prägt den ihm eigenen *Körpergeruch* eines Menschen. Sie kommen in den Achselhöhlen, im Genitalbereich, im Bereich der Brustwarzen, des äußeren Gehörgangs und der Augenlider vor. Duftsignale spielen beim Menschen eine größere Rolle als bislang angenommen. Wir finden jemanden sympathisch oder unsympathisch u. a. aufgrund seiner Geruchseigenschaften („Den kann ich nicht riechen!"). Eine nicht unerhebliche Rolle spielt der Duft auch bei der Partnerwahl und bei Sexualkontakten. Babys lernen schon sehr früh, ihre Mutter am Geruch zu erkennen.

Talgdrüsen sind *holokrine Drüsen*, d. h. die gesamte Drüsenzelle wandelt sich in Sekret um und wird abgestoßen. Man findet sie über die ganze Körperoberfläche verteilt; ausgenommen sind Hohlhand und Fußsohle. In der Regel kommen sie in Verbindung mit Haarbälgen als sog. *Haarbalgdrüsen* vor. Einzelne Talgdrüsen liegen im Bereich des Lippenrots, der Nasenöffnung, der Brustwarzen, der äußeren Geschlechtsorgane und des Afters. Das Sekret der Talgdrüsen – der *Talg* – fettet Haut und Haare an. Es verleiht ihnen Geschmeidigkeit, ist (zusammen mit den Schweißrückständen) bakterienabweisend und bildet einen gewissen Wärmeschutz.

---

[23] cuticula (lat.): Häutchen
[24] unguis (lat.): Nagel
[25] epi- (gr.): auf; onyx (gr.): Nagel
[26] lunula (lat.): kleiner Mond
[27] glandula (lat.): Drüse; cutis: s. 1

46. Erkrankungen der Haut und ihrer Anhangsgebilde

46.1. Verschiedene Hautblüten

Bei den Erkrankungen der Haut findet man verschiedene Formen krankhafter Hautveränderungen, die *Hautblüten* oder *Effloreszenzen*[1]. Primäre *Effloreszenzen* werden unmittelbar durch eine bestimmte Krankheit hervorgerufen. *Sekundäre Effloreszenzen* entwickeln sich erst im Anschluß an primäre Hautveränderungen. In die Gruppe der **primären Hautblüten** gehören der Fleck (*Macula*[2]), die Quaddel (*Urtica*[3]), das Knötchen (*Papula*[4]), das Bläschen (*Vesicula*[5]), die Blase (*Bulla*[6]) und das Eiterbläschen (*Pustula*[7]) (Abb. 46.1). Der Fleck ist eine reine Farbänderung der Haut. Eine flächenhafte Rötung bezeichnet man als *Erythem*[8]. Die über das Hautniveau erhabene *Quaddel* entsteht durch ein Ödem[9] in den oberen Hautschichten. Das *Knötchen* ist ebenfalls über das Hautniveau erhaben. Es entsteht durch eine Verdickung der Epidermis oder tieferer Hautschichten. Als *Bläschen* bezeichnet man eine etwa erbsgroße, mit Flüssigkeit gefüllte Hautblüte, die entweder im Niveau der Haut liegt oder sich darüber erhebt. Eine solche Hautveränderung, die größer als 0,5 cm im Durchmesser ist, nennt man *Blase*. Eine *Pustel* ist ein mit Eiter angefülltes Bläschen (bzw. eine Blase).

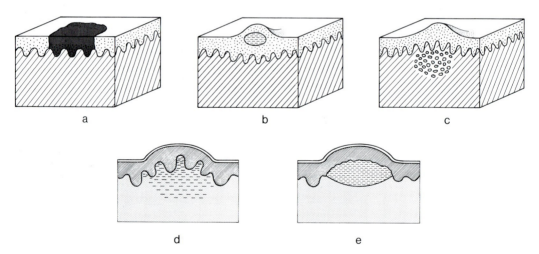

Abb. 46.1. *a* Fleck (Macula) durch Pigmenteinlagerung; *b* Bläschen (Vesicula); *c* Knötchen, Papel (Papula) durch Infiltration oder Einlagerung; *d* Quaddel (Urtica); *e* Bulla.

---

[1] efflorescere (lat.): erblühen
[2] macula (lat.): Fleck; Hautstelle, die durch eine abweichende Färbung charakterisiert ist
[3] urtica (lat.): Brennessel
[4] papula (lat.): Papel; bis erbsgroßes Knötchen
[5] vesicula (lat.): kleine Blase
[6] bulla (lat.): Blase
[7] pustula (lat.): Bläschen; Pustel, mit Eiter gefülltes Bläschen
[8] erythema (gr.): Röte, Errötung
[9] oedema von oidema (gr.): Schwellung; Wassersucht, Schwellung infolge Ansammlung wäßriger Flüssigkeit in den Gewebsspalten

46.2. Eitrige Erkrankungen der Haut

Zu den **sekundären Effloreszenzen** gehören die Schuppe (*Squama*[10]), die übermäßige Verhornung (*Hyperkeratose*[11]), die Kruste (*Crusta*[12]), der oberflächliche Gewebsdefekt (*Erosio*[13]), die Abschürfung (*Excoratio*[14]), das Geschwür (*Ulcus*[15]), der Gewebsschwund (*Atrophie*[16]) und die Narbe (*Cicatrix*[17]) (Abb. 46.2). Als *Schuppen* bezeichnet man leicht lösbare Hornzellen. Bei einer verdickten Hornschicht über der Oberhaut spricht man von einer *Hyperkeratose*. *Erosion*, *Excoration* und *Ulkus* sind Hautdefekte, die unterschiedlich tief in die Haut hineinreichen. Bleibt der Defekt auf die Epidermis beschränkt, spricht man von einer *Erosion*. Die *Abschürfung* reicht bis an die Grenze zwischen Oberhaut und Lederhaut. Als *Ulkus* bezeichnet man einen bis tief in die Lederhaut hineinreichenden Defekt, der mit einer *Narbe* abheilt.

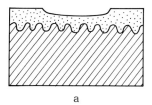 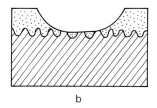 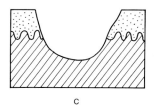

Abb. 46.2. *a* Oberflächlicher Gewebsdefekt (Erosio); *b* Abschürfung (Excoratio); *c* Geschwür (Ulcus).

46.2. Eitrige Erkrankungen der Haut

46.2.1. Abszeß[18]

Unter einem Abszeß versteht man eine *Eiteransammlung in einer neugebildeten Höhle*. Der sich in den Gewebsspalten ansammelnde Eiter drängt die Zellschichten auseinander, so daß eine durch eine *Abszeßmembran* allseitig umschlossene Höhle entsteht. Als Ursache der Erkrankung kommen – oft durch *Staphylokokken* hervorgerufene – akute oder chronische Entzündungen in Frage. Außer in der Haut können Abszesse überall im Körper vorkommen, so z. B. als Leberabszeß (hepatischer Abszeß) oder als Abszeß unterhalb des Zwerchfells (subphrenischer Abszeß).

46.2.2. Phlegmone[19]

Eine sich *flächenhaft ausbreitende eitrige Entzündung* bezeichnet man als *Phlegmone*. Erreger der diffus in das umgebende Gewebe vordringenden Erkrankung sind oft *Streptokokken*. Kennzeichen einer Phlegmone sind die unscharf begrenzte, schmerzhafte Schwellung und Rötung, begleitet von einem Temperaturanstieg.

46.2.3. Erysipel[20]

Eine weitere durch *Streptokokken* hervorgerufene Erkrankung ist die **Wund- oder Gesichtsrose**, das Erysipel. Typisch ist eine Schwellung der betroffenen Haut, die mit einer starken (*flammenden*), *scharf begrenzten Rötung* einher-

---

[10] squama (lat.): Schuppe
[11] hyper (gr.): über, über – hinaus, oberhalb; keras (gr.): Horn
[12] crusta (lat.): Kruste, Borke
[13] erodere (lat.): abnagen, zerfressen
[14] ex- (lat.): aus, heraus, ent-, ver-; corium (lat.): Haut
[15] ulcus (lat.): Geschwür
[16] a- (gr.): un, -los; trophe (gr.): Nahrung, Ernährung; Atrophie: Schwund (Organ-, Gewebs-, Zellschwund)
[17] cicatrix (lat.): Narbe
[18] abscessus (lat.): Weggang
[19] phlegmasia (gr.): Entzündung
[20] erythr- (gr.): rot, rötlich, rotgefärbt; Erysipel: Rose

geht. Das betroffene Gebiet schmerzt stark. Neben dem Erythem kann es auch zur *Blasenbildung*, seltener zur *Gangrän*[21] kommen. Die Erreger treten meist über kleine, unbemerkt gebliebene Hautverletzungen im Bereich der Extremitäten oder über Rhagaden[22] im Mundbereich in den Körper ein. Zu den örtlichen Symptomen kommen noch Fieber, Schüttelfrost und starke Befindlichkeitsstörungen hinzu. Wegen der schwerwiegenden *Komplikationen* eines Erysipels (Sepsis, Endokarditis, Pyelonephritis) ist eine sofortige Behandlung mit Penicillin angezeigt.

46.2.4. Impetigo contagiosa[23]

Die besonders häufig im *Kindesalter* anzutreffende **Grind- oder Eiterflechte** (Impetigo contagiosa) ist eine eitrige Hautentzündung, die mit einer Blasenbildung einhergeht. Sie wird meist durch *Staphylokokken* – manchmal in Verbindung mit Streptokokken – hervorgerufen. Aus den eröffneten *Blasen* und *Pusteln* bilden sich gelbbraune *Krusten*, die massenhaft Bakterien enthalten. Durch Kratzen an diesen Krusten und anschließenden Kontakt mit anderen Kindern können die Erreger *leicht übertragen* werden. Es sind daher alle Kontaktpersonen eines Erkrankten mit in die Behandlung einzubeziehen. Die Therapie besteht in der Ablösung der Krusten und im Auftragen eines Antibiotikums.

46.3. Erkrankungen durch Pilze und tierische Erreger

46.3.1. Mykosen[24]

Zur Gruppe der **Pilzerkrankungen** (Mykosen) gehören die *Dermatomykosen*[25], die Pilzerkrankungen der Haut. Häufig vorkommende Hautpilzerkrankung ist die Infektion mit *Candida albicans*[26] (Candidose oder **Soorpilzerkrankung**). Vor allem der Bereich der Schleimhäute ist hiervon betroffen. Man spricht dann von einer *Soor-Stomatitis* (s. S. 190 f.), einer *Soor-Vaginitis* etc. Auch der gesamte Magen-Darm-Trakt kann befallen sein. Die beim Säugling zunehmend häufiger vorkommende Candida-Infektion im Bereich der Windel bezeichnet man als *Windeldermatitis*[27]. Die Sproßpilze können jedoch nicht nur die Haut und die Schleimhäute befallen, auch der *Atmungstrakt* und in schweren Fällen der *gesamte Körper* können betroffen sein.

Eine ebenfalls weit verbreitete Erkrankung ist der **Fußpilz** (*Tinea pedis*[28]). Die Erkrankung beginnt meist mit dem Befall des dritten und vierten Zwischenzehenraums. Ein *feuchtes Milieu* (z.B. bei starker Schweißabsonderung oder in Gummistiefeln) und die dadurch bedingte Aufweichung (*Mazeration*[29]) der Haut sowie eine *ungenügende Hygiene* sind Voraussetzungen zur Entstehung der Erkrankung. Die durch die Pilze hervorgerufene Entzündung geht einher mit einer Rötung, Schuppung und Blasenbildung der Haut. Eine Behandlung erfolgt durch ein *Antimykotikum*[30], das zur Bekämpfung der Trichophyten (Erreger der Tinea pedis) geeignet ist. Daneben ist das Trockenhalten der Zwischenzehenräume eine wichtige Voraussetzung zur Heilung.

Auch die Fuß- und Fingernägel können durch Pilze befallen werden. Bei diesen **Nagelmykosen** (*Onychomykosen*[31]) verfärben sich die betroffenen Nägel und verlieren ihre gewohnte Festigkeit. Oft spielen als ursächliche Faktoren eine schlechte Durchblutung, ein Diabetes mellitus oder andere Hauterkrankungen bei der Ansiedlung der Pilze eine Rolle. Die Behandlung von Nagelmykosen ist in der Regel sehr problematisch. Eine perorale[32] (innerliche) Therapie mit einem Antimykotikum ist meist über Monate hin nötig. Auch die Entfernung des Nagels bringt oft nicht den gewünschten Erfolg.

---

[21] gangraina (gr.): fressendes Geschwür; Gangrän: Brand
[22] rhagas (gr.): Riß; Rhagaden: kleine, oft sehr schmerzhafte Spalten (z. B. im Mundwinkel)
[23] impetigo (lat.): Hautausschlag; contagio (lat.): Ansteckung
[24] mykes (gr.): Pilz
[25] derma (gr.): Haut; mykes: s. 24
[26] candidus (lat.): glänzend, weiß; Candida: Gattung von Sproßpilzen; albicans (lat.): weißmachend
[27] derma: s. 25; -itis: Entzündung; Dermatitis: Hautentzündung
[28] tinea (lat.): Raupe; Tinea: Fadenpilzerkrankung; pes (lat.): Fuß
[29] macerare (lat.): einweichen
[30] anti (gr.): gegen, entgegen, wider; mykes: s. 24
[31] onycho- (gr.): Nagel-; mykes: s. 24
[32] per- (lat.): durch; os (lat.): Mund; peroral: Einnahme von Arzneimitteln durch den Mund

46.3.2. Hautparasiten

Als Hautparasiten bezeichnet man *Milben, Zecken, Flöhe, Läuse* und *Wanzen*. Diese tierischen Erreger verursachen oft juckende Hautveränderungen.

Eine bestimmte *Milbenart* ruft die **Krätze** (*Scabies*[33]) hervor. Bevorzugt befällt sie die Zwischenfingerräume, die Fingerseitenflächen, die Beugeseite der Handgelenke, die Fußknöchel und die Genitalregion beim Erwachsenen. Typisches Symptom ist der *Juckreiz*, der besonders nachts bei Bettwärme auftritt. Es kommt dann zur Ausbildung von Papeln sowie eitrigen und ekzemartigen Hautveränderungen.

Überträger gefährlicher *Viruserkrankungen* sind die **Zecken**. Noch Jahre nach einem Zeckenbiß können sich Viren im *ZNS* des Betroffenen ausbreiten. Will man eine Zecke aus der Haut entfernen, sollte man sie nicht einfach herausziehen, da ihr Beißapparat leicht steckenbleiben kann. Besser ist es, sie mit Vaseline zu ersticken. Man kann sie dann mühelos entfernen.

Bei den **Läusen** unterscheidet man drei Gruppen, die den Menschen befallen, die *Kopfläuse*, die *Kleiderläuse* und die *Filzläuse*. Sie ernähren sich vom Blut ihrer Opfer. Beim Befall durch *Kopfläuse* findet man an den Haaren die *Nissen* (Chitingehäuse der Läuseeier), aus denen dann die Larven ausschlüpfen. An der Haargrenze hinter den Ohren und im Nackenbereich kommt es zu Rötungen, Bläschen und Pusteln. Auch nässende und schuppende Hautveränderungen sowie Krusten treten auf.

Zu den Überträgern gefährlicher Krankheiten gehören auch die **Flöhe**. So wird z. B. die *Pest* durch den Rattenfloh auf den Menschen übertragen. In unseren Breiten hat jedoch nur noch der Hundefloh als Überträger von Rickettsien (s. S. 320) und Zwischenwirt von Bandwürmern (s. S. 323) eine gewisse Bedeutung. Flohbisse findet man in der Regel am Körperstamm und an den Beinen. Sie rufen oft unerträglichen Juckreiz hervor.

Ein weiteres blutsaugendes Insekt ist die **Wanze**. Außer in Betten findet man sie hinter Tapeten und in den Spalten der Wände.

46.4. Ekzem

Als Ekzem[34] oder **Juckflechte** bezeichnet man eine juckende, flächenhafte Entzündung der Haut. Sie ist oft *allergisch* bedingt, aber auch *toxische* oder *bakterielle* Ursachen kommen in Frage. Die wohl häufigste Hauterkrankung überhaupt ist das **Kontaktekzem**. Hierbei kommt es durch Kontakt mit einer schädigenden (toxischen) Substanz zur Rötung, Schwellung und Bläschenbildung der Haut. Die betroffene Stelle näßt, es bilden sich Krusten und Schuppen. Auch durch eine Vielzahl von *Allergenen* (Substanzen, die Allergien hervorrufen können), wie z. B. Chrom, Nickel (Modeschmuck!), Wasch- und Reinigungsmittel sowie Kosmetika, kann es zu Kontaktekzemen kommen. Das Ekzem bleibt zunächst meist auf den Ort der Einwirkung beschränkt, kann dann später jedoch in die Umgebung und schließlich über den ganzen Körper streuen. Wichtigste therapeutische Maßnahme ist das *Meiden der auslösenden Substanz*. Diese kann durch das Auftragen von Teststoffen (Läppchentest) und durch eine sorgfältige Erhebung der Vorgeschichte (Anamnese[35]) des Patienten herausgefunden werden.

46.5. Urtikaria

Bei der **Nesselsucht** (Urtikaria[36]) kommt es zum Auftreten meist flüchtiger, stark juckender Quaddeln. Fast immer kommen *allergische Ursachen* in Frage (s. a. Kap. 47.2.), aber auch *physikalische Einwirkung*, wie Druck, Strahlen, Kälte und Wärme, können zur Urtikaria führen. Die Allergene bei der allergisch bedingten Nesselsucht können auf verschiedenen Wegen in den Körper gelangen, so z. B. oral, durch Inhalation (Einatmen), Injektion (Einspritzung) oder Insektenstiche. Besonders häufig sind Medikamente (z. B. Penicillin), Nahrungsmittel (z. B. Erdbeeren, Fische) und Inhalationsallergene (z. B. Gräser- und Baumpollen) Auslöser der Erkrankung. Wie beim Ekzem ist auch hier das *Ausschalten der Krankheitsursache* die wirksamste Therapie. Da es bei einer schweren akuten Nesselsucht zur *Schocksymptomatik* kommen kann, ist der Patient über einen längeren Zeitraum zu überwachen.

---

[33] scabies (lat.): Krätze
[34] ekzein (gr.): aufkochen
[35] anamnesis (gr.): Erinnerung
[36] urtica: s. 3

46.6. Psoriasis

Eine der häufigsten Hauterkrankungen ist die **Schuppenflechte** oder Psoriasis[37]. Ihre Kennzeichen sind eine *Rötung* und *Schuppung* der Haut. Die scharf begrenzten, roten Herde mit silberweißer Schuppung treten besonders an den Ellenbogen, Knien, dem seitlichen behaarten Kopf und der Region um den After auf. Die Anlage zur Psoriasis wird vererbt. Man nimmt an, daß der Fehlreaktion der Haut eine *Störung des Stoffwechsels* zugrunde liegt. Einen weiteren Einfluß scheinen *psychische Faktoren* auf den Ausprägungsgrad der Krankheit zu haben. Auch eine Reizung der Haut (äußere Traumata) führt zu neuen Herden. Die *nicht ansteckende* (!) Krankheit kann den ganzen Körper befallen. Man spricht dann von einer *psoriatrischen Erythrodermie*[38]. Auch *Nagelveränderungen* (Tüpfelnägel) und ein Befall der Gelenke (*Psoriasis arthropathica*[39]) kommen häufig vor.

46.7. Hauttumoren

Auch an der Haut unterscheidet man gutartige (*benigne*) von bösartigen (*malignen*) Tumoren. Zu den **gutartigen Geschwülsten** der Haut gehören die *Fibrome*[40] (Bindegewebstumoren) und die *Lipome*[41] (Fettgewebsgeschwülste). Verdrängen sie das umgebende Gewebe soweit, daß dies Beschwerden verursacht, sollte man eine Entfernung (*Exzision*[42]) des Geschwulstgewebes in Erwägung ziehen. In manchen Fällen empfiehlt sich dieses Vorgehen auch zur Abklärung der Diagnose.

Bösartige Hauttumoren sind das *Plattenepithelkarzinom*[43] und das *Melanom*[44]. Das vom *verhornenden Plattenepithel* ausgehende **Plattenepithelkarzinom** wird auch *Spinaliom*[45] genannt.

Es tritt häufig im Gesicht und an den Ohren, bei Männern auch an der Unterlippe (s. S. 191) auf. Oft sind Menschen im fortgeschrittenen Lebensalter betroffen. Der Tumor wächst unterschiedlich rasch und neigt – vor allem im Gesicht – zur *frühzeitigen Metastasierung*. Einer der bösartigsten Tumoren des Menschen ist das **Melanom** (s. Abb. 46.3.). Es geht von den pigmentbildenden Zellen der Haut (Melanozyten) aus. Melanome findet man bei Männern häufiger am Körperstamm, bei Frauen im Bereich der unteren Gliedmaßen. Ihr Erscheinungsbild variiert erheblich. Als Knoten können sie sich über das Hautniveau erheben oder aber als unscheinbare Muttermale (*Nävi*[46]) in der Haut erscheinen. Ihre Farbe ist rötlich, bräunlich oder schwärzlich, es gibt sogar pigmentfreie Melanome. Bei den als Muttermale erscheinenden Geschwülsten sind schnelles Wachstum, Pigmenthöfe und ein blutender Randsaum Anzeichen für eine maligne

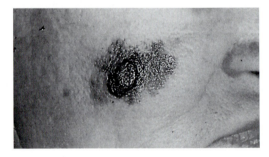

Abb. 46.3. Malignes Melanom auf dem Boden einer Leutigo maligna (= Hautveränderung, die als Krebsvorstufe betrachtet werden kann). (Aus: 18)

---

[37] psoras (gr.): Krätze, Räude
[38] erythr-: s. 20; derma: s. 25; Erythrodermie: sehr ausgedehnte oder generalisierte entzündliche Rötung und Schuppung der Haut
[39] psoras: s. 37; arthron (gr.): Gelenk; pathos (gr.): Leiden
[40] fibra (lat.): Faser
[41] lipos (gr.): Fett
[42] exzision (lat.): Ausschneidung
[43] karkinos (gr.): Krebs
[44] melan (gr.): schwarz
[45] Spinaliom: maligner Tumor, der vom Stratum spinosum, der Stachelzellschicht der Oberhaut, ausgeht
[46] naevus (lat.): Mal, Muttermal

Entartung. Melanome *metastasieren früh*, meist in Lunge, Leber, Gehirn, Knochen, Nebennieren, Nieren und Milz. Die Prognose ist, auch bei einer Entfernung des Tumors weit im Gesunden, äußerst schlecht.

Ein weiterer Hauttumor ist das *Basaliom*[47] (s. Abb. 46.4.). Man bezeichnet es als »**semi-maligne**«[48] (halbbösartig), da es, im Gegensatz zum Plattenepithelkarzinom, *nicht metastasiert*, jedoch *infiltrierend*[49] und *zerstörend* wächst. Ausgedehnte Basaliome können so in manchen Fällen sogar zum Tod des Betroffenen führen. Die Tumoren bestehen aus Zellen, die den Basalzellen der Epidermis ähneln. Meist findet man Basaliome im Gesicht, sie können jedoch auch am Rumpf und an den Extremitäten auftreten. Durch eine vollständige Entfernung des Tumors (Abschabung = Kürettage, Bestrahlung, Exzision oder Verätzung) ist eine Heilung möglich.

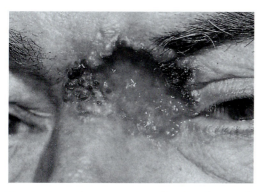

Abb. 46.4. Geschwürig verändertes Basaliom (Basalzellkarzinom). (Aus: 18)

46.8. Erkrankungen durch physikalische Einwirkungen

46.8.1. Wunden

Gewebszerstörungen, bei denen auch die Haut betroffen sein kann, nennt man Wunden. Zu den verschiedenen Arten mechanischer Wunden gehören die *Stich-*, die *Schnitt-*, die *Platz-*, die *Schuß-* und die *Rißwunde*. Daneben gibt es *Bißwunden* und *Wunden durch Insektenstiche*. Auch durch *Wärme- und Kälteeinwirkungen, chemische Stoffe* und *Strahlen* können Wunden entstehen. Bei der Heilung von Epithel- und Schleimhautwunden erfolgt stets eine völlige Wiederherstellung des ursprünglichen Zustands (*Restitutio ad integrum*[50]), tiefere Wunden heilen mit einer *Narbenbildung* (Bindegewebe) ab.

46.8.2. Verbrennungen

Verbrennungen sind Gewebezerstörungen, die durch Hitzeeinwirkung entstehen. Es kommt hierbei zu einer anfänglichen Hautrötung (*Erythem*), später zur *Blasenbildung* und schließlich zum Zelluntergang, zur *Nekrose*[51]. Bei tieferen Verbrennungswunden bleiben *Narben* zurück.

46.8.3. Erfrierungen

Auch bei der Erfrierung tritt zunächst ein *Erythem* auf. Es folgt eine *Anschwellung* des Gewebes, die *Blasenbildung* und zum Schluß der *Gewebsuntergang*. Die **Frostbeule** ist eine Sonderform der Erfrierung. Hier ist die *Hautrötung* von einer *schmerzhaften Beulenbildung* gefolgt. Ursache ist meist eine langdauernde geringe Kälteeinwirkung.

46.9. Erkrankungen der Hautanhangsgebilde

46.9.1. Furunkel und Karbunkel

Eine eitrige Entzündung des Haarbalgs und der zugehörigen Talgdrüse (Haarbalgdrüse) nennt man **Furunkel**[52]. In den schmerzhaften, ge-

---

[47] basis (gr.): Grundlage; Basaliom: besteht aus Zellen vom Basalzelltyp
[48] semi- (lat.): halb; malignus (lat.): bösartig
[49] filtrum (lat.): Seihetuch; Infiltration: Eindringen eines bösartigen Tumors in das gesunde Gewebe der Umgebung
[50] restitutio ad integrum (lat.): völlige Heilung, Wiederherstellung des früheren (normalen) Zustands
[51] nekros (gr.): tot
[52] furunculus (lat.): kleiner Dieb

röteten Knoten mit zentralem Eiterpfropf kann man oft *Streptokokken* nachweisen. Fließen mehrere nebeneinanderliegende Furunkel zusammen, spricht man von einem **Karbunkel**[53]. Häufig treten Furunkel und Karbunkel im Bereich von Kopf, Hals, Rücken und Oberschenkel auf. Bei *Furunkeln an der Oberlippe* ist Vorsicht geboten. Durch Manipulation (z. B. Ausdrücken des Eiters) können Erreger über die Gesichtsvenen in die venösen Blutleiter des Gehirns verschleppt werden und dort zu schwerwiegenden Komplikationen führen.

46.9.2. Akne

Die Akne ist eine Erkrankung der Talgdrüsen. Typisch für einen Akne-Patienten ist die verstärkte Talgabsonderung (*Seborrhoe*[54]) und eine *übermäßige Verhornung* der Haut. Die so entstehenden Hornschüppchen verstopfen die Hautporen. Es bilden sich Mitesser, die **Komedonen**[55]. *Papeln* und *Pusteln* entstehen, wenn sich die Komedonen entzündlich verändern. Nach ihrer Abheilung können, je nach der Tiefe des Gewebsdefekts, *Narben* zurückbleiben. Bevorzugt von Akne befallen sind Gesicht, Rücken und Brust. Die Erkrankung tritt fast ausschließlich in dem Zeitraum zwischen der Pubertät und dem 25. Lebensjahr auf. Man führt dies auf die in dieser Zeit stattfindenden hormonellen Veränderungen zurück. Unabhängig vom Alter des Betroffenen können auch eine *exogene*[56] *Hormonzufuhr*, bestimmte *Medikamente* sowie *chemische Substanzen* (Chlor, Teer, Kosmetika) eine Akne hervorrufen.

46.9.3. Panaritium und Paronychie

Mit dem Begriff »Umlauf« (Panaritium[57]) oder Nagelgeschwür (Paronychie[58]) bezeichnet man eitrige Entzündungen um den Nagel herum. Oft sind es nur geringfügige Verletzungen, über die verschiedene *Eitererreger* (z. B. Staphylokokken oder Streptokokken) in den Körper gelangen. Die Entzündungen um den Nagel herum können sich dann leicht an den Fingern und im Bereich der Hand ausbreiten. Dies kann bis zur *Handphlegmone* führen. Als Therapie kommt die Eröffnung des Eiterherds in Frage, unter Umständen auch die Entfernung des Nagels.

Für Ihre Notizen:

---

[53] carbunculus (lat.): fressendes Geschwür
[54] sebum (lat.): Talg; rhoe (gr.): Fluß
[55] comedere (lat.): mitessen
[56] exogen (gr.): außen entstanden, von außen eingeführt
[57] pan- (gr.): ganz, vollständig
[58] onyx (gr.): Nagel

47. Erkrankungen des Immunsystems

Der Mensch verfügt über ein körpereigenes Abwehrsystem (s. Kap. 12.4.), dessen Aufgabe es ist, fremde Stoffe, wie Bakterien, Viren und anderes, artfremdes Eiweiß, unschädlich zu machen. Die Zellen des Immunsystems entstammen dem Knochenmark, dem Thymus, den Lymphknoten und der Milz. Wichtigste Vertreter sind B- und T-Lymphozyten, Antikörper-produzierende Plasmazellen und Monozyten (Blutmakrophagen).

47.1. Erkrankungen mit einer Unter- oder Überproduktion von Antikörpern

Es gibt eine Reihe von Erkrankungen, bei denen der normale Ablauf einer Immunreaktion gestört sein kann bzw. bei denen es zu pathologischen Reaktionen des Immunsystems kommt. Zu den Erkrankungen mit einer **Unter- oder Überproduktion von Antikörpern** gehören die *Immundefekterkrankungen*. Sie sind charakterisiert durch eine ungewöhnlich hohe Infekthäufigkeit sowie das vermehrte Vorkommen von Autoimmunerkrankungen (s. Kap. 47.4.) und bestimmten Leukämieformen (s. Kap. 13.4.). Ebenfalls in diese Gruppe gehören Erkrankungen, wie das Plasmozytom (multiples Myelom[1]) und die Amyloidose. Beim *Plasmozytom*[2] kommt es zur uneingeschränkten Vermehrung einer Plasmazellfamilie. Typisch für diese maligne Erkrankung sind meist vom Knochenmarkraum ausgehende Zerstörungen der knöchernen Substanz sowie eine Verdrängung der normalen blutbildenden Zellen. Bei der *Amyloidose*[3] findet man in den Zwischenzellräumen Eiweißablagerungen, die zum Großteil aus Bruchstücken von Immunglobulinen bestehen. Diese schädigen die betroffenen Organe oder Gewebe. Bei der generalisierten Amyloidose[4] kommt es zum allmählichen Fortschreiten der Erkrankung. Die mittlere Überlebenszeit beträgt nur 2 bis 5 Jahre.

47.2. Überempfindlichkeitsreaktionen

Zu Erkrankungen im Zusammenhang mit immunologischen Prozessen gehören auch die **Überempfindlichkeitsreaktionen** (Allergie[5], Atopie[6]), wobei der Körper auf Substanzen der natürlichen Umwelt (z. B. Nahrungsmittel, Gräserpollen, Hausstaub, Schimmelpilzsporen usw.) und andere nichttoxische Fremdstoffe (z. B. Arzneimittel, Kosmetika, Bekleidung) mit einer Überempfindlichkeitsreaktion vom Soforttyp[7]

---

[1] multiplex (lat.): vielfach; myelos (gr.): Mark; Myelom: eigentlich Geschwulst, die vom Rückenmark ausgeht
[2] -plasma (gr.): Wortteil mit der Bedeutung Gebilde; Plasmozyten: Plasmazellen, entstehen aus B-Lymphozyten und bilden Antikörper
[3] amylon (gr.): Stärkemehl; Amyloid: Eiweiß (Antikörperglobulin), das im Rahmen eines chronisch entzündlichen Prozesses im Körper entsteht
[4] generalis (lat.): generell, allgemein; Generalisierung: Ausbreitung auf den ganzen Körper oder ein ganzes Organsystem; Amyloidose: s. 3
[5] ergon (gr.): Tätigkeit; Allergie: Bereitschaft, nach einem Antigenkontakt bei erneutem Kontakt mit bestimmten Krankheitserscheinungen zu reagieren
[6] atopia (gr.): das Ungewöhnliche, Sonderbare; Atopie: Bereitschaft, gegen Substanzen der natürlichen Umwelt (Sporen, Hausstaub, Gräserpollen usw.) eine Überempfindlichkeit vom Soforttyp (s. 11) zu entwickeln
[7] Überempfindlichkeitsreaktion vom Soforttyp: durch Antikörper vermittelte Überempfindlichkeit, eine Reaktion des Organismus erfolgt schon nach wenigen Minuten oder Stunden

oder vom verzögerten Typ[8] reagiert. Typische allergische Reaktionen treten beim *Heuschnupfen* (s. Kap. 17.1.1.), beim *allergischen Asthma* (s. Kap. 1.2.) und bei der *Nesselsucht* (Urtikaria, s. Kap. 46.5.) auf. Als *Anaphylaxie*[9] bezeichnet man eine den ganzen Körper betreffende, sofort einsetzende Überempfindlichkeitsreaktion. Die überschießende Immunreaktion verläuft sehr schnell und kann durch ein nicht mehr rückgängig zu machendes Kreislaufversagen oder durch eine starke Einengung der Atemwege zum Tod führen (s. Tab. 47.1.).

Tab. 47.1. Zeichen eines akuten Schocks durch eine Überempfindlichkeitsreaktion

- kalte, blasse Haut und blaßbläuliche Lippen
- Frösteln
- Unruhe
- Angst, Verwirrtheit
- schneller, schwacher Puls
- kalter Schweiß
- flache, schnelle und unregelmäßige Atmung
- zunehmende Teilnahmslosigkeit, Apathie, selten völlige Bewußtlosigkeit

47.3. Immunkomplexerkrankungen

Immunkomplexerkrankungen sind charakterisiert durch die Ablagerungen von Antigen-Antikörper-Komplexen[10] in Blutgefäßen und in der Basalmembran der Nierenglomerula[11]. Hierdurch entstehen Entzündungen in den betroffenen Organen. Auslösende Antigene können z. B. Bakterien, aber auch Medikamente sein. Zu den Immunkomplexerkrankungen gehören bestimmte Formen der *Glomerulonephritis* (s. Kap. 19.1.1.), die durch Medikamente verursachte *hämolytische Anämie* (s. Kap. 13.1.) und die *Serumkrankheit*, bei der es nach der Gabe von artfremdem Eiweiß (z. B. Pferdetetanus-Antitoxin[12]) oder anderen biologischen Substanzen, wie Penicillin, zu einer Unverträglichkeitsreaktion kommt. Typische Symptome einer Serumkrankheit sind Hautrötungen, Schwellungen an der Einstichstelle, später Fieber, Muskel- und Gelenkschmerzen, Lymphknotenschwellungen und Magen-Darm-Beschwerden. Bei anaphylaktischen Reaktionen (s. o.) kann es zu lebensbedrohlichen Zuständen kommen.

47.4. Autoimmunerkrankungen

Bei einer Reihe von Erkrankungen treten Autoantikörper, d. h. gegen körpereigene Substanzen (Antigene) gerichtete Antikörper auf. Diese Antikörper können zur Zerstörung der betroffenen Zellen führen. Ein Beispiel hierfür ist die durch Autoantikörper hervorgerufene *hämolytische Anämie* (s. Kap. 13.1.). Bei anderen Erkrankungen kommt es zu entzündlichen Gewebsreaktionen [z. B. bei bestimmten Formen der Schilddrüsenentzündung (*Thyreoiditis*[13])]. Autoantikörper können auch Hormon- bzw. Enzymrezeptoren blockieren. All diese durch Immunreaktionen auf körpereigene Substanzen ausgelösten Erkrankungen nennt man **Autoimmunkrankheiten**[14] (Autoaggressionskrankhei-

---

[8] Überempfindlichkeitsreaktion vom verzögerten Typ: durch T-Lymphozyten vermittelte Überempfindlichkeit, eine Reaktion des Organismus erfolgt erst nach 24 bis 72 Stunden

[9] ana- (gr.): auf, aufwärts, nochmals; phylaxis (gr.): Schutz

[10] Antigen-Antikörper-Komplex: Immunkomplex; entsteht durch eine Reaktion zwischen einem Antigen (Substanz, die in einem Organismus eine Immunreaktion auslöst) und einem Antikörper (Substanz, die von Plasmazellen gebildet wird und mit dem betreffenden Antigen reagieren kann)

[11] glomus (lat.): Knäuel; Glomerulus: Gefäßknäuel der Malpighi-Körperchen in der Nierenrinde, Ort der Ultrafiltration des Harns

[12] tetanos (gr.): Spannung; Tetanus: Wundstarrkrampf; Pferdetetanus-Antitoxin: Tierserum vom Pferd, das die Fähigkeit hat, Tetanustoxine in der Blutbahn zu binden und zu neutralisieren

[13] thyreos (gr.): Schild; Thyreoidea: Schilddrüse; -itis: Entzündung

[14] autos (gr.): selbst; immunis (lat.): frei, unberührt; Autoimmunkrankheiten: Krankheiten, die durch Immunreaktionen auf körpereigene Substanzen verursacht werden

47.4. Autoimmunerkrankungen

ten). Daneben werden allerdings auch Erkrankungen, bei denen regelmäßig Autoantikörper nachgewiesen werden, ohne daß deren Bedeutung für die Krankheitsentstehung geklärt ist, zu den Autoimmunkrankheiten gezählt. Typische Autoaggressionskrankheiten sind die *Hashimoto-Thyreoiditis* und die *bullösen Dermatosen* (blasenbildende Hauterkrankungen). Auch bei der *Colitis ulcerosa* (s. Kap. 23.6.3.), bei der *chronisch atrophischen Gastristis*, der *Myasthenie*, der *Multiplen Sklerose* (s. Kap. 39.5.), den *Kollagenosen* und der Gruppe der *Vaskulitiden* werden autoimmunologische Prozesse beobachtet (vgl. Tab. 47.2.).

Tab. 47.2. Überblick über die Erkrankungen, bei denen Autoantikörper nachgewiesen werden können

- Bluterkrankung:
  hämolytische Anämie (Blutarmut)
- Schilddrüsenerkrankungen:
  Morbus Basedow
  Thyreoiditis Hashimoto
- Blasenbildende Hauterkrankungen:
  Pemphigus vulgaris
  bullöses Pemphigoid
- Fleckförmige Hauterkrankung:
  Vitiligo (Scheckhaut)
- Erkrankungen des Magen-Darm-Traktes:
  chronisch-atrophische Gastritis
  Morbus Crohn
  Colitis ulcerosa
- Muskelerkrankung:
  Myasthenie
- Kollagenkrankheiten:
  systemischer Lupus erythematodes
  Sklerodermie
  Polymyositis
  Dermatomyositis
- Gefäßkrankheiten:
  Panarteriitis nodosa
  Wegenersche Granulomatose
- Gelenkerkrankung:
  chronische Polyarthritis („Gelenkrheuma")
- Erkrankung der Bauchspeicheldrüse:
  Diabetes mellitus Typ Ib (sog. jugendlicher Diabetes)
- Nervenerkrankung:
  Multiple Sklerose

47.4.1. Autoimmunerkrankungen der Schilddrüse

Die durch autoimmunologische Vorgänge bedingte chronische *Thyreoiditis Hashimoto* (Struma Hashimoto[15]) ist gekennzeichnet durch über Jahre zunehmende entzündliche Prozesse im Schilddrüsengewebe. Es bilden sich Lymphfollikel aus, das Drüsengewebe geht zugrunde. Durch den Untergang des funktionstüchtigen Schilddrüsengewebes kommt es in den meisten Fällen zu einer allmählich eintretenden Schilddrüsenunterfunktion (Hypothyreose). Die Schilddrüse ist diffus vergrößert. In der Regel sind es Frauen, die von der Erkrankung betroffen sind (50 :1). In ihrem Blut lassen sich Schilddrüsenantikörper nachweisen. Überzufällig häufig tritt die Thyreoiditis Hashimoto zusammen mit anderen Autoimmunerkrankungen, wie athropische Gastritis (s. Kap. 47.4.3.) und Myasthenie (s. Kap. 47.4.4.), auf.

Auch beim *Morbus Basedow*[16] (s. Kap. 27.5. und Abb. 27.7b) findet man eine Immunthyreoiditis, jedoch mit den Zeichen einer Schilddrüsenüberfunktion (Hyperthyreose). Es besteht meist ein Kropf von unterschiedlicher Ausprägung, zusammen mit einem starken Hervortreten der Augen (Exophthalmus). Bei ca. 60 bis 80 % der Patienten kann man Schilddrüsenantikörper gegen den TSH-Rezeptor der Schilddrüse nachweisen. Auch der Morbus Basedow tritt gehäuft zusammen mit weiteren Autoaggressionskrank-

---

[15] Thyreoiditis: s. 13; Hashimoto-Thyreoiditis oder Struma Hashimoto: Schilddrüsenentzündung auf dem Boden einer Autoimmunerkrankung

[16] morbus (lat.): Krankheit; Basedow, Karl von, dt. Arzt (1799–1854); Morbus Basedow: Erkrankung der Schilddrüse, die mit einer Schilddrüsenüberfunktion, Struma und Augensymptomen einhergeht

heiten (Morbus Crohn[17], Diabetes mellitus Typ I[18], Vitiligo[19] und rheumatoide Arthritis[20]) auf.

47.4.2. Autoimmunerkrankungen des Magen-Darm-Traktes

Autoantikörper werden bei der chronisch atrophischen Gastritis[21], beim Morbus Crohn (Enteritis regionalis Crohn[22]) und bei der Colitis ulcerosa[23] gefunden.

Die *chronisch atrophische Gastritis* (s. Kap. 23.5.1.) ist durch einen Schwund der Haupt- und Belegzellen der Magenschleimhaut gekennzeichnet. Zwischen den Drüsen sieht man oft Bereiche mit dichtgepackten Entzündungszellen. Anstelle der Haupt- und Belegzellen findet man vielmals schleimbildende Becherzellen wie im Dünndarm. Die chronisch atrophische Gastritis ist die Ursache der *perniziösen Anämie* (s. Kap. 20.5.2.), einer chronischen, ohne Behandlung zum Tode führenden Blutarmut. Frauen im mittleren und höheren Lebensalter sind häufiger betroffen als Männer. Autoantikörper gegen Bestandteile der Magenschleimhaut führen wahrscheinlich zu den chronisch atrophischen Veränderungen im Bereich des Magens. Die atrophischen Drüsen der Magenschleimhaut sezernieren kein Pepsin und keine Salzsäure mehr. Daneben fehlt der normalerweise von den Belegzellen gebildete Intrinsic-Faktor, der die Resorption des Vitamins B_{12} im Dünndarm ermöglicht. Das zur Blutbildung benötigte Vitamin B_{12} wird ungenutzt ausgeschieden, es kommt zu einer Teilungs- und Reifungsstörung bei der Bildung der roten Blutkörperchen (perniziöse oder megaloblastäre Anämie). Neben den Autoantikörpern gegen Bestandteile der Magenschleimhautepithelien wurden auch Autoantikörper gegen den Intrinsic-Faktor bei Patienten mit perniziöser Anämie nachgewiesen.

Die chronisch entzündlichen Darmerkrankungen *Morbus Crohn* und *Colitis ulcerosa* werden in Kap. 23.6.3. näher beschrieben.

47.4.3. Myasthenie

Bei der *Myasthenia gravis pseudoparalytica*[24] kommt es zu einer gesteigerten Ermüdbarkeit der Muskulatur. Besonders betroffen sind die Sprech-, Kau- und Schluckmuskeln sowie der Lidhebermuskel. Ursache ist eine Störung der Reizübermittlung an der motorischen Endplatte (s. Kap. 7.) durch eine Schädigung der Azetylcholinrezeptoren infolge zirkulierender Antikörper. Die chronische Immunerkrankung tritt bei Frauen doppelt so häufig auf wie bei Männern.

Häufig kommt es zu ersten Symptomen im Anschluß an körperliche Belastungen, Infekte und hormonelle Umstellungen. Bei einer Reihe von Myastheniekranken findet man Thymustumoren (Thymome), ca. 70 % der Erkrankten weisen eine Vergrößerung des Thymus (Thymushyperplasie[25]) auf. Entfernt man diesen Herd der Autosensibilisierung[26], kommt es in der Regel zu einer Besserung der Symptomatik. Einen schnellen, wenn auch nur kurz anhaltenden Besserungseffekt erzielt man mit der Gabe von

---

[17] morbus: s. 16; Crohn, Burril C., amerik. Arzt (geb. 1884); Morbus Crohn: auch Enteritis regionalis Crohn; chronische Entzündung, die den gesamten Magen-Darm-Trakt, bevorzugt jedoch den unteren Krummdarm (Ileum) und den Grimmdarm (Kolon) befällt

[18] diabainein (gr.): hindurchgehen; mellitus (lat.): mit Honig versüßt; Diabetes mellitus Typ 1: insulinabhängige Form der Zuckerkrankheit, juveniler (jugendlicher) Diabetes, Insulinmangeldiabetes

[19] vitiligo (lat.): Hautkrankheit; Vitiligo: Scheckhaut

[20] rheuma (gr.): Fluß; arthron (gr.): Gelenk; -itis: Entzündung; rheumatoide Arthritis: chronische Erkrankung, Hauptsymptom: zahlreiche Gelenkentzündungen, führt oft zur Invalidität

[21] chronos (gr.): Zeit; chronisch: langsam sich entwickelnd, langsam verlaufend; a- (gr.): -un, -los; trophe (gr.): Nahrung; Atrophie: Gewebs- oder Zellschwund; gaster (gr.): Magen; -itis: Entzündung; chronisch atrophische Gastritis: mit Gewebsschwund einhergehende, sich langsam entwickelnde Magenschleimhautentzündung

[22] enteron (gr.): Dünndarm; regionalis (lat.): zu einer bestimmten Region gehörend; Enteritis regionalis Crohn: s. 17

[23] kolon (gr.): Darm, Dickdarm; -itis: Entzündung; ulcus (lat.): Geschwür; Colitis ulcerosa: chronisch rezidivierende Dickdarmentzündung

[24] My-: Muskel-; Asthenie: schnelle Ermüdbarkeit, Kraftlosigkeit, Schwäche; gravis (lat.): schwer; pseudos (gr.): falsch; paralyein (gr.): auflösen; Paralyse: vollständige Lähmung

[25] thymos (gr.): Brustdrüse neugeborener Kälber; Thymus: Organ des lymphatischen, blutbildenden Systems; hyper(gr.): über; Hyperplasie: Organvergrößerung durch fehlgesteuerte Zellvermehrung

[26] autos (gr.): selbst; Sensibilisierung: Antikörperbildung nach Antigenkontakt; Autosensibilisierung: Antikörperbildung nach Kontakt mit bestimmten körpereigenen Substanzen

47.4. Autoimmunerkrankungen

Cholinesterasehemmern (z. B. Pyridostigminbromid). Sie erhöhen die Azetylcholinkonzentration an der motorischen Endplatte und verbessern so kurzfristig die Reizübermittlung. Man sollte jedoch frühzeitig mit einer anhaltenden immunsuppressiven[27] Therapie beginnen. Kortikosteroide in hoher Dosierung führen meist zu einer Besserung, $^3/_4$ dieser Patienten klagen jedoch zu Beginn über eine sich erst nach Tagen zurückbildende Verschlechterung der Symptomatik. Einen dauerhafteren Behandlungserfolg als mit Kortikosteroiden erzielt man heute mit Azathioprin, einem weiteren Immunsuppressivum. In den letzten Jahren hat sich dadurch die Sterblichkeit der Mystheniekranken weitgehend normalisiert.

47.4.4. Durch Immunreaktion ausgelöste Bindegewebskrankheiten und Vaskulitiden

Zu den durch autoimmunologische Prozesse ausgelösten Bindegewebserkrankungen (Kollagenosen[28]) gehören der systemische Lupus erythematodes, die Sklerodermie sowie Poly- und Dermatomyositis. Ein typischer Vertreter der immunreaktiv ausgelösten Gefäßkrankheiten (Vaskulitiden[29]) ist die Pan- oder Periarteriitis nodosa.

Der *systemische Lupus erythematodes* (SLE, Lupus erythematodes visceralis[30]) ist eine meist in Schüben verlaufende Erkrankung, bei der sich eine Reihe abnormer immunologischer Reaktionen nachweisen läßt. Es finden sich akute, hochfieberhafte Verlaufsformen, bei anderen Patienten verläuft die Erkrankung chronisch rezidivierend oder auch protrahiert[31]. Das klinische Bild weist eine große Variabilität auf. Die Vielfalt der Symptome kommt durch eine immunologisch bedingte chronische Gefäßentzündung (Vaskulitis) zustande, die alle Organe betreffen kann. Hierbei lagern sich Antigen-Antikörperkomplexe in Blutgefäßen und an Bindegewebsfasern ab. Am häufigsten findet man Gelenkveränderungen im Sinne einer Polyarthritis[32], Lymphknotenvergrößerungen und eine Beteiligung der Nieren. Letztere ist die für den Patienten folgenschwerste Organbeteiligung. Die sog. Lupusnephritis ist eine typische Immunkomplexnephritis (s. Kap. 47.3.), bei der es zu Ablagerungen in den Glomerula kommt. Schwere Verlaufsformen führen zu einer Niereninsuffizienz. In fast der Hälfte der Fälle finden sich Hautveränderungen, vor allem im Gesicht (z. B. das als typisch für die Erkrankung angesehene, schmetterlingsförmige Erythem[33] im Gesicht; s. Abb. 47.1.) und an belichteten Körperstellen. Auch eine in der Regel leichte Muskelentzündung kann vorkommen. In vielen Fällen findet man eine Beteiligung des Herzens (Herzwand- und Herzbeutelentzündung) und der Pleura (Pleuritis), seltener auch des Lungengewebes (interstitielle Pneumonie[34]). Bei etwa einem Viertel der Patienten treten Veränderungen am Nervensystem auf, die zu starken Kopfschmerzen, Krampfanfällen und Psychosen führen können.

Die Ursache der Erkrankung ist unbekannt. Neben einer Störung der Immunreaktion wirken wahrscheinlich genetische und hormonelle Faktoren bei der Krankheitsentstehung mit. Als unmittelbare Krankheitsauslöser werden auch Virusinfekte diskutiert. Etwa 80 bis 90 % der von einem systemischen Lupus erythematodes betroffenen Patienten sind Frauen, meist im gebärfähigen Alter (20 bis 40 Jahre). Unbehandelt führt ein Großteil der akuten und subakuten Verlaufsformen innerhalb von Monaten bis wenigen Jahren zum Tod der betroffenen Patienten. Ursache hierfür ist meist eine ausgedehnte Nierenbeteiligung. Es kommen jedoch auch chronische Verlaufsformen mit geringen Aktivitätszeichen der Erkrankung vor. Oftmals kann

---

[27] immunis (lat.): frei, unberührt; suppressio (lat.): Unterdrückung; immunsuppressive Therapie: Therapie mit Substanzen, die die Reaktivität des Immunsystems abschwächen oder unterdrücken

[28] kolla (gr.): Leim; Kollagen: Gerüsteiweiß in Bindegewebe, Sehnen, Faszien, Bändern, Knorpeln, Knochen; Kollagenosen: Autoimmunerkrankungen, bei denen sich das entzündliche Geschehen am kollagenen Gewebe abspielt

[29] vas (lat.): Gefäß; Vaskulitis: Gefäßentzündung

[30] lupus (lat.): Wolf; erythema (gr.): Röte, Errötung; viscera (lat.): Eingeweide; Lupus erythematodes visceralis: auch systemischer Lupus erythematodes; Autoimmunkrankheit des Gefäßbindegewebes mit wechselndem Organbefall

[31] protrahere (lat.): herausziehen

[32] poly- (gr.): viel, zahlreich; arthritis: s. 20; Polyarthritis: Entzündung zahlreicher Gelenke

[33] erythema: s. 30

[34] interstitium (lat.): Zwischenraum; der zwischen dem für das Organ typischen Gewebe liegende Raum, der Nerven, Gefäße und Bindegewebe enthält; pneumon (gr.): Lunge; Pneumonie: Lungenentzündung

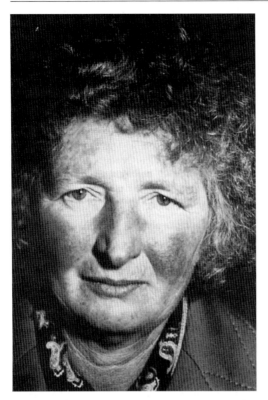

Abb. 47.1. Patientin mit akutem systematischem Lupus erythematodes (schmetterlingsförmiges Erythem im Gesicht). (Aus: 15)

heute durch eine frühe, konsequente Therapie ein Fortschreiten der Erkrankung verhindert werden. Je nach dem Schweregrad der Krankheit werden verschiedene entzündungshemmende Stoffe (z. B. Diclofenac, Salizylsäure, Glukokortikoide) verabreicht. Führt eine hochdosierte Glukokortikoidtherapie nicht zum gewünschten Erfolg, muß eine zusätzlich immunsuppressive Therapie (z. B. mit Azathioprin oder Cyclophosphamid, evtl. auch Ciclosporin) durchgeführt werden. Durch die Behandlung des SLE mit Kortikosteroiden[35] hat sich die Prognose der Erkrankung erheblich gebessert. Während früher nur 20 % der Patienten mit einer Nieren- oder Zentralnervensystembeteiligung länger als 5 Jahre überlebten, sind es heute 85 %.

Auch von der *Sklerodermie* (progressive Systemsklerose[36]), einer generalisierten Bindegewebserkrankung, sind Frauen weitaus häufiger betroffen als Männer (Verhältnis 4:1). Meist kommt es zwischen dem 3. und 5. Lebensjahrzehnt zu ersten Krankheitserscheinungen. Es finden sich vor allem Veränderungen an der Haut (s. Abb. 47.2.), dem Bewegungsapparat und den inneren Organen, wobei der Magen-Darm-Trakt, Herz, Lunge und Niere am häufigsten befallen sind.

Der Nachweis von Autoantikörpern und Immunkomplexen bei der Sklerodermie deutet auf autoimmunologische Prozesse im Verlauf des Krankheitsgeschehens hin. Die Ursache der Erkrankung ist aber letztlich unbekannt. Wichtig bei der Behandlung der progressiven Systemsklerose ist in erster Linie eine konsequente physikalische Therapie (Krankengymnastik), um die Beweglichkeit der Gelenke zu erhalten bzw. wiederherzustellen. Daneben versucht man den chronischen Krankheitsverlauf mit immunsuppressiven Substanzen (z. B. Cyclophosphamid) günstig zu beeinflussen. Die mittlere Lebenserwartung nach Stellung der Diagnose beträgt bislang nur 7 Jahre. Häufigste Todesursachen sind Herzversagen, Lungeninsuffizienz und Nierenversagen.

Typisches Symptom der *Polymyositis* und der *Dermatomyositis*[37] (vgl. Kap. 9.4.) ist eine Muskelschwäche. Zu Beginn sind meist die proximal gelegenen Extremitätenmuskeln betroffen, später oft auch die Rumpf- und die Schluckmuskulatur. Nur bei einem Teil der Patienten (ca. 40 % der Erkrankten) treten als typische Hautsymptome blaßbläuliche und weiße Hautveränderungen im Gesicht und oftmals auch im Bereich der Schultern und des Brustkorbs sowie eine dunkellila Verfärbung der Oberlider auf. Man spricht dann von einer Dermatomyositis. Auch Organ- und Gelenkbeteiligungen kommen vor. Wie beim SLE und der Sklerodermie ist die Ursache der Erkrankung unbekannt. Der Nachweis von Autoantikörpern und die Art der Entzündung lassen jedoch einen autoimmunologischen Prozeß vermuten. Bei akuten Verlaufsformen ist die Prognose schlecht. Im Durchschnitt überleben die Patienten nur 10 bis 15 Mo-

---

[35] Kortikosteroide oder Kortikoide sind in der Nebennierenrinde gebildete Hormone, deren Ausgangssubstanz das Cholesterin ist. Sie gehören zu den Steroidhormonen (Grundgerüst: Steran). Man unterscheidet Mineralokortikoide, Glukokortikoide und Sexualhormone. Synthetisch hergestellte Kortikoide werden vor allem als entzündungshemmende und immunsuppressive Therapeutika eingesetzt.
[36] skleros (gr.): hart; derma (gr.): Haut; progression (lat.): Fortschreiten
[37] poly (gr.): viel, zahlreich; derma (gr.): s. 45; -itis: Entzündung

47.4. Autoimmunerkrankungen

nate. Unter einer Kortikoidtherapie kommt es bei vielen Betroffenen zu vollständigen Remissionen[38] (keine Heilung!). Doch auch nach langen Remissionsphasen können weitere Schübe auftreten. Ein Teil der Patienten spricht nicht auf eine Behandlung mit Kortikosteroiden an.

Zur Gruppe der nekrotisierenden[39] Gefäßentzündungen (Vaskulitiden) gehört die Panarteriitis nodosa. Bei der *Panarteriitis nodosa*[40] (Periarteriitis nodosa) sind vor allem die kleinen und mittleren Blutgefäße betroffen. Am häufigsten sind Herzkranz-, Nieren- und Muskelgefäße befallen. Für die Prognose entscheidend ist die Nierenbeteiligung. Wichtigste Symptome hierbei sind Blut und Eiweiß im Urin sowie Bluthochdruck. Kolikartige Bauchschmerzen werden meist durch thrombotische Verschlüsse der Gekröseschlagadern verursacht. Lunge, Leber, Gallenblase und Bauchspeicheldrüse können ebenso betroffen sein. Zur Symptomatik der Gefäßentzündungen im Bereich des zentralen und des peripheren Nervensystems gehören Kopfschmerzen, Krämpfe, Blutungen, psychotische Zustandsbilder sowie Lähmungen, Schmerzen und Empfindungsstörungen. Wie bei den Kollagenosen kann der Verlauf akut oder mehr langsam zunehmend sein. Auch chronisch rezidivierende Formen kommen vor. Es sind meist Männer und Frauen (Verhältnis 3:2) im mittleren Lebensalter betroffen, aber auch bei Kleinkindern und Greisen kommt die Erkrankung vor. Bei akuten Verlaufsformen überleben die Patienten oft nur wenige Monate bis höchstens 1 bis 2 Jahre. Verläuft die Panarteriitis nodosa chronisch rezidivierend, ist die Prognose etwas günstiger (Überlebenszeit: bis zu 5 Jahre). Durch eine rechtzeitige Therapie mit Kortikosteroiden und evtl. anderen immunsuppressiven Substanzen (z. B. Cyclophosphamid) kann die Prognose jedoch deutlich verbessert werden.

47.4.5. Chronische Polyarthritis

Die **chronische Polyarthritis** (cP, rheumatoide Arthritis, chronische Polyarthritis rheumatica[41]) gehört zu den Erkrankungen des rheumatischen Formenkreises (vgl. Kap. 6.2.1. und Tab. 47.3). Auch bei dieser Erkrankung kann man Autoantikörper (Rheumafaktor, Autoantikörper gegen Zellkernsubstanzen usw.) nachweisen. Die in der Regel schleichend mit unklaren Gelenkbeschwerden beginnende chronische Polyarthri-

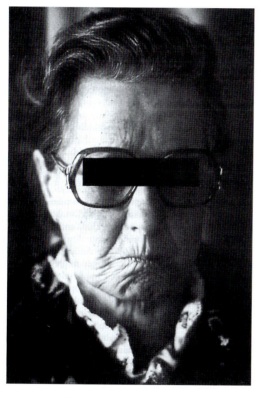

Abb. 47.2. 70jährige Frau mit Sklerodermie. Auffällig ist der sog. Tabaksbeutelmund. (aus: Peter HH, Pichler W (Hrsg.). Klinische Immunologie. 2. Aufl. München, Wien, Baltimore: Urban & Schwarzenberg 1996)

---

[38] remissio (lat.): Nachlassen; Remission: vorübergehende Besserung, Nachlassen von Krankheitserscheinungen
[39] nekros (gr.): tot
[40] pan- (gr.): ganz, vollständig-; arteria (gr.): Schlagader; Panarteriitis: Entzündung aller Schichten der arteriellen Gefäßwand; nodos (gr.): Knoten; peri- (gr.): um, herum; Periarteriitis nodosa: Knötchen, die die Gefäße umgeben; Entzündungsherde, die von der äußeren Gefäßschicht ausgehen und das ganze Blutgefäß durchsetzen
[41] chronisch: s. 21; Polyarthritis: s. 32; rheuma: s. 20

Tab. 47.3. Erkrankungen des rheumatischen Formenkreises

a) **Entzündliche rheumatische Erkrankungen**
Rheumatisches Fieber (vgl. Kap. 49.1.4.)
Chronische Polyarthritis
Juvenile chronische Arthritis
Morbus Bechterew (ankylosierende Spondylitis) (vgl. Kap. 6.6.5.)
Psoriasis-Arthritis (vgl. Kap. 46.6.)
Reiter-Syndrom
»Weichteilrheumatismus«
Arthritis urica (vgl. Kap. 26.2.)
(Kollagenosen im engeren Sinn, s. Kap. 47.4.4.)

b) **Degenerative rheumatische Erkrankungen**
Arthrosis deformans (Arthrose; s. Kap. 6.1.1.)

tis führt durch eine chronische Entzündung der Innenauskleidung der Gelenkhöhlen zu schmerzhaften Schwellungen der Gelenke und schließlich zu zunehmenden Funktionseinbußen. Betroffen sind mehr Frauen als Männer (Verhältnis 4:1); der Beginn der Erkrankung liegt meist im 4. Lebensjahrzehnt. Ein häufiges Frühsymptom ist die Morgensteifigkeit der Fingergelenke. Die Gelenkentzündungen beginnen typischerweise symmetrisch an den kleinen Finger- und Zehengelenken und schreiten zur Körpermitte fort. Bewegungen der betroffenen Gelenke sind schmerzhaft. Häufig sieht man auch eine teigige Schwellung der Haut über den Fingergrundgelenken. Es kommt zu einer Atrophie der Zwischenknochenmuskeln der Hand (Mm. interossei dorsales manus) und Anschwellungen der Fingermittelgelenke. Mit zunehmender Versteifung der Gelenke wird die Hand immer mehr in ihrer Funktion eingeschränkt. Im fortgeschrittenen Stadium weichen die Finger in den Grundgelenken zur Elle hin ab (ulnare Deviation[42]), man findet »Knopfloch«- oder »Schwanenhals«-Deformitäten einzelner Finger, bei denen es zu Überstreckungen und Beugekontrakturen in den Fingergelenken kommt (s. Abb. 6.1.). Entzündungen außerhalb der Gelenke kommen in Form von Rheumaknötchen subkutan, in Sehnen, im Periost und auch an den Herzklappen vor. Bei der jugendlichen Form der Erkrankung (*juvenile rheumatoide Arthritis*) treten oft atypische Verlaufsformen auf. Schmerzhafte Gelenkergüsse, Fieber und ein starkes Krankheitsgefühl kommen vor. Als **Still-Syndrom**[43] bezeichnet man eine Form der juvenilen rheumatoiden Arthritis mit Milz- und Lymphknotenschwellungen, Entzündungen im Bereich des Herzens, der Beckenknochen und der Gefäßhaut des Auges sowie Fieber. Der Krankheitsverlauf der chronischen Polyarthritis ist unterschiedlich. Bei etwa 20 % der Patienten schreitet die Erkrankung so weit fort, daß es zur völligen Invalidität kommt. Daneben gibt es bei einem anderen Teil der an chronischer Polyarthritis Erkrankten länger anhaltende Vollremissionen (s. Fußnote 38). Durch eine umfassende Behandlung, die ein Fortschreiten der Erkrankung verhindern soll, gelingt es, bei einem Teil der Patienten eine Invalidität zeitlich hinauszuschieben. Eine ursächliche Behandlung der rheumatoiden Arthritis gibt es nicht. Ziel der Behandlung ist die Eindämmung des Entzündungsprozesses sowie die Erhaltung bzw. Wiederherstellung der Gebrauchsfähigkeit der Gelenke. Je nach Krankheitsaktivität wählt man eine Behandlung mit sog. nichtsteroidalen Antirheumatika[44], Glukokortikoiden und/oder einem Medikament aus der Gruppe der »Basistherapeutika«. Zu Beginn der Erkrankung beschränkt man sich in leichten Fällen auf ein nichtsteroidales Antirheumatikum (z. B. Azetylsalizylsäure, Indometacin oder Diclofenac). Diese Medikamente besitzen schmerzstillende und entzündungshemmende Eigenschaften. Vor allem bei akuten Schüben ist oftmals die Gabe von Steroiden (in der Regel des Glukokortikoids Prednisolon) nicht zu umgehen. Man sollte jedoch so früh wie möglich die Dosis wieder reduzieren, um die zahlreichen Nebenwirkungen des Medikaments in Grenzen zu halten. Zur Gruppe der sog. Basistherapeutika gehören Chloroquin, Goldsalze, D-Penicillamin und Zytostatika. Sie werden vor allem bei der langfristigen Behandlung chronisch fortschreitender Verlaufsformen eingesetzt. Neben der medikamentösen Therapie sind eine Reihe physikalischer Maßnahmen wichtig, um die Bewegungsfähigkeit der betroffenen Gelenke zu erhalten oder wiederzuerlan-

---

[42] ulna (lat.): Elle; ulnaris (lat.): zur Elle gehörend, zur Elle hin; deviare (lat.): vom Weg abweichen; Deviation: Abweichung, Abknickung im Verlauf

[43] Still, George; engl. Kinderarzt (1868 – 1915); Still-Syndrom: Sonderform der chronischen Polyarthritis bei Kindern und Jugendlichen

[44] Steroide: s. 35; rheuma: s. 20; nichtsteroidale Antirheumatika: nicht zur Gruppe der Steroide gehörende, bei der Behandlung rheumatischer Erkrankungen eingesetzte Medikamente

47.4. Autoimmunerkrankungen

gen. Hierzu gehören lokale Wärme- und Kälteanwendungen, aktive und passive Bewegungstherapie, Ultraschall usw. Auch operative Maßnahmen können in manchen Fällen angezeigt sein.

47.4.6. Weitere Autoaggressionskrankheiten

Beim **Diabetes mellitus Typ I b** (Insulinmangeldiabetes, sog. jugendlicher Diabetes; s. Kap. 26.1.) lassen sich Antikörper gegen die Inselzellen der Bauchspeicheldrüse nachweisen. Diese Form der Zuckerkrankheit tritt oft gemeinsam mit anderen Autoimmunerkrankungen auf.

Auch bei der **Vitiligo** (Scheckhaut), einer Hauterkrankung, bei der es zu weißen, pigmentlosen Flecken im Bereich der Hände, des Gesichts, des behaarten Kopfs und des Anogenitalbereichs kommt, vermutet man einen Autoimmunmechanismus bei der Entstehung der Krankheit.

Veränderungen im Immunsystem kommen auch bei einer der häufigsten Nervenkrankheiten, der **Multiplen Sklerose** (vgl. Kap. 39.5.), vor. Es finden sich Autoantikörper gegen den Nervenbestandteil Myelin ebenso wie veränderte Immunglobulinanteile.

Für Ihre Notizen:

48. Infektionskrankheiten – Allgemeiner Teil

Erreger von Infektionskrankheiten sind *Protozoen*[1], *Würmer, Pilze, Bakterien* und *bakterienähnliche Organismen* sowie *Viren*. Die häufigsten Verursacher von Infektionen sind Bakterien und Viren.

48.1. Bakterien und bakterienähnliche Mikroorganismen

Bakterien sind kleine *einzellige*, unter dem Mikroskop sichtbare Lebewesen (Abb. 48.1). Ihre Vermehrung erfolgt vor allem *ungeschlechtlich* durch Querteilung. Das Zellplasma von Bakterien wird von einer zarten *Zellmembran* umhüllt, die von einer festen *Zellwand* umgeben ist. Einige Bakterien besitzen darüber hinaus noch eine *schleimige Kapsel* oder verschieden geformte *Zellanhänge* (z. B. Geißeln). Die meisten Bakterien sind *kugel- oder stäbchenförmig*. Kugelbakterien nennt man auch *Kokken*, Doppelkugeln bezeichnet man als *Diplokokken*[2]. Verschiedene Bakteriengattungen bilden Dauerformen, die *Sporen*. Diese besitzen eine erhöhte Resistenz[3] gegen Umwelteinflüsse.

Zu den früher als **bakterienähnliche Mikroorganismen**[4] bezeichneten Lebewesen gehören die *Spirochäten*[5]. Sie sind spiralig geformt, lang, dünn und beweglich. Ein Beispiel hierfür sind die *Treponemen*, die unter anderem die Syphilis hervorrufen. *Rickettsien*[6] sind kleine Lebewesen, die ausschließlich *parasitär*[7] leben, d. h., sie sind zu ihrer Arterhaltung ganz auf ihren Wirt (z. B. den Menschen) angewiesen. Die meist ovalen Gebilde können zu feinen Stäbchen auswachsen. Sie vermehren sich nur in Zellen und können deshalb – im Gegensatz zu echten Bakterien – auf leblosen Nährsubstanzen nicht gezüchtet werden. *Chlamydien*[8] sind feine, ovale, intrazelluläre Parasiten, die sich in den Wirtszellen nach einem eigenen Entwicklungszyklus vermehren. Auch sie müssen in Versuchstieren zur Vermehrung gebracht werden. *Mykoplasmen*[9] besitzen im Gegensatz zu echten Bakterien keine Zellwand. Ihre Form ist daher nicht konstant. Spirochäten, Rickettsien, Chlamydien und Mykoplasmen ordnet man heute dem Reich der Bakterien zu.

48.2. Viren

Anders als Bakterien, Pilze und Protozoen besitzen Viren keine Zellstruktur (Abb. 48.2). Sie sind daher nicht in der Lage, selbständig Energie zu erzeugen, zu wachsen und sich zu vermehren. Gelingt es ihnen jedoch, ihr genetisches Material (*DNA* oder *RNA*) in eine Wirtszelle *einzuschleusen*, programmieren sie den gesamten Stoffwechsel der Zelle um zum Aufbau von Virusnukleinsäuren, Virusproteinen und kompletter Viruspartikel. Die Vermehrung dieser kleinsten Infektionserreger läßt sich durch die gegen Bakterien wirksamen Antibiotika nicht beeinflussen.

---

[1] protos (gr.): der erste; zoon (gr.): Tier; Protozoen: Urtierchen, tierische Einzeller
[2] diplo- (gr.): doppelt; kokkos (gr.): Kern, Beere
[3] resistere (lat.): widerstehen; Resistenz: Widerstandsfähigkeit
[4] mikro- (gr.): klein; organon (gr.): Werkzeug
[5] speira (gr.): Windung; chaite (gr.): langes Haar
[6] Ricketts, H. T.: Pathologe (1871–1910)
[7] parasitos (gr.): Mitesser, Schmarotzer
[8] chlamys, chlamydos (gr.): Mantel
[9] mykos (gr.): Schleim; plasma (gr.): Gebilde

48.3. Pilze

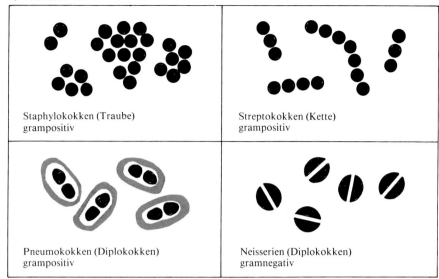

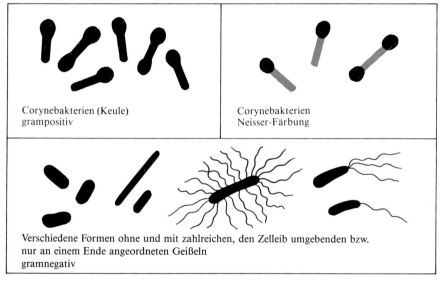

Abb. 48.1. a + b. Formen wichtiger humanpathogener Bakterien und Einteilung nach der Gram- bzw. Neisser-Färbung. (Aus: 18)

48.3. Pilze

Pilze sind relativ große (ca. 10x größer als Bakterienzellen!), chlorophyllose Lebewesen. Im Gegensatz zu Bakterien besitzen sie *echte Zellkerne*. Auch ihre Zellwand ist anders aufgebaut als die der Bakterien. Pilze können aus einzelligen Elementen zu großen, *vielzelligen Gebilden* heranwachsen. Sie bilden unter ungünstigen Bedingungen **Dauerzellen**, die gegen Umwelteinflüsse besonders resistent sind.

c) **Sporenbildende Stäbchen**

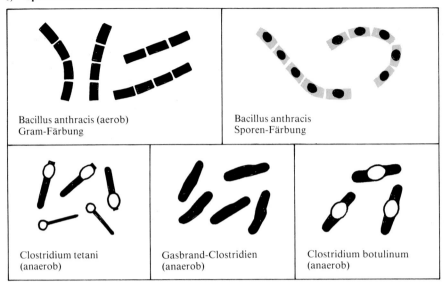

d) **Besondere Formen**

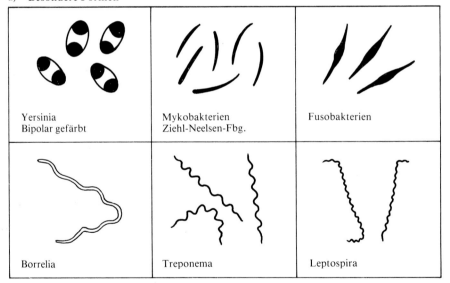

Abb. 48.1. c + d. Formen wichtiger humanpathogener Bakterien und Einteilung nach der Gram- bzw. Ziehl-Neelsen-Färbung. (Aus: 18)

48.4. Protozoen und Würmer

Protozoen und Würmer faßt man als Erreger der **Parasitosen** – der durch Parasiten hervorgerufenen Krankheiten – zusammen. Es sind Lebewesen, die auf Kosten eines Organismus einer anderen Art leben. **Protozoen**, die auch als *Ersttiere* oder *Urtiere* bezeichnet werden, sind *Einzeller*. Sie besitzen einen oder mehrere Zellkerne und sind von einer speziellen Haut, der *Pellicu-*

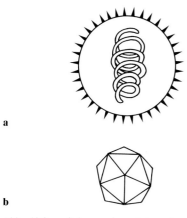

Abb. 48.2. *a* Schema eines Adenovirus (Erreger von Infektionen des Atmungstrakts); *b* Schema eines Influenzavirus (Erreger der Virusgrippe).

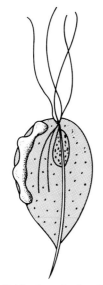

Abb. 48.3. Geißeltierchen (mehrgeißeliger Flagellat: Trichomonas vaginalis).

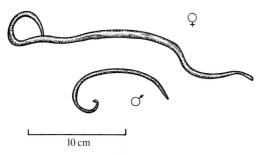

Abb. 48.4. Spulwurm (Ascaris lumbricoides).

la[10], umschlossen. Verschiedene Zellorganellen dienen ihrer Fortbewegung. Zu den Protozoen gehören die Geißeltierchen (Abb. 48.3), die Wimperntierchen und die Wurzelfüßler.

Parasitisch lebende **Würmer** sind die *Plattwürmer*, die *Saugwürmer*, die *Bandwürmer*, die *Rund-* und die *Fadenwürmer*, zu denen z. B. der Spulwurm gehört (Abb. 48.4). An ihrer Entwicklung sind meist ein oder zwei *Zwischenwirte* beteiligt.

48.5. Merkmale einer Infektionskrankheit

Infektionskrankheiten entstehen durch das Eindringen **pathogener Erreger** in den menschlichen Organismus. Die Entstehung einer Krankheit ist jedoch abhängig von der *Übertragbarkeit*, dem *Eindringungsvermögen*, dem *Vermehrungsvermögen* und der *Giftigkeit* der Mikroorganismen. Man bezeichnet dies als die **Virulenz**[11] des Erregers. Wichtig für die Entstehung einer Krankheit ist auch die *Empfänglichkeit* und die *Abwehrkraft* des Menschen in bezug auf den Erreger.

Es gibt verschiedene **Übertragungsmöglichkeiten** von Krankheitserregern. *Direkt* von Mensch zu Mensch können Erreger durch *Tröpfcheninfektion, Kontaktinfektion* oder *fliegend* (durch die Luft) übertragen werden. *Indirekt* kann eine Infektionskrankheit durch *Zwischenträger* oder *Zwischenwirte* (z. B. Tiere) an den Menschen weitergegeben werden.

Die Zeit zwischen der Ansteckung, d. h. dem Eindringen des Krankheitserregers in den Körper, und dem Auftreten der ersten Krankheitserscheinungen bezeichnet man als **Inkubationszeit**[12]. Sie kann je nach Krankheitserreger wenige Stunden bis mehrere Monate dauern.

---

[10] pellicula (lat.): Häutchen
[11] Virulenz: Giftigkeit
[12] incubare (lat.): auf etwas liegen, brüten

49. Infektionskrankheiten – Spezieller Teil

49.1. Kinderkrankheiten

Infektionskrankheiten, die wegen ihrer *hohen Kontagiosität*[1] (Ansteckungskraft) vor allem im Kindesalter vorkommen, nennt man Kinderkrankheiten. Sie hinterlassen meist eine *lebenslange Immunität* gegen den Erreger.

49.1.1. Masern (Morbilli[2])

Eine typische Kinderkrankheit sind die durch das **Masernvirus** (Paramyxovirus) verursachten Masern (Abb. 49.1). Zu den Symptomen gehören Fieber, ein Katarrh der oberen Luftwege, ein Ausschlag im Bereich der Schleimhäute (*Enanthem*[3]) sowie der typische grobfleckige Hautausschlag (*Exanthem*). Die Übertragung geschieht durch **Tröpfcheninfektion**; die Erkrankung hinterläßt eine *lebenslange Immunität*. Nach einer *Inkubationszeit* von 9 bis 11 Tagen kommt es zu einem *zweigipfeligen Fieberverlauf*. Mit dem zweiten Fieberanstieg beginnt der Hautausschlag, meist im Gesicht und hinter den Ohrmuscheln. Lymphknoten und Milz sind vergrößert. Nach 3 bis 5 Tagen klingt das Exanthem ab. Die Haut schuppt sich. Wegen der schwerwiegenden Komplikationen (*Masernenzephalomyelitis*[4], *Pneumonie, Otitis media*) wird die *Impfung* ab dem 15. Lebensmonat empfohlen.

49.1.2. Röteln (Rubeola[5])

Erreger der Röteln ist das **Rötelnvirus**, ein RNA-Virus, das durch *Tröpfcheninfektion* übertragen wird. Die *Inkubationszeit* dauert durchschnittlich 18 (12–23) Tage. Die Erkrankung

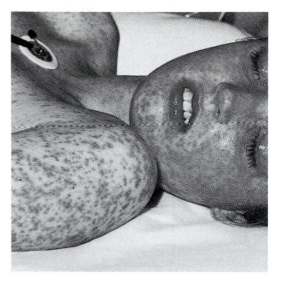

Abb. 49.1. Schwerwiegende Komplikation (Masernenzephalitis) bei einer Maserninfektion. Der typische grobfleckige Hautausschlag ist durch kleine (petechiale) Einblutungen verändert. (Aus: 17)

ist 7 Tage vor und bis zu 7 Tage nach dem Ausbruch des *masernähnlichen Exanthems* ansteckend. Neben dem Ausschlag kommt es zur Lymphknotenschwellung und zu Fieber. Große Bedeutung hat die Erkrankung dadurch, daß es bei einer Infektion der Mutter vor allem innerhalb der ersten drei Schwangerschaftsmonate zu Mißbildungen beim Ungeborenen (**Rötelnembryopathie**) kommen kann. Weitere mögliche Folgen einer Rötelninfektion des Embryos sind auch Fehl-, Früh- und Totgeburt. Bei termingerecht geborenen Kindern sind Fehlbildungen häufig. Typisch für das Krankheitsbild der Rötelnembryopathie sind Linsentrübungen des

---

[1] contagium (lat.): Ansteckung
[2] morbilli (lat.): eigentlich: kleine Krankheit; Masern
[3] en- (gr.): in, in – hinein, innerhalb; Enanthem als Gegensatz zum Exanthem
[4] enkephalos (gr.): Gehirn; myelon (gr.): Mark; -itis: Entzündung
[5] ruber (lat.): rot

49.1. Kinderkrankheiten

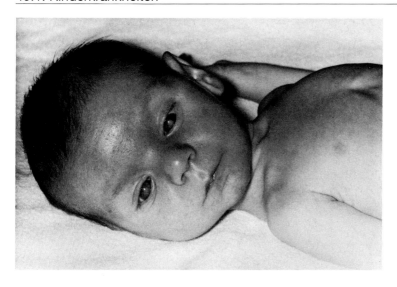

Abb. 49.2. Linsentrübung (Katarakt) bei Röteln-embryopathie. (Aus: 16)

Auges (Katarakt) und andere Augendefekte, eine Innenohrschwerhörigkeit, Herzfehler sowie Hirnschäden (Mikrozephalie mit Krämpfen, Minderbegabung und spastische Lähmungen) sowie eine allgemeine Wachstumsverzögerung (Abb. 49.2.). Nach der Geburt sind die erkrankten Kinder noch monatelang infektiös. Um dies zu vermeiden, empfiehlt sich eine *Schutzimpfung* ab dem 15. Lebensmonat, spätestens jedoch dann, wenn eine junge Frau ohne Rötelnantikörper eine Schwangerschaft plant.

49.1.3. Windpocken (Varizellen[6])

Das die Windpocken hervorrufende Varizella-Zoster-Virus aus der Gruppe der **Herpesviren** ist identisch mit den Erregern der Gürtelrose (*Herpes zoster*[7]). Zur Symptomatik der Windpocken gehört ein *bläschenförmiger Hautausschlag* (Abb. 49.3). Die Bläschen sind anfangs mit klarer, später mit einer trüben Flüssigkeit gefüllt. Es bilden sich schließlich *Krusten*, die dann abfallen, ohne Narben zu hinterlassen. Der Ausschlag beginnt meist am Kopf, später auch an Rumpf und Extremitäten; zusätzlich können der behaarte Kopf und die Schleimhäute befallen werden. Häufig kommt es auch zu anfänglichen Kopf-, Kreuz- und Gliederschmerzen, manchmal auch zu Fieber. Die *Inkubationszeit* bei Windpocken beträgt durchschnittlich 14 (bis max. 21) Tage. Eine Übertragung geschieht durch **Tröpfcheninfektion** und **Hautkontakt**. Varizellen sind bis zum Abfallen der Krusten ansteckend. Die Krankheit hinterläßt eine *lebenslange Immunität*. Die Viren können jedoch in den Spinalganglien (s. S. 269) überdauern und später zur *Gürtelrose* führen.

49.1.4. Scharlach (Scarlatina[8])

Erreger des Scharlachs sind **Streptokokken**, die ein *Toxin* (Gift) bilden. Die Bakterien werden durch *Tröpfcheninfektion*, *indirekt* (z. B. über Spielsachen) oder durch *Nahrungsmittel* übertragen. Sie treten in der Regel über den Nasen-Rachen-Raum in den Körper ein. Nach einer *Inkubationszeit* von 2 bis 8 Tagen kommt es plötzlich zu hohem Fieber, Schüttelfrost, Erbrechen, Hals-, Kopf- und Gliederschmerzen sowie einer Anschwellung der Lymphknoten. Typisch ist das *Enanthem* des weichen Gaumens und des Rachens und die weißlich belegte, geschwollene Zunge. Ein *kleinfleckiger Hautausschlag* beginnt an Hals und Brust und breitet sich über Rumpf und Extremitäten aus. Häufig sieht man auch eine Blässe um Mund und Nase herum. Nach dem dritten Krankheitstag werden die Beläge von der Zunge abgestoßen, es kommt

---

[6] varizellen (lat.): Windpocken
[7] herpes (gr.): schleichender Schaden, Hautgeschwür; zoster (gr.): Gürtel
[8] scarlatina (lat.): Scharlach

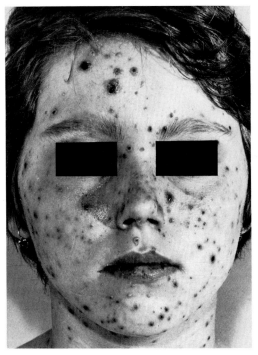 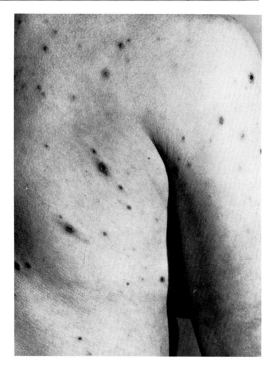

Abb. 49.3. Varizellen (Windpocken). (Aus: 8)

zur »*Himbeerzunge*«. In der zweiten Krankheitswoche beginnt eine langdauernde *Schuppung* der Haut. Schwerwiegende Komplikationen des Scharlachs sind die Mittelohrentzündung, die Nierenentzündung und das **rheumatische Fieber**[9], das nach einem Intervall von 2 bis 3 Wochen auftritt und mit einer Endomyokarditis (Entzündung der Herzinnenhaut und des Herzmuskels), Gelenkschmerzen, einer Polyarthritis (Entzündung der Gelenke) und einem Befall des Nervensystems (Chorea minor[10]) einhergeht. Wichtigste therapeutische Maßnahme bei Scharlach ist daher die Gabe von *Penicillin*.

49.1.5. Keuchhusten (Pertussis[11])

Keuchhusten wird durch **Bordetella pertussis**, ein Stäbchenbakterium, hervorgerufen. Die Übertragung geschieht durch Tröpfcheninfektion. Der Erreger ruft eine *katarrhalische Entzündung* der Schleimhäute hervor. Charakteristisch sind die – im Säuglingsalter lebensgefährlichen – **Hustenanfälle**. Die Erkrankung verläuft in drei Stadien über mehrere Wochen bis Monate. Die *Inkubationszeit* beträgt 7 bis 14 Tage.

49.1.6. Mumps (Ziegenpeter, Parotitis epidemica[12])

Das **Mumpsvirus** gehört zur Gruppe der Paramyxoviren. Es wird durch *Tröpfchen- und Schmierinfektion* übertragen. In etwa 60 % der Fälle verläuft die Erkrankung klinisch stumm, d. h. ohne Symptome. Bei den restlichen Patienten kommt es zu einer *nichteitrigen Schwellung der Ohrspeicheldrüse* (Abb. 49.4). Meist ist die linke Seite zuerst betroffen. Sie wird in 75 bis 80 % von der rechten Seite gefolgt. Auch Kopf- und Gliederschmerzen treten auf. Nach 5 bis 8 Tagen geht das Fieber zurück, gleichzeitig kommt es zu einem Rückgang der Schwellung. Die *Inkubationszeit* bei Mumps beträgt durch-

---

[9] rheuma (gr.): Fluß
[10] chorea (gr.): Tanz; minor: klein
[11] tussis (lat.): Husten
[12] glandula parotidea (lat.): Ohrspeicheldrüse; -itis: Entzündung; epidemios (gr.): im Volke verbreitet

49.1. Kinderkrankheiten

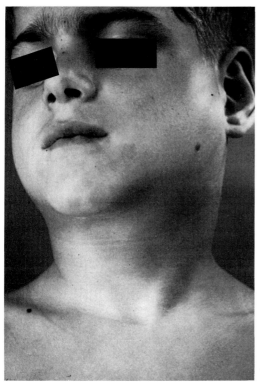

Abb. 49.4. Schwellung der Ohrspeicheldrüse (Parotis), besonders links, bei Mumps. (Aus: 16)

schnittlich 18 (12 – 35) Tage. Neben der Parotis können auch noch *andere Drüsen* betroffen sein (Speicheldrüsen, Pankreas, Tränendrüsen, Hoden). Eine Erkrankung von Jungen während und nach der Pubertät kann über eine **Mumpsorchitis** zur *Sterilität* führen. Eine weitere Komplikation der Erkrankung ist die Meningitis (Hirnhautentzündung).

49.1.7. Diphtherie

Erreger der Diphtherie ist ein Stäbchenbakterium, das **Corynebacterium diphtheriae**. Die Erkrankung wird durch *Bakterientoxine* hervorgerufen, die lokal die Haut und die Schleimhäute schädigen und als Fernwirkung Herzmuskelschäden und Nervenlähmungen verursachen. Die Übertragung der Bakterien geschieht meist durch *Tröpfcheninfektion*, seltener durch *Schmierinfektion*. Nach einer *Inkubationszeit* von 2 bis 7 Tagen siedeln sich die Erreger vor allem auf den Schleimhäuten von Mund, Rachen und Kehlkopf an. Dort zerstört das von ihnen gebildete Toxin die Epithelzellen. Die so entstehenden *Geschwüre* werden vom Körper mit *Fibrinbelägen* abgedeckt. Es entstehen *flächenhafte, grauweißliche Pseudomembranen*[13].

Weitere Symptome der Diphtherie sind Fieber, eine kloßige Sprache, süßlicher Mundgeruch und die Anschwellung der Lymphknoten. Bei einem Befall des Kehlkopfs kommen noch Heiserkeit und ein bellender Husten hinzu. Auch *Atemnot* bis hin zu *Erstickungsanfällen* treten auf. Als **maligne Diphtherie** bezeichnet man schwerste Allgemeinerscheinungen, die durch das Einschwemmen von Bakterientoxinen ins Blut (*Toxinämie*) entstehen. Neben einer Schädigung des Kreislaufs und peripherer Nerven kommt es meist zur Myokarditis. Häufig tritt innerhalb von 2 bis 10 Tagen der Tod ein.

49.1.8. Kinderlähmung (Poliomyelitis epidemica oder Poliomyelitis acuta anterior[14])

Bei der durch das **Poliomyelitis-Virus** hervorgerufenen Kinderlähmung kommt es zu einer *Entzündung des ZNS*. Vor allem die *graue Substanz* (die Vorderhörner des Rückenmarks, aber auch das verlängerte Mark und das Gehirn) sind betroffen. Eintrittspforte der Erreger ist der Verdauungstrakt. Die *Inkubationszeit* beträgt 3 bis 14 Tage. Das Virus wird in den ersten beiden Wochen mit dem Stuhl ausgeschieden. Die Erkrankung verläuft in *Stadien*. Auf das *infektiöse Stadium* folgt das *Lähmungsstadium*, später das *Reparationsstadium*; oft bleiben jedoch *Dauerfolgen* zurück. Im Reparationsstadium kann es zum völligen oder teilweisen Rückgang der Lähmungen kommen. Nach 1 1/2 Jahren ist dieses Stadium abgeschlossen. Bleibende Folgen sind Skelett- und Gelenkveränderungen und ein Minderwachstum einzelner Glieder.

---

[13] pseudos (gr.): falsch; membrana (lat.): dünne Haut
[14] polios (gr.): grau; myelon (gr.): Mark; -itis: Entzündung; epidemios: s. 12; acutus (lat.): heftig; anterior (lat.): vorderer

49.2. Weitere Infektionskrankheiten

49.2.1. Pocken (Variola[15])

Pocken, eine meldepflichtige Erkrankung, werden durch das **Pockenvirus** (DNA-Virus) hervorgerufen. Die Übertragung der Erreger erfolgt durch *Tröpfchen-, Schmier- und Staubinfektion*. Nach einer *Inkubationszeit* von 7 bis 17 Tagen kommt es zu hohem Fieber, Kopf-, Rücken- und Lendenschmerzen. Es folgt ein anfangs *pustelförmiger Ausschlag*. Später bilden sich daraus *Bläschen*, dann *Pusteln*, die schließlich austrocknen. Der Abfall der infektiösen *Krusten* erfolgt nach 1 bis 3 Wochen. Es bleiben *Narben* zurück. Die Sterblichkeit (*Letalität*) bei der Variola-major[16]-Variante beträgt 20 bis 50%. Seit Einführung der *Pockenschutzimpfung* (Abb. 49.5) konnte die ursprünglich weit verbreitete Erkrankung stark eingedämmt werden. Im Jahr 1980 erklärte die Weltgesundheitsorganisation (WHO) die Welt für pockenfrei. Heute werden Pockenerreger nur noch in den USA und in der Gemeinschaft unabhängiger Staaten (GUS) unter Aufsicht der WHO aufbewahrt. Die Pockenimpfpflicht wurde daher abgeschafft.

49.2.2. Salmonellosen

Als **Salmonellosen** bezeichnet man akute Durchfallerkrankungen (*Gastroenteritiden*), die durch bestimmte Stäbchenbakterien, die Salmonellen der Enteritisgruppe, hervorgerufen werden.

Bei den meisten Erkrankten wird heute *Salmonella enteritidis* als Krankheitsauslöser festgestellt. In der Regel gelangen die Bakterien über **verunreinigte Nahrungsmittel** in den menschlichen Körper. Sie vermehren sich vor allem in Tieren. Ein großes Erregerreservoir stellt das Geflügel dar. Der Mensch ist nur selten Dauerausscheider.

Infektionen beim Menschen sind in vielen Fällen auf den Verzehr von Eiern und Eiprodukten zurückzuführen. In den letzten Jahren wurde vermehrt über Fälle von Massenerkrankungen in Altenheimen und anderen Gemeinschaftseinrichtungen berichtet. So wurden z. B. eihaltige Süßspeisen nach der Zubereitung ungenügend gekühlt über mehrere Stunden aufbewahrt, bevor sie verzehrt wurden. Die in den Speisen enthaltenen Salmonellen konnten sich in der Zwischenzeit massiv vermehren. Da alte Menschen vielfach in ihrer Abwehr geschwächt sind, kam es wiederholt zu Todesfällen.

Nach ihrer *Aufnahme in den Magen-Darm-Trakt* wandern die Entritis-Salmonellen in die Darmwand ein und führen zu einem raschen Fieberanstieg. Sie bilden z. T. auch Giftstoffe (sog. *Enterotoxine*), die für die meist starken wäßrigen Durchfälle verantwortlich sind. Typischerweise kommt es auch zu Übelkeit, Erbrechen und Bauchkrämpfen. Nur in ca. 6–8 % der Fälle dringen die Erreger in die Blutbahn ein. Man spricht dann von einem *septischen Verlauf*. Die Salmonellen können sich auf diese Weise auch in verschiedenen Organen ansiedeln.

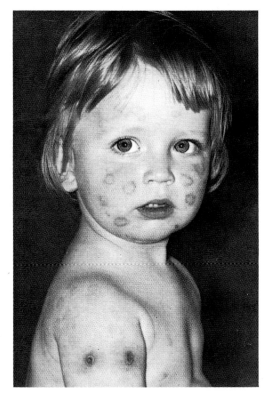

Abb. 49.5. Hautrötungen 7 Tage nach einer Pockenschutzimpfung (postvakzinales Exanthem) bei einem 1 $1/_3$jährigen Jungen. Am rechten Oberarm sieht man eine normale Impfreaktion. Im Gesicht und am Körper finden sich leicht erhabene rötliche Hautblüten, die sich nach 5 Tagen ohne Behandlung zurückbildeten. (Aus: 17)

---

[15] varius (lat.): scheckig, gefleckt
[16] variola: s. 15; major (lat.): größer, der Größere

Die Inkubationszeit bei Salmonellenerkrankungen beträgt nur ca. 8–48 Stunden. In unkomplizierten Fällen dauert die Krankheit 4–7 Tage an. Vor allem ältere Patienten müssen häufig stationär behandelt werden. Es besteht eine erhöhte Sterblichkeit.

49.2.3. Typhus[17]

Auch beim Typhus gelangen die Erreger (**Salmonella typhi**) über den Magen-Darm-Trakt in den Körper. Die Keime durchdringen jedoch die Darmwand und gelangen über den Lymphweg in die *Blutbahn*. Nach einer durchschnittlichen *Inkubationszeit* von etwa 10 Tagen (3–60 Tage je nach Menge der aufgenommenen Erreger) kommt es zu uncharakteristischen Allgemeinerscheinungen, später zu hohem Fieber, Benommenheit und Infektdelirien. Weitere Symptome sind die in der Mitte grauweiß belegte *Typhuszunge*, *Typhusroseolen* (1 mm große, blaßrote Pünktchen), anfangs *Verstopfung*, später erbsbreiartige *Durchfälle*. In der 3. bis 5. Krankheitswoche gehen die Symptome zurück. Es folgt eine langdauernde Erholungsphase.

49.2.4. Tetanus

Der überall in der Erde, im Schmutz und in menschlichen und tierischen Fäkalien vorkommende Erreger des *Wundstarrkrampfs* (Tetanusbazillus oder *Clostridium tetani*) kann bei Verletzungen der Haut oder Schleimhaut in den Körper eindringen und dort Toxine bilden. Die Giftstoffe führen dann zu den für die Erkrankung typischen *Muskelkrämpfen*. Auch die Atemmuskulatur ist in der Regel betroffen. Als Folge tritt dann ein Atemstillstand ein, der für die auch heute noch hohe Sterblichkeitsrate beim Tetanus verantwortlich ist. Die Inkubationszeit beträgt 3 Tage bis 4 Wochen, meist etwa 15 Tage. Eine Übertragung der Erreger von Mensch zu Mensch ist äußerst unwahrscheinlich.

49.2.5. Influenza

Zu den typischen Symptomen einer *Virusgrippe* (Influenza) gehören der plötzliche Beginn mit hohem Fieber, ein schweres Krankheitsgefühl sowie Kopf- und Gliederschmerzen. In der Regel klagen die betroffenen Patienten über Halsschmerzen und Husten, auch Magen-Darm-Beschwerden kommen vor. Die Influenza kann in leichten Fällen mit nur geringen Krankheitszeichen einhergehen und wird dann oft mit einer banalen Erkältungskrankheit verwechselt. Schwere Verlaufsformen – auch mit Todesfolge! – treten auf. Es kommt dabei häufig zu Komplikationen, wie Entzündungen der Nasennebenhöhlen (Sinusitis) und der Mittelohren (Otitis media), Lungenentzündung (Pneumonie) und Komplikationen im Bereich des Herz-Kreislauf-Systems (bis hin zur Kreislaufinsuffizienz). Auch das periphere und das zentrale Nervensystem können mitbetroffen sein. Bei einer Enzephalitis (Entzündung des Gehirns) ist die Prognose sehr schlecht. Die Erreger der Virusgrippe – es sind *Influenzaviren vom Typ A, B und C* (s. Abb. 48.2b) – können durch Tröpfcheninfektion und Kontakt mit infizierten Gegenständen übertragen werden. Die Inkubationszeit beträgt nur 1 bis 3 Tage. Da das Influenzavirus die Eigenschaft besitzt, ständig seine Oberflächenbeschaffenheit zu verändern, kann der menschliche Körper keine langandauernde Immunität gegen das Virus entwickeln.

49.3. Impfungen

49.3.1. Allgemeiner Teil

Zu den Infektionskrankheiten, die heute ihren Schrecken für uns weitgehend verloren haben, gehören u. a. Pocken und Kinderlähmung. Zu verdanken ist dies der **Impfung (aktive Immunisierung)**. Hierbei werden gesunden Personen Bestandteile eines Krankheitserregers oder eine nichtpathogene Form eines Erregers verabreicht. Diese als Antigene wirksamen *Impfstoffe* veranlassen den Körper, große Mengen *Antikörper* (Immunglobuline, s. a. Kap. 12.4.) zu bilden. Bei erneutem Kontakt mit dem Erreger – auch noch viele Jahre später – können diese Antikörper den Krankheitserreger oder das von ihm gebildete Toxin unschädlich machen, so daß es nicht zum Ausbruch der Krankheit kommt. Bis ein ausreichender Impfschutz besteht, d. h., bis das Immunsystem des Organismus genü-

---

[17] typhos (gr.): Durst, Schwindel

gend Antikörper gebildet hat, dauert es einige Zeit. Bei verschiedenen Impfungen, z. B. gegen Diphtherie, Tetanus und Poliomyelitis, sind mehrere Wiederholungsimpfungen nötig. Die Schutzwirkung kann dann viele Jahre anhalten, bei einigen Impfungen sogar lebenslang.

Unter einer **passiven Immunisierung** versteht man die Gabe von Immunglobulinen (bereits fertigen Antikörpern) an Personen, die Kontakt mit einem bestimmten Krankheitserreger hatten, aber bislang nicht über einen ausreichenden Impfschutz verfügen. Die Immunglobuline werden aus dem Blut von Spendern gewonnen, die ebenfalls Kontakt mit dem Krankheitserreger hatten und ausreichend Antikörper dagegen gebildet haben. Die Schutzwirkung bei der passiven Immunisierung setzt sofort ein. Da die Antikörper aber nach und nach im Körper abgebaut werden, hält der Impfschutz nur einige Wochen an. Als **Simultanprophylaxe** bezeichnet man die sowohl passive als auch aktive Immunisierung bei Personen, die einen sofortigen und einen langanhaltenden Schutz vor einer Infektionskrankheit benötigen (z. B. bei Tetanus- oder Tollwutinfektionen).

Eine Schutzimpfung kann mit sog. »Totimpfstoffen« oder »Lebendimpfstoffen« durchgeführt werden. »**Totimpfstoffe**« werden aus abgetöteten Krankheitserregern hergestellt, während »**Lebendimpfstoffe**« aus Krankheitskeimen bestehen, die ihre pathogenen (krankmachenden) Eigenschaften verloren haben. Zur Gruppe der »Totimpfstoffe« gehören der Hepatitis-B-Impfstoff, der Tollwut-Impfstoff und der Influenza-Impfstoff; »Lebendimpfstoffe« sind der Poliomyelitis-Impfstoff (Schluckimpfung), der Mumps- und Masern-Impfstoff. Gegen Tetanus und Diphtherie impft man mit einem sog. »**Toxoidimpfstoff**«, der aus abgeschwächten Giftstoffen (Toxinen) der Bakterien besteht.

49.3.2. Empfohlene Schutzimpfungen

Von der Ständigen Impfkommission des Bundesgesundheitsamtes (STIKO) werden für Kinder und Jugendliche Impfungen gegen Diphtherie, Tetanus, Haemophilus influenzae Typ b, Poliomyelitis, Masern, Mumps, Röteln und Keuchhusten empfohlen (s. dazu den Impfkalender Kap. 49.3.3.). Im Erwachsenenalter sollten manche Impfungen des Kindesalters wieder aufgefrischt und bislang versäumte Impfungen nachgeholt werden. Andere Impfungen werden nötig, wenn bestimmte Krankheiten in einem Gebiet gehäuft auftreten oder für einige Personengruppen eine erhöhte Gefahr zu erkranken besteht. Auch bei Auslandsreisen werden bestimmte Impfungen vorgeschrieben oder empfohlen.

49.3.2.1. Diphtherie-Schutzimpfung

Auch heute noch treten bei uns begrenzte Diphtherieepidemien auf, obwohl die Erkrankung dank der Schutzimpfung selten geworden ist. Die Gefährlichkeit der Erkrankung – sie führt noch immer in vielen Fällen zum Tod – macht es nötig, daß auch weiterhin jeder Säugling gegen Diphtherie geimpft werden sollte. Die Impfung mit dem Toxoidimpfstoff erfolgt ab dem 3. Lebensmonat. Um eine Grundimmunisierung zu erzielen, benötigt man drei Impfungen, die zweckmäßig als Kombination mit der Tetanusimpfung (s. Kap. 49.3.2.2.) erfolgen. Später sind Auffrischimpfungen in etwa zehnjährigen Abständen nötig. Der Impfstoff ist im Kindesalter in der Regel sehr gut verträglich. Beim Erwachsenen können heftige Lokal- und Allgemeinreaktionen auftreten.

49.3.2.2. Tetanusimpfung

Da Tetanussporen überall in der Erde vorkommen, kann die Krankheit nicht – wie beispielsweise die Pocken – durch eine Schutzimpfung ausgerottet werden. Es müßte auch dann prophylaktisch geimpft werden, wenn kein Fall der häufig tödlich verlaufenden Erkrankung mehr auftreten würde. Der Toxoidimpfstoff wird in der Regel zusammen mit dem Diphtherie-Impfstoff ab dem 3. Lebensmonat verabreicht. Auch hier sind drei Impfungen zur Grundimmunisierung nötig, wobei die zweite Impfung nach 4 bis 6 Wochen, die dritte Impfung nach 6 bis 12 Monaten erfolgen sollte. Später werden alle 10 Jahre Auffrischimpfungen empfohlen. Tritt vorher eine Verletzung auf, muß eventuell auch schon früher wieder geimpft werden. In der Regel gibt man bei länger zurückliegender letzter Impfung auch Tetanus-Immunglobulin als Sofortschutz. Die Tetanus-Schutzimpfung wird gut toleriert, nur sehr selten treten bei einer Wiederholungsimpfung Fieber und/oder allergische Reaktionen auf.

49.3.2.3. Pertussis-Schutzimpfung

Die heftigen, zum Teil mit Atemnot verbundenen Hustenanfälle beim Keuchhusten (Pertussis) können für Säuglinge zur tödlichen Bedrohung werden. Schwerwiegende Komplikationen der Erkrankung sind vor allem Hirnschädigungen. Wegen der Gefährlichkeit der Erkrankung im Säuglingsalter und für Kleinkinder, die an Krankheiten der Atemwege oder der Herz-Kreislauf-Organe leiden, wurde bislang eine Impfung für Säuglinge empfohlen, die in Gemeinschaftseinrichtungen oder großen Familien leben, da dort die Möglichkeit der Ansteckung durch andere Kinder größer ist. Auch Eltern, deren Kleinkinder an bestimmten Vorerkrankungen litten (s. o.), wurde die Impfung empfohlen. Eine allgemeine Impfempfehlung wurde wegen der z. T. gravierenden Nebenwirkungen der Pertussisimpfung nicht ausgesprochen. Nach einer erneuten Diskussion der Problematik hat die STIKO 1991 die Keuchhustenimpfung aller Kinder ab dem 3. Lebensmonat wieder empfohlen. Die Beschränkung der Pertussisimpfung auf die ersten beiden Lebensjahre wurde aufgehoben. Begründet wurde dies damit, daß die bleibenden Komplikationen der Impfung (s. u.) in den letzten Jahren überschätzt wurden.

Die Impfung erfolgt zweckmäßigerweise ab dem 3. Lebensmonat zusammen mit der Diphtherie-Tetanus-Impfung. Zur Grundimmunisierung sind drei Impfungen nötig. Bislang wurde empfohlen, nach dem ersten Lebensjahr keine Erstimpfung mehr vorzunehmen. Wegen der beschriebenen, z. T. schwerwiegenden Nebenwirkungen des Totimpfstoffs (Krampfanfälle, Unruhe, anhaltendes Schreien, Kreislaufkollaps) sollte vom impfenden Arzt bei Kindern mit zerebralen Vorschäden eine sorgfältige Risikoabwägung vorgenommen werden.

Wird der Keuchhusten rasch nach Ausbruch der Erkrankung diagnostiziert, kann eine sofortige Chemotherapie (z. B. mit Erythromycin) die Krankheitserscheinungen stark abmildern. Auch als Prophylaxe ist eine Erythromycingabe über mindestens 10 Tage geeignet, wenn Kontakt zu einem an Keuchhusten Erkrankten bestand.

49.3.2.4. Poliomyelitis-Schutzimpfung

Die allgemein als »Polio-Schluckimpfung« bezeichnete Impfung gegen die Kinderlähmung (Poliomyelitis) wurde im Jahre 1962 in der Bundesrepublik Deutschland eingeführt. Seither ist die Erkrankungshäufigkeit von 2000 bis 4000 Fällen pro Jahr auf etwa 10 Neuerkrankungen jährlich zurückgegangen. Auch weiterhin sollen alle Kleinkinder in den ersten beiden Lebensjahren den in Form einer Schluckimpfung verabreichten Lebendimpfstoff gegen alle drei Typen der Poliomyelitisviren erhalten, damit ein erneutes Aufflackern der oft zu bleibenden Lähmungen führenden Infektionskrankheit verhindert wird. Für ungeimpfte Erwachsene besteht bei Reisen in Gebiete mit einer hohen Zahl von Neuerkrankungen an Poliomyelitis ein nicht zu unterschätzendes Risiko, sich zu infizieren. Auch aus diesem Grund sollten nach der Grundimmunisierung (jeweils parallel zu den Diphtherie-Tetanus- oder Diphtherie-Pertussis-Tetanus-Impfungen in den ersten beiden Lebensjahren) in zehnjährigen Abständen Auffrischimpfungen durchgeführt werden. Impfreaktionen und Nebenwirkungen treten in der Regel nicht auf. Selten kommt es zu leichtem Fieber oder Durchfall, sehr selten zu flüchtigen schlaffen Lähmungen. Da die Impfviren über den Magen-Darm-Trakt in den Körper gelangen und sich dort auch vermehren, können sie über einen längeren Zeitraum (bis zu 8 Wochen) mit dem Stuhl ausgeschieden werden. Eine Übertragung der abgeschwächten Viren auf ungeimpfte Personen ist dann möglich, in der Regel aber ungefährlich. Eine Ausnahme bilden Tumorkranke unter zytostatischer oder strahlentherapeutischer Behandlung, da bei ihnen durch Übertragung von Impfviren Lähmungen hervorgerufen werden können.

49.3.2.5. Schutzimpfung gegen Haemophilus influenzae b

Haemophilus influenzae b (Hib) verursacht bei Kleinkindern eine Reihe von Infektionskrankheiten. Am folgenschwersten für die Betroffenen ist die oft mit Komplikationen einhergehende eitrige Meningitis (Hirnhautentzündung). Etwa 5 % der an einer durch Hib hervorgerufenen Meningitis erkrankten Kinder sterben. Wird die Krankheit überlebt, bleiben vielfach Folgeschäden im Bereich des peripheren und des zentralen Nervensystems sowie geistige Entwicklungsstörungen. Der Erreger kann auch Entzündungen der Ohren (Otitis media, Mastoiditis, Cellulitis), der Gelenke (Arthritis), der Haut, der Lunge (Pneumonie, Pleuritis) und des Kehldeckels (Epiglottitis, ruft anfangs Pseudokrupp-ähnliche Atemnotanfälle hervor, *lebensbedrohlich!*) auslösen. Da die Häufigkeit der durch Hib ausgelösten Erkrankung in den letzten Jahren stark zugenommen hat – die Tendenz ist weiter steigend –, sollten alle Säuglinge ab dem 3. Lebensmonat gegen Hib geimpft werden. Zur Grundimmunisierung sind dann drei Impfungen nötig (2 x im Abstand von 6 bis 8 Wochen, 3. Impfung nach 6 bis 12 Monaten). Ungeimpfte Kinder, die älter als 18 Monate sind, benötigen nur eine einzige Impfung. Bei Kindern, die älter als 5 Jahre sind, ist eine Impfung nicht mehr erforderlich, da im Schulalter die meisten Kinder schon Kontakt mit Hib hatten (Durchseuchungsrate: 90 %). Es besteht dann kein nennenswertes Risiko mehr, durch eine Hib-Infektion schwer zu erkranken. Die Impfungen können zusammen mit der DT- oder DPT-Impfung erfolgen, wobei die Injektion an der gegenüberliegenden Seite erfolgen sollte. Die bisher beschriebenen Nebenwirkungen des Totimpfstoffs sind minimal; meist handelt es sich um Rötungen, Schwellungen und Schmerzen im Bereich der Einstichstelle sowie Fieber.

49.3.2.6. Masern-Schutzimpfung

Die Masern, eine häufig als harmlos angesehene Infektionskrankheit des Kindesalters, können schwere Komplikationen nach sich ziehen. Durch eine Masern-Schutzimpfung gilt es vor allem, die häufige Masernenzephalitis (Entzündung des Gehirns) zu verhindern. Die Masernenzephalitis ist mit einer Sterblichkeit von mehr als 20 % belastet. Wird sie überlebt, tragen die betroffenen Kinder oft Dauerschäden davon.

Auch Mittelohr- und Lungenentzündungen können für Kleinkinder zu einer ernsten Bedrohung werden. Für alle Kleinkinder ab dem 15. Lebensmonat wird daher die Masern-Schutzimpfung empfohlen. Der Lebendimpfstoff wird meist in Kombination mit der Mumps-Röteln-Impfung verabreicht. In der Regel hält der Impfschutz länger als 10 Jahre an. Eine einmalige Impfung ist daher ausreichend. Als Impfreaktion können zwischen dem 5. und 12. Tag nach der Impfung Fieber und ein leichtes Exanthem (Hautausschlag) auftreten. Diese »Impfmasern« sind nicht ansteckend. Sehr selten (1:1 Mill.) wurde nach einer Masernimpfung eine Impfenzephalitis beschrieben. Erfolgt eine Schutzimpfung in den ersten drei Tagen nach einer Ansteckung, kann der Ausbruch der Erkrankung verhindert werden. Man bezeichnet diese Art der Impfung als Inkubationsimpfung.

49.3.2.7. Mumps-Schutzimpfung

Nur etwas mehr als die Hälfte aller Schulkinder in den alten Bundesländern besitzen heute einen ausreichenden Impfschutz gegen Mumps. Doch auch eine oft als harmlos verkannte Mumpsinfektion kann mit schwerwiegenden Komplikationen einhergehen. Hierzu zählt vor allem die bei etwa 10 bis 15 % der Infizierten auftretende Hirnhautentzündung. Neben den Kopfspeicheldrüsen kann auch die Bauchspeicheldrüse befallen sein (Pankreatitis). Eine weitere Komplikation ist die Entzündung des Hörnerven mit der möglichen Folge einer Schwerhörigkeit oder Ertaubung. Tritt die Erkrankung nach der Pubertät auf, kommt es bei Jungen oft zu einer Hodenentzündung (mögliche Folge: Sterilität), bei Mädchen zu Eierstockentzündungen mit anschließenden Zyklusstörungen.

Die Mumps-Schutzimpfung erfolgt mit einem Lebendimpfstoff ab dem 15. Lebensmonat, in der Regel kombiniert mit der Masern-Röteln-Impfung. Eine einmalige Impfung ist ausreichend. Der Impfstoff wird meist gut vertragen. Selten kommen Fieber und eine leichte Schwellung der Ohrspeicheldrüse als Impfreaktionen vor.

49.3.2.8. Röteln-Schutzimpfung

Im Gegensatz zur Masern- oder Mumpsinfektion kommt es bei den Röteln nicht zu schwerwiegenden Komplikationen. Viele Rötelninfektionen gehen nur mit geringen Symptomen einher. Der Grund für die Impfung aller Kleinkinder im zweiten Lebensjahr liegt in der Verhütung der Rötelnembryopathie beim Ungeborenen (s. Kap. 49.1.2.) nach Ansteckung der Mutter während der Schwangerschaft. Mädchen und Jungen (!) sollten mit dem Lebendimpfstoff geimpft werden, um das Risiko einer Ansteckung für Schwangere herabzusetzen und die Röteln möglichst bald bei uns auszurotten. Unabhängig davon, ob sie als Kleinkind geimpft wurden, sollten Mädchen zusätzlich vor Eintritt der Pubertät gegen Röteln geimpft werden. Frauen, die keine Röteln-Antikörper besitzen und schon ein Kind geboren haben, können im Wochenbett geimpft werden. Geimpfte Personen können einige Tage lang Impfviren im Rachensekret ausscheiden. Kontaktinfektionen finden hierdurch jedoch nicht statt. Die Impfung stellt auch für Mutter und Kind im Wochenbett keine Gefahr dar. Wird eine Frau im gebärfähigen Alter, bei der bislang keine Röteln-Antikörper nachgewiesen wurden, geimpft, muß in den nächsten drei Monaten eine Schwangerschaft sicher verhütet werden. Bei Kleinkindern ab dem 15. Lebensmonat wird der Impfstoff in der Regel in Kombination mit der Masern-Mumps-Impfung verabreicht. Eine einmalige Impfinjektion ist ausreichend, doch sollten Mädchen zwischen dem 11. und 15. Lebensjahr sicherheitshalber noch einmal geimpft werden. Als Impfreaktionen können lokale Rötungen und Schwellungen an der Einstichstelle ebenso auftreten wie Fieber, Lymphknotenschwellungen und ein Hautausschlag. Zu den Nebenwirkungen der Rötelnimpfung gehören die seltenen Gelenkschmerzen und Gelenkentzündungen, auch vorübergehende periphere Nervenentzündungen können auftreten.

Eine passive Immunisierung mit Röteln-Immunglobulin kann bei seronegativen schwangeren Frauen mit Rötelnkontakt nötig werden. Dies muß möglichst sofort nach dem Antigenkontakt geschehen. Leider ist auch dann die Schutzwirkung des Immunglobulins nicht absolut sicher.

49.3.2.9. Tuberkulose-Schutzimpfung

Die Tuberkuloseimpfung (BCG-Impfung[18]) wird all denen empfohlen, die einer erhöhten Ansteckungsgefahr ausgesetzt sind. Das sind besonders Säuglinge und Kleinkinder, die engen Kontakt zu einer an ansteckender Tuberkulose erkrankten Person haben (in der Familie, der Wohngemeinschaft). Auch Neugeborene, deren Eltern aus Ländern mit einer hohen Erkrankungsrate an Tuberkulose stammen, sollten geimpft werden. Besonders gefährdet sind Ärzte und Angehörige medizinischer Assistenzberufe, die noch tuberkulinnegativ[19] sind. Daneben sollte man sich vor längeren Auslandsaufenthalten in Gebieten mit einer hohen Zahl an Tuberkulosekranken impfen lassen. Die STIKO empfiehlt, Neugeborene mit erhöhter Tuberkulose-Ansteckungsgefahr in den ersten acht Lebenstagen zu impfen. Frühgeborene sollten erst ein Gewicht von 2500 g erreicht haben. Bei allen Erwachsenen und Kindern, die älter als 6 Wochen sind, muß vor einer Impfung eine Tuberkulinallergie ausgeschlossen werden. Eine erneute Impfung von Jugendlichen, die wieder tuberkulinnegativ geworden sind, ist mit 14 Jahren möglich. Nach der streng intrakutanen Injektion des Lebendimpfstoffs bildet sich an der Einstichstelle ein Knötchen, später eine Narbe. Die Tuberkulinprobe wird positiv. Bei stärkeren Reaktionen auf die Impfung (Geschwürsbildung an der Impfstelle, Lymphknotenschwellungen im Leistenbereich bei Injektion des Impfstoffs am Oberschenkel) sollte vorsorglich eine tuberkulostatische Behandlung mit Isoniazid erfolgen. Sehr selten kommt es nach einer BCG-Impfung zu einer Osteomyelitis. Bei angeborenen oder erworbenen Immundefekten darf nicht geimpft werden! Es kann in diesen Fällen zu einer Generalisierung (Überschwemmung des Körpers mit den abgeschwächten Rindertuberkelbakterien) mit oft tödlichem Ausgang kommen.

49.3.2.10. Influenza-Schutzimpfung

Schwere Verlaufsformen der Virusgrippe (Influenza) treten meist im Säuglings- und im hohen Erwachsenenalter auf. Auch bei chronisch kranken Menschen (Personen mit Herz-Kreislauf-Erkrankungen, chronischen Atemwegserkrankungen, Diabetes mellitus und abwehrgeschwächten Menschen) kommt es oft zu Komplikationen im Krankheitsverlauf. Die STIKO empfiehlt daher vor allem Personen über 60 Jahre und solchen mit den oben genannten Grundleiden, sich jedes Jahr im Spätsommer oder Herbst mit einem Impfstoff, der die jeweils zuletzt aufgetretene Antigenkombination (s. Kap. 49.2.5.) enthält, impfen zu lassen. Das gleiche gilt für infektionsgefährdetes medizinisches Personal. Zur Grundimmunisierung sind zwei Impfungen mit dem Totimpfstoff im Abstand von 4 Wochen nötig. Nebenwirkungen und Impfreaktionen sind äußerst selten. Die Immunität nach der Impfung hält etwa 1 Jahr an.

---

[18] BCG-Impfung: Abkürzung für **B**ile- oder **B**acillus-**C**almette-**G**uérin; Impfstoff gegen Tuberkulose
[19] Tuberkuline: gelöste Gifte und Zerfallsstoffe der Tuberkelbakterien; Tuberkulinreaktion: Reaktion auf die lokale Gabe von Tuberkulinen; positiver Ausfall der Tuberkulinprobe bei deutlich tastbarem Knötchen (über 6 mm Durchmesser) an der Einstichstelle

49.3.2.11. Schutzimpfung gegen Frühsommer-Meningoenzephalitis (FSME)

Das durch den Biß infizierter Zecken übertragene FSME-Virus kommt vor allem in den südosteuropäischen Ländern (GUS, Polen, Ungarn, Tschechoslowakei, den ehemals zu Jugoslawien gehörenden Staaten), aber auch in Österreich und in Süddeutschland (Baden-Württemberg, Rheinland-Pfalz, Bayern) vor. Die Erkrankung verläuft in zwei Phasen. Nach einer unspezifischen ersten Phase mit Fieber, Kopfschmerzen und Abgeschlagenheit folgt oft im Abstand von ca. 8 Tagen erneutes Fieber mit den Zeichen einer Meningitis (Hirnhautentzündung) und/oder Enzephalitis (Hirnentzündung). Eine solche Meningoenzephalitis kann tödlich enden oder Dauerschäden nach sich ziehen. Besonders gefährdet sind Personen, die sich häufig im Wald aufhalten, wie Waldarbeiter, Landwirte, Förster, aber auch Touristen bzw. Spaziergänger. Vor Reisen in die oben genannten Länder wird daher eine Grundimmunisierung (2 Injektionen im Abstand von 1 bis 3 Monaten, 3. Impfung nach 9 bis 12 Monaten) empfohlen. Die Schutzdauer beträgt dann mindestens 3 Jahre. Bis zu drei Tage nach einem Zeckenbiß ist es möglich, FSME-Immunglobulin als Sofortschutz zu verabreichen. Die Wirkung der Antikörper hält allerdings nur kurze Zeit an.

49.3.2.12. Hepatitis-B-Schutzimpfung

Im Gegensatz zur Hepatitis A können Hepatitis B und Hepatitis C in eine chronische Verlaufsform (häufige Folge: Leberzirrhose, seltener Leberzellkarzinom) übergehen. Um dies zu verhindern, empfiehlt die STIKO bestimmten Personengruppen, sich gegen Hepatitis B impfen zu lassen. Eine Impfung gegen Hepatitis C ist bislang noch nicht möglich. Besonders gefährdet, an Hepatitis B zu erkranken, sind medizinisches und zahnmedizinisches Personal (durch Stichverletzungen), Dialysepatienten und Patienten mit häufigen Übertragungen von Blut bzw. Blutbestandteilen. Auch Menschen, die in engem Kontakt mit HBsAg-positiven[20] Personen leben, Drogenabhängige und Personen mit häufig wechselnden Sexualpartnern sollten mit dem Totimpfstoff geimpft werden. Zur Grundimmunisierung sind drei Impfungen nötig (zwei Impfungen im Abstand von 4 Wochen, dritte Impfung nach 6 Monaten). Der Impfschutz hält ca. 3 bis 5 Jahre an. In der Regel ist die Impfung sehr gut verträglich, selten kommt es zu lokalen Reizungen an der Impfstelle oder leichtem Fieber mit Übelkeit, Kopf-, Muskel- und Gelenkschmerzen. Eine kombinierte aktiv-passive Immunisierung ist nach Nadelstichverletzungen möglich. Impfstoff und Immunglobulin müssen in diesem Fall rasch, d. h. möglichst innerhalb von 6, höchstens 48 Stunden, verabreicht werden. Auch Neugeborene Hepatitis-B-Virus-positiver Mütter sollten eine Simultanprophylaxe erhalten.

Für Ihre Notizen:

---

[20] HBsAg: frühere Bezeichnung Australia-Antigen; **H**epatitis **B** Oberflächen (**s**urface) **A**nti**g**en

49.3.3. Impfkalender für Kinder und Jugendliche
(nach Impfempfehlungen der STIKO, Stand: Oktober 1995)

Lebensalter	Impfungen gegen	Personenkreis
ab. 3. Lebensmonat	Diphterie-Pertussis-Tetanus (3 x im Abstand von 4 Wochen)	alle Säuglinge und Kleinkinder (bei bestehenden hirnorganischen Störungen s. Kap. 49.3.2.3.)
	Haemophilus influenzae Typ b (2 x im Abstand von mindestens 6 Wochen oder mit der 1. und 3. DPT-Impfung, kontralateral zur Injektion gegen DPT)	alle Säuglinge und Kleinkinder
	Poliomyelitis (2 x trivalente Schluckimpfung im Abstand von mindestens 6 Wochen oder mit der 1. und 3. DPT-Impfung)	alle Säuglinge und Kleinkinder
	Hepatitis-B-Impfung (2 x im Abstand von mindestens 6 Wochen)	alle Säuglinge und Kleinkinder
ab 15. Lebensmonat	Masern, Mumps, Röteln	alle Kleinkinder und Kinder
	Diphterie-Pertussis-Tetanus (4. Injektion, Abschluß der Grundimmunisierung)	alle Kleinkinder und Kinder
	Haemophilus influenzae Typ b (3. Injektion, ggf. mit 4. DPT-Impfung)	alle Kleinkinder und Kinder
	Poliomyelitis (3. trivalente Schluckimpfung)	alle Kleinkinder und Kinder
	Hepatitis-B-Impfung (3. Injektion)	alle Kleinkinder und Kinder
ab 6. Lebensjahr	Tetanus-Diphterie (Auffrischimpfung)	alle Kinder
	Nachholimpfungen (bisher versäumte Impfungen gegen Pertussis und Haemophilus influenzae b)	
ab 10. Lebensjahr	Poliomyelitis (Wiederimpfung)	alle Kinder
11. – 15. Lebensjahr	Röteln	alle Mädchen, auch wenn im Kleinkindalter bereits gegen Röteln geimpft
	Tetanus-Diphterie (Auffrischimpfungen, für die Diphtherie-Impfung den d-Impfstoff für Erwachsene verwenden). Der Abstand zur letzten Auffrischimpfung sollte nicht kürzer als 5 Jahre sein	alle Kinder und Jugendliche
	Hepatitis-B-Impfung (Auffrischimpfung) bzw. ab dem 13. Lj. Grundimmunisierung für Jugendliche mit dem Impfstoff für Erwachsene	alle Kinder und Jugendliche

50. Wiederholungsfragen

Wiederholungsfragen
Kap. I. Topographie des menschlichen Körpers

Lösung

1. Nennen Sie die Gliederung der oberen und unteren Gließmaßen mit deutschen und lateinischen Bezeichnungen!

2. Was versteht man unter den Begriffen: ventral, lateral, tibial, posterior, sinister und superior?

3. Was bedeuten: facies, pectus und truncus?

4. Was bedeutet der Begriff »viscera« und welche Organsysteme zählen dazu?

1. **Obere Extremität:** Schultergürtel, Arm: Oberarm (Brachium), Unterarm (Antebrachium) und Hand (Manus)
   Untere Extremität: Beckengürtel, Bein: Oberschenkel (Femur), Unterschenkel (Crus) und Fuß (Pes)

2. ventral: vorne, bauchwärts; lateral: außen, zur Seite hin gelegen; tibial: zum Schienbein hin gelegen; posterior: hinterer; sinister: links; superior: oberer

3. facies: Gesicht; pectus: Brust; truncus: Rumpf

4. viscera: Eingeweide; unter diesem Begriff faßt man die Organe des Verdauungs-, des Atmungs-, des Harn- und Geschlechtstraktes zusammen, daneben auch noch das Herz-Kreislauf-System.

Wiederholungsfragen
Kap. 1. Die Zelle

Lösung

1. Welche Zellorganellen kennen Sie?

1. Zellorganellen: Mitochondrien, Golgi-Apparat, endoplasmatisches Reticulum (granuliertes, ungranuliertes), Zentriolen, Lysosomen

2. Woraus besteht das Zytoplasma?

2. Bestandteile des Zellplasmas: 75–95 % Wasser, dann Eiweißkörper, Salze und verschiedene Stoffwechselprodukte

3. Woraus setzen sich die Makromoleküle der Nukleinsäuren, die Nukleotiden, zusammen?

3. Ein Nukleotid besteht jeweils aus einer Pentose (2-Desoxyribose oder Ribose), einer Purin- oder Pyrimidinbase (Adenin, Guanin, Thymin bzw. Uracil und Cytosin) und aus anorganischem Phosphat.

4. Wo befinden sich in der Zelle die Erbanlagen des Menschen, die Gene?

4. Die Gene befinden sich im Zellkern in den Chromosomen, den Trägern der Erbinformation.

5. Wieviele Chromosomen besitzt der Mensch, wie nennt man das 23. Chromosomenpaar?

5. Der Mensch besitzt 46 Chromosomen; das 23. Chromosomenpaar sind die Geschlechtschromosomen (XX bei der Frau, XY beim Mann).

6. Welche Formen der Zellvermehrung kennen Sie?

6. Formen der Zellteilung: indirekte Zellteilung (Mitose), direkte Zellteilung (Amitose), Reduktionsteilung (Meiose).

**Wiederholungsfragen
Kap. 2. Gewebelehre**

Lösung

1. Welche verschiedenen Epithelien kennen Sie?

2. Welche Funktion haben exokrine, welche endokrine Drüsen? Geben Sie ein Beispiel für jeden dieser beiden Drüsentypen!

3. Bei welcher Drüsenzellart wird die ganze Zelle in Sekret umgewandelt und abgestoßen (Beispiel!)?

4. Woraus entwickeln sich alle Bindegewebsformen?

5. Was versteht man unter weißem, was unter braunem Fettgewebe?

6. Welche verschiedenen Knorpelarten kennen Sie? Geben Sie für jede Art ein Beispiel an!

7. Was versteht man unter desmaler, was unter chondraler Ossifikation?

8. Welches Muskelgewebe arbeitet unwillkürlich, welches arbeitet willkürlich?

9. Wo findet die Erregungsübertragung am Neuron statt?

10. Wie nennt man die Stoffe der Reizübertragung? Geben Sie ein Beispiel für einen solchen Stoff!

11. Welche Aufgabe haben die Stütz- und Hüllzellen des Nervensystems?

1. Epithelien: verhorntes Plattenepithel, unverhorntes Plattenepithel, Zylinderepithel, Flimmerepithel, Übergangsepithel

2. Exokrine Drüsen geben ein Sekret an eine innere oder äußere Oberfläche ab (z.B. Schweißdrüse), endokrine Drüsen produzieren Inkrete (Hormone) und geben sie an den Blutkreislauf ab (z.B. Schilddrüse).

3. Bei Drüsen holokriner Sekretion wird die ganze Zelle in Sekret umgewandelt und abgestoßen (Beispiel: Schweißdrüse).

4. Aus dem embryonalen Bindegewebe (Mesenchym) entwickeln sich alle Bindegewebsformen.

5. Weißes Fettgewebe: Die Zellen enthalten je eine große Fettvakuole. Es kommt beim Erwachsenen vor.
Braunes Fettgewebe: Die Zellen enthalten viele kleine Fettvakuolen. Man findet es beim Säugling.

6. Knorpelarten: hyaliner Knorpel (z. B. Gelenkknorpel), elastischer Knorpel (z. B. Ohrmuschelknorpel), Faserknorpel (z. B. Schamfugenknorpel)

7. Direkte oder desmale Verknöcherung: Entwicklung von Knochen aus Bindegewebe.
Indirekte oder chondrale Verknöcherung: Knorpelig vorgebildete Skeletteile werden durch Knochen ersetzt (= Ersatzknochenbildung).

8. Glatte Muskulatur funktioniert unwillkürlich, d.h. nicht dem Willen unterworfen, ebenso das quergestreifte Herzmuskelgewebe. Die quergestreifte Skelettmuskulatur arbeitet willkürlich, sie ist dem Willen unterworfen.

9. Die Erregungsübertragung findet an der Synapse, der kolbigen Erweiterung am Ende eines Neurons, statt.

10. Reizüberträgerstoffe nennt man auch Transmitterstoffe (Beispiel: Azetylcholin).

11. Die Gliazellen (Stütz- und Hüllzellen) haben eine Stützfunktion, sie dienen dem Stoffaustausch und dem Abbau kranken Gewebes und sind für die Ernährung der Nervenzelle von Bedeutung.

Wiederholungsfragen
Kap. 3. Grundbegriffe der Pathologie

Lösung

1. Nennen Sie vier exogene Ursachen von Krankheiten!

2. Was versteht man unter einem Krankheitsrezidiv?

3. Welches sind die fünf Merkmale einer Entzündung?

4. Was bedeuten die Begriffe: Gastritis, Hepatitis, Karzinom, Sarkom und Nephrolithiasis?

5. Nennen Sie die Merkmale malignen Geschwulstwachstums!

6. Wie entstehen Tochtergeschwülste bösartiger Tumoren?

1. Belebte Krankheitserreger, fehlerhafte Nahrungszufuhr, chemisch-toxische Substanzen und Strahlen sind exogene Ursachen von Krankheiten.

2. Als Rezidiv bezeichnet man die nach völliger Heilung wieder aufflammende Krankheit.

3. Merkmale einer Entzündung: Schwellung, Rötung, Erwärmung, Schmerz und gestörte Funktion

4. Gastritis: Magenschleimhautentzündung; Hepatitis: Leberentzündung; Karzinom: vom Epithelgewebe ausgehende bösartige Geschwulst; Sarkom: vom Binde- und Stützgewebe, Muskelgewebe oder Nervengewebe ausgehende bösartige Geschwulst; Nephrolithiasis: Nierensteinleiden

5. Merkmale malignen Geschwulstwachstums: unscharf begrenzt, wächst infiltrierend, wächst destruktiv, schnelles Wachstum, atypische Zellen, Metastasenbildung

6. Tochtergeschwülste bösartiger Tumoren (Metastasen) entstehen dadurch, daß Tumorzellen über den Blutweg (hämatogen), über den Lymphweg (lymphogen) oder durch direktes Einwachsen in Nachbargewebe verschleppt werden.

**Wiederholungsfragen
Kap. 4. Knochen und Gelenke
Allgemeiner Teil**

Lösung

1. Welche verschiedenen Knochenarten kennen Sie?

1. Knochenarten: lange Knochen (Ossa longa), kurze Knochen (Ossa brevia), flache Knochen (Ossa plana) und lufthaltige Knochen (Ossa pneumatica)

2. Aus welchen Teilen setzt sich ein Röhrenknochen zusammen?

2. Teile eines Röhrenknochens: die beiden Enden (Epiphysen), in der Mitte der Schaft (Diaphyse); im Schaft befindet sich die Markhöhle (Cavum medullare)

3. Geben Sie je ein Beispiel für die verschiedenen Knochenarten an!

3. Lange Knochen oder Röhrenknochen: Oberarmknochen (Humerus), kurze Knochen: Handwurzelknochen (Carpus), flache Knochen: Schulterblatt (Scapula), lufthaltige Knochen: Oberkieferknochen (Maxilla)

4. Was versteht man unter den Begriffen Bandhaft, Knorpelhaft und Knochenhaft?

4. Bandhaft: die Verbindung zweier oder mehrerer Knochen durch kollagenes oder elastisches Bindegewebe; Knorpelhaft: die Verbindung zweier oder mehrerer Knochen durch Knorpelgewebe; Knochenhaft: die Verbindung zweier oder mehrerer Knochen durch Knochengewebe

5. Erklären Sie die Begriffe: Gelenkkörper, Gelenkkapsel, Gelenkspalt und Synovia!

5. Gelenkkörper: die von Knorpel überzogenen Enden der miteinander in Verbindung stehenden Knochen; Gelenkkapsel: die bindegewebige Hülle eines Gelenkes, die nahe der überknorpelten Fläche an den Gelenkkörpern befestigt ist; Gelenkspalt: befindet sich zwischen den Gelenkkörpern; Synovia: Gelenkschmiere im Gelenkspalt.

**Wiederholungsfragen
Kap. 5.1. und 5.2. Wirbelsäule und Brustkorb**

Lösung

1. In welche Abschnitte untergliedert man die Wirbelsäule?

2. Aus welchen Teilen setzt sich ein Wirbel zusammen?

3. Wie nennt man die ersten beiden Halswirbel?

4. Welche Bewegungen kann der Kopf ausführen und welche Gelenkverbindungen sind dafür verantwortlich?

5. Wodurch wird die doppelte S-Form der Wirbelsäule hervorgerufen?

6. Wie verhält sich der Brustkorb bei der Inspiration, wie bei der Exspiration?

7. Aus welchen drei Teilen setzt sich das Sternum zusammen?

8. Was versteht man unter dem Begriff »freie Rippen«?

1. Halswirbelsäule (7 HW), Brustwirbelsäule (12 BW), Lendenwirbelsäule (5 LW), Kreuzbein (5 KW), Steißbein (3–5 StW)

2. Ein Wirbel besteht aus: Wirbelkörper; Wirbelbögen, die sich zum Dornfortsatz vereinigen; vier Gelenkfortsätzen; zwei Querfortsätzen

3. 1. Halswirbel: Atlas; 2. Halswirbel: Axis oder Dreher

4. Nickbewegungen finden zwischen den Gelenkflächen der Schädelbasis und dem Atlas statt, Drehbewegungen zwischen Atlas und Axis.

5. Die doppelte S-Form der Wirbelsäule entsteht durch die HWS-Lordose, die BWS-Kyphose, die LSW-Lordose und die Kreuzbein-Kyphose.

6. Bei der Einatmung heben sich die Rippen, der Brustraum erweitert sich, bei der Ausatmung kommt es zu einer Senkung der Rippen und zur Verkleinerung des Brustkorbs.

7. Teile des Brustbeins: Handgriff (Manubrium), Körper (Corpus), Schwertfortsatz (Processus xiphoideus)

8. Freie Rippen haben keinen Kontakt mit dem Sternum.

**Wiederholungsfragen
Kap. 5.3. Obere Extremität**

Lösung

1. Welche Knochen bilden den Schultergürtel?

1. An der Bildung des Schultergürtels sind die beiden Schlüsselbeine (Claviculae) und die beiden Schulterblätter (Scapulae) beteiligt.

2. Mit welchen Knochen steht das Schlüsselbein in gelenkiger Verbindung?

2. Das Schüsselbein steht mit dem Brustbein (Sternum) über das mediale Schlüsselbeingelenk (Sternoklavikulargelenk) und mit dem Schulterblatt (Scapula) über das laterale Schlüsselbeingelenk (Acromioklavikulargelenk) in Verbindung.

3. Wie heißen die Gelenkkörper des Schultergelenkes?

3. Die Gelenkkörper des Schultergelenkes sind der Oberarmkopf (Caput humeri) und die Gelenkpfanne der Scapula.

4. Welche Knochen sind an der Bildung des Ellenbogengelenkes beteiligt?

4. An der Bildung des Ellenbogengelenkes sind der Oberarmknochen (Humerus), die Elle (Ulna) und die Speiche (Radius) beteiligt.

5. Welche Bewegungen sind mit dem Ellenbogengelenk möglich?

5. Das Ellenbogengelenk erlaubt Beuge- und Streckbewegungen sowie Drehbewegungen (Pronation und Supination).

6. Zählen Sie die Knochen der Hand auf!

6. Zu den Knochen der Hand zählen die Handwurzelknochen (proximale Reihe: Kahnbein, Mondbein, Dreieckbein, Erbsenbein; distale Reihe: großes Vieleckbein, kleines Vieleckbein, Kopfbein, Hakenbein), die Mittelhandknochen (Metacarpus I–V) und die Finger (Digiti), die jeweils drei Glieder besitzen (Ausnahme: der Daumen mit zwei Gliedern).

Wiederholungsfragen
Kap. 5.5. Untere Extremität

Lösung

1. Nennen Sie die Gliederung der unteren Extremität!

1. Gliederung: Beckengürtel (Kreuzbein; Hüftbein, das sich aus den drei Knochen Darmbein, Sitzbein und Schambein zusammensetzt); Oberschenkelknochen mit Kniescheibe; Unterschenkelknochen Schienbein und Wadenbein; Fußknochen (Fußwurzelknochen, Mittelfußknochen und Zehen).

2. Wie nennt man die Verbindung zwischen den beiden Schambeinen?

2. Die beiden Schambeine werden vorne vom Schamfugenknorpel, der Symphyse, zusammengehalten.

3. Welche Knochen sind an der Bildung der Gelenkpfanne für den Oberschenkelknochen beteiligt?

3. An der Bildung der Gelenkpfanne des Hüftgelenkes sind Darmbein, Sitzbein und Schambein beteiligt.

4. Was versteht man unter dem Begriff »Foramen obturatum«?

4. Das Foramen obturatum ist eine durch eine Bindegewebsmembran verschlossene ovale Knochenlücke zwischen Schambein und Sitzbein.

5. In die Sehne welchen Muskels ist die Kniescheibe eingelagert?

5. Die Kniescheibe (Patella) ist in die Sehne des vierköpfigen Oberschenkelmuskels (M. quadriceps femoris) eingelagert.

6. Welche Bewegungen sind im Kniegelenk möglich?

6. Das Kniegelenk erlaubt Beugen, Strecken und Kreisen.

7. Welche Knochen sind an der Bildung des oberen Sprunggelenkes beteiligt?

7. An der Bildung des oberen Sprunggelenkes sind das Schienbein (Tibia), das Wadenbein (Fibula) und der Fußwurzelknochen Sprungbein (Talus) beteiligt.

**Wiederholungsfragen
Kap. 5.7. Schädel**

Lösung

1. Wie nennt man die bindegewebigen Areale zwischen den schon verknöcherten Schädelbereichen beim Neugeborenen? Welche kennen Sie?

2. Wie nennt man den Teil des Schläfenbeins, in dem sich zahlreiche lufthaltige Zellen befinden?

3. Nennen Sie die zum Gesichtsschädel gehörenden Kieferknochen!

4. Wie heißt der Knochen, durch den die Riechnerven aus der Nasenhöhle austreten?

5. Welche knöchernen Teile sind am Aufbau des Kiefergelenkes beteiligt?

6. Welche Bewegungen erlaubt das Kiefergelenk?

1. Die bindegewebigen Areale zwischen den schon verknöcherten Schädelbereichen nennt man Fontanellen (große vordere Fontanelle, kleine hintere Fontanelle, seitliche Fontanellen).

2. Im zum Felsenteil des Schläfenbeins gehörenden Warzenfortsatz befinden sich zahlreiche lufthaltige Zellen.

3. Kieferknochen: Oberkiefer (Maxilla), Jochbein (Os zygomaticum), Gaumenbein (Os palatinum), Unterkiefer (Mandibula) und Zungenbein (Os hyoideum)

4. Die Riechnerven treten durch die durchlöcherte Platte (Lamina cribrosa) des Siebbeines (Os ethmoidale) aus der Nasenhöhle aus.

5. Am Aufbau des Kiefergelenkes sind der Gelenkkopf des Unterkiefers sowie die Gelenkfläche im Schuppenteil des Schläfenbeines beteiligt.

6. Das Kiefergelenk erlaubt Dreh-, Schiebe- und Mahlbewegungen.

Wiederholungsfragen
Kap. 6. Pathologie des passiven Bewegungsapparates

Lösung

1. Was bedeuten die Begriffe: Ischialgie, Lumbago und Osteoporose?

1. Ischialgie: »Ischias« oder Hüftweh; Schmerzen im Bereich des N. ischiadicus (ins Bein ausstrahlend)
Lumbago: »Hexenschuß« oder Lendenweh; Schmerzen im Lendenbereich, nicht ausstrahlend
Osteoporose: Rückbildung des Knochengewebes, es resultiert ein poröser Knochen.

2. Wie nennt man eine Verrenkung (lat. Name) und wo kommt sie am häufigsten vor? Warum?

2. Verrenkung: Luxation; kommt oft im Bereich des Schultergelenkes vor, da hier die Gelenkpfanne nicht um den ganzen Gelenkkopf faßt.

3. Wie nennt man die sich bei der Knochenheilung bildende festigende Gewebsmasse?

3. Die sich bei der Knochenheilung bildende festigende Gewebsmasse nennt man Kallus. Sie wird nach und nach durch regulären Knochen ersetzt.

4. Wie bezeichnet man eine Achsenabweichung der Großzehe nach lateral?

4. Eine Achsenabweichung der Großzehe nach lateral nennt man Hallux valgus. Die Zehendeformität kommt oft bei einer Spreizfußbildung vor.

5. Was versteht man unter den Begriffen Osteomyelitis und Sequester?

5. Eine eitrige Knochen- und Knochenmarksentzündung nennt man Osteomyelitis. Als Sequester bezeichnet man abgestorbene Knochenbruchstücke, die im Bereich des entzündlich veränderten Knochens entstehen.

6. Was ist eine Kontusion?

6. Als Kontusion bezeichnet man eine Prellung oder Quetschung eines Organs oder Körperteils.

**Wiederholungsfragen
Kap. 7. Muskulatur – Allgemeiner Teil**

Lösung

1. Was versteht man unter dem aktiven Bewegungsapparat?

2. Welche verschiedenen Skelettmuskel-Formen kennen Sie?

3. Was bedeuten die Begriffe »Agonist«, »Antagonist« und »Synergist«?

4. Wie nennt man die kolbig aufgetriebenen Enden motorischer Nervenfasern?

5. Nennen Sie Hilfseinrichtungen eines Muskels!

6. Wie nennt man die wellenförmigen Bewegungen der glatten Muskulatur (Eingeweidemuskulatur)?

1. Aktiver Bewegungsapparat: Skelettmuskulatur

2. Skelettmuskel-Formen: spindelförmige, einfach und doppelt gefiederte, ein- und mehrköpfige, mehrbäuchige Muskeln

3. Agonist: Spieler; Antagonist: Gegenspieler; Synergisten: gleichsinnig wirkende Muskeln

4. Enden motorischer Nervenfasern: motorische Endplatten

5. Hilfseinrichtungen eines Muskels: Faszien, Sehnenscheiden, Gleit- und Schleimbeutel

6. Wellenförmige Bewegungen glatter Muskulatur: Peristaltik.

Wiederholungsfragen
Kap. 8. Muskulatur – Spezieller Teil

Lösung

1. Welche Muskelgruppen unterscheidet man bei der Kopfmuskulatur?
2. Wichtigste Kiefermuskeln sind der große Kaumuskel und der Schläfenmuskel. Nennen Sie die Fachbezeichnungen!
3. Wie nennt man den Halsmuskel, der an Schlüsselbein und Brustbein entspringt und am Mastoid, dem Warzenfortsatz, ansetzt?
4. Nennen Sie die beiden großen, zur oberflächlichsten Schicht gehörenden Rückenmuskeln!
5. Zu welcher Muskelgruppe gehören M. pectoralis major, M. pectoralis minor, M. serratus anterior und M. subclavius?
6. Wie bezeichnet man die kuppelförmige Muskel- und Sehnenplatte, die Brust- und Bauchraum voneinander trennt, und was ist ihre Aufgabe?
7. Nennen Sie die Strukturen, die durch die drei Zwerchfellöffnungen ziehen!
8. Wie heißt der seitlich der Mittellinie gelegene mehrbäuchige Bauchmuskel?
9. Was versteht man unter der Rektusscheide?
10. Welche Gebilde verlaufen im Leistenkanal des Mannes?
11. Wie nennt man den Muskel, der die Schulterwölbung formt?
12. Welche Oberarmmuskeln kennen Sie?

1. Kopfmuskulatur: a) Muskeln des Schädeldaches, b) Gesichtsmuskulatur, c) Kiefermuskulatur, d) obere Zungenbeinmuskulatur
2. Großer Kaumuskel: M. masseter; Schläfenmuskel: M. temporalis
3. Halsmuskel: Kopfnickermuskel (M. sternocleidomastoideus); er wirkt bei der Beugung und Drehung des Kopfes mit.
4. Oberflächlichste Rückenmuskeln: a) Kappenmuskel (M. trapezius), b) Breiter Rückenmuskel (M. latissimus dorsi)
5. Oberflächliche Brustmuskeln: großer Brustmuskel (M. pectoralis major), kleiner Brustmuskel (M. pectoralis minor), vorderer Sägemuskel (M. serratus anterior), Unterschlüsselbeinmuskel (M. subclavius)
6. Das Zwerchfell (Diaphragma) trennt Brust- und Bauchraum voneinander. Es ist der wichtigste Atemmuskel des Menschen.
7. Aortenschlitz (Hiatus aorticus): große Körperschlagader (Aorta), Milchbrustgang (Ductus thoracicus)
Speiseröhrenschlitz (Hiatus oesophageus): Speiseröhre (Ösophagus), Eingeweidenerv (N. vagus)
Hohlvenenöffnung (Foramen venae cavae): untere Hohlvene (V. cava inferior)
8. Mehrbäuchiger Bauchmuskel: gerader Bauchmuskel (M. rectus abdominalis)
9. Rektusscheide: eine Sehnenscheide, die von den sehnigen Verlängerungen der drei seitlichen Bauchmuskeln gebildet wird; in ihr liegt der M. rectus abdominis.
10. Im Leistenkanal des Mannes verlaufen der Samenleiter (Ductus deferens), Blutgefäße und Nerven.
11. Der Deltamuskel (M. deltoideus) formt die Wölbung der Schulter.
12. Oberarmmuskeln: a) Armstrecker (M. triceps brachii), b) zweiköpfiger Armmuskel (M. biceps brachii) und c) Armbeuger (M. brachialis)

13. Welche Aufgaben haben die Muskeln des Unterarmes?	13. Hauptaufgabe der Unterarmmuskeln ist es, Hand und Finger zu bewegen, daneben ermöglichen sie die Drehung des Unterarmes.
14. Gliedern Sie die Muskeln der unteren Extremität!	14. Gliederung der Muskulatur der unteren Extremität: a) Hüftmuskeln, b) Muskeln des Oberschenkels, c) Muskeln des Unterschenkels, d) Fußmuskeln
15. Welcher Muskel formt die Wölbung des Gesäßes?	15. Der große Gesäßmuskel (M. glutaeus maximus) formt im wesentlichen das Gesäß.
16. Wo liegt der vierköpfige Oberschenkelmuskel und aus welchen Teilen setzt er sich zusammen?	16. Der vierköpfige Oberschenkelmuskel (M. quadriceps femoris) liegt an der Vorderseite des Oberschenkels. Er besteht aus dem geraden Schenkelmuskel (M. rectus femoris), dem inneren Schenkelmuskel (M. vastus medialis), dem äußeren Schenkelmuskel (M. vastus lateralis) und dem mittleren Schenkelmuskel (M. vastus intermedius).
17. Was versteht man unter der »Achillessehne«?	17. Die mächtige Sehne des Zwillingsmuskels der Wade (M. gastrocnemius) vereinigt sich mit der Sehne des Schollenmuskels (M. soleus) und bildet die »Achillessehne«.
18. Welcher Muskel formt die Wade?	18. Die beiden Köpfe des M. gastrocnemius formen die Wade.
19. Was versteht man unter der Plantaraponeurose?	19. Die Plantaraponeurose ist eine Sehnenplatte im Bereich der Fußsohle, die mit den Muskeln und den Knochen des Fußskelettes zur Erhaltung des Fußlängsgewölbes beiträgt.

Wiederholungsfragen
Kap. 9. Erkrankungen der Muskulatur und ihrer Hilfseinrichtungen

Lösung

1. Nennen Sie eine neuromuskuläre Erkrankung!

1. Neuromuskuläre Erkrankungen: a) Infantile Zerebralparese, b) Kinderlähmung (Poliomyelitis acuta anterior/Poliomyelitis epidemica)

2. Was unterscheidet die spastische von der schlaffen Lähmung?

2. Schlaffe Lähmung: hypotoner Muskeltonus, abgeschwächte oder aufgehobene Reflexe, Atrophie der Muskelfasern, periphere Strukturen betroffen
Spastische Lähmung: gesteigerter (spastischer) Muskeltonus, verstärkte Muskeleigenreflexe, keine Muskelatrophie, spastische Zeichen (z.B. Babinski), zentrale Strukturen betroffen

3. Welche entzündlichen Erkrankungen der quergestreiften Muskulatur kennen Sie?

3. Entzündliche Muskelerkrankungen: a) Polymyositis, b) Dermatomyositis

4. Was versteht man unter einer Kontraktur?

4. Kontraktur: angeborene oder erworbene Bewegungseinschränkung eines Gelenkes

5. Erklären Sie die Begriffe »Bursitis« und »Tendovaginitis«!

5. Bursitis: Schleimbeutelentzündung
Tendovaginitis: Sehnenscheidenentzündung.

**Wiederholungsfragen
Kap. 10.1. Herz**

Lösung

1. Nennen Sie die Aufgabe des Herzens!

1. Das Herz pumpt als Motor des Herz-Kreislauf-Systems das Blut aus dem »rechten Herzen« in den kleinen Kreislauf (Lungenkreislauf), aus dem »linken Herzen« in den Körperkreislauf (großen Kreislauf).

2. Aus welchen Schichten ist die Herzwand aufgebaut?

2. Endokard (Herzinnenhaut), Myokard (Muskelwand), Epikard (Herzaußenhaut und gleichzeitig innere Schicht des Herzbeutels)

3. Beschreiben Sie den Weg des Blutes im Herzen!

3. Obere und untere Hohlvene (V. cava superior et inferior) → rechter Herzvorhof (Atrium dextrum) → Dreizipfelklappe (Valva tricuspidalis)
→ rechte Herzkammer (Ventriculus dexter) → Pulmonalklappe (Valva trunci pulmonalis) → Hauptlungenschlagader (Truncus pulmonalis) → rechte und linke Lungenarterie (A. pulmonalis dextra et sinistra) → Lungenkapillaren → Lungenvenen (Vv. pulmonales) → linker Herzvorhof (Atrium sinistrum) → Mitralklappe (Valva mitralis) → linke Herzkammer (Ventriculus sinister) → Aortenklappe (Valva aortae) → große Körperschlagader (Aorta)

4. Was versteht man unter den Begriffen »Systole« und »Diastole«?

4. Systole: Zusammenziehen des Herzmuskelgewebes
Diastole: Entspannung der Herzmuskulatur und Erweiterung der Herzinnenräume

5. Wie hoch ist die Herzschlagfrequenz beim Neugeborenen, beim älteren Kind und beim Erwachsenen?

5. Neugeborenes: 130 Schläge pro Minute; älteres Kind: 90 Schläge pro Minute; Erwachsener: ca. 80 Schläge pro Minute

6. Wo wird die Erregung, die zum Zusammenziehen des Herzmuskelgewebes führt, gebildet?

6. Das Herz besitzt ein eigenes Erregungsbildungs- und Erregungsleitungssystem (Sinusknoten, AV-Knoten, His-Bündel, Purkinje-Fasern)

7. Was versteht man unter den Koronarien?

7. Als Koronarien bezeichnet man die Herzkranzgefäße (A. coronaria dextra und A. coronaria sinistra).

8. Erklären Sie die Begriffe »Perkussion«, »Auskultation« und »EKG«!

8. Perkussion: Beklopfen der Körperoberfläche
Auskultation: Abhören mit Hilfe eines Stethoskopes
EKG: Elektrokardiogramm; zeichnet die bei der Herztätigkeit entstehenden elektrischen Vorgänge auf.

Wiederholungsfragen
Kap. 10.2. Die Blutgefäße
Kap. 10.3. Der Blutkreislauf

Lösung

1. Wie bezeichnet man a) Adern, die vom Herzen wegführen, und b) Adern, die zum Herzen hinführen?

2. Welche Adern zählt man zum Hochdrucksystem?

3. Welche Adern führen im Lungenkreislauf CO_2-reiches, O_2-armes Blut?

4. Wodurch wird das Blut in den Venen vorwärts bewegt?

5. Wo findet man im menschlichen Körper Taschenklappen?

6. Übersetzen Sie die folgenden Arterienbezeichnungen: Aorta, A. brachialis, A. carotis communis, A. femoralis, A. iliaca externa, A. mesenterica inferior, A. subclavia, A. ulnaris, Truncus coeliacus!

7. Aus welchem Gebiet wird das venöse Blut über die Pfortader (V. portae) zur Leber geleitet?

1. a) Arterien, b) Venen

2. Zum Hochdrucksystem zählt man die Arterien und die aus ihnen hervorgehenden Arteriolen.

3. Arterien

4. Das Blut wird in den Venen vor allem durch die Muskelpumpe vorwärtsbewegt.

5. Taschenklappen findet man im Herzen (Pulmonalklappe, Aortenklappe), in den Venen und in den großen Lymphgefäßen.

6. Aorta: große Körperschlagader; A. brachialis: Armschlagader; A. carotis communis: gemeinsame Kopfschlagader; A. femoralis: Oberschenkelschlagader; A. iliaca externa: äußere Darmbeinschlagader; A. mesenterica inferior: untere Gekröseschlagader; A. subclavia: Schlüsselbeinschlagader; A. ulnaris: Ellenschlagader; Truncus coeliacus: Bauchhöhlenstamm

7. Aus dem Bereich der unpaaren Bauchorgane Magen, Darm, Gallenblase, Bauchspeicheldrüse und Milz wird das venöse Blut in der Pfortader gesammelt und der Leber zugeführt.

Wiederholungsfragen
Kap. 11.1. Erkrankungen des Herzens

Lösung

1. Welche Risikofaktoren kennen Sie, die das Auftreten einer koronaren Herzkrankheit begünstigen können?

1. Erhöhter Blutfettspiegel (Hypercholesterinämie), Zigarettenrauchen, Bluthochdruck (Hypertonie), Zuckerkrankheit (Diabetes mellitus), erhöhter Harnsäurespiegel (Hyperurikämie), Übergewicht (Adipositas).

2. Was unterscheidet die Angina pectoris vom akuten Myokardinfarkt?

2. Im Gegensatz zur Angina pectoris (Herzenge) kommt es beim aktuten Herzinfarkt (Myokardinfarkt) zu einer Nekrose in einem umschriebenen Herzmuskelbezirk. Das betroffen Gewebe stirbt ab. Bei der Herzenge entstehen die typischen Symptome ebenfalls durch eine akute, aber reversible (rückbildbare) Minderversorgung des Herzmuskelgewebes mit Blut. Es kommt daher nicht zum Gewebsuntergang.

3. Nennen Sie typische Symptome einer Angina pectoris!

3. Bei der Herzenge (Angina pectoris, Stenokardie) treten oft anfallsweise heftige Schmerzen in der linken Brustseite und unter dem Brustbein auf. Die Schmerzen können in den linken Arm und in den Hals, seltener auch in die rechte Schulter, den rechten Oberarm, den Unterkiefer und den Bauchraum ausstrahlen. Die Schmerzintensität kann sehr unterschiedlich sein (von der »stummen Myokardischämie« bis zum »Vernichtungsgefühl mit Todesangst«). Anginapectoris-Anfälle lassen sich typischerweise durch die Gabe von Nitroglyzerin unterbrechen.

4. Welche Symptome treten beim akuten Myokardinfarkt auf?

4. Die Symptome des Herzinfarkts ähneln denen der Angina pectoris (s. 3.). Der typische Schmerz dauert jedoch länger an, bessert sich nicht durch Bettruhe und ist oft mit einem starken Unruhegefühl verbunden. Er spricht – im Gegensatz zum Schmerz bei Angina pectoris – nicht auf Nitroglyzerin an. Häufig treten auch Schocksymptome (Blutdruckabfall, Blässe, feuchtkalte Haut, Atemnot, schnelle, flache Atmung) und Herzrhythmusstörungen auf.

5. Welche Sofortmaßnahme kann beim Kammerflimmern als Folge eines akuten Herzinfarkts lebensrettend sein?

5. Um die lebenswichtigen Funktionen des Organismus (Kreislauf, Atmung) aufrechtzuerhalten, müssen beim Kreislaufstillstand durch Kammerflimmern oder Asystolie (fehlende Kontraktionen des Herzens) sofort Wiederbelebungsmaßnahmen einsetzen. Jeder Laie sollte deshalb die oft lebensrettenden Reanimationsmaßnahmen – äußere Herzmassage und Mund-zu-Mund-Beatmung – so lange

Wiederholungsfragen

6. Nennen Sie Folgen einer Links- bzw. einer Rechtsherzinsuffizienz!

7. Was versteht man unter einer Myokarditis?

8. Nennen Sie die häufigsten Herzklappenfehler!

9. Erklären Sie die Begriffe »Arrhythmie«, »Tachykardie«, »Bradykardie«, »Extrasystolie«, »Kammerflimmern« und »AV-Block«!

ausführen können, bis der Rettungsdienst eintrifft.

6. Linksherzinsuffizienz: Rückstau des Blutes in den kleinen Kreislauf (Lungenkreislauf) → Lungenstauung, Stauungsbronchitis; Rechtsherzinsuffizienz: Rückstau des Blutes in den großen Kreislauf (Körperkreislauf) → Anstieg des Venendrucks, stauungsbedingte Leberzirrhose, Ödeme.

7. Myokarditis: Herzmuskelentzündung

8. a) Herzklappenfehler durch eine Verengung der Klappe (Klappenstenose): Mitralstenose, Aortenstenose, Pulmonalstenose (→ Fallotsche Tetralogie);
b) Herzklappenfehler durch die Schlußunfähigkeit einer Klappe (Klappeninsuffizienz): Mitralinsuffizienz, Aorteninsuffizienz.

9. Arrhythmie:
zeitliche Unregelmäßigkeit der Herztätigkeit
Tachykardie:
schneller Puls; Herzfrequenz höher als 100 Schläge pro Minute
Bradykardie:
langsamer Puls, Herzfrequenz kleiner als 50 Schläge pro Minute
Extrasystolie:
außerhalb des regulären Grundrhythmus auftretende Herzschläge
Kammerflimmern:
völlig asynchrone Tätigkeit einzelner Herzmuskelfasern → Kreislaufstillstand
AV-Block:
Störung der Erregungsüberleitung vom rechten Herzvorhof auf die Kammern.

**Wiederholungsfragen
Kap. 11.2. Erkrankungen der Blutgefäße und des Kreislaufsystems**

Lösung

1. Welche Erkrankungen fördern die vorzeitige Entstehung der Arteriosklerose?

1. Die Zuckerkrankheit (Diabetes mellitus), der Bluthochdruck (Hypertonie), das Übergewicht (Adipositas) und Genußgifte wie z.B. Nikotin fördern die Entstehung der Arteriosklerose.

2. Was versteht man unter einer Embolie?

2. Als Embolie bezeichnet man die Verstopfung eines Gefäßes durch einen Embolus (z.B. einen Blutpfropf) mit der Folge der Minderdurchblutung des nachgeschalteten Gebietes.

3. Erläutern Sie die Begriffe »Phlebitis«, »Varizen« und »Hämorrhoiden«!

3. Phlebitis: Venenentzündung; Varizen: Krampfadern; Hämorrhoiden: erweiterte Analgefäße

4. Wann spricht man von einem Bluthochdruck (Hypertonus)?

4. Hypertonus/Hypertonie: Anstieg des arteriellen Blutdruckes auf Werte von 160 mm Hg systolisch und/oder 95 mm Hg diastolisch beim Erwachsenen

5. Welche Stadien unterscheidet man beim Schock?

5. Beim Schock unterscheidet man drei Stadien:
1. Das Stadium der Kreislaufzentralisation,
2. das Stadium der Kreislaufdezentralisation
3. das irreversible Stadium der Organschäden.

Wiederholungsfragen
Kap. 12. Das Blut

Lösung

1. Woraus besteht das Blut?

2. Was versteht man unter dem Begriff »Serum«?

3. Welche Eiweißkörper findet man im Blutplasma?

4. Welche zellulären Blutbestandteile kennen Sie?

5. Welche Aufgabe hat das Hämoglobin?

6. Wo werden die Erythrozyten gebildet?

7. Was sind Retikulozyten?

8. Welche Hauptblutgruppen kennen Sie?

9. Wann kommt es bei einer Schwangerschaft zu einer Blutgruppenunverträglichkeit zwischen Mutter und Kind?

10. Welche Leukozyten kennen Sie?

11. Wo reifen Lymphozyten heran?

1. Das Blut besteht aus dem Blutplasma und den Blutkörperchen.

2. Als Serum bezeichnet man das von Blutkörperchen und Fibrinogen gereinigte, nicht mehr gerinnbare Blut.

3. Man unterscheidet die Albumine von den Globulinen (α_1-Globulin, α_2-Globulin, β-Globulin und γ-Globulin).

4. Zelluläre Blutbestandteile sind die roten Blutkörperchen (Erythrozyten), die weißen Blutkörperchen (Leukozyten) und die Blutplättchen (Thrombozyten).

5. Das Hämoglobin, der eisenhaltige Blutfarbstoff der Erythrozyten, bindet den Sauerstoff und ermöglicht so den Transport der Atemgase.

6. Erythrozyten werden im roten Knochenmark aus kernhaltigen Vorstufen gebildet.

7. Retikulozyten sind unreife rote Blutkörperchen, die ins Blut übertreten. Sie enthalten noch Kernreste.

8. Als Hauptblutgruppen bezeichnet man das AB0-System (die Blutgruppen A, B, AB und 0).

9. Sind Vater und Kind Rh-positiv, die Mutter jedoch rh-negativ, können bei einer sensibilisierten Mutter Antikörper gegen die kindlichen Rh-positiven Erythrozyten über den Mutterkuchen in das ungeborene Kind gelangen und dieses schädigen. Sensibilisiert ist die Mutter dann, wenn sie infolge einer früheren Geburt, Fehlgeburt oder fehlerhaften Bluttransfusion bereits Antikörper gegen die Rh-positiven Erythrozyten gebildet hat. Rhesus-Unverträglichkeiten sind die häufigsten Blutgruppenunverträglichkeiten zwischen Mutter und ungeborenem Kind.

10. Zu den Leukozyten gehören die Granulozyten (neutrophile, eosinophile, basophile), die Lymphozyten, die Monozyten und die Plasmazellen.

11. Lymphozyten reifen vor allem in den lymphatischen Organen Milz, Thymus und Lymphknoten heran.

12. Welche Aufgabe haben die Blutplättchen?

12. Blutplättchen lagern sich im Rahmen der Blutstillung an die Wundränder an. Daneben setzen sie Enzyme für die Blutgerinnung (Gerinnungsfaktoren) frei.

13. Welche Zellen zählt man zum spezifischen Abwehrsystem des Menschen?

13. Zum spezifischen Abwehrsystem gehören die B-Lymphozyten, die T-Lymphozyten, die Immunozyten und die Plasmazellen.

14. Was versteht man unter einem Antigen, was unter einem Antikörper?

14. Antigene sind körperfremde Stoffe (z.B. Bakterien), gegen die Plasmazellen spezifische Abwehrstoffe, die Antikörper, bilden.

Wiederholungsfragen
Kap. 13. Erkrankungen des Blutes

Lösung

1. Welche verschiedenen Anämien kennen Sie?

1. Als Anämie bezeichnet man eine Verminderung der roten Blutkörperchen und/oder des Hämoglobins. Man unterscheidet die megaloblastäre Anämie, die aplastische Anämie, die Blutungsanämie und die hämolytische Anämie.

2. Wie nennt man eine krankhafte Vermehrung der roten Blutkörperchen im Blut?

2. Polyglobulie oder Erythrozytose

3. Was bedeuten die Begriffe »Leukozytose« und »Leukopenie«?

3. Als Leukozytose bezeichnet man das Ansteigen der Leukozytenzahl (z.T. weit) über 10000/mm^3 Blut. Sinkt die Leukozytenzahl im Blut unter 4000/mm^3 ab, spricht man von einer Leukopenie.

4. Welche malignen Erkrankungen der weißen Blutzellen kennen Sie?

4. Myeloische Leukämien: a) akute myeloische Leukämie, b) chronisch-myeloische Leukämie
Lymphatische Leukämien: a) akute lymphatische Leukämie, b) chronisch-lymphatische Leukämie

5. Erklären Sie die Begriffe »thrombozytopenische Purpura« und »hämorrhagische Diathese«!

5. Als thrombozytopenische Purpura bezeichnet man eine Erkrankung, bei der es infolge einer Thrombozytopenie zu punktartigen blau-violetten Flecken in der Haut kommt. Eine verstärkte Blutungsneigung bezeichnet man als hämorrhagische Diathese.

6. Welche Formen der Bluterkrankheit kennen Sie?

6. Man unterscheidet zwei Formen der Bluterkrankheit, die Hämophilie A (Faktor-VIII-Aktivitätsmangel) und die Hämophilie B (Faktor-IX-Aktivitätsmangel).

**Wiederholungsfragen
Kap. 14. Das Lymphsystem**

Lösung

1. Nennen Sie die lymphatischen Organe des Menschen!

1. Zu den lymphatischen Organen gehören die Mandeln (Tonsillen), der Thymus (Bries), die Milz (Lien, Splen) und verstreut liegende Lymphfollikel sowie die Lymphknoten.

2. Was versteht man unter dem Begriff »Chylus«?

2. Chylus nennt man die milchig aussehende, fettreiche Lymphe der Darmlymphgefäße.

3. Wie nennt man die beiden Hauptlymphbahnen?

3. Die beiden Hauptlymphbahnen sind der rechte Lymphgang (Ductus lymphaticus) und der Milchbrustgang (Ductus thoracicus).

4. Welche Aufgaben haben die Lymphknoten?

4. Die Lymphknoten dienen der Abwehr von Krankheitserregern und dem Unschädlichmachen von Fremdkörpern (Filterstation für die Lymphe). Daneben reifen in den Lymphknoten auch noch Lymphozyten heran.

5. Welche Mandeln (Tonsillen) kennen Sie?

5. Man unterscheidet die Rachenmandel (Tonsilla pharyngea), die Gaumenmandeln (Tonsillae palatinae) und die Zungenmandel (Tonsilla lingualis).

6. Wo liegen die Peyerschen Plaques?

6. Die in die Darmschleimhaut eingelagerten Lymphfollikel bezeichnet man zusammenfassend als Peyersche Plaques.

7. Welches lymphatische Organ besteht aus zwei miteinander verwachsenen Lappen, liegt im Mediastinum und dient der Prägung bestimmter Lymphozyten?

7. Thymus (Bries)

8. Welches lymphatische Organ ist im Gegensatz zu den übrigen Lymphorganen in den Blutkreislauf eingeschaltet?

8. Milz (Splen, Lien)

9. Wo findet die Blutmauserung statt?

9. Überalterte Blutzellen, vor allem Erythrozyten, bleiben in den Milzsinus hängen, werden von den Retikulumzellen aufgenommen und abgebaut (Blutmauserung).

**Wiederholungsfragen
Kap. 15. Erkrankungen der lymphatischen Organe**

Lösung

1. Erläutern Sie die Begriffe »Lymphadenitis« und »Lymphangitis«!

1. Mit dem Begriff »Lymphangitis« bezeichnet man eine Lymphgefäßentzündung. Die Lymphadenitis ist eine Lymphknotenentzündung.

2. Welche Symptome sind typisch für die Tonsillitis?

2. Symptome einer Gaumenmandelentzündung (Tonsillitis oder Angina tonsillaris) sind die Rötung und Schwellung des Rachens, besonders der Tonsillen, der Schluckschmerz, ein süßlicher Mundgeruch (Foetor ex ore), die klößige Sprache, Stechen im Hals, allgemeines Krankheitsgefühl und häufig auch Fieber.

3. Nennen Sie die häufig auftretenden Folgen einer Rachenmandelhyperplasie!

3. Zu den Folgen einer Rachenmandelhyperplasie (Adenoide, adenoide Vegetationen) gehören die Behinderung der Nasenatmung (Atmung durch den Mund), ein Katarrh der Luftwege, chronischer Schnupfen mit Nasennebenhöhlenentzündungen, der Mittelohrkatarrh und die akute Otitis media sowie Appetit- und Schlafstörungen und eine allgemeine Verzögerung der gesamten körperlichen und geistigen Entwicklung.

**Wiederholungsfragen
Kap. 16. Atmungsorgane**

Lösung

1. Was versteht man unter dem Begriff »innere Atmung«?

1. Unter der »inneren Atmung« versteht man die Oxidationsvorgänge, die mit Hilfe von Sauerstoff in der Zelle ablaufen. Dabei werden hochmolekulare Nährstoffe in energieärmere niedermolekulare Stoffe umgewandelt. Energie wird frei.

2. Welche Organe zählen zu den luftleitenden Atmungsorganen?

2. Zu den luftleitenden Atmungsorganen gehören die Nase mit den Nasennebenhöhlen, der Rachen, der Kehlkopf, die Luftröhre und die Bronchien.

3. Nennen Sie die Aufgaben der Nase!

3. In der Nase wird der Staub der Atemluft festgehalten und zum Rachen transportiert. Die Atemluft wird angefeuchtet. Daneben fungiert die Nase noch als Riechorgan.

4. Welche Nasennebenhöhlen kennen Sie?

4. Zu den Nasennebenhöhlen gehören die Stirnhöhle (Sinus frontalis), die Oberkieferhöhle (Sinus maxillaris), die Keilbeinhöhle (Sinus spenoidalis) und die Siebbeinzellen (Sinus ethmoidales).

5. Übersetzen Sie die folgenden anatomischen Begriffe: a) Pharynx, b) Larynx, c) Choane, d) Glottis, e) Epiglottis, f) Trachea und g) Bifurkation!

5. a) Rachen, b) Kehlkopf, c) inneres Nasenloch, d) Stimmritze, e) Kehldeckelknorpel, f) Luftröhre, g) Teilungsstelle der Luftröhre in die beiden Hauptbronchien (Gabelung)

6. Welche Teile bilden das Kehlkopfskelett?

6. Das Kehlkopfskelett bilden der Schildknorpel (Cartilago thyroidea), der Ringknorpel (Cartilago cricoidea), die beiden Stellknorpel (Cartilagines arytenoideae) und der Kehldeckelknorpel (Epiglottis).

7. Was versteht man unter den Begriffen »Pleura pulmonalis«, »Pleura parietalis« und »Pleura costalis«?

7. Das Brustfell, die Pleura, besteht aus zwei dünnen Häuten, der Pleura pulmonalis und der Pleura parietalis. Das Lungenfell (Pleura pulmonalis) überzieht die Lungenoberfläche. Die Pleura parietalis kleidet die Innenfläche der Brusthöhle aus. Sie wird im Bereich der Rippen auch Rippenfell (Pleura costalis) genannt.

8. Wo findet der Gasaustausch in der Lunge statt?

8. Der Gasaustausch findet in den Lungenbläschen (Alveolen) statt.

9. Beschreiben Sie kurz den kleinen Kreislauf (Lungenkreislauf) des Blutes!

9. Aus der rechten Herzkammer entspringt der Truncus pulmonalis, der sich schon bald in die rechte und die linke Lungenschlagader (A. pulmonalis dexter et sinister) aufspaltet. Diese verzweigen sich in der Lunge in immer kleinere Äste und gehen schließlich in die Lungenkapillaren über. Die Kapillaren umspannen die Alveolen, in denen der Gasaustausch stattfindet. Die Lungenvenen sam-

10. Was versteht man unter der »Respiration«, was unter »Inspiration« und »Exspiration«?

11. Wieviel Kohlendioxid (CO_2) enthält die eingeatmete, wieviel die ausgeatmete Luft?

12. Was versteht man unter der Atemfrequenz?

meln das mit Sauerstoff angereicherte Blut und transportiert es zum linken Herzvorhof.

10. Bei der Respiration (Atmung) unterscheidet man die Inspiration (Einatmung) und die Exspiration (Ausatmung).

11. Die eingeatmete Luft enthält etwa 21 % Sauerstoff und nur 0,03 % Kohlendioxid. Die ausgeatmete Luft besteht dagegen aus ca. 16 % Sauerstoff und 4 % Kohlendioxid.

12. Die Atemfrequenz gibt die Anzahl der Atemzüge pro Minute an. Sie liegt beim Erwachsenen im Durchschnitt bei 16 Atemzügen pro Minute.

**Wiederholungsfragen
Kap. 17. Erkrankungen der Atmungsorgane**

Lösung

1. Wie nennt man eine oberflächliche Entzündung der Nasenschleimhaut?

2. Was versteht man unter den Fachbegriffen »Sinusitis«, »Pharyngitis«, »Laryngitis« und »Tracheitis«?

3. Erklären Sie den Begriff »Raucherbronchitis«!

4. Welche Erreger können eine Lungenentzündung hervorrufen?

5. Eine Komplikation der Pneumonie kann die Bildung von Bronchiektasen sein. Was versteht man darunter?

6. Welche Ursachen einer Pleuritis kennen Sie?

7. Was ist ein Primärkomplex bei einer Lungentuberkulose?

8. Nennen Sie die typischen Symptome des Asthma bronchiale!

1. Eine oberflächliche Entzündung der Nasenschleimhaut bezeichnet man auch noch als Schnupfen, Nasenkatarrh oder Rhinitis.

2. Sinusitis = Nasennebenhöhlenentzündung; Pharyngitis = Entzündung der Rachenschleimhaut; Laryngitis = Kehlkopfentzündung; Tracheitis = Entzündung der Luftröhrenschleimhaut

3. Als Raucherbronchitis bezeichnet man eine meist chronisch verlaufende Entzündung der Bronchialschleimhaut, deren Ursache chemische Reize (Tabakrauch) sind.

4. Erreger einer Pneumonie (Lungenentzündung) können Bakterien, Viren, Pilze, Einzeller und Würmer sein.

5. Bronchiektasen sind irreversible Erweiterungen der Bronchialäste.

6. Als Ursachen einer Brustfellentzündung (Pleuritis) kommen die Pneumonie, der Lungeninfarkt, das Pleurakarzinom, die Tuberkulose, bestimmte Oberbaucherkrankungen und Kollagenosen in Frage.

7. Unter einem Primärkomplex versteht man einen Erkrankungsherd in der Lunge zusammen mit einem befallenen Hiluslymphknoten.

8. Zu den typischen Symptomen des Asthma bronchiale gehören die anfallsweise auftretende Atembehinderung, hochgradige Atemnot mit erschwerter Ausatmung durch einen Krampf (Spasmus) der feinen Bronchialäste sowie eine Verstopfung der Bronchialästchen durch zähen Schleim.

Wiederholungsfragen
Kap. 18. Niere und ableitende Harnwege

Lösung

1. Welche Organe gehören zum Harnsystem?

2. Was ist die Hauptaufgabe der Niere?

3. Was versteht man unter den Begriffen »Primärharn« und »Sekundärharn«?

4. Welche Hormone werden in der Niere gebildet?

5. Woraus besteht ein Nierenkörperchen?

6. In welche Abschnitte gliedert sich das Tubulus-System?

7. Welches Epithel kleidet zum größten Teil die ableitenden Harnwege aus?

8. Was versteht man unter einem Sphinkter?

9. Welche Aufgabe hat die Harnblase?

10. Wo mündet die Harnröhre a) der Frau, b) des Mannes?

1. Zum Harnsystem gehören die beiden Nieren und die ableitenden Harnwege (Harnleiter, Harnblase und Harnröhre).

2. Die Hauptaufgabe der Nieren ist die Harnbereitung.

3. In den Nierenkörperchen wird das Blut filtriert. Es entsteht der Primärharn. Er enthält die gleichen Stoffe wie das Blutplasma (außer den Eiweißen) in gleicher Konzentration. Im Tubulus-System werden Stoffe wieder rückresorbiert, andere sezerniert. Daraus entsteht der Sekundärharn, der den Körper über die ableitenden Harnwege verläßt.

4. In der Niere werden die Hormone Renin und Erythropoetin gebildet. Renin steuert über Angiotensin die Höhe des Blutdrucks, Erythropoetin regt die Bildung der Erythrozyten an.

5. Ein Nierenkörperchen (Malpighi-Körperchen) besteht aus einem doppelwandigen Becher (Bowmansche Kapsel), in den die etwa 30 Kapillarschlingen des Glomerulus hineinragen.

6. Das Tubulus-System setzt sich zusammen aus dem Hauptstück, dem Überleitungsstück, der Henleschen Schleife, dem Mittelstück, dem Verbindungsstück und dem Sammelrohr.

7. Der größte Teil der ableitenden Harnwege wird von Übergangsepithel ausgekleidet.

8. Sphinkter = Schließmuskel

9. Die Harnblase speichert als muskulöses Hohlorgan den Harn/Urin (Fassungsvermögen 500 bis maximal 1000 ml).

10. Die Harnröhre der Frau mündet in den Scheidenvorhof (Vestibulum vaginae), die des Mannes an der Eichel (Glans penis).

**Wiederholungsfragen
Kap. 19. Erkrankungen der Niere und der ableitenden Harnwege**

Lösung

1. Nennen Sie zwei entzündliche Nierenerkrankungen!

1. Zu den entzündlichen Nierenerkrankungen gehören die Glomerulonephritis und die Pyelonephritis.

2. Auf welche Art kann eine Pyelonephritis entstehen?

2. Eine Pyelonephritis kann a) aufsteigend (aszendierend) über eine Entzündung der Harnröhre und der Harnblase entstehen und b) absteigend (deszendierend), d.h., die Erreger gelangen auf dem Blutweg (hämatogen) in die Niere.

3. Folge einer Glomerulonephritis sowie einer Pyelonephritis kann die Niereninsuffizienz sein. Was versteht man darunter?

3. Unter einer Niereninsuffizienz versteht man eine eingeschränkte Nierenfunktion, deren Endstadium die Harnvergiftung (Urämie) ist.

4. Nennen Sie Symptome einer Urethritis!

4. Bei der Harnröhrenentzündung (Urethritis) treten Jucken und Brennen in der Harnröhre, brennende Schmerzen beim Wasserlassen sowie Ausfluß aus der Harnröhre auf.

5. Mit welchem Fachbegriff bezeichnet man das Nierensteinleiden?

5. Nierensteinleiden = Nephrolithiasis

6. Erklären Sie den Begriff »Hydronephrose«!

6. Bei der Wassersackniere (Hydronephrose) kommt es zu einer Erweiterung des Nierenbeckens und der Nierenkelche durch den Aufstau des Harns infolge einer Harnabflußbehinderung.

7. Welche Maßnahmen der Bekämpfung einer Harnvergiftung kennen Sie?

7. Maßnahmen zur Bekämpfung einer Urämie sind die Blutwäsche (Hämodialyse) mit Hilfe der künstlichen Niere und die Nierentransplantation.

8. Nennen Sie einige Fehlbildungen der Niere und der ableitenden Harnwege!

8. Zu den Nierenfehlbildungen gehören die Hufeisenniere, die Doppelniere, die Beckenniere, die Zystenniere sowie Nierenzysten. Fehlmündungen der Harnröhre sind die Hypospadie und die Epispadie.

9. Was versteht man unter einem Blasenpapillom?

9. Das Blasenpapillom ist ein benigner (gutartiger) Tumor, der von der Blasenschleimhaut ausgeht.

10. Welches ist das häufigste Nierengeschwulst im Erwachsenenalter?

10. Der häufigste Nierentumor des Erwachsenen ist das Hypernephrom (hypernephroides Nierenkarzinom).

Wiederholungsfragen
Kap. 20. Nahrung und Stoffwechsel
Kap. 21. Gewichtsprobleme

Lösung

1. Wie nennt man
   a) die kleinsten Bausteine der Proteine,
   b) die Verbindungen von je zwei Aminosäuren,
   c) eine kettenförmige Verknüpfung vieler Aminosäuren?

2. Was versteht man unter einem essentiellen Nahrungsbestandteil?

3. Welche Zweifachzucker kennen Sie und aus welchen Bausteinen setzen sie sich zusammen?

4. Wie heißt die tierische Speicherform der Kohlenhydrate?

5. Was versteht man unter den Begriffen »Lipid« und »Lipoid«?

6. Zählen Sie einige Spurenelemente auf!

7. Nennen Sie die fettlöslichen Vitamine!

8. Welche Vitamine kann der Mensch zum Teil selbst bilden?

9. Was versteht man unter der »Rachitis«?

10. Bei welchen Vitaminen kann es zu einer Hypervitaminose kommen?

11. Erläutern Sie die Begriffe »Beri-Beri«, »Pellagra« und »Skorbut«!

1. a) Die kleinsten Bausteine der Proteine sind die Aminosäuren.
   b) Verbindungen von zwei Aminosäuren nennt man Dipeptide.
   c) Kettenförmige Verbindungen vieler Aminosäuren bezeichnet man als Polypeptide.

2. Essentielle Nahrungsbestandteile müssen dem Organismus ständig mit der Nahrung zugeführt werden, da sie nicht aus anderen Nahrungsbausteinen aufgebaut werden können.

3. Zu den Zweifachzuckern (Disacchariden) gehören der Malzzucker (Maltose), der Milchzucker (Laktose) und der Rohr- oder Rübenzucker (Saccharose). Maltose besteht aus zwei Molekülen Glucose, Laktose aus je einem Molekül Glucose und Galaktose, Saccharose aus je einem Molekül Glucose und Fruktose.

4. Glykogen ist die tierische (und menschliche) Speicherform der Kohlenhydrate.

5. Lipide sind Fette, Lipoide sind fettähnliche Stoffe.

6. Zu den Spurenelementen gehören Eisen, Kobalt, Kupfer, Mangan, Selen, Zink, Jod, Chrom, Fluor und Molybdän.

7. In die Gruppe der fettlöslichen Vitamine gehören die Vitamine A, D, E und K.

8. Vitamin D kann der Körper aus $1,25\text{-}(OH)_2$-Cholecalciferol in der Haut durch Einwirkung von Sonnenlicht bilden. Vitamin K wird zum Großteil im menschlichen Darm von Darmbakterien gebildet.

9. Die Rachitis (englische Krankheit) entsteht durch einen Mangel an Vitamin D. Sie ist durch eine mangelhafte Kalkeinlagerung in die knöcherne Substanz gekennzeichnet.

10. Hypervitaminosen kommen vor allem bei einer Überdosierung von Vitamin A und Vitamin D vor.

11. a) Beri-Beri = Vitamin-B_1-Mangelerkrankung
    b) Pellagra = Nicotinsäureamid-Mangelerkrankung
    c) Skorbut = Vitamin-C-Mangelerkrankung

12. Wie hoch ist der tägliche Energiebedarf des leicht arbeitenden Erwachsenen?

13. Nennen Sie Symptome der Fehl- und Unterernährung im Säuglings- und Kleinkindalter!

14. Welche Formen der Eßstörungen kennen Sie?

12. Der tägliche Energiebedarf des durchschnittlich großen Erwachsenen beträgt bei leichter Arbeit etwa 2000 kcal (Frauen) bzw. 2500 kcal (Männer).

13. Gedeihstörungen (Dystrophie) im Kleinkind- und Säuglingsalter sind durch Abmagerung, Gewichtsstillstand, Wachstumsstop und Hungerödeme gekennzeichnet.

14. Zu den Eßstörungen gehören die Pubertätsmagersucht (Anorexia nervosa) und die Eß-Brech-Sucht (Bulimia nervosa).

Wiederholungsfragen   **Lösung**
Kap. 22. Verdauungsorgane

1. Nennen Sie die wichtigsten Abschnitte eines Zahnes!

2. Wieviele Zähne finden sich im Milchgebiß, wieviele im bleibenden Gebiß des Erwachsenen?

3. Nennen Sie die Aufgaben der Zunge!

4. Nennen Sie die drei großen paarigen Mundspeicheldrüsen!

5. In welche Teile untergliedert man den Ösophagus?

6. Die Wand der Speiseröhre entspricht in ihrem Aufbau dem übrigen Magen-Darm-Trakt. Aus welchen Schichten setzt sie sich zusammen?

7. Übersetzen Sie die folgenden anatomischen Begriffe: a) Cardia, b) Fundus, c) Corpus, d) Antrum pyloricum und e) Pylorus!

8. Welche Substanzen werden von den Hauptzellen, von den Belegzellen und von den Nebenzellen des Magens produziert?

9. Welche Adern versorgen den Magen mit arteriellem Blut?

---

1. Ein Zahn (Dens) besteht aus der Krone (Corona), dem Zahnhals (Collum) und der Wurzel (Radix).

2. Das Milchgebiß des Kleinkindes besteht aus 20 Zähnen, das bleibende Gebiß des Erwachsenen aus 32 Zähnen.

3. Aufgabe der Zunge ist die Mithilfe beim Kauen und Saugen. Daneben dient sie der Geschmacks- und Tastempfindung. Zusammen mit anderen Teilen des Mund- und Nasen-Rachen-Raumes ist sie an der Sprachbildung beteiligt.

4. Die drei großen, paarig angelegten Mundspeicheldrüsen sind die Ohrspeicheldrüse (Glandula parotidea oder Parotis), die Unterkieferdrüse (Glandula submandibularis) und die Unterzungendrüse (Glandula sublingualis).

5. Die Speiseröhre (Ösophagus) besteht aus einem kurzen Halsteil, einem langen Brustteil und einem kurzen Bauchteil.

6. Aufbau der Wand des Magen-Darm-Traktes: Das innere Lumen kleidet eine Schleimhaut (Tunica mucosa) aus. Auf sie folgt eine bindegewebige Verschiebeschicht (Tunica submucosa). Die sich nach außen anschließende Muskelschicht (Tunica muscularis) steht mit einer bindegewebigen Außenschicht (Tunica adventitia) in Verbindung. Intraperitoneal liegende Organe besitzen anstelle der Adventitia eine Bauchfellschicht (Tunica serosa).

7. a) Cardia = Mageneingang/Magenmund, b) Fundus = Magengrund, c) Corpus = Magenkörper, d) Antrum pyloricum = Vorraum des Pförtners, e) Pylorus = Pförtner

8. Hauptzellen produzieren Pepsinogene, Belegzellen bilden Salzsäure und den Intrinsic-Faktor, Nebenzellen erzeugen einen zähen Schleim.

9. Der Magen wird über die linke Magenschlagader (A. gastrica sinistra) und über Verzweigungen der Milzschlagader (A. lienalis) und der gemeinsamen Leberschlagader (A. hepatica communis) mit arteriellem Blut versorgt.

10. Aus welchen Abschnitten besteht der Dünndarm?

10. Der Dünndarm (Intestinum tenue) besteht aus dem Zwölffingerdarm (Duodenum), dem Leerdarm (Jejunum) und dem Krummdarm (Ileum).

11. Wozu dienen die Falten, Zotten und Mikrovilli des Dünndarmes?

11. Kerckring-Falten, Zotten und Mikrovilli dienen der Vergrößerung der Darmoberfläche, um einen intensiven Kontakt des Speisebreies mit den sezernierenden und resorbierenden Epithelien zu ermöglichen.

12. Welche Gewebshormone werden im Dünndarm gebildet?

12. Gewebshormone, die von den hormonbildenden Zellen des Dünndarmes abgesondert werden, sind das Enterogastron, das Sekretin, das Pankreozymin-Cholezystokinin (P-Ch) und das Villikinin.

13. Wie nennt man die Art der Bewegung, mit der der Darminhalt (Speisebrei) im Dünndarm weitertransportiert wird?

13. Der Speisebrei wird im Dünndarm durch peristaltische Bewegungen weitertransportiert.

14. Wohin fließt das venöse Blut aus dem Dünndarmbereich?

14. Das venöse Blut aus dem Dünndarmbereich fließt über die Pfortader (V. portae) der Leber zu.

15. Wo beginnt die Fettverdauung?

15. Die Fettverdauung setzt erst nach der Einmündung des Gallen- und Bauchspeicheldrüsenganges in den Zwölffingerdarm ein.

16. In welche Bestandteile werden die Fette aufgespalten und welche Enzyme sind dazu nötig?

16. Fette werden mit Hilfe von Lipasen in ihre Bestandteile Glyzerin und freie Fettsäuren aufgespalten.

17. Nennen Sie die Enzyme der Kohlenhydratverdauung! Wo werden sie gebildet?

17. Ptyalin, eine α-Amylase, wird von den Mundspeicheldrüsen gebildet. Ebenfalls eine α-Amylase ist die Pankreas-Amylase, die von der Bauchspeicheldrüse produziert wird. Maltasen, Isomaltasen, Laktasen und Saccharasen sind Enzyme der Dünndarmschleimhaut.

18. Was ist die Aufgabe der Enzyme Pepsin, Trypsin und Chymotrypsin?

18. Pepsine spalten Eiweißkörper in kleinere Polypeptide. Trypsin und Chymotrypsin spalten Eiweißmoleküle bis zur Stufe der Dipeptide.

19. Welche Aufgabe hat der Dickdarm?

19. Im Dickdarm werden unverdauliche Nahrungsreste mit Hilfe von Bakterien durch Gärung und Fäulnis zersetzt. Der Stuhl wird durch Rückresorption von Wasser eingedickt.

20. Nennen Sie die charakteristischen Kennzeichen des Dickdarmes!

20. Charakteristische Kennzeichen des Dickdarmes (Intestinum crassum) sind Taenien, Haustren und Appendices epiploicae.

Wiederholungsfragen
Kap. 23. Erkrankungen im Bereich des Verdauungstraktes

Lösung

1. Was ist die häufigste Zahnerkrankung und wie kann man ihr vorbeugen?

1. Karies; eine kohlenhydratarme Kost, konsequente Zahnpflege und regelmäßige zahnärztliche Kontrolle sowie eventuell die Gabe von Fluor.

2. Was sind Aphthen?

2. Aphthen sind kleine weißliche, von einem roten Rand umgebene, sehr schmerzhafte Defekte in der Mundschleimhaut. Bei Kindern treten sie zahlreich im Rahmen einer Stomatitis aphthosa auf.

3. Welche Tumoren im Mundbereich kennen Sie?

3. Zungenkarzinom, Plattenepithelkarzinome – vorwiegend an der Unterlippe; Basaliome – vorwiegend an der Oberlippe

4. Was versteht man unter einer Parotitis epidemica?

4. Die Parotitis epidemica ist eine auch als Mumps oder Ziegenpeter bezeichnete entzündliche Viruserkrankung, die vor allem die Ohrspeicheldrüsen betrifft (Erreger: Mumps-Virus).

5. Wie bezeichnet man eine meist diffuse, unspezifische chronische Entzündung der Magenschleimhaut mit dem Fachbegriff?

5. Chronische Gastritis oder chronisch-atrophische Gastritis

6. Was versteht man unter der »Ulkuskrankheit« und wo treten die Ulcera bevorzugt auf?

6. Als Ulkuskrankheit bezeichnet man ein Geschwürsleiden im Magen- oder Zwölffingerdarm (Ulcus ventriculi = Magengeschwür, Ulcus duodeni = Zwölffingerdarmgeschwür).

7. Unter welchem Begriff faßt man die Colitis ulcerosa und den Morbus Crohn zusammen? Welche Abschnitte des Darmes sind bei den beiden Erkrankungen jeweils bevorzugt befallen?

7. Chronisch-entzündliche Darmerkrankungen:
Die Colitis ulcerosa befällt bevorzugt Kolon und Rektum. Beim M. Crohn (Enteritis regionalis Crohn oder Ileitis terminalis) kann der gesamte Verdauungstrakt erkranken, bevorzugt jedoch der untere Krummdarm (Ileum).

8. Erklären sie die Begriffe »Obstipation« und »Diarrhö«!

8. Obstipation = Verstopfung;
Diarrhö = Durchfall

9. Welche auslösenden Ursachen für einen Darmverschluß kennen Sie?

9. Häufigste Ursachen eines **mechanisch bedingten Ileus**: Gallensteine, Kotsteine, Fremdkörper, Würmer, Tumormassen, Stenosen, Mißbildungen, Hernien, Darmverschlingungen, Einstülpungen eines Darmabschnittes in einen anderen.
Häufigste Ursachen eines **paralytischen Ileus**: Reizung des Bauchfelles, Verschlüsse von Darmgefäßen, Harnvergiftung, diabetisches Koma, Sepsis, Nerven- und Rückenmarksverletzungen

10. Was versteht man unter einer Peritonitis?

10. Eine begrenzte oder diffuse Entzündung des Bauchfelles bezeichnet man als Peritonitis.

Wiederholungsfragen
Kap. 24. Die großen Darmdrüsen
Kap. 25. Erkrankungen von Leber, Gallenblase und Bauchspeicheldrüse

Lösung

1. Wo befindet sich die Leber im menschlichen Körper?

1. Sie befindet sich im rechten Oberbauch, unter der rechten Zwerchfellkuppel. Der Leberrand verläuft mit dem rechten Rippenbogen.

2. Die Leber besitzt eine exokrine oder exkretorische Funktion. Was versteht man darunter?

2. Als eine der großen Darmdrüsen produziert sie die Gallenflüssigkeit, die zur Fettverdauung nötig ist.

3. Welche weiteren Aufgaben der Leber kennen Sie?

3. Sie ist ein Stoffwechselorgan (Kohlenhydrat-, Fett- und Eiweißstoffwechsel), dient der Entgiftung und der Wärmeproduktion.

4. Erklären Sie die Begriffe »Ductus cysticus« und »Ductus choledochus«!

4. Der Blasengang (D. cysticus) kommt von der Gallenblase und mündet in den Lebergang (D. hepaticus). Beide bilden dann den Gallengang (D. choledochus), der in den Zwölffingerdarm mündet.

5. Welche akuten entzündlichen Lebererkrankungen kennen Sie und durch welche Erreger werden sie hervorgerufen?

5. a) Hepatitis A; Erreger: Hepatitis-A-Virus
b) Hepatitis B; Erreger: Hepatitis-B-Virus
c) Hepatitis C, D, E und F (früher als Hepatitis Non-A-non-B bezeichnet); Erreger: Hepatitis-C-Virus, Hepatitis-D-Virus (unvollständig), Hepatitis-E-Virus, Hepatitis-F-Virus
d) durch verschiedene Noxen hervorgerufene Hepatitiden (z.B. im Verlauf von Infektionskrankheiten)

6. Was versteht man unter einer Leberzirrhose?

6. Eine chronische, diffus die ganze Leber befallende Erkrankung, bei der es nach dem Untergang von normalem Lebergewebe zur bindegewebigen Narbenbildung kommt, bezeichnet man als Leberzirrhose. Die Läppchenstruktur der Leber wird so zerstört.

7. Welches ist die häufigste Erkrankung der Gallenblase und der Gallenwege?

7. Das Gallensteinleiden (Cholelithiasis)

8. Beschreiben Sie kurz Aussehen und Lage der Bauchspeicheldrüse!

8. Das Pankreas liegt im mittleren Oberbauch. Es ist ein längliches Gebilde, das sich nach links verjüngt, und befindet sich retroperitoneal. Der Pankreaskopf liegt im duodenalen »C«. Nach links folgen Körper und Schwanz. Im Inneren erkennt man eine Läppchenstruktur und den in der Mitte liegenden Pankreasgang (D. pancreaticus).

9. Welche Aufgaben hat das Pankreas?

9. a) Verdauungsdrüse; sie produziert Enzyme.
b) Hormondrüse; sie produziert Hormone.

Wiederholungsfragen

10. Welche Enzyme werden in der Bauchspeicheldrüse gebildet und was ist ihre Aufgabe?

11. Wo werden im Pankreas Hormone gebildet? Welche Hormone sind das?

12. Nennen Sie die Folgen einer chronischen Pankreatitis!

10. a) Der Proteinspaltung dienen die Enzyme Trypsin und Chymotrypsin, die aus den Enzym-Vorstufen Trypsinogen und Chymotrypsinogen entstehen.
b) Der Kohlenhydratspaltung dienen die Enzyme Pankreas-Amylase (α-Amylase), Maltase, Saccharase.
c) Der Fettverdauung dient die Pankreas-Lipase.

11. Pankreashormone werden in den Langerhansschen Inseln gebildet. Die B-Zellen liefern das Insulin, A-Zellen das Glukagon.

12. Bei der chronischen Entzündung der Bauchspeicheldrüse kann es zur inkretorischen und exkretorischen Pankreasinsuffizienz kommen, d.h., Hormone und Verdauungssäfte können nicht mehr oder nicht mehr in ausreichendem Maße an den Darm bzw. das Blut abgegeben werden.

Wiederholungsfragen
Kap. 26. Stoffwechselerkrankungen

Lösung

1. Welche Formen des Diabetes mellitus kennen Sie? Was ist die Ursache der Zuckerkrankheit?

1. a) Jugendlicher oder juveniler Diabetes; Erwachsenen- oder Altersdiabetes
   b) Ursache ist ein relativer oder absoluter Insulinmangel.

2. Beim Diabetes mellitus kommt es im Laufe der Erkrankung zur sog. Mikroangiopathie. Was versteht man darunter?

2. Unter einer Mikroangiopathie versteht man eine Erkrankung der kleinen Blutgefäße. Beim Diabetes kommt es so zur Retinopathie (Veränderung der Netzhautgefäße am Auge), zur Nephropathie (Veränderungen an den Nierengefäßen), zur diabetischen Neuropathie (Veränderungen an den peripheren Nerven) und zur diabetischen Gangrän.

3. Welche weiteren Stoffwechselerkrankungen kennen Sie?

3. a) Gicht, geht mit einem erhöhten Harnsäurespiegel einher – Nukleinsäurestoffwechselstörung
   b) Fettstoffwechselstörungen

Wiederholungsfragen   **Lösung**
Kap. 27. Drüsen innerer Sekretion

1. Zählen Sie die Drüsen innerer Sekretion auf!
   1. Hirnanhangdrüse (Hypophyse), Zirbeldrüse (Epiphyse), Schilddrüse (Glandula thyroidea), Epithelkörperchen (Glandulae parathyroideae), Nebennieren (Glandulae suprarenales), Inselorgan der Bauchspeicheldrüse (Pankreas), Eierstöcke (Ovarien), Hoden (Testes) und als übergeordnetes Steuerorgan der Hypothalamus

2. Welche Hormone werden im Hypothalamus gebildet?
   2. a) Releasing-Hormone, die die Freisetzung bestimmter Hypophysenvorderlappen-Hormone veranlassen
   b) Oxytocin
   c) Vasopressin (antidiuretisches Hormon = ADH, Adiuretin)

3. Was versteht man unter Effektorhormonen, was unter glandotropen Hormonen?
   3. a) Effektorhormone wirken direkt auf ihre Endorgane ein.
   b) Glandotrope Hormone wirken auf Drüsen ein und bewirken dort unter anderem wieder die Freisetzung von Hormonen.

4. Auf welche Organe wirken die Hypophysenvorderlappen-Hormone LH, ACTH und TSH ein?
   4. LH oder ICSH wirkt auf die Eierstöcke bzw. Hoden, ACTH auf die Nebennieren und TSH auf die Schilddrüse ein.

5. Aus welchen Teilen besteht die Nebenniere?
   5. Sie besteht aus dem Nebennierenmark (NNM) und der Nebennierenrinde (NNR).

6. Welche Hormone werden im Nebennierenmark, welche in der Nebennierenrinde gebildet?
   6. a) Im Nebennierenmark werden Adrenalin und Noradrenalin gebildet.
   b) In der Nebennierenrinde werden Mineralokortikoide (z.B. Aldosteron), Glukokortikoide (z.B. Kortison) sowie geringe Mengen männlicher und weiblicher Geschlechtshormone gebildet.

7. Was versteht man unter einem Cushing-Syndrom?
   7. Unter dem Cushing-Syndrom versteht man eine Überfunktion der Glukokortikoide-produzierenden Zellen der Nebennierenrinde.

8. Wo liegt die Schilddrüse?
   8. Die Schilddrüse liegt beidseits von Luftröhre und Kehlkopf, etwa in Höhe des 2. bis 4. Trachealknorpels.

9. Wo wird das Hormon Thyroxin gespeichert?
   9. Thyroxin wird – an Proteine gebunden – in den Schilddrüsenfollikeln gespeichert.

10. Wie nennt man eine Überfunktion, wie eine Unterfunktion der Schilddrüse?
    10. a) Überfunktion: Hyperthyreose, b) Unterfunktion: Hypothyreose

11. Wo wird das Hormon Calcitonin gebildet?
    11. Calcitonin wird in den parafollikulären C-Zellen der Schilddrüse gebildet.

12. Ein Mangel an welchem Hormon führt zur Tetanie?
    12. Ein Mangel an Parathormon, dem Hormon der Epithelkörperchen, führt zur Tetanie.

Wiederholungsfragen
Kap. 28. Die männlichen Geschlechtsorgane
Kap. 29. Erkrankungen der männlichen Geschlechtsorgane

Lösung

1. Was versteht man unter dem Descensus testis?

1. Unter dem Descensus testis versteht man das Tieferwandern der Hoden im Laufe der fetalen Entwicklung. Bei der Geburt sollten die Hoden im Hodensack liegen.

2. Welche Aufgaben haben die Hoden?

2. a) Samenzellbildung (Spermatogenese)
b) Produktion von männlichen Geschlechtshormonen

3. Übersetzen Sie die folgenden Fachbegriffe: Testes, Spermien, Scrotum, Epididymis, Ductus deferens, Vesicula seminalis, Prostata, Ejakulation!

3. Testes = Hoden, Spermien = Samenzellen, Scrotum = Hodensack, Epididymis = Nebenhoden, D. deferens = Samenleiter, Vesicula seminalis = Samenbläschen, Prostata – Vorsteherdrüse, Ejakulation = Samenerguß

4. Was versteht man unter den Begriffen »Corpus cavernosus« und »Corpus spongiosum«?

4. a) Corpus cavernosus: der obere Schwellkörper des männlichen Gliedes
b) Corpus spongiosum: unterer Schwellkörper des Penis

5. Welche Therapie kommt bei der Vorhautverengung (Phimose) in Frage?

5. Beschneidung (Zirkumzision)

6. Welche Folgen kann ein Prostataadenom haben?

6. Folge der durch ein Prostataadenom hervorgerufenen Einengung der Harnröhre ist ein Aufstau des Harns in Blase, Harnleiter bis ins Nierenbecken.

7. Welche Altersgruppen sind in der Regel beim Hodentumor, welche beim Prostatakarzinom betroffen?

7. a) Hodentumor: zwischen dem 20. und 40. Lebensjahr
b) Prostatakarzinom: ältere und alte Männer.

Wiederholungsfragen
Kap. 30. Die weiblichen Geschlechtsorgane
Kap. 31. Erkrankungen der weiblichen Geschlechtsorgane

Lösung

1. Welche Organe zählen zu den inneren, welche zu den äußeren Geschlechtsorganen der Frau?

1. Innere Geschlechtsorgane der Frau: Eierstöcke (Ovarien), Eileiter (Tuben), Gebärmutter (Uterus) und Scheide (Vagina)
Äußere Geschlechtsorgane der Frau: große und kleine Schamlippen (Labia majora und Labia minora), Kitzler (Clitoris), Scheidenvorhof (Vestibulum vaginae) und Vorhofdrüsen (Glandulae vestibulares)

2. Wo findet die Eizellbildung (Oogenese) statt?
3. Welche weiteren Aufgaben haben die Eierstöcke?

2. In den Eierstöcken (Ovarien)
3. Sie dienen neben der Eizellbildung noch der Hormonbildung (Follikelhormone, Gelbkörperhormon).

4. Beschreiben Sie kurz den Aufbau der Gebärmutter!

4. Die birnenförmige Gebärmutter besteht aus dem Corpus uteri (Uteruskörper), dem Fundus uteri (Uterusgrund) und der Cervix uteri (Uterushals). Den in die Scheide hineinragenden Teil der Cervix nennt man Portio vaginalis. Die Uterushöhle hat die Form eines Dreiecks. Die Wand der Gebärmutter besteht aus drei Schichten (Endometrium, Myometrium und Perimetrium).

5. Welche Hormone bewirken die zyklischen Veränderungen an der Gebärmutterschleimhaut?

5. Die Follikelhormone (Östrogene) und das Gelbkörperhormon Progesteron des Ovars bewirken zyklische Veränderungen an der Gebärmutterschleimhaut.

6. Warum ist ein saueres Scheidenmilieu besonders wichtig?

6. Es schützt die Frau vor aufsteigenden Krankheitskeimen.

7. Was versteht man unter einer Adnexitis, was unter einer Kolpitis?

7. a) Adnexitis: Entzündung der Gebärmutteranhangsgebilde Tube (Eileiter) und Ovar (Eierstock)
b) Kolpitis: Scheidenentzündung

8. Erklären Sie die Begriffe *Descensus uteri et vaginae*, *Prolaps*, *Zystozele* und *Rektozele*!

8. a) Descensus uteri et vaginae: **Senkung** von Gebärmutter und Scheide
b) Prolaps: **Vorfall** von Gebärmutter und Scheide vor die Vulva
c) Zystozele: Senkung der Blasenbodens in die vordere Scheidenwand hinein
d) Rektozele: Senkung des Mastdarms in die hintere Scheidenwand

9. Was versteht man unter einer »Streßinkontinenz«?

9. Als Streßinkontinenz bezeichnet man den unwillkürlichen Urinabgang bei einer Erhöhung des Bauchinnendrucks (z. B. beim Niesen, Husten oder Lachen). Sie ist häufiges Symptom bei Frauen mit einer Zystozele.

10. Nennen Sie einige maligne Tumoren des weiblichen Genitaltrakts!

11. Welches sind die häufigsten gutartigen Neubildungen bei der Frau?

12. Was versteht man unter den Begriffen »Amenorrhö«, »Dysmenorrhö« und »Hypermenorrhö«?

10. Zu den malignen Tumoren des weiblichen Genitaltrakts gehören das Vulvakarzinom, das Zervixkarzinom (Gebärmutterhalskrebs) und das Korpuskarzinom (Gebärmutterkörperkrebs).

11. Uterusmyome

12. a) Amenorrhö: Das Ausbleiben der monatlichen Regelblutung
b) Dysmenorrhö: Eine besonders schmerzhafte Regelblutung
c) Hypermenorrhö: Eine übermäßig starke Regelblutung

Wiederholungsfragen
Kap. 32. Schwangerschaft und Geburt
Kap. 33. Störungen des Schwangerschaftsverlaufs

Lösung

1. Was versteht man unter der Konzeption?

1. Den Vorgang der Befruchtung bezeichnet man als Konzeption.

2. Schildern Sie kurz den Ablauf der Befruchtung bis zur Einnistung des Keimes!

2. Nach dem Eisprung wird das Ei von der Tube aufgefangen. Es ist für einen Zeitraum von 6 bis 12 Stunden befruchtungsfähig (Spermien bis zu 72 Stunden!). Eine Befruchtung geschieht meist in der Ampulle der Tube. Nach dem Verschmelzung von Ei- und Samenzelle setzen Teilungs- und Wachstumsvorgänge ein. Nach 60 Stunden ist das Morula-Stadium erreicht. Die Wanderung zum Uterus dauert 4 bis 5 Tage. Am 5. Tag beginnt die Trennung des Keimes in Embryo- und Trophoblast. Die Implantation (Nidation, Einnistung) beginnt am 6. Tag nach der Ovulation und ist etwa am 12. Tag abgeschlossen.

3. Welche Aufgaben hat die Plazenta?

3. a) Stoffaustausch zwischen kindlichem und mütterlichem Blut (CO_2, O_2, Nährstoffe, Vitamine, Wasser, Elektrolyte, Harnstoff etc.)
b) Hormonbildung (Choriongonadotropin = HCG, Östrogene, Progesteron)

4. Nennen Sie einige sichere Schwangerschaftszeichen!

4. Sichere Schwangerschaftszeichen: positiver Schwangerschaftstest, über den 16. Tag nach der Ovulation erhöhte Basaltemperatur, kindliche Herztöne, Ultraschallbild, Nabelschnurgeräusche

5. Was versteht man unter einem Embryo, was unter einem Feten?

5. a) Embryo: Keim bis zum Ende des 3. Schwangerschaftsmonats, d.h. während der Zeit der Organentwicklung
b) Fetus: Keim ab dem 4. Schwangerschaftsmonat, nach Abschluß der Organentwicklung

6. Welche Substanz wird beim Schwangerschaftstest im Blut bzw. Urin der Schwangeren nachgewiesen?

6. HCG (humanes Choriongonadotropin), das anfangs vom Trophoblasten, später von der Plazenta gebildet wird, kann man mit Hilfe des Schwangerschaftstestes nachweisen.

7. Wann spürt eine Schwangere die ersten Kindsbewegungen?

7. Mehrgebärende: etwa in der 18. Schwangerschaftswoche
Erstgebärende: etwa in der 20. Schwangerschaftswoche

8. Was versteht man unter den Wehen?

8. Kontraktionen der Uterusmuskulatur bezeichnet man als Wehen.

9. Welche verschiedenen Wehenarten kennen Sie?

10. Aus welcher Kindslage erfolgt eine normale Geburt?

11. Wann ist die Geburt abgeschlossen?

12. Was versteht man unter dem Wochenbett?

13. Erklären Sie den Begriff »Lochien«!

14. Was versteht man unter einer Fehlgeburt?

15. Welches ist die häufigste Form der ektopen Schwangerschaft?

9. Vor- und Senkwehen; Eröffnungswehen; Preßwehen; Nachwehen

10. Eine normale Geburt erfolgt aus der Schädellage und der Längslage.

11. Die Geburt ist mit der Ausstoßung von Eihäuten und Plazenta (Mutterkuchen) abgeschlossen. Man bezeichnet Eihäute und Plazenta daher auch als Nachgeburt.

12. Als Wochenbett bezeichnet man den Zeitraum von der Ausstoßung der Plazenta bis zur Heilung der Geburtswunden und der Rückbildung der Schwangerschaftsveränderungen.

13. Unter dem Begriff »Lochien« versteht man den Wochenfluß. Er ist in der 1. Woche blutig, später braunrot bis gelb, in der 3. Woche hell.

14. Fehlgeburt: Die Beendigung einer Schwangerschaft innerhalb der ersten 28. Wochen p.m. (Frühabort: bis zur 16. SSW, Spätabort: von der 17. bis zur 28. SSW)

15. Die Eileiterschwangerschaft (Tubargravidität).

**Wiederholungsfragen
Kap. 34. Möglichkeiten der Geburtenregelung**

Lösung

1. Welche Methoden der Konzeptionsverhütung, die der Mann anwenden kann, kennen Sie?

1. a) Das Kondom (Präservativ),
b) den Coitus interruptus (Unterbrechung des Geschlechtsverkehrs kurz vor dem Samenerguß, so daß das Sperma außerhalb der Scheide entleert wird),
c) die Sterilisation (Unterbindung des Ductus deferens)

2. Was versteht man unter einem Scheidendiaphragma, was unter einer Portiokappe?

2. a) Scheidendiaphragma: ein elastischer Gummiring, der mit einer Gummimembran überzogen ist; es wird vor der Portio deponiert
b) Portiokappe: eine Kunststoffkappe, die der Portio fest aufsitzt.
Beide werden mit einer spermaziden Substanz bestrichen und können erst 6 bis 8 Stunden nach dem Verkehr entfernt werden.

3. Was ist ein Intrauterinpessar (IUP)?

3. Die »Spirale« ist ein Kunststoffkörper, der in den Uterus eingelegt wird. Er wirkt nidationshemmend.

4. Erklären Sie den Begriff »hormonale Kontrazeption«!

4. Unter der hormonalen Kontrazeption versteht man die »Pille« d.h. die Einnahme von Hormonen, die den Hypophysenvorderlappen bremsen und dadurch eine Follikelreifung und Ovulation verhindern. In den verschiedenen Präparaten (Kombinations-, Sequenz-, Stufenpräparate, Minipille, Pille danach) sind Östrogene und/oder Progestagene enthalten.

5. Welche Möglichkeiten der Sterilisation gibt es?

5. a) Beim Mann die Unterbindung des Samenleiters (Ductus deferens)
b) bei der Frau die Durchtrennung der Eileiter (Tuben).

**Wiederholungsfragen
Kap. 35. Geschlechtskrankheiten**

Lösung

1. Welche klassischen Geschlechtskrankheiten kennen Sie?
2. Wie läuft – in groben Zügen – eine Luesinfektion ab?

1. a) Gonorrhö (Tripper), b) Lues (Syphilis)
2. Eine Übertragung geschieht meist durch Geschlechtsverkehr, wenn beim Partner der infizierten Person eine kleine Wunde vorhanden ist. Es entsteht ein Primäraffekt (Ulcus durum mit Lymphknotenbeteiligung), später treten sekundäre Erscheinungen (Hautausschlag, nässende Papeln, breite Kondylome) auf. Typisch für das Tertiärstadium sind Gummen.

3. Welche Erreger rufen die Gonorrhö hervor?
4. Was ist der Unterschied zwischen einer unteren und einer oberen Gonorrhö bei der Frau?

3. Gonokokken (Diplokokken)
4. Bei der unteren Gonorrhö sind Urethra und Zervix betroffen, bei der oberen Gonorrhö Tuben und Ovar. Die Grenze ist der innere Muttermund. Der Befall des Endometriums stellt ein Übergangsstadium zwischen beiden Formen dar.

5. Womit behandelt man a) die Syphilis, b) die Gonorrhö?
6. Was versteht man unter dem Begriff »AIDS«?
7. Wie nennt man den Erreger der Krankheit AIDS?
8. Nennen Sie die häufigsten Übertragungsmöglichkeiten des HI-Virus!

5. Man behandelt beide Erkrankungen mit Penicillin.
6. AIDS = Acquired Immune Deficiency Syndrome = erworbenes Immunmangelsyndrom
7. HI-Virus (HIV)
8. Übertragungsmöglichkeiten des HIV:
a) bei homo- und heterosexuellem Geschlechtsverkehr durch Schleimhautverletzungen,
b) bei gemeinsamer Benutzung von mit Blut verunreinigten Injektionsnadeln durch Drogenabhängige,
c) bei der Verabreichung von mit HIV verunreinigtem Blut oder Blutprodukten,
d) in der Schwangerschaft (Übertragung des Virus von infizierten Müttern auf das Ungeborene durch die Plazenta) oder unter der Geburt durch Schleimhautverletzungen.

Wiederholungsfragen
Kap. 36. Die weibliche Brust
Kap. 37. Erkrankungen der weiblichen Brust

Lösung

1. Mit dem Eintritt der Pubertät kommt es zur Knospung der Brust. Wie nennt man diesen Vorgang?
2. Welche Hormone wirken auf die Brustdrüse ein?
3. Was versteht man unter einer Mastitis?
4. Welches ist der häufigste maligne Brusttumor?
5. Nennen Sie einige Symptome, die auf ein Mammakarzinom hinweisen können!

1. Thelarche

2. a) Östrogene, b) Progesteron, c) Prolactin, d) Oxytocin

3. Unter einer Mastitis versteht man eine Entzündung der Brustdrüse.

4. Der häufigste maligne (bösartige) Brusttumor ist das Mammakarzinom (Brustkrebs).

5. Von den betroffenen Frauen wird oft ein meist **schmerzloser Knoten** selbst getastet. Weitere Symptome können sein:
 a) umschriebene Verhärtungen
 b) geringe Verschieblichkeit des Brustgewebes
 c) Einziehungen oder Vorwölbungen der Haut in einem umschriebenen Bereich
 d) Einziehung der Brustwarze
 e) neu aufgetretene Größendifferenz der Brüste
 f) unterschiedliches Verhalten der Brüste beim Anheben der Arme
 g) ekzemartige Veränderungen der Brustwarze und des Warzenvorhofs
 h) »Apfelsinenhaut« in einem umschriebenen Gebiet
 i) Absonderung eines Sekrets aus nur einer Brustwarze
 j) Rötung der Brust ähnlich wie bei einer Brustentzündung (Mastitis)
 k) Knoten in der Achselhöhle und ober- bzw. unterhalb des Schlüsselbeins sind verdächtig auf eine **lymphogene Metastasenbildung.**

**Wiederholungsfragen
Kap. 38. Das Nervensystem**

Lösung

1. Man unterscheidet das zentrale vom peripheren Nervensystem. Was versteht man darunter?

1. a) Zentralnervensystem (ZNS): es umfaßt das Gehirn und das Rückenmark.
b) peripheres Nervensystem: es besteht aus den peripheren Nerven und den dazugehörigen Ganglien.

2. Woraus besteht die Großhirnrinde, woraus das Mark des Großhirns?

2. a) Großhirnrinde: Die graue Substanz der Großhirnrinde besteht aus Ganglienzellen.
b) Großhirnmark: Die weiße Substanz des Markes besteht aus Nervenfasern (Neuriten oder Axonen).

3. Was versteht man unter dem limbischen System?

3. Der Teil des Gehirns reguliert vor allem unbewußte Verhaltensweisen (Wut, Angst, Freude, Lust) und beeinflußt die Tätigkeit der inneren Organe.

4. Nennen Sie die vier Großhirnlappen!

4. a) Stirnlappen (Lobus frontalis), b) Scheitellappen (Lobus parietalis), c) Schläfenlappen (Lobus temporalis) und d) Hinterhauptlappen (Lobus occipitalis)

5. Zu welchem Hirnteil gehört der Thalamus?

5. Zum Zwischenhirn

6. Wo liegen die Zentren des vegetativen Nervensystems?

6. Die Zentren des vegetativen Nervensystems liegen am Boden des III. Ventrikels im Hypothalamus.

7. Welche Teile gehören zum Hirnstamm?

7. a) Verlängertes Mark (Medulla oblongata), b) Brücke (Pons), c) Mittelhirn (Mesencephalon)

8. Nennen Sie die Hauptaufgabe des Kleinhirns!

8. Hauptaufgabe des Kleinhirns ist die Regulation der normalen Motorik.

9. Übersetzen Sie die folgenden Fachbegriffe: Meningen, Dura mater, Arachnoidea, Pia mater, Liquor und Ventrikel!

9. a) Meningen = Hirn- und Rückenmarkshäute, b) Dura mater = harte Hirn- und Rückenmarkshaut, c) Arachnoidea = Spinnwebenhaut, d) Pia mater = weiche Hirn- und Rückenmarkshaut, e) Liquor = Gehirnflüssigkeit, f) Ventrikel = Hirnkammer

10. Nennen Sie einige wichtige Hirnnerven!

10. I. Hirnnerv (Riechnerv, N. olfactorius),
II. Hirnnerv (Sehnerv, N. opticus),
VII. Hirnnerv (Gesichtsnerv, N. facialis),
VIII. Hirnnerv (Hör- und Gleichgewichtsnerv, N. vestibulo-cochlearis)
X. Hirnnerv (»Vagus« oder Eingeweidenerv, N. vagus)

11. In welche Abschnitte untergliedert man das Rückenmark?

11. Man untergliedert das Rückenmark in Hals-, Brust-, Lenden- und Sakralmark.

12. Beschreiben Sie grob den Aufbau des Rückenmarks!

12. Im Inneren des Rückenmarks befindet sich die schmetterlingsförmige graue Substanz,

13. Was versteht man unter den Begriffen »vordere Wurzel« und »hintere Wurzel«?	außen die weiße Substanz. Die graue Substanz gliedert sich in jeweils ein Vorder-, Hinter- und Seitenhorn. In der Mitte befindet sich der Zentralkanal.
	13. Die vordere Wurzel enthält wegleitende (efferente) Fasern, die vom Rückenmark zur Peripherie führen. Die hintere Wurzel enthält zuleitende (afferente) Fasern, die aus der Körperperipherie zum Rückenmark führen.
14. Was ist ein Reflex?	14. Unter einem Reflex versteht man die immer gleichbleibende, unwillkürliche Reaktion des Körpers auf einen bestimmten Reiz.
15. Welche Aufgabe hat das vegetative Nervensystem?	15. Das vegetative Nervensystem steuert die Funktion der Organe und wird auch autonomes oder Eingeweidenervensystem genannt.

Wiederholungsfragen
Kap. 39. Erkrankungen des Nervensystems

Lösung

1. Was versteht man unter den Begriffen »Enzephalitis« und »Meningitis«?

2. Wie nennt man einen Wasserkopf mit dem Fachbegriff und wodurch kann er entstehen?

3. Was ist eine Neuritis?

4. Wodurch kann es zu einem Gehirnschlag kommen?

5. Was geschieht in den Nervenzellen des Gehirns bei einem epileptischen Anfall?

6. Was unterscheidet generalisierte von fokalen Anfällen?

7. Nennen Sie Symptome eines generalisierten tonisch-klonischen Anfalls (Grand mal)!

8. Welche Erkrankung des Nervensystems ist durch einen Zerfall der Markscheiden und eine Wucherung der Gliazellen gekennzeichnet?

9. Weshalb spielt die Gut- oder Bösartigkeit eines Tumors bei den Hirntumoren eine geringere Rolle als bei anderen Tumoren des Körpers?

---

1. a) Enzephalitis: Gehirnentzündung;
   b) Meningitis: Hirnhautentzündung.

2. Ein Wasserkopf (Hydrozephalus) kann
   a) durch eine Störung der Liquorzirkulation und
   b) durch eine primäre Atrophie des Gehirns mit einer Erweiterung der Liquorräume verursacht werden.

3. Eine entzündlich oder degenerativ bedingte Entzündung peripherer Nerven bezeichnet man als Neuritis.

4. Ursachen einer Apoplexie (Gehirnschlag) können sein:
   a) eine Gefäßruptur mit der Folge einer Massenblutung und
   b) eine Thrombose eines arteriellen Gefäßes mit der Folge eines Hirninfarktes.

5. Es kommt zu überschießenden plötzlichen Entladungen vieler Nervenzellen im Gehirn.

6. Bei den generalisierten Anfallsformen kommt es zu plötzlichen überschießenden Entladungen von Nervenzellen im gesamten Hirnbereich (auch der Hirnstamm kann mitbetroffen sein), bei fokalen Anfällen sind nur Nervenzellen in einem als epileptogener Herd bezeichneten Hirnbereich betroffen.

7. Der Betroffene stürzt bewußtlos zu Boden, das Gesicht verfärbt sich blaurot. Die Muskeln verkrampfen sich, später kommt es zu rhythmischen Muskelzuckungen. Weitere Symptome sind Schweißausbruch und verstärkter Speichelfluß. Später fällt der Patient in einen tiefen Schlaf, aus dem er in der Regel abgeschlagen und mit Kopfschmerzen erwacht.

8. Die Multiple Sklerose. Es kommt dadurch zu einer Vielzahl von neurologischen Symptomen (Intentionstremor, Augenmuskellähmungen, skandierende Sprache, spastisch-ataktischer Gang, psychische Veränderungen usw.).

9. Auch wenn Hirntumoren biologisch benigne sind, können sie durch ihre Auswirkungen im Schädel (Raumforderung → Hirndruckzeichen → Hirntod) letztendlich als maligne betrachtet werden.

Wiederholungsfragen

Nennen Sie typische Symptome einer vegetativen Dysregulation!

10. Typische Symptome einer vegetativen Dysregulation (psychovegetative Störung) sind Herzklopfen, Unruhe, Schlafstörungen, Schwindel, Kopfschmerzen, Magendruck, feuchtkalte Extremitäten.

**Wiederholungsfragen
Kap. 40. Psychiatrische Erkrankungen**

Lösung

1. Welche psychiatrischen Erkrankungen gehören zur Gruppe der endogenen Psychosen?

1. Zur Gruppe der endogenen Psychosen gehören die Schizophrenie (Spaltungsirresein), die affektiven Psychosen (manisch-depressive Krankheiten: Melancholie, Manie), die Mischpsychosen (schizoaffektive Psychosen) und als frühkindliche Psychose der Autismus.

2. Bei welcher psychiatrischen Erkrankung kommt es typischerweise zu einer Störung des Ich-Erlebens, so daß sogar die Gewißheit des eigenen Selbst verlorengehen kann?

2. Viele Symptome der **Schizophrenie** lassen sich aus einer Störung des Ich-Erlebens herleiten. Schizophrene Patienten können an Wahnvorstellungen und Halluzinationen leiden. Häufig treten auch Störungen der Motorik und des Antriebs auf. Weitere Symptome sind Störungen des Denkens sowie des Gefühls- und Gemütslebens.

3. Schildern Sie typische Symptome einer Melancholie!

3. Zentrales Symptom der Erkrankung ist eine Versteinerung und innere Leere, der Patient kann keine Gefühle empfinden. Er kann vor allem nicht traurig sein, sondern fühlt sich gleichgültig, leer, tot, versteinert. Gleichzeitig leidet er an einer inneren Unruhe. Häufig treten Wahnvorstellungen (Verschuldungswahn, Krankheitswahn, Verarmungswahn) auf. Typische körperliche Symptome eines Melancholie-Kranken sind Abgeschlagenheit, Müdigkeit, Verstopfung, Appetitlosigkeit, auch Amenorrhö und Potenzstörungen.

4. Was versteht man unter dem Begriff »Manie«?

4. Melancholie und **Manie** gehören zur Gruppe der affektiven Psychosen. Die Manie ist – im Gegensatz zur Melancholie – gekennzeichnet durch eine gehobene Stimmungslage. Die Patienten können ausgelassen fröhlich, aber auch gereizt und streitsüchtig sein. Typische Denkstörung ist die Ideenflucht, d. h., kein Gedankengang wird zu Ende geführt, der Patient springt von einem Thema zum anderen und hat keinen Sinn für das Wesentliche einer Aussage.

5. Welche Behandlungsmöglichkeiten bestehen beim frühkindlichen Autismus?

5. Zu den therapeutischen Maßnahmen beim frühkindlichen Autismus gehören die heilpädagogische (Früh-)Förderung und die psychotherapeutische Behandlung. Die heilpädagogische Frühförderung versucht durch gezielte Anregung der Sinne beim Kind Bewegung, Wahrnehmung, Sprache, Denken und Emotionalität zu fördern. Durch gemeinsames Tun werden soziale Verhaltensweisen eingeübt.

6. Wodurch kann eine akute organische Psychose ausgelöst werden?

6. Akute organische Psychosen lassen sich – ebenso wie das organische Psychosyndrom – ausschließlich oder überwiegend auf Hirnschädigungen oder Funktionsstörungen des Gehirns (auch im Rahmen einer schweren allgemein-körperlichen Erkrankung) zurückführen. Das Gehirn reagiert dabei auf eine plötzlich auftretende Einwirkung (Beispiel: Vergiftung, Hirntrauma) mit einer akuten organischen Psychose.

7. Beschreiben Sie kurz die Symptomatik eines organischen Psychosyndroms!

7. Zur typischen Frühsymptomatik eines organischen Psychosyndroms gehören die erhöhte Ermüdbarkeit, Merk- und Konzentrationsschwächen, eine Verlangsamung, Umständlichkeit und Weitschweifigkeit des Denkens sowie die Einschränkung der Kritikfähigkeit und der Einschätzung der eigenen Leistung. Den schwersten Grad der Denkstörungen des hirnorganisch Kranken bezeichnet man als Demenz (erworbener Intelligenzmangel). Der Betroffene kann sich kaum noch Neues merken, seine Urteils- und Kritikfähigkeit ist fast aufgehoben, er ist nicht mehr fähig, Schlüsse zu ziehen. Im fortgeschrittenen Stadium der Erkrankung verliert der Patient die Fähigkeit, sich in Raum und Zeit zu orientieren. Schließlich betrifft die Desorientiertheit auch die eigene Person.

8. Nennen Sie verschiedene Stufen der Bewußtseinsveränderung!

8. Man unterscheidet verschiedene Stufen der Bewußtseinsveränderung: Somnolenz (Schläfrigkeit), Sopor (der Patient ist nicht mehr weckbar, nur noch stärkste Reize lösen Reaktionen aus), Präkoma und Koma (das Bewußtsein ist erloschen, der Patient ist nicht mehr weckbar, selbst die Reflexe sind stark abgeschwächt oder sogar aufgehoben). Andere Formen der Bewußtseinsveränderung sind Verwirrtheitszustand, Delir und Dämmerzustand.

9. Wodurch unterscheidet sich eine Neurose von einer Konfliktreaktion?

9. Unter einer Konfliktreaktion versteht man eine akute, oft nur kurzdauernde, der Situation nicht angemessene Reaktion auf einen bestimmten Konflikt. Der Patient reagiert darauf typischerweise mit einer gesundheitlichen Störung. Im Gegensatz dazu lassen sich Neurosen nicht auf einen aktuellen Konflikt zurückführen. Es sind kompliziertere psychische Störungen, die auf der inadäquaten Verarbeitung von länger zurückliegenden Konflikt- und Frustrationssituationen beruhen.

10. Welche Symptomneurosen, welche Charakterneurosen kennen Sie?

10. Typische Symptomneurosen sind die Zwangsneurose, die Angstneurose und die Phobie. Zu den Charakterneurosen gehören die Konversionsneurosen (hysterische Reaktionen) und die depressive Charakterneurose.

Wiederholungsfragen
Kap. 41. Das Auge
Kap. 42. Erkrankungen des Auges

Lösung

1. Nennen Sie die Hilfsorgane des Auges!

1. a) Augenlider (Palpebrae), b) Augenwimpern (Cilia) und c) Tränenapparat (Tränendrüse, ableitende Tränenwege)

2. Woraus besteht der vordere Abschnitt des Auges, der bildentwerfende Apparat?

2. Der bildentwerfende Apparat setzt sich aus der Hornhaut (Cornea), der Linse (Lens), der Regenbogenhaut (Iris) mit Pupille und dem Glaskörper (Corpus vitreum) zusammen.

3. Nennen Sie die drei Schichten der Bulbuswand!

3. a) Lederhaut (Sclera), b) Gefäßhaut (Uvea) und c) Netzhaut (Retina)

4. Welche Aufgabe hat die Iris, welche der Ziliarkörper?

4. a) Die Iris bildet vor der Linse eine Blende.
b) Am Ziliarkörper ist der Aufhängeapparat der Linse befestigt. Der Ziliarmuskel reguliert den Krümmungsgrad der Linse (Akkommodation).

5. Nennen Sie die Schichten der Netzhaut!

5. Die eigentliche Netzhaut (Retina) besteht aus der äußeren Körnerschicht, der inneren Körnerschicht und der Ganglienzellschicht.

6. Wozu dienen Stäbchen und Zapfen der Netzhaut?

6. Stäbchen ermöglichen das Dämmerungssehen (Schwarz-weiß-Sehen), Zapfen die Farbwahrnehmung.

7. Was bezeichnet man als blinden Fleck, was als gelben Fleck?

7. a) Als blinden Fleck bezeichnet man die Austrittsstelle des Sehnerven aus der Netzhaut.
b) Als gelben Fleck bezeichnet man die Stelle des schärfsten Sehens auf der Netzhaut.

8. Woraus setzt sich die Brechkraft des Auges zusammen?

8. Die Brechkraft des Auges (59 dpt) setzt sich aus der Brechkraft von Hornhaut (43 dpt), Kammerwasser, Linse (14,5–15 dpt) und Glaskörper zusammen.

9. Übersetzen Sie die folgenden Fachbegriffe: Blepharitis, Konjunktivitis, Hordeolum, Glaukom und Katarakt!

9. a) Blepharitis = Lidrandentzündung, b) Konjunktivitis = Bindehautentzündung, c) Hordeolum = Gerstenkorn, d) Glaukom = grüner Star (Erhöhung des Augeninnendruckes) und e) Katarakt = grauer Star (Linsentrübung)

10. Welches sind die häufigsten Ursachen für a) eine Weitsichtigkeit und b) eine Kurzsichtigkeit?

10. a) Hyperopie (Weitsichtigkeit): Ursache ist meist ein Kurzbau des Auges. Die Lichtstrahlen treffen erst hinter den Augen zusammen.
b) Myopie (Kurzsichtigkeit): Ursache ist meist ein zu langer Augapfel. Die Lichtstrahlen vereinigen sich schon vor der Netzhaut.

Wiederholungsfragen
Kap. 43. Das Ohr
Kap. 44. Erkrankungen des Ohrs

Lösung

1. In welche Abschnitte unterteilt man das Ohr?

1. a) Äußeres Ohr, b) Mittelohr und c) Innenohr

2. Nennen Sie die Aufgaben der Gehörknöchelchen und der Ohrtrompete!

2. a) Die Gehörknöchelchen leiten die durch Schallwellen am Trommelfell hervorgerufenen Vibrationen zum Innenohr weiter und verstärken sie.
b) Die Ohrtrompete dient dem Druckausgleich zwischen der luftgefüllten Paukenhöhle und der Außenluft (über den Rachen).

3. Welche Teile bilden das Labyrinth?

3. a) Vorhof (Vestibulum) mit Sacculus und Utriculus, b) Schnecke (Cochlea) und c) Bogengänge (Canales semicirculares)

4. Was versteht man unter dem runden, was unter dem ovalen Fenster?

4. a) Das runde Fenster (Schneckenfenster oder Fenestra cochleae) verschließt die Paukentreppe der Schnecke.
b) Das ovale Fenster (Vorhoffenster oder Fenestra vestibuli) liegt in der Mitte des knöchernen Labyrinths und wird durch den Fuß des Steigbügels verschlossen.

5. Wo befindet sich das Trommelfell?

5. Das Trommelfell trennt das äußere Ohr vom Mittelohr.

6. Wie geschieht die Übertragung der Schallwellen vom äußeren Ohr zum Innenohr?

6. Die Schallwellen versetzen das Trommelfell in Schwingungen, diese werden auf die Gehörknöchelchen übertragen und verstärkt und über das ovale Fenster an das Innenohr weitergeleitet.

7. Welche Organe gehören zum Gleichgewichtsapparat?

7. a) Sacculus und Utriculus, b) die drei Bogengänge

8. Welche Aufgabe hat der Gleichgewichtsapparat?

8. Die Sinnesepithelien von Sacculus und Utriculus übertragen lineare Beschleunigungen, die des Bogengangsapparates Drehbeschleunigungen.

9. Was versteht man unter einer Otitis media?

9. Otitis media: Mittelohrentzündung

10. Nennen Sie die typischen Symptome der Ménièreschen Krankheit!

10. Symptome der Ménièrschen Krankheit: Ménière-Anfall (Schwindel, Übelkeit, Erbrechen, Schweißausbrüche), Ohrensausen, Schwerhörigkeit.

**Wiederholungsfragen
Kap. 45. Die Haut und ihre Anhangsgebilde**

Lösung

1. Nennen Sie die Funktionen der Haut!

1. a) Schutz, b) Wärmeregulation, c) Absonderung, d) Speicher und e) Sinnesorgan

2. Welche Sinne werden durch die Haut vermittelt?

2. Durch die Haut werden der Tast-, der Temperatur-, der Schmerz- und der Vibrationssinn vermittelt.

3. Wie läuft die Wärmeregulation durch die Haut ab?

3. a) Durch eine Erweiterung bzw. Verengung der Hautgefäße.
b) Über die Schweißsekretion; es entsteht Verdunstungskälte, die der Haut Wärme entzieht.

4. Wie ist ein Haar aufgebaut?

4. Ein Haar besteht aus dem Haarschaft, der Haarwurzel und der Haarzwiebel, dem verdickten Ende der Wurzel. Beim Längsschnitt durch ein Haar unterscheidet man das Oberhäutchen, die Rinde und das Mark.

5. Welche Hautanhangsgebilde kennen Sie?

5. Zu den Hautanhangsgebilden gehören die Haare, die Nägel und die Hautdrüsen.

Wiederholungsfragen
Kap. 46. Erkrankungen der Haut und ihrer Anhangsgebilde

Lösung

1. Nennen Sie die Fachbegriffe für die primären Effloreszenzen (Hautblüten) Fleck, Quaddel, Knötchen, Bläschen, Blase und Eiterbläschen!

1. a) Fleck: Macula,
   b) Quaddel: Urtica,
   c) Knötchen: Papula,
   d) Bläschen: Vesicula,
   e) Blase: Bulla und
   f) Eiterbläschen: Pustula

2. Was versteht man unter einer Impetigo contagiosa?

2. Die Grind- oder Eiterflechte

3. Was ist eine Mykose?

3. Eine Mykose ist eine Pilzerkrankung (Beispiele: Fußpilz, Candidose).

4. Nennen Sie einige Hautparasiten!

4. Hautparasiten: Milben, Zecken, Läuse, Flöhe, Wanzen

5. Welche Ursachen kann ein Ekzem haben?

5. Ein Ekzem kann a) allergisch bedingt sein (z.B. durch Nickel, Chrom), b) toxische und c) bakterielle Ursachen haben.

6. Eine der häufigsten Hauterkrankungen ist gekennzeichnet durch scharf begrenzte, rote Herde mit silberweißer Schuppung. Wie nennt man diese Krankheit?

6. Schuppenflechte oder Psoriasis

7. Welche Hauttumoren kennen Sie?

7. Zu den gutartigen Hauttumoren gehören die Lipome, maligne Geschwülste der Haut sind Plattenepithelkarzinome und Melanome, Basaliome sind semi-maligne (halb-bösartige) Tumoren.

8. Erklären Sie die Entstehung einer Akne!

8. Akne-Patienten leiden unter einer verstärkten Talgabsonderung (Seborrhoe) und einer verstärkten Verhornung (Hyperkeratose) der Haut. Durch die Hyperkeratose kommt es zu einer Verstopfung der Hautporen, es bilden sich Mitesser (Komedonen), die sich entzünden können.

Wiederholungsfragen
Kap. 47. Erkrankungen des Immunsystems

Lösung

1. Nennen Sie Erkrankungen, die mit einer Unter- oder Überproduktion von Antikörpern einhergehen!

1. Zu den Erkrankungen, die mit einer Über- oder Unterproduktion von Antikörpern einhergehen, gehören die Immundefekterkrankungen, das Plasmozytom und die Amyloidose. Beim Plasmozytom kommt es zu einer uneingeschränkten Vermehrung einer bestimmten Plasmazellfamilie (Klon). Diese Plasmazellfamilie bildet nur ein bestimmtes Paraprotein (monoklonal gebildetes Immunglobulin), das oft keine Antikörperfunktion mehr ausführen kann. Bei der Amyloidose lagern sich Eiweiße, die zum Großteil aus Bruchstücken von Immunglobulinen bestehen, in den Zwischenzellräumen der Organe und Gewebe ab.

2. Was versteht man
   a) unter einer allergischen,
   b) unter einer anaphylaktischen Reaktion?

2. a) Überempfindlichkeitsreaktion (Allergie): Der Körper reagiert auf Substanzen der natürlichen Umwelt (z. B. Gräserpollen, Schimmelpilzsporen, Nahrungsmittel) und andere nichttoxische Fremdstoffe (z. B. Kosmetika) mit einer Überempfindlichkeitsreaktion vom Soforttyp (d. h. eine Reaktion des Organismus auf das Allergen erfolgt schon nach wenigen Minuten oder Stunden) oder vom verzögerten Typ (eine Reaktion des Organismus erfolgt erst nach 24 bis 72 Stunden).
   b) Anaphylaxie: Als Anaphylaxie bezeichnet man eine den ganzen Körper betreffende, sofort einsetzende Überempfindlichkeitsreaktion. Die überschießende Immunreaktion verläuft sehr schnell und kann durch ein nicht mehr rückgängig zu machendes (irreversibles) Kreislaufversagen oder durch eine starke Einengung der Atemwege zum Tod führen.

3. Bestimmte Formen der Glomerulonephritis und der hämolytischen Anämie gehören zur Gruppe der Immunkomplexerkrankungen. Was versteht man darunter?

3. Typisch für Immunkomplexerkrankungen sind Ablagerungen von Immunkomplexen (Antigen-Antikörper-Komplexe) in Blutgefäßen und in der Basalmembran der Nierenglomerula. Solche Antigen-Antikörper-Komplexe entstehen durch Reaktionen zwischen Antigenen, d. h. Substanzen, die in einem Organismus eine Immunreaktion auslösen, und Antikörpern (das sind Substanzen, die von Plasmazellen gebildet werden und mit den betreffenden Antigenen reagieren können).

4. Bei welchen Erkrankungen kommen Autoantikörper vor (Beispiele!) und was versteht man darunter?

4. Autoantikörper sind gegen körpereigene Substanzen (Antigene) gerichtete Antikörper. Sie können zur Zerstörung der betroffenen Zellen führen. Ein Beispiel hierfür ist die durch Autoantikörper hervorgerufene hämolytische Anämie. Autoantikörper können entzündliche Gewebsreaktionen hervorrufen (Beispiel: Thyreoiditis Hashimoto) und Hormon- bzw. Enzymrezeptoren blockieren. Weitere Autoimmunerkrankungen sind die durch Autoimmunmechanismen ausgelösten blasenbildenden Hauterkrankungen (bullöse Dermatosen), die Autoimmunerkrankungen des Magen-Darm-Trakts (chronisch atrophische Gastritis, Morbus Crohn, Colitis ulcerosa), die Myasthenie, die Multiple Sklerose, die Kollagenosen und Vaskulitiden.

5. Welche Autoimmunerkrankungen der Schilddrüse kennen Sie?

5. Autoimmunerkrankungen der Schilddrüse sind die chronische Thyreoiditis Hashimoto (Struma Hashimoto) und der Morbus Basedow. Die Thyreoiditis Hashimoto ist gekennzeichnet durch über Jahre zunehmende entzündliche Prozesse im Schilddrüsengewebe. Es kommt zum Untergang des funktionstüchtigen Schilddrüsengewebes, meist gefolgt von einer allmählich eintretenden Schilddrüsenunterfunktion (Hypothyreose). Beim Morbus Basedow tritt die Immunthyreoiditis zusammen mit einer Schilddrüsenüberfunktion (Hyperthyreose) auf. Typisch für die Erkrankung ist der Kropf unterschiedlicher Ausprägung zusammen mit einem starken Hervortreten der Augen (Exophthalmus).

6. Schildern Sie kurz die typische Symptomatik einer Myasthenie!

6. Bei der Myasthenia gravis pseudoparalytica kommt es zu einer gesteigerten Ermüdbarkeit der Muskulatur. Besonders betroffen sind die Sprech-, Kau- und Schluckmuskeln sowie der Lidhebermuskel.

7. Ebenfalls zur Gruppe der Autoimmunerkrankungen zählt man den systemischen Lupus erythematodes, die Sklerodermie sowie Poly- und Dermatomyositis. Unter welchem Begriff faßt man diese Erkrankungen zusammen?

7. Systemischer Lupus erythematodes (SLE), Sklerodermie, Poly- und Dermatomyositis bilden die Gruppe der durch autoimmunologische Prozesse ausgelösten Bindegewebserkrankungen (Kollagenosen).

8. Nennen Sie einige Symptome des systemischen Lupus erythematodes!

8. Das klinische Bild des systemischen Lupus erythematodes weist eine große Variabilität auf. Es kommen hochfieberhafte Verlaufsformen vor, bei anderen Patienten verläuft die Erkrankung chronisch rezidivierend oder auch schleichend. Am häufigsten findet man Gelenkveränderungen im Sinne einer Polyarthritis, Lymphknotenvergrößerungen und eine Beteiligung der Nieren (die sog. Lupusnephritis ist eine typische Immunkomplexnephritis). In fast der Hälfte der Fälle kommt es zu Hautveränderungen, vor allem im Gesicht (schmetterlingsförmiges Erythem) und anderen dem Licht ausgesetzten Körperstellen. Relativ häufig sind Beteiligungen des Herzens (Myokarditis, Perikarditis), der Pleura (Pleuritis), seltener auch des Lungengewebes (interstitielle Pneumonie). Bei etwa einem Viertel der Patienten treten Veränderungen am Nervensystem auf, die zu starken Kopfschmerzen, Krampfanfällen und Psychosen führen können.

9. Eine Erkrankung des rheumatischen Formenkreises, bei der man auch Antikörper nachweisen kann, ist die chronische Polyarthritis (rheumatoide Arthritis). Welcher Personenkreis ist vorwiegend betroffen?

9. An einer chronischen Polyarthritis (cP, rheumatoide Arthritis, chronische Polyarthritis rheumatica) erkranken mehr Frauen als Männer (Verhältnis 4:1). Der Beginn der relativ häufigen Erkrankung – ca. 1 bis 3% der Gesamtbevölkerung sind betroffen – liegt meist im 4. Lebensjahrzehnt. Daneben gibt es eine jugendliche Form (juvenile rheumatoide Arthritis) mit häufig atypischen Verläufen.

10. Schildern Sie kurz die Symptomatik der chronischen Polyarthritis zu Beginn und im fortgeschrittenen Stadium!

10. Die chronische Polyarthritis beginnt in der Regel schleichend mit unklaren Gelenkbeschwerden. Es kommt zu schmerzhaften Schwellungen der Gelenke und schließlich zu zunehmenden Funktionseinbußen. Ein häufiges Frühsymptom ist die Morgensteifigkeit der Fingergelenke. Die Gelenkentzündungen beginnen typischerweise symmetrisch an den kleinen Finger- und Zehengelenken und schreiten zur Körpermitte fort. Bewegungen der betroffenen Gelenke sind schmerzhaft. Im fortgeschrittenen Stadium weichen die Finger in den Grundgelenken zur Elle hin ab (ulnare Deviation), man findet »Knopfloch«- oder »Schwanenhals«-Deformitäten einzelner Finger. Rheumaknötchen kommen subkutan, in Sehnen, im Periost und auch an den Herzklappen vor. Der Krankheitsverlauf der chronischen Polyarthritis ist unterschiedlich. Bei etwa 20% der Patienten schreitet die Erkrankung so weit fort, daß es zur völligen Invalidität kommt.

Wiederholungsfragen
Kap. 48. Infektionskrankheiten –
Allgemeiner Teil

Lösungen

1. Nennen Sie die wichtigsten Erreger von Infektionskrankheiten!

1. Erreger von Infektionskrankheiten sind Bakterien und bakterienähnliche Organismen, Viren, Pilze, Würmer und Protozoen.

2. Was sind a) Kokken, b) Diplokokken?

2. a) Kokken: Kugelbakterien, b) Diplokokken: Doppelkugeln.

3. Bestimmte Mikroorganismen sind nicht in der Lage, selbständig Energie zu erzeugen, zu wachsen und sich zu vermehren. Sie schleusen ihr genetisches Material in Wirtszellen ein und programmieren deren Stoffwechsel so um, daß diese nun Stoffe zum Aufbau der Mikroorganismen produzieren. Welche Mikroorganismen sind das?

3. Viren.

4. Was versteht man unter den Begriffen Virulenz und Inkubationszeit?

4. a) Die Virulenz eines Erregers beschreibt die Übertragbarkeit, das Eindringungsvermögen, das Vermehrungsvermögen und die Giftigkeit eines Mikroorganismus.
b) Die Zeit zwischen der Ansteckung, d. h. dem Eindringen des Krankheitserregers in den Körper und dem Auftreten der ersten Krankheitserscheinungen, bezeichnet man als Inkubationszeit.

Wiederholungsfragen
Kap. 49. Infektionskrankheiten – Spezieller Teil

Lösung

1. Welche Kinderkrankheiten kennen Sie?

2. Durch welche Erreger werden die Masern verursacht?

3. Warum sollte man junge Mädchen vor der Pubertät gegen Röteln impfen?

4. Was haben Windpocken mit der Gürtelrose (Herpes zoster) gemeinsam?

5. Welche schwerwiegende Erkrankung tritt oft im Anschluß an eine Scharlachinfektion auf?

6. Wieso ist die Erkrankung an Mumps für Jungen und junge Männer folgenreicher als für Mädchen?

7. Welche Teile des Körpers sind bei der Kinderlähmung besonders betroffen?

8. Nennen Sie die Erreger der Pocken und des Typhus!

9. Was versteht man unter einer aktiven, was unter einer passiven Immunisierung?

1. Zu den Kinderkrankheiten gehören Masern, Mumps, Röteln, Windpocken, Scharlach und Keuchhusten.

2. Das Masernvirus

3. Erkrankt eine Frau während der Schwangerschaft an Röteln, kann es beim ungeborenen Kind zur Röteln-Embryopathie (Mißbildungen von Herz, Auge, Ohren; Mikrozephalie; Minderwuchs) kommen.

4. Beide Erkrankungen werden durch den gleichen Erreger, das Varizella-Zoster-Virus aus der Gruppe der Herpesviren, hervorgerufen. Nach einer Windpockeninfektion können sie in den Spinalganglien überdauern und später zu einer Gürtelrose führen.

5. Im Anschluß an eine Scharlachinfektion kann es zum rheumatischen Fieber kommen (Symptome: Endomyokarditis, Gelenkschmerzen, Polyarthritis, Chorea minor).

6. Bei Jungen und jungen Männern kann es im Laufe einer Mumpserkrankung zur Hodenentzündung (Mumpsorchitis) kommen. Es besteht dann die Gefahr einer späteren Sterilität.

7. Das Poliomyelitisvirus ruft eine Entzündung des Zentralnervensytems (ZNS) hervor. Besonders betroffen ist die graue Substanz.

8. a) Erreger der Pocken ist das Pockenvirus;
b) Erreger des Typhus ist ein Stäbchenbakterium (Salmonella typhi).

9. Bei der aktiven Immunisierung (Impfung) werden gesunden Personen Bestandteile eines Krankheitserregers oder eine nicht krankmachende Form eines Erregers verabreicht. Diese Impfstoffe sind als Antigene wirksam und veranlassen das Immunsystem des Körpers, große Mengen Antikörper zu bilden. Bereits fertige Antikörper (Immunglobuline) aus dem Blut von Spendern werden bei der passiven Immunisierung Personen verabreicht, die Kontakt mit einem bestimmten Krankheitserreger hatten, aber noch nicht über einen ausreichenden Impfschutz verfügen.

10. Welche Impfungen werden von der STIKO für alle Säuglinge und Kleinkinder empfohlen?

11. Weshalb können Tetanusinfektionen nicht durch konsequente Schutzimpfungen ausgerottet werden?

12. Welcher Impfstoff wird als Schluckimpfung verabreicht?

13. Weshalb sollten alle Säuglinge und Kleinkinder gegen Haemophilus influenzae b geimpft werden?

14. Was versteht man unter einer Schutzimpfung gegen FSME?

15. Weshalb ist es gerade für medizinisches Personal wichtig, sich gegen Hepatitis B impfen zu lassen?

10. Die STIKO empfiehlt für alle Säuglinge und Kleinkinder (falls keine Kontraindikationen vorliegen) Impfungen gegen Diphtherie, Tetanus, Keuchhusten, Haemophilus influenzae b, Poliomyelitis, Masern, Mumps und Röteln.

11. Tetanussporen kommen überall in der Erde, im Schmutz (und in menschlichen und tierischen Fäkalien) vor.

12. Der Lebendimpfstoff nach Sabin gegen die Kinderlähmung (Poliomyelitis).

13. Haemophilus influenzae b verursacht bei Kleinkindern eine Reihe schwerer Infektionskrankheiten (**Meningitis**, Otitis media, Mastoiditis, Arthritis, Pneumonie, Pleuritis, **Epiglottitis**) mit z. T. bleibenden Folgeschäden.

14. Eine Schutzimpfung gegen die durch Zecken übertragene Frühsommer-Meningoenzephalitis.

15. Medizinisches und zahnmedizinisches Personal ist besonders gefährdet, sich z. B. durch Stichverletzungen bei fehlerhaftem Umgang mit Injektionsspritzen usw. zu infizieren, da das Hepatitis-B-Virus v. a. durch Blut, aber auch alle anderen Körperflüssigkeiten (Speichel, Urin, Liquor, Muttermilch, Menstrualblut, Sperma) übertragen wird.

51. Literaturverzeichnis

Betke K, Lampert F, Riegel K. Elementare Pädiatrie. 4. Aufl. Stuttgart, New York: Thieme 1991.

Brandis H-J v, Schönberger W. Anatomie und Physiologie für Krankenschwestern sowie andere medizinische und pharmazeutische Fachberufe. 8. Aufl. Stuttgart, New York: Fischer 1991.

Donath H. Innere Medizin. Lehrbuch für Krankenpflege und Studium. 7. Aufl. Stuttgart, New York: Schattauer 1993.

Dühring A, Habermann-Horstmeier L. Das Altenpflegelehrbuch. Medizinische und psychosoziale Grundlagen für die Pflege alter Menschen. Stuttgart, New York: Schattauer 1996.

Ehmer B. Chirurgie. Lehrbuch für Pflege und Studium. 4. Aufl. Stuttgart, New York: Schattauer 1995.

Faller A. Der Körper des Menschen. 11. Aufl. Stuttgart, New York: Thieme 1988.

Gebert G. Physiologie als Grundlage der klinischen Medizin. Stuttgart, New York: Schattauer 1987.

Karavias T, Mischo-Kelling M. Chirurgie und Pflege. Stuttgart, New York: Schattauer 1994.

Klischies R, Gierhartz K-H, Kaiser U. Hygiene und medizinische Mikrobiologie. Lehrbuch für Pflegeberufe. 2. Aufl. Stuttgart, New York: Schattauer 1996.

Kümmel WF, Siefert H. Kursus der medizinischen Terminologie. CompactLehrbuch. 6. Aufl. Stuttgart, New York: Schattauer 1994.

Ley S. Ratgeber Schutzimpfungen. Marburg: Deutsches Grünes Kreuz Fördergesellschaft 1987.

Lippert-Burmester W, Lippert H. Medizinische Fachsprache. Programmiertes Lehrbuch für Medizinstudium und Gesundheitsberufe. Stuttgart, New York: Schattauer 1994.

Miketta G. Netzwerk Mensch. 2. Aufl. Stuttgart: TRIAS 1992.

Mischo-Kelling M, Zeidler H. Innere Medizin und Krankenpflege. 2. Aufl. München, Wien, Baltimore: Urban & Schwarzenberg 1992.

Nilsson L. Ein Kind entsteht. Bilddokumentation über die Entwicklung des Lebens im Mutterleib. München: Mosaik 1993.

Pschyrembel W. Klinisches Wörterbuch. 257. Aufl. Berlin, New York: de Gruyter 1994.

Rohen JW. Funktionelle Anatomie des Menschen. 8. Aufl. Stuttgart, New York: Schattauer 1995.

Rohen JW. Topographische Anatomie. 9. Aufl. Stuttgart, New York: Schattauer 1992.

Rohen JW, Lütjen-Drecoll E. Funktionelle Histologie. 2. Aufl. Stuttgart, New York: Schattauer 1990.

Silbernagel S, Despopoulos A. Taschenatlas der Physiologie. 4. Aufl. Stuttgart, New York: Thieme 1991.

Yokochi C, Rohen JW, Weinreb EL. Photographische Anatomie des Menschen. 5. Aufl. Stuttgart, New York: Schattauer 1992.

Quellennachweis

1. Donath H. Lehrbuch der Inneren Medizin für Krankenschwestern und Krankenpfleger. 6. Aufl. Stuttgart, New York: Schattauer 1987.
Abb. 6.1
2. Dühring A, Habermann-Horstmeier L. Das Altenpflegelehrbuch. Stuttgart, New York: Schattauer 1996.
Abb. 1.1, 1.2b, 4.2, 6.9, 10.3, 11.1, 11.2, 18.4, 24.5, 27.2–27.4, 28.1, 29.1, 31.1, 38.2, 38.3, 39.1, 43.3, 45.1
3. Gebert G. Physiologie als Grundlage der klinischen Medizin. Stuttgart, New York: Schattauer 1987.
Abb. 42.3
4. Gebhart E. Tumorzytogenetik. Stuttgart, New York: Schattauer 1989.
Abb. 1.3
5. Gross R, Schölmerich P, Gerok W, Hrsg. Lehrbuch der Inneren Medizin. 7. Aufl. Stuttgart, New York: Schattauer 1987
Abb. 27.5
Gross R, Schölmerich P, Gerok W, Hrsg. Die Innere Medizin. 9. Aufl. Stuttgart, New York: Schattauer 1996.
Abb. 19.2, 23.2, 27.8
6. Hees H. Orthopädie und Traumatologie. Stuttgart, New York: Schattauer 1985.
Abb. 6.3, 6.4, 6.8, 9.1, 9.2
7. Hollwich F. Augenheilkunde. 11. Aufl. Stuttgart, New York: Thieme 1988.
Abb. 42.1, 42.2
8. Korting GW, Frank P. Diagnose und Therapie der Hautkrankheiten. 2. Aufl. Stuttgart, New York: Schattauer 1989.
Abb. 49.3
9. Koslowski L, Irmer W, Bushe KA, Hrsg. Lehrbuch der Chirurgie. 2. Aufl. Stuttgart, New York: Schattauer 1982.
Abb. 6.5
Koslowski L, Bushe KA, Junginger T, Schwemmle K, Hrsg. Lehrbuch der Chirurgie. 3. Aufl. Stuttgart, New York: Schattauer 1988.
Abb. 6.2, 17.2, 22.7, 23.1, 24.1, 24.2, 24.4, 27.7, 39.4
10. Moore KL. The Developing Human. Clinically Oriented Embryology. 3rd ed. Philadelphia: Saunders, 1982.
Abb. 32.6
Moore KL, Persaud TVN. The Developing Human. Clinically Oriented Embryology. 5th ed. Philadelphia: Saunders 1993.
Abb. 32.1, 32.5, 32.7
11. Rohen JW. Funktionelle Anatomie des Menschen. 8. Aufl. Stuttgart, New York: Schattauer 1995.
Abb. 1, 4.1, 4.3, 5.1–5.3, 5.9, 5.10. 5.15–5.20, 7.1, 8.1, 8.3–8.13, 10.1, 10.2, 14.2, 16.1–16.4, 18.1–18.3, 22.1, 22.3, 22.5, 22.6, 22.11, 22.12, 30.1, 30.4
12. Rohen JW. Topographische Anatomie. 8. Aufl. Stuttgart, New York: Schattauer 1987.
Abb. 5.8, 38.4, 38.5
Rohen JW. Topographische Anatomie. 9. Aufl. Stuttgart, New York: Schattauer 1992.
Abb. 5.13, 8.2, 10.4, 10.8, 22.10, 37.1, 38.1, 38.6, 41.1, 41.2, 43.1
13. Rohen JW, Lütjen-Drecoll E. Funktionelle Histologie. 2. Aufl. Stuttgart, New York: Schattauer 1990.
Abb. 1.4, 2.1–2.8, 7.2, 12.1, 14.1, 14.4, 24.3, 27.1, 28.2, 28.3, 30.2, 30.3, 30.5, 43.2
14. Schmidt-Matthiesen H. Gynäkologie und Geburtshilfe. 8. Aufl. Stuttgart, New York: Schattauer 1992.
Abb. 30.6, 31.2, 32.3, 32.4, 32.9, 33.2, 34.1–34.3, 37.2, 37.3
15. Siegenthaler W, Kaufmann W, Hornbostel H, Waller HD. Lehrbuch der inneren Medizin. 3. Aufl. Stuttgart: Thieme 1992.
Abb. 47.1
16. Simon C. Pädiatrie. Lehrbuch der Kinderheilkunde. 7. Aufl. Stuttgart, New York: Schattauer 1995.
Abb. 3.1, 17.1, 20.1, 21.1, 31.2, 38.3b, 39.3, 49.2, 49.4
17. Simon C, Jänner M. Farbatlas der Pädiatrie mit differentialdiagnostischen Hinweisen. 4. Aufl. Stuttgart, New York: Schattauer 1995.
Abb. 49.1, 49.5
18. Thomas C, Hrsg. Grundlagen der klinischen Medizin. Anatomie, Physiologie, Pathologie, Mikrobiologie, Klinik, in 11 Bänden. Stuttgart, New York: Schattauer 1989, 1990, 1991.
Abb. 23.3, 39.2, 46.3, 46.4, 48.1
19. Wiedemann HR, Kunze J. Atlas der klinischen Syndrome. 4. Aufl. Stuttgart, New York: Schattauer 1995.
Abb. 9.1

52. Stichwortverzeichnis

A

Abdomen 3
–, akutes 197, 199
Abduktion
–, Hüftgelenk 53
–, Schultergelenk 46
–, Zehengrundgelenke 53
Abort (Fehlgeburt) 249
ABO-System, Blutgruppen 124
Abrasio, Gebärmutterhöhle 240
Absence, Epilepsie 274
Abstrich, zytologischer 239
Abszeß 26, 195, 305
Abszeßdrainage 259
Abtreibung 251
Abtreibungspille 254
Abwehrsystem 124, 127 f., 311
–, spezifisches 127
–, unspezifisches 127
Achillessehne 96
Acromion (Schulterhöhe), Schulterblatt 41
ACTH (adrenokortikotropes Hormon) 217
Adduktion
–, Hüftgelenk 53
–, Schultergelenk 46
Adenoide Vegetation 139 f.
Adenotomie 140
Aderhaut, Auge 286, 288
ADH (antidiuretisches Hormon) 216
Adipositas (Fettleibigkeit) 169
Adiuretin 216, 265
Adnexe 232
Adnexitis 237
Adoleszentenkyphose 68
Adrenalin 205, 218
After (Anus) 186 ff.
Agglutinine 124
Agonie 24
Agonist, Muskeln 73
AIDS (Acquired immune deficiency syndrome) 255 ff.
AIDS-Demenz-Komplex 257
AIDS-Prophylaxe 251
AIDS-related complex (ARC) 257
AIDS-Vollbild 257
Akkomodation, Auge 288, 290
Akne 310
Akromioklavikulargelenk, Schultergürtel 41
Aktin 19
Aktionspotential, Muskeln 73
Akutes Abdomen 197, 199
Albumine 123, 202
Aldosteron 217
Alkoholhepatitis 208

Alkoholmißbrauch 208
Allergen 307
Allergie 311
–, Anfallsasthma 150
Alpha-Amylase 176, 185, 204
Altersdiabetes 212
Altersschwerhörigkeit 299
Alterssichtigkeit 293
Altersstar (Cataracta senilis), Auge 292
Alveole
–, Lunge 145
–, Zahn 171
Ambivalenz, Schizophrenie 278
Amboß, Gehörknöchelchen 62, 294
Amenorrhö 170, 240
Aminosäuren, essentielle 164
Amitose, Zellteilung 8
Ammoniak 202
Amnesie 282
Amyloidose 311
Anämie 125, 129
–, aplastische 129
–, hämolytische 129, 312
–, megaloblastäre 129
–, perniziöse 167, 180, 193, 314
Anastomose 108
–, arteriovenöse 110
Anatomie 1
Androgene (männliche Geschlechtshormone) 223
Anfälle
–, fokale 273 f.
–, große generalisierte (tonisch-klonische, Grand mal) 273, 275
–, kleine primär generalisierte (Petit mal) 273
–, myoklonisch-astatische 274
Angina pectoris (Herzenge) 27, 115, 120
Angiotensin 155 f.
Angstneurose 284
Anorexia nervosa (Pubertätsmagersucht) 170
Ansatz, Skelettmuskel 73
Antagonist, Muskeln 73
Antazida 192
Anteversion, Hüftgelenk 53
Antidiabetika, orale 213
Antidiuretisches Hormon (ADH) 216
Antigen-Antikörper-Reaktion 125, 128
Antigene 124, 128
Anti-Gestagen RU 486 254
Antikörper 123 f., 126, 128
Antikonvulsiva 273
Antimykotikum 191, 306

Anus 186 ff.
–, praeternaturalis (künstlicher Darmausgang) 198
Aorta (große Körperschlagader) 106, 111
Aorteninsuffizienz 119
Aortenklappe 106
Aortenstenose 119
Aphthen, Mundschleimhaut 190
Apoplexie (Schlaganfall) 27, 271 f.
Apparat, bildwerfender (dioptischer) 290
Appendektomie 197
Appendices epiploicae, Dickdarm 186
Appendix vermiformis (Wurmfortsatz), Blinddarm 136, 186 f.
Appendizitis 187, 196 f.
Arachnoidea (Spinnwebenhaut), Gehirn 267
ARC (AIDS-related complex) 257
Arrhythmie, Herzrhythmusstörungen 119
Arteria centralis retinae (Netzhautarterie) 289
Arterien 105, 109
Arteriosklerose 27, 120, 122
Arthritis 63 f., 213
–, rheumatoide 317 ff.
–, juvenile 318
Arthritis urica (Gicht) 213 f.
Arthrose 27, 63
Asthma, allergisches 312
Asthma bronchiale 150 f.
Astigmatismus 292
Astronautenkost 195
Asystolie 117
Aszites (Bauchwassersucht) 208
Atemfrequenz 147
Atemhilfsmuskulatur 79
Atemmuskel 80
Atemzentrum, Hirnstamm 265
Atherosklerose s. Arteriosklerose
Atlas (1. Halswirbel) 37
Atmung 147
–, äußere 141
–, innere 141
–, paradoxe 66
Atmungsorgane 141 ff.
Atopie, Überempfindlichkeitsreaktionen 311
Atrophie (Gewebsschwund), Hautblüten 305
Aufwachepilepsie 274
Auge 285 ff.
Augenbindehaut 285
Augenlid 285

Augenmuskeln 290
Ausatmung 39, 147
Auskultation 109
Ausschabung, Gebärmutterhöhle 240
Auswurf, Lungenentzündung 149
Außenknöchel, Unterschenkelknochen 51
Außenrotation
–, Hüftgelenk 53
–, Hüftlendenmuskel 82
–, Kniegelenk 54
–, Schultergelenk 46
Autismus 278
–, frühkindlicher 280 f.
Autoantikörper 313
Autoimmunerkrankungen 311 ff.
AV-Block
–, I. Grades 120
–, II. Grades 120
–, III. Grades 120
AV-Knoten (Atrioventrikular-Knoten) 107
Axis (2. Halswirbel) 37
Axon (Neurit) 19
Azathioprin 315 f.
A-Zellen 204
Azetylcholin 19, 73
Azidothymidin 257

B

Babinski-Zeichen 102
Bänder, Gelenk 34
Bakterien 320
Bakterientoxine 195, 327
Balken, Endhirn 263 f.
Bandhaft, Knochenverbindung 33
Bandscheibe (Zwischenwirbelscheibe) 16, 35, 68
Bandscheibenschaden 69
Bandscheibenvorfall 36, 69
Basaliom 191, 309
Basalis, Gebärmutterschleimhaut 234
Basaltemperaturmessung 253
Basophile Granulozyten 126
Bauchfellentzündung 199
–, akute 193
Bauchmuskulatur 80 ff.
Bauchpresse 81, 188
Bauchspeicheldrüse 204 f.
Bauchspeicheldrüsenentzündung 199, 210
Bauchspeicheldrüsengang 203
Bauchwassersucht 208
BCG (Bacille-Calmette-Guérin), Impfstoff gegen Tuberkulose 333
BCG-Impfung 333
Becherzellen 183, 186
Becken
–, großes 49
–, kleines 49

Beckenboden 82
Beckenbodeninsuffizienz 237 f.
Beckenbodenmuskulatur, quergestreifte 188
Beckengürtel 47 ff.
Beckenkammbiopsie 47
Beckenniere 163
Befruchtung 231 f., 241
Behinderung 24
Bein, offenes (Unterschenkelgeschwür) 121
Belegzellen 180
Benigner (gutartiger) Tumor 28, 65
Beri-Beri 167
Beschleunigung, lineare, Gleichgewichtsorgan 297
Beschneidung 227
Bestrahlung, palliative 65
Bewegungsapparat
–, aktiver 35, 73
–, passiver 35, 73
Bewußtlosigkeit s. Koma
Bewußtseinsstörungen 282
Bifurkation, Luftröhre 144
Bilirubin 157
Bilirubinämie 207
Bindegewebe 12 ff.
–, embryonales 13
–, periportales 200
Bindehautentzündung, Auge 291
Bizeps 84
Bläschen, Hautblüten 304
Bläschenfollikel, Eierstock 231
Blase, Hautblüten 304
Blasengalle 203
Blasenkarzinom 163
Blasensprung, Geburt 247
Blinddarm 186
Blinddarmentzündung 196 f.
Blitz-Nick-Salaam-Krämpfe 274
Blut 123 ff.
–, okkultes, Dickdarmtumor 198
Blutadern (Venen) 110
Blutarmut s. Anämie
Blutdruck, niedriger 122
Bluterbrechen, Magengeschwür 194
Bluterguß, hämorrhagische Diathese 131
Bluterkrankheit s. Hämophilie
Blutgerinnsel 127
Blutgerinnung 127
Blutgruppen 124 f.
Bluthochdruck 120, 122
Blutkörperchen 123 f.
–, rote (Erythrozyten) 124 f.
–, weiße (Leukozyten) 124 ff.
Blutmakrophagen 128
Blutmauserung 138
Blutplättchen (Thrombozyten) 124, 127
Blutplasma 123
Blutspeicher, Leber 200
Blutstillung 124, 127

Blutungsanämie 129, 194
Blutungsneigung, verstärkte 131
Blutungszeit 127
Blutvergiftung (Lymphgefäßentzündung) 139
Blutwäsche s. Hämodialyse
Blutzuckerspiegel 205
Blutzuckerwert, normaler 212
B-Lymphozyten 128
BNS-Krämpfe (Blitz-Nick-Salaam-Krämpfe) 274
Bogengänge, Gleichgewichtsapparat 297
Bordetella pertussis, Keuchhusten 326
Bowmansche Kapsel 156
Bradykardie 119
Brechkraft, Linse des Auges 288, 290
Bries (Thymus) 136
Brille 293
Bronchialasthma 150 f.
Bronchialbaum 145 f.
Bronchialkarzinom 152
Bronchiektasen 149
Bronchitis
–, akute 149
–, chronische 149
Brücke, Hirnstamm 265
Brunnersche Drüsen 184
Brust, weibliche 258
Brustbein, Brustkorb 39 f.
Brustfell, Lunge 145
Brustkorb 39 f.
Brustkrebs 260 f.
Brustmuskel, großer 79
Brustmuskulatur
–, oberflächliche 79
–, tiefe 79
Bürstensaum, Dünndarm 183
Bulimia nervosa (Eß-Brech-Sucht) 170
Bulla (Blase), Hautblüten 304
Bullöse Dermatose 313
Bursitis (Schleimbeutelentzündung) 103
B-Zellen 204

C

Caecum (Blinddarm) 186
Calcaneus (Fersenbein), Fußwurzelknochen 51
Calcitonin 219, 221
Candida albicans (Soorpilzerkrankung) 190, 237, 306
Candidiasis, Mundschleimhaut 190
Capitulum humerus (Oberarmköpfchen) 43
Caput (Kopf) 1
Carcinoma ventriculi (Magenkarzinom) 194

Stichwortverzeichnis

Carpus (Handwurzelknochen) 44
Cauda equina, Rückenmark 269
Cavum oris (Mundhöhle) 171
Cerclage, Frühgeburt 250
Cerebellum (Kleinhirn) 266
Cerebrum (Großhirn) 263
Cerumen (Ohrschmalz) 294
Cervix (Hals) 3
–, uteri (Uterushals) 233
Charakterneurose 284
–, depressive 284
Chemotherapeutika 198
Chemotherapie 65, 130
–, antituberkulöse 150
Chiasma opticum
   (Sehnervenkreuzung) 290
Chlamydien, Infektionserreger
   320
Choane (inneres Nasenloch) 142
Cholangiom 209
Cholangitis
   (Gallenwegsentzündung)
   209 f.
–, akute 209
–, chronisch-rezidivierende 209
Cholelithiasis (Gallensteinleiden)
   27, 210
Cholesterin 165
Cholezystitis
   (Gallenblasenentzündung)
   210
–, akute 210
–, chronische 210
Chondrom 65
Chondrosarkom 65
Chondrozyten (Knorpelzellen)
   15
Chorea minor, Scharlach 326
Chorioidea (Aderhaut), Auge 286,
   288
Choriongonadotropin, humanes
   (HCG) 227, 235, 242, 244
Chromatin 5
Chromosomen 5
Chylomikronen 185
Chylus, Lymphgefäßsystem 132
Chymotrypsinogen 185, 204
Cicatrix (Narbe), Hautblüten
   305
Claudicatio intermittens
   (intermittierendes Hinken)
   120
Clavicula (Schlüsselbein) 41
Clavus (Hühnerauge) 72
Clitoris 236
Clostridium tetani
   (Tetanusbazillus) 329
Cochlea (Schnecke), Innenohr
   295
Code, genetischer 7
Coitus interruptus 251
Colitis ulcerosa
   (Dickdarmschleimhaut-
   entzündung) 195 f., 313 f.
Collum (Hals) 3

Colon (Grimmdarm) 186
–, ascendens (aufsteigender
   Grimmdarm) 186 f.
–, descendens (absteigender
   Grimmdarm) 186 f.
–, irritabile (Reizkolon) 277
–, sigmoideum (S-förmige
   Grimmdarmschlinge) 186
–, transversum (querverlaufender
   Grimmdarm) 186 f.
Columna vertebralis (Wirbelsäule)
   35 ff.
Coma
–, diabeticum 212
–, uraemicum 162
Condylomata lata, Syphilis 255
Cor (Herz) 104 ff.
Corium (Lederhaut) 300
Cornea (Hornhaut des Auges)
   286 f.
Corpus
–, callosum (Balken), Endhirn 264
–, ciliare (Ziliarkörper), Auge 288
–, luteum (Gelbkörper) 231
–, graviditatis
   (Schwangerschaftsgelbkörper)
   235
–, uteri (Uteruskörper) 233
–, vitreum (Glaskörper), Auge 288
Cortex (Hirnrinde) 263 f.
Corticotropin 217
Cortisches Organ, Gehörschnecke
   296
Corynebacterium diphtheriae 327
Costae (Rippen) 39 f.
cP (chronische Polyarthritis)
   317 ff.
Cranium (Schädel) 3, 54 ff.
Crusta (Kruste), Hautblüten 305
Cushing-Syndrom 217 f.
Cutis (Haut) 3, 300 ff.
C-Zellen 221
–, parafollikuläre 219

D

Dämmerungssehen 290
Dämmerzustand, akute organische
   Psychosen 282
Darmausgang, künstlicher 198
Darmbein, Hüftbein 47
Darmkatarrh 194 f.
Darmlähmung 198
Darmsaft 184
Darmverschluß 198 f.
Dauerfieber 26
Dauergebiß 173 f.
Daumenballen, Handmuskeln 90
Daumengrundgelenk 44
Defäkation 188
Defektheilung 24
Degenerative Erkrankungen 27
Delir, akute organische Psychosen
   282

Deltamuskel, Schultermuskulatur
   83
Demenz (erworbener
   Intelligenzmangel)
–, akute organische Psychosen
   281
–, multiple Sklerose 276
Dendriten, Nervenzelle 19
Denkstörungen, organisches
   Psychosyndrom 281
Dens (Zahn) 171 ff.
Dentalfluorose 189
Dentin 172
Depression, endogene 279
Dermatomykosen 306
Dermatomyositis 102, 316
Dermatose, bullöse 313
Dermis (Haut) 3, 300 ff.
Descensus
–, testis, Hoden 222
–, uteri et vaginae, weibliche
   Geschlechtsorgane 237 f.
Desoxyribonukleinsäure (DNS)
   5 ff.
Desquamation, Menstruation 234
Deviation, ulnare, chronische
   Polyarthritis 318
Diabetes
–, insipidus 216
–, juveniler (jugendlicher) 212
–, mellitus 120, 162, 212 f., 292
–, Typ Ib 319
Diabetische Gangrän 213
Diabetische Neuropathie 213
Diabetisches Spätsyndrom 212
Diaphragma (Zwerchfell) 79 f.
Diaphyse, Röhrenknochen 18, 31,
   41
Diarrhö 195
Diastole, Herztätigkeit 106 f.
Diathese, hämorrhagische 131
Dickdarm 186 ff.
–, maligner Tumor 197 f.
Dickdarmkatarrh 195
Dickdarmklappe 186
Dipeptid 164
Diphtherie 118, 327
–, Schutzimpfung 330
Diplokokken 320
Disaccharide 165
Discus (Scheibe) 33, 61
–, intervertebralis
   (Zwischenwirbelscheibe) 35
Distale Radiusfraktur 67
Distorsion (Verstauchung), untere
   Extremität 70
DNA (desoxyribonucleid acid)
   s. DNS
DNS (Desoxyribonukleinsäure)
   5 ff.
Döderlein-Flora 236, 238
Doppelniere 163
Dorsalflexion
–, Fußgelenk 54
–, Handgelenk 47

Douglasscher Raum 235
Down-Syndrom 22 f.
Drehbeschleunigung,
  Gleichgewichtsorgan 297
Dreiecksbein, Handwurzelknochen
  44
Dreizipfelklappe, Herz 105
Drillingsnerv 269
Druck, kolloidosmotischer 123
Druck-Saug-Pumpe 133
Drüsen 11
–, Brunnersche 184
–, endokrine 11, 215 ff.
–, exokrine 11
–, Meibomsche 285, 291
Ductus
–, choledochus (Gallengang)
  202 f.
–, cysticus (Gallenblasengang)
  202 f.
–, deferens (Samenleiter) 224 f.
–, ejaculatorius (Spritzkanälchen)
  225
–, hepaticus (Lebergang) 202 f.
–, lymphaticus (Lymphgang) 133
–, nasolacrimalis
  (Tränennasengang) 143, 285
–, pancreaticus
  (Bauchspeicheldrüsengang) 203
–, thoracicus (Milchbrustgang)
  133
Dünndarm 181 ff.
Duftdrüsen 303
Duftklassen,
  Geruchsempfindungen 142
Duodenum (Zwölffingerdarm)
  181
Dura mater (harte Hirnhaut) 55,
  267
Durchfall 195
Dysmenorrhö 240
Dyspnoe, Atemstörungen 118, 149
Dysregulation, vegetative 277
Dystonie, vegetative s.
  Dysregulation
Dystrophie (Gedeihstörung) 169
–, Sudecksche 102
Dysurie, Harnblasenentzündung
  161

E

EEG (Elektroenzephalogramm)
  272
Effloreszenzen (Hautblüten) 304 f.
Eichel 158
Eierstock 229 ff.
Eifollikel 230
Eigelenk 34
Eihäute, Schwangerschaft 244
Eileiter 231 f.
Eileiterschwangerschaft 250
Einatmung 39, 147
Einfachzucker s. Monosaccharide

Eingeweidemuskulatur 18
Eingeweidenerv Vagus 180, 269
Eingeweidenervensystem
  (vegetatives Nervensystem)
  107, 184, 263, 270
Eisen 165, 185
Eisprung (Ovulation) 231
Eiter 26
Eiterbläschen, Hautblüten 304
Eiterflechte 306
Eitrige Entzündung 26
Eiweiße 164, 202
Eiweißverdauung 185
Eizellbildung 231
Ejakulation 225
Ekchymosen, hämorrhagische
  Diathese 131
EKG (Elektrokardiogramm) 109,
  117
Ekzem 307
Elektroenzephalogramm (EEG)
  272
Elektrokardiogramm (EKG) 109,
  117
Elektrolyte 165
Elektrophorese 123
Elle 43
Ellenbogengelenk 46
Ellenhaken 43
Embolie 120 f.
Embryo 242, 244
Embryonales Bindegewebe 13
Embryopathie 242
Empyem 26, 148, 197
Endhirn 263 f.
Endokard 105
Endokarditis 119
Endokrine Drüsen 11, 215 ff.
Endolymphe, Innenohr 295
Endometritis, gonorrhoische 256
Endometrium 233
Endometriumkarzinom 240
Endoprothese, Knochenbruch 67
Endoskop, Magengeschwür 193
Endplatte, motorische 73
Enteritis (Darmkatarrh) 194 f.
Enterogastron 184
Enterohepatischer Kreislauf 185
Enterokolitis (Gastroenteritis)
  194 f.
Enterotoxine 328
Entzündung
–, eitrige 26
–, fibrinöse 26
–, katarrhalische 25
–, Merkmale 25
–, seröse 25
Enzephalitis (Gehirnentzündung)
  271
Enzephalon (Gehirn) 263
Enzephalopathie, hepatische 208
Enzyme 202
Eosinophile Granulozyten 126
Epidermis (Oberhaut) 300
Epididymis (Nebenhoden) 224

Epigastrischer Winkel, Brustkorb
  40
Epiglottis (Kehldeckelknorpel)
  144
Epikard 105
Epikondylus, Oberarmknochen 42
Epilepsie 272 ff.
Epiphyse
–, Gehirn 217, 264
–, Röhrenknochen 18, 31, 41
Epiphysenfuge 18, 31
Epispadie, Harnröhre 163
Epithalamus 264
Epithelgewebe 9 ff.
Epithelkörperchen 219, 221
Erbkrankheiten 22
Erblindung 122
Erbsenbein, Handwurzelknochen
  44
Erektion 225 f.
Erfrierung 309
Erkrankungen
–, degenerative 27
–, Immunsystem 311 ff.
–, psychiatrische 278 ff.
–, rheumatische 63, 318
Eröffnungswehen, Geburt 247
Erosio, Hautblüten 305
Erregungsbildungssystem, Herz
  107
Erregungsleitungsstörungen 120
Erregungsleitungssystem, Herz 107
Erregungszustand, akute
  organische Psychosen 282
Ersatzknochenbildung 17
Erwachsenendiabetes 212
Erysipel 305 f.
Erythem 304, 309
Erythroblasten 125
Erythroblastose, fetale 125
Erythrodermie, psoriatrische 308
Erythropoetin 155 f.
Erythrozyten 124 f.
Erythrozytose 129
Essentielle Aminosäuren 164
Essentielle Fettsäuren 165
Essentielle Hypertonie 122
Eß-Brech-Sucht 170
Eßstörungen 170
Excoratio, Hautblüten 305
Exokrine Drüsen 11
Exophthalmus 219, 313
Exspiration (Ausatmung) 39, 147
Exsudat, Entzündungen 25
Extension (Streckung)
–, Ellenbogengelenk 46
–, Fingergrundgelenke 44
–, Kniegelenk 54
  Zehengrundgelenke 53
Extensionsbehandlung,
  Knochenbruch 66 f.
Extrasystolie 119
Extremitäten 1
–, obere 40 ff.
–, untere 47 ff.

Stichwortverzeichnis

F

Facialisparese 298
Facies (Gesicht) 3
Fäzes (Stuhl) 186, 188
Fallotsche Tetralogie 119
Fallsucht (Epilepsie) 272 ff.
Familientherapie,
  Pubertätsmagersucht 170
Farbempfindlichkeit 289
Farbensehen 289 f.
Faserknorpel 16
Faszie, Muskel 74
Faustschlußhelfer,
  Unterarmmuskulatur 88
Feedback, negative, hormonaler
  Regelkreis 221
Fehlgeburt 249
Felsenbein, Hirnschädel 56
Femur (Oberschenkelknochen) 49
Fernakkomodation, Auge 290
Fersenbein, Fußwurzelknochen 51
Fetopathie 243
Fettähnliche Stoffe 165
Fette 165, 202
Fettembolie 66, 121
Fettgewebe 14 f.
Fettleibigkeit 169
Fettsäuren
–, essentielle 165
–, gesättigte 165
–, ungesättigte 165
Fettstoffwechselstörungen 214
Fettverdauung 184
Fetus 243, 246
Fibrin 127
Fibrinöse Entzündung 26
Fibrom 308
Fibrozyten 13
Fibula (Wadenbein),
  Unterschenkelknochen 50
Fieber 26
–, remittierendes 26
–, rheumatisches 326
Fimbria, Eileiter 231
Finger 44
Fingergrundgelenke 44
Fischwirbelbildung, Osteoporose
  65
Fissur (Spaltbruch) 67
Fistel 64, 195
Fixateur externe, Trümmerbruch
  67
Fleck
–, blinder, Netzhaut 289
–, gelber, Netzhaut 289
–, Hautblüten 304
–, weißer, Netzhaut 289
Flexion (Beugung)
–, Ellenbogengelenk 46
–, Fingergrundgelenke 44
–, Kniegelenk 54
–, Zehengrundgelenke 53
Flimmerepithel 10, 145, 231
Flöhe 307

Folliculi linguales (Zungenbälge)
  176
Follikel, sprungreifer, Eierstock
  231
Follikelhormone (Östrogene) 231
Follikelphase,
  Menstruationszyklus 234
Follikel-stimulierendes Hormon
  (FSH) 217
Folsäure 168
Fontanelle, kindlicher Hirnschädel
  55
Foramen
–, intervertebrale
  (Zwischenwirbelloch) 37
–, magnum (großes
  Hinterhauptloch) 56
–, vertebrale (Wirbelloch) 37
Formatio reticularis, Hirnstamm
  265
Fraktur 66 f.
–, geschlossene 66
–, offene 66
–, pathologische 66
–, traumatische 66
Frostbeule 309
Fruchtschmiere, Schwangerschaft
  246
Fruchtwasser 244
Fruchtwasserembolie 121
Frühabort 249
Frühförderung, heilpädagogische
  281
Frühgeburt 250
Frühsommer-Meningoenzephalitis
  (FSME), Schutzimpfung 334
FSH (Follikel-stimulierendes
  Hormon) 217, 224, 231
FSME (Frühsommer-
  Meningoenzephalitis),
  Schutzimpfung 334
Fundoplikatio 192
Funiculus spermaticus
  (Samenstrang) 225
Funktionalis,
  Gebärmutterschleimhaut 234
Furunkel 309 f.
Fußgelenk 50, 54
Fußgewölbe 53
Fußknochen 51 ff.
Fußmuskulatur 99
Fußpilz 306
Fußwurzelknochen 51

G

Galea, Kopfmuskulatur 76
Gallenblase 200, 203 f.
Gallenblasenentzündung 210
Gallenblasenkarzinom 210
Gallenfarbstoffe 201
Gallenkolik 210
Gallensekretion 202
Gallensteinleiden 210

Gallenwege 203
Gallenwegsentzündung 209
–, chronische 208
Ganglienzellen 263
Gangrän 120, 197
–, diabetische 213
Garnrolle, Oberarmknochen 43
Gasaustausch 145
Gaster (Magen) 179 ff.
Gastransport 124, 145
Gastrektomie 194
Gastrin 180
Gastritis 192 f.
–, akute 193
–, chronische 193
–, atrophische 313 f.
Gastroenteritis 194 f., 328 f.
Gastroskopie (Magenspiegelung)
  193
Gaumenbein, Kieferknochen 61
Gaumenmandeln 135, 143
Gebärmutter 232 ff.
Gebärmutterhalskrebs 239
Gebärmutterhöhle, Ausschabung
  240
Gebärmutterkörperkrebs 240
Gebärmutterpolyp 239
Gebärmutterschleimhaut 234
Geburt 246 ff.
Geburtenregelung 251 ff.
Geburtstermin 241
Gedächtniszellen 128
Gefäßhaut, Augapfel 286
Gefäßverbindungen 108
Geflechtknochen 16
Gehirn 262 ff.
Gehirnflüssigkeit 267
Gehirnschlag 271
Gehörapparat 56
Gehörgang, äußerer 294
Gehörgangsekzem 298
Gehörknöchelchen 62, 294, 296
Gekröse, Dünndarm 182
Gelbkörper 230 f.
Gelbkörperphase 234
Gelbsucht 207, 210 f.
Gelenk 33 f.
Gelenkrheuma
  (chronische Polyarthritis) 100
Gene 7
Genetischer Code 7
Gerinnungsfaktoren 123, 127, 202
Gerstenkorn, Auge 291
Gesäßmuskel, großer 90
Geschlechtshormone, männliche
  223
Geschlechtskrankheiten 255 ff.
Geschlechtsmerkmale, sekundäre
  234
Geschlechtsorgane
–, männliche 222 ff.
–, weibliche 229 ff.
– –, äußere 236
– –, innere, Senkung 82
Geschlechtsreife 234

Geschlechtsverkehr 236
Geschmacksknospen 175
Geschmacksqualität 175
Geschwür, Hautblüten 305
Gesichtsmuskulatur 76 f.
Gesichtsnerv 269
Gesichtsrose 305
Gesichtsschädel 59 ff.
Gesundheit, körperlicher Zustand 22
Gewebe 9
Gewebsmakrophagen 128
Gewebsschwund, Hautblüten 305
Gicht 213 f.
Gichtanfall 213
Gichtniere 213
Gingiva (Zahnfleisch) 171
Gingivitis (Zahnfleischentzündung) 190
Gipsverband, Knochenbruch 67
Glandula
–, parotidea (Ohrspeicheldrüse) 176
–, sublingualis (Unterzungendrüse) 177
–, submandibularis (Unterkieferdrüse) 176
–, thyroidea (Schilddrüse) 218 ff.
–, suprarenalis (Nebenniere) 217 f.
Glandulae parathyroideae (Nebenschilddrüsen) 221
Glans penis (Eichel) 158
Glaskörper, Auge 286, 288
Glaukom 291
Gleichgewichtsapparat 56, 295
Gleichgewichtsnerv 269
Gleichgewichtsorgan 297
Gleichgewichtssinn 294
Gleitbeutel
–, Gelenk 34
–, Muskel 74
Gliazellen, Nervengewebe 19
Glied, männliches (Penis) 158, 225
Gliedmaßen, menschlicher Körper 1
Glioblastom 277
Globuline 123, 202
Glomerulonephritis 159, 162, 312
Glomerulus 156
Glossitis, Huntersche 167
Glukagon 202, 204 f.
Glukokortikoide 217
Glukokortikoidtherapie 316, 318
Glukosetoleranztest, oraler 212
Glykogen 165
Golgi-Apparat 4 f.
Gonokokken 255, 291
Gonorrhö (Tripper) 255 f.
Gonorrhoische Endometritis 256
Granulomatöse Hepatitis 207
Granulozyten 126
–, basophile 126
–, eosinophile 126
–, neutrophile 126

Gravidität 241 ff.
Greiffunktion, Hand 44, 90
Grenzwerthypertonie 122
Griffelfortsatz, Unterarmknochen 43
Grimmdarm 186
Grindflechte 306
Großhirn 263
Grünholzfraktur 67
Grundumsatz, Energiebedarf 168
Gürtelrose 325
Gumma (Syphilom) 255
Gynäkomastie 208, 258
Gyrus (Windung), Großhirn 263

H

Haarbalgdrüsen 300, 302 f.
Haare 302 f.
Haargefäße (Kapillaren) 110
Haarpapille 303
Hämatemesis (Bluterbrechen), Magengeschwür 194
Hämatom 72, 131
Hämatothorax 152
Hämaturie 159, 163
Hämodialyse 162
Hämoglobin 124
Hämolyse (Blutabbau) 125, 129
Hämophilie 131
–, A 131
–, B 131
Haemophilus influenzae b, Schutzimpfung 331 f.
Hämorrhagie 131
Hämorrhagische Diathese 131
Hämorrhoiden 121, 188
Hämostase
–, primäre (Blutstillung) 127
–, sekundäre (Blutgerinnung) 127
Haft, Knochenverbindung 33
Hakenbein, Handwurzelknochen 44
Hallux valgus (Zehendeformität) 72
Halluzinationen 279
Halsmuskulatur
–, hintere 77
–, vordere 77
Hammer, Gehörknöchelchen 62, 294
Hammerzehe, Zehendeformitäten 72
Handgelenk 47
Handknochen 44 f.
Handmuskulatur 89 f.
Handphlegmone 310
Handwurzelknochen 44
Harn 157
Harnbereitung 153 f.
Harnblase 157
Harnblasenentzündung 160
Harndrang 157
Harnleiter 157

Harnleiterentzündung 161
Harnleiterkarzinom 163
Harnröhre 158
Harnsäure 157
Harnstoff 157, 202
Harnsystem 153
Harntransport 153
Harnvergiftung 162
Hashimoto-Thyreoditis 313
Hauptzellen
–, Magendrüsen 180
–, Nebenschilddrüsen 221
Haustren, Dickdarm 186
Haut 300 ff.
Hautblüten 304 f.
Hautdrüsen 303
Hautparasiten 307
Hauttumoren 308 f.
Haverssches System 16
HCG (humanes Choriongonadotropin) 227, 242, 244
Heilpädagogische Frühförderung 281
Heiserkeit, Kehlkopfentzündung 148
Hell-Dunkel-Empfindlichkeit 289
Hepar (Leber) 200 ff.
Heparin 117
Hepatitis
–, anikterische 207
–, chronische 207 f.
– –, aggressive 208
– –, persistierende 208
–, granulomatöse, Noxen 207
Hepatitis A 206
Hepatitis-A-Virus 206
Hepatitis B 206
Hepatitis-B-Virus 206
–, Schutzimpfung 334
Hepatitis C 206
Hepatitis D 207
Hepatitis E 206 f.
Hepatitis-E-Virus 207
Hepatitis F 206
Hepatitis-F-Virus 207
Hepatom 209
Herpes zoster (Gürtelrose) 325
Herpesviren 325
Herz 104 ff., 114
Herzaktionen 106
Herzbeutel 105
Herzbeuteltamponade 118
Herzenge 27, 115
Herzfrequenz 107
Herzgeräusche 109
Herzinfarkt 27, 116, 120, 122
Herzinnenhaut 105
Herzinsuffizienz 118
Herzkammer 106
Herzklappenfehler 119
Herzkrankheiten, koronare 115 ff.
Herzkranzarterien 111
Herzkranzgefäße 108
Herzmassage, äußere 117

Herzmuskelgewebe 105
Herzmuskelschwäche 117 f.
Herzmuskulatur, quergestreifte 19
Herzohr 105
Herzrhythmusstörungen 116 f.,
   119 f.
Herzscheidewand 105
Herzschlag 107
Herzschrittmacher 120
Herzspitzenstoß 104
Herztod, plötzlicher 117
Herztöne
–, 1. Herzton 109
–, 2. Herzton 109
–, kindliche 242
Herzvorhof 105
Herzwand 105
Herzwandruptur 117
Heuschnupfen 148, 312
Hilus, Lunge 145
Himbeerzunge, Scharlach 326
Hinken, intermittierendes 27
Hinterhauptbein, Hirnschädel 56
Hinterhauptlappen, Großhirn 264
Hirnabszeß 298
Hirnanhangdrüse 56, 216 f., 221
Hirnatrophie, organisches
   Psychosyndrom 281
Hirnhaut 267
–, harte (Dura mater) 55, 267
–, weiche (Pia mater) 267
Hirnhautentzündung 271
Hirninfarkt 120
Hirnnerven 268 f., 290
Hirnnervenkerne 265
Hirnrinde 263
Hirntod 24 f.
His-Bündel, Herz 108
Histologie 1
HI-Virus, AIDS 256
Hochdrucksystem, Arterien 109
Hoden 222 ff.
Hodenentzündung 227
Hodenhochstand 227
Hodensack 222
Hodentumor 228
Hörbahn, Zwischenhirn 264, 297
Hörgerät 299
Hörnerv 269, 297
Hörrinde, Großhirn 297
Hörverlust 299
Hohlkreuzbildung, Wirbelsäule 69
Hohlvene
–, obere 105, 113
–, untere 105, 113, 200
Hordeolum (Gerstenkorn), Auge
   291
Hormon 11, 202, 215, 222
–, antidiuretisches (ADH) 216
–, Follikel-stimulierendes (FSH)
   217
–, Interstitial Cell Stimulating
   (ICSH) 217
–, luteinisierendes (LH) 217
Hormonale Kontrazeption 253 f.

Hormonaler Regelkreis 221
Hormonsystem 1
Hornhaut, Auge 286 f., 290
Hüftbein 47
Hüftgelenk 53
Hüftlendenmuskel 82, 90
Hüftmuskulatur 90 f.
Hühnerauge 72
Hufeisenniere 163
Humanes Choriongonadotropin
   (HCG) 227, 242, 244
Humerus (Oberarmknochen)
   41 ff.
Huntersche Glossitis 167
Hyaliner Knorpel 15
Hydronephrose (Wassersackniere)
   162
Hydrops congenitus (angeborene
   Wassersucht) 125
Hydrozephalus (Wasserkopf)
   275
Hymen 236
Hyperglykämie 205
Hyperkeratose 305
Hyperlipidämie 214
Hyperlipoproteinämie 214
Hypermenorrhö 240
Hypernephroides Nierenkarzinom
   163
Hypernephrom 163
Hyperopie (Weitsichtigkeit) 292
Hyperthyreose 219
Hypertone Massenblutung 272
Hypertonie 122
–, essentielle 122
Hyperurikämie 213
Hypervitaminose 166 f.
Hypoglykämie 205, 213
Hypoglykämischer Schock 213
Hypophyse (Hirnanhangdrüse) 56,
   216 f., 221
Hypospadie, Harnröhre 163
Hypothalamisches Reflexzentrum
   270
Hypothalamus 216, 221, 264
Hypothyreose 220
Hypotone Kreislauffehlregulation
   122
Hypotonie 122
Hysterische Reaktion, psychiatri-
   sche Erkrankungen 284

I

ICSH (interstitial cell stimulating
   hormone) 217, 224
Idealgewicht 169
Ideenflucht, affektive Psychosen
   280
Ikterus (Gelbsucht) 207, 210 f.
Ileozäkalklappe (Dickdarmklappe)
   186
Ileum (Krummdarm), Dünndarm
   181 f.

Ileus (Darmverschluß) 198 f.
–, mechanisch bedingter 198
–, paralytischer 198
Iliosakralgelenk 47
Immundefekterkrankungen 311
Immunglobuline 124
Immunisierung
–, aktive (Impfung) 329
–, passive 330
Immunität 324
Immunkomplexerkrankungen 312
Immunkomplexnephritis 159
Immunmangelsyndrom,
   erworbenes 256
Immunsuppressiva 195
Immunsystem 132
–, Erkrankungen 311 ff.
Impetigo contagiosa (Grind- oder
   Eiterflechte) 306
Impfkalender 335
Impfung 329 ff.
Implantation, Befruchtung 232,
   241
Incus (Amboß), Gehörknöchelchen
   294
Infektionskrankheiten 320 ff.
Influenza (Virusgrippe) 329
–, Schutzimpfung 333
Influenzaviren 329
Inhalationsallergene 148
Injektion 121
Inkubationszeit 323
Innenknöchel,
   Unterschenkelknochen 50
Innenohr 295 f.
Innenrotation
–, Hüftgelenk 53
–, Kniegelenk 54
–, Schultergelenk 46
Inseln, Langerhanssche 204
Inselorgan, Pankreas s.
   Langerhanssche Inseln
Inspiration (Einatmung) 39, 147
Insulin 204, 213
Insulinmangel 212
Intentionstremor, multiple Sklerose
   275
Interferon 128
Interkostalraum
   (Zwischenrippenraum) 40
Intermediäres Leben 24
Intermittierendes Hinken 27
Interstitial cell stimulating
   hormone (ICSH) 217
Intoxikation 23
Intrauterinpessar (Spirale),
   Geburtenregelung 252
Intrinsic-Faktor 167, 180, 314
Introjektion, Abwehrmechanismus
   283
Iris (Regenbogenhaut), Auge
   286 ff.
Ischämie 234
Ischialgie 69
Ischiasnerv 270

J

Jejunum (Leerdarm), Dünndarm 181
Jochbein, Kieferknochen 61
Jod 165
Juckflechte (Ekzem) 307
Jungfernhäutchen (Hymen) 236

K

Kahnbein
–, Fußwurzelknochen 51
–, Handwurzelknochen 44
Kaiserschnitt 248
Kallusbildung, Knochenbruch 67
Kammerflimmern 117, 120
Kammerwasser, Auge 286, 288
Kanal, Schlemmscher 287
Kapillaren 110
Kappenmuskel, Rückenmuskulatur 78
Kapsel, Bowmansche 156
Karbunkel 309 f.
Kardia (Mageneingang) 181
Karies 189
Kariesprophylaxe 189
Karzinom, Krankheitsformen 29
Katarakt 292, 325
Katarrhalische Entzündung 25
Katatone Symptome, endogene Psychosen 279
Katecholamine, Nebennierenmark 218
Katheterisieren, Harnblasenentzündung 161
Kaumuskel, großer 61
Kehldeckelknorpel 144
Kehlkopf 143 f.
Kehlkopfentzündung 148
Keilbein
–, Fußwurzelknochen 51
–, Hirnschädel 56
Keilbeinhöhle, Nasennebenhöhlen 143
Keilwirbelbildung, Osteoporose 65
Keimdrüsen 221 ff., 229 ff.
Keimzellen, männliche 222
Kerckring-Falten 182
Kernkörperchen, Zellkern 5
Ketonkörper 202, 212
Keuchhusten 326
Kiefergelenk 61
Kiefermuskulatur 77
Killer-T-Zellen 128
Kinderlähmung 100, 327
Kindsbewegungen, Schwangerschaft 246
Kitzler (Clitoris) 236
Klappeninsuffizienz 119
Klappenstenose 119
Kleinfingerballen, Handmuskeln 90

Kleinhirn 266
Klimakterium (Wechseljahre) 234
Klinischer Tod, Kriterien 24
Klon, Abwehrsystem 128
Klumpfuß 71
Kniegelenk 54
Kniegelenksarthrose 71
Kniescheibe 49, 54
Knochen
–, flache 31
–, kurze 32
–, lange 31
–, lufthaltige 32, 55
Knochenabbauzellen 16
Knochenarten 31 f.
Knochenbildungszellen 16
Knochenbruch 66 f.
Knochengewebe 12, 16 ff.
Knochenhaft, Knochenverbindungen 33
Knochenhaut 16
Knochenmark
–, rotes, blutbildendes 31, 124
Knochenmarksriesenzellen 127
Knochenmetastasen 65
Knochenverbindungen 33 f.
Knochenzellen 16
Knötchen, Hautblüten 304
Knopflochdeformität, chronische Polyarthritis 318
Knorpel
–, elastischer 16
–, hyaliner 15
Knorpelgewebe 12, 15 f.
Knorpelhaft, Knochenverbindungen 33
Knorpelzellen 15
Körperabwehr 1
Körperkreislauf 114, 146
Körperschlagader, große (Aorta) 106, 111
Kohabitation s. Koitus
Kohlenhydrate 164 f.
Kohlenhydratstoffwechsel 202
Kohlenhydratverdauung 185
Koitus (Geschlechtsverkehr) 236
Kokken 320
Kolik, Steinerkrankungen 161
Kolitis (Dickdarmkatarrh) 195
Kollagenosen 102, 313, 315
Kollaps 122
Kollateralen, Gefäßverbindungen 110
Kolliquationsnekrose 272
Kolloidosmotischer Druck 123
Kollumkarzinom 239
Koloskopie 198
Kolostrum (Vormilch), Geburt 248, 258
Kolpitis (Scheidenentzündung) 237
Koma
–, akute organische Psychosen 282
–, Schlaganfall 272

Komedonen (Mitesser) 310
Komplementsystem 128
Kondom (Präservativ) 251
Kondylus, Oberschenkelknochen 49
Konfliktreaktion, psychiatrische Erkrankungen 283
Konisation, Gebärmutterhals 239
Konjunktivitis 291
–, gonorrhoische 291
Kontagiosität, Infektionskrankheiten 324
Kontaktekzem 307
Kontaktinfektion 323
Kontaktlinsen 292 f.
Kontinua (Dauerfieber) 26
Kontraktur 102
–, Volkmannsche 102
Kontrazeption, hormonale 253 f.
Kontusion 72
Konversionsneurose 284
Konzeption (Befruchtung) 241
Kopf 1
Kopfbein, Handwurzelknochen 44
Kopfnickermuskel 77
Koronare Herzkrankheiten 115 ff.
Koronarien (Herzkranzgefäße) 108
Korpuskarzinom 240
Korpuspolyp 239
Kortikoide 217
Kortikosteroide s. Kortikoide
Kortisol 217
Kortison 217
Kot (Stuhl) 186, 188
Krämpfe 272
–, Blitz-Nick-Salaam- 274
Krätze 307
Krallenzehe, Zehendeformitäten 72
Krampfadern 121
Krankheit, körperlicher Zustand 22
Krankheitsformen 25 ff.
Krankheitsrezidiv 24
Krankheitsursachen 22 f.
Krankheitsverlauf 24
Krankheitszeichen s. Symptome
Kranznaht, Hirnschädel 56
Kreatinin 157
Kreislauf, enterohepatischer 185
Kreislauffehlregulation, hypotone 122
Kretinismus 221
Kreuzbänder, Kniegelenk 54
Kreuzbein, Wirbelsäule 35, 37, 47
Kropfbildung, Schilddrüse 219
Krummdarm, Dünndarm 181 f.
Kruste, Hautblüten 305
Krypten
–, Dickdarmschleimhaut 186
–, Mandeln 136
Kryptorchismus (Hodenhochstand) 227
Kugelgelenk 34

Stichwortverzeichnis

Kupffer-Sternzellen 202
Kurzsichtigkeit 293
Kyphose, Wirbelsäule 39, 68 f.
Kyphoskoliose 69

L

Labyrinth (Innenohr) 295 f.
Labyrinthitis 298
Lähmung 100
Läuse 307
Laktase 185
Lambdanaht, Hirnschädel 56
Lamellenknochen 16
Lamina cribrosa (durchlöcherte Platte), Siebbein 58 f.
Langerhanssche Inseln 204
Laryngitis (Kehlkopfentzündung) 148
Larynx (Kehlkopf) 143 f.
L-Ascorbinsäure (Vitamin C) 168
Lebendimpfstoff 330
Leber 200 ff.
Leberausfallkoma 208
Lebergalle 203
Leberpforte 200
Lebertumor 209
Leberverfettung 208
Leberzellinsuffizienz 208
Leberzellkarzinom 209
Leberzerfallskoma 207
Leberzirrhose 118, 207 ff.
Lederhaut 300
–, Augapfel 286
Leerdarm, Dünndarm 181 f.
Leiden, Defektheilung 24
Leistenband, Bauchmuskulatur 81
Leistenkanal 82, 225
Lendenmuskel, großer 82
Lens (Linse), Auge 286, 288
Lesezentrum, Großhirn 264
Leukämie 130
–, akute lymphatische 130
–, akute myeloische 130
–, chronisch-lymphatische 130
–, chronisch-myeloische 130
Leukopenie 129 f.
Leukozyten 124 ff.
Leukozytose 129
Leydigsche Zwischenzellen 223
LH (luteinisierendes Hormon) 217, 224, 231
Lieberkühn-Drüsen 183
Lien (Milz) 137 f.
Ligamentum iliofemorale, Hüftgelenk 53
Limbisches System, Endhirn 264
Linea alba, Bauchmuskulatur 81
Lingua (Zunge) 174 ff.
Linksherzinsuffizienz 118
Linse, Auge 286, 288, 290
Lipase 185
Lipide (Fette) 165
Lipom 308

Liquor (Gehirnflüssigkeit) 267
Lochien (Wochenfluß), Geburt 248
Lordose, Wirbelsäule 39, 68
Lues (Syphilis) 227, 255
Luftembolie 121
Luftröhre 144
Lumbago, Bandscheibenschaden 69
Lunge 144 ff.
Lungenblähung 151
Lungenbläschen 145
Lungenembolie 120
Lungenemphysem (Lungenblähung) 151
Lungenentzündung 149
Lungenfell 145
Lungeninfarkt 120
Lungenkrebs 152
Lungenkreislauf 114, 145
Lungenschlagadern 106
Lungenstauung 118
Lungentuberkulose 150
Lungenvenen 106
Lupus erythematodes, systemischer (SLE) 315
Lupus erythematodes visceralis s. Lupus erythematodes
Lupusnephritis 315
Luteinisierendes Hormon (LH) 217
Luxation (Verrenkung), Schultergelenk 46, 70
Lymphadenitis 139
Lymphangitis 139
Lymphatischer Rachenring 135
Lymphfollikel 132 f., 136, 184, 187
Lymphgefäße 132
Lymphgefäßsystem 132 f.
Lymphkapillaren 132
Lymphknoten 132 ff.
–, regionale 134
Lymphogene Metastasierung 134
Lymphozyten 126
Lymphsystem 132 ff.
Lysosomen 5
Lysozym 128

M

Macula (Fleck), Hautblüten 304
–, lutea (gelber Fleck), Retina 289
Magen 179 ff.
Mageneingang 181
Magengeschwür 193 f.
Magenkarzinom 194
Magenkatarrh s. Gastritis
Magenkrebs 193
Magenpförtner 179, 181
Magenspiegelung 193
Makrophagen 128
Maligner (bösartiger) Tumor 28, 65
–, Dickdarm 197 f.

Malleus (Hammer), Gehörknöchelchen 294
Mamma (weibliche Brust) 258
Mammakarzinom 260 f.
Mammographie 261
Mandelentzündung (Tonsillitis) 139
Mandeln (Tonsillen) 135 f.
Mandibula (Unterkiefer) 60
Manie 279 f.
Mark, verlängertes, Hirnstamm 265
Markscheiden, Nervenzellen 19
Masern 324
–, Schutzimpfung 332
Masernenzephalomyelitis 324
Masernvirus 324
Massenblutung, hypertone 272
Mastdarm, Dickdarm 186 f.
Mastitis (Brustentzündung) 259
Mastoid (Warzenfortsatz), Hirnschädel 56
Mastoiditis 298
Mastopathie 259
Mauserung, Blut 124
Maxilla (Oberkiefer) 60
MCD (minimal cerebral dysfunction) 282
Mediastinum (Mittelfellraum), Brustraum 104, 136, 145
Medulla
–, oblongata (verlängertes Mark), Hirnstamm 265
–, spinalis (Rückenmark) 269 f.
Medulloblastom 277
Megakaryozyten (Knochenmarksriesenzellen) 127
Meibomsche Drüsen 285, 291
Meiose, Zellteilung 8
Meissnersche Tastkörperchen 300
Melancholie 279
Melanom 308
Melanotropin 217
Melanozyten 300
Membrana
–, interossea (Zwischenknochenmembran) 43, 51
–, tympani (Trommelfell) 294
Menarche, Menstruationszyklus 234
Ménière-Anfall 298
Ménièresche Krankheit 298
Meningen (Hirnhäute) 267
Meningeom 277
Meningitis (Hirnhautentzündung) 271, 298
Meniskus 33, 54
Menopause 234
Menstruation 234
Menstruationszyklus 234
Mesenchym (embryonales Bindegewebe) 13
Mesenterium (Gekröse) 182

Metacarpus (Mittelhandknochen) 44
Metastase 134, 191
Metastasierung 29
–, lymphogene 134
Metatarsus (Mittelfuß) 52
Mikroangiopathie 213
Mikrophagen 128
Mikrovilli 182 ff., 186
Mikrozephalie 325
Miktion 157
Milben 307
Milchbrustgang 79
Milcheinschuß, Geburt 248
Milchgang, weibliche Brust 258
Milchgebiß 173
Miliartuberkulose 150
Milz 132, 137 f.
Milzpulpa 137
Milzsinus 137 f.
Mineralien 165
Mineralokortikoide 217
Minimal cerebral dysfunction (MCD) 282
Minipille, hormonale Kontrazeption 254
Mitesser 310
Mitochondrien 4
Mitose, Zellteilung 7
Mitralinsuffizienz 119
Mitralklappe, Herz 106
Mitralstenose 119
Mittelfellraum, Brustraum 104, 145
Mittelfuß 52
Mittelhandknochen 44
Mittelhirn 265
Mittelohr 294 f.
Mittelohrentzündung 140, 298
Mizellen 185
MNSs-System, Blutgruppen 125
Mondbein, Handwurzelknochen 44
Monosaccharide 164
Monozyten 126
Mons pubis (Schamberg) 236
Morbilli (Masern) 324
Morbus
–, Basedow 219, 313
–, Bechterew 69
–, Crohn 195, 314
–, Kaposi 257
–, Scheuermann 68
Morula-Stadium 241
Motorische Endplatte 73
MSH (Melanozyten-stimulierendes Hormon) 217
Multiple Sklerose 275 f., 313, 319
Mumps 191, 227, 326 f.
–, Schutzimpfung 332
Mumpsorchitis 192, 327
Mumps-Virus 191, 326
Mundfäule 190
Mundhöhle 171 ff.
Mund-zu-Mund-Beatmung 117

Musculus
–, gastrocnemius (Zwillingswadenmuskel) 95
–, glutaeus maximus (großer Gesäßmuskel) 90
–, iliopsoas (Hüftlendenmuskel) 90
–, levator ani (Hebemuskel des Afters) 188
–, masseter (großer Kaumuskel) 61
–, quadriceps femoris (vierköpfiger Oberschenkelmuskel) 91
–, tibialis anterior (vorderer Schienbeinmuskel) 95
–, triceps surae (großer Wadenmuskel) 95
Muskelatrophie 100
Muskeldystrophie, progressive 100 f.
Muskelgewebe 18 f.
Muskelkontraktion 73
Muskellähmung 101 f.
Muskelpumpe 110, 133
Muskeltetanus 73
Muskulatur 76 ff.
–, glatte 18, 75
–, quergestreifte 18 f.
Mutationen 22
Mutterkuchen (Plazenta) 241, 243
Muttermal 308
Muttermund
–, äußerer 233
–, innerer 233
Muzin, Magensaft 180
Myasthenie 313 ff.
Myelin 20
Myelom, multiples 311
Mykoplasmen, Infektionserreger 320
Mykosen 306
Myofibrillen 18
Myokard (Herzmuskelgewebe) 105
Myokardinfarkt 27, 116
Myokardinsuffizienz (Herzmuskelschwäche) 117 f.
Myokarditis 118
Myom 238 f.
Myometrium 233
Myopie (Kurzsichtigkeit) 293
Myosin 19
Myositis 102
Myxödem 220

N

Nabelschnur 244
Nachgeburt 247
Nachwehen, Geburt 247
Nägel 303
Nävus (Muttermal) 308
Nagelgeschwür 310
Nagelhäutchen 303

Nagelmykosen 306
Nahakkomodation, Auge 290
Nahrung 164 ff.
Narbe, Hautblüten 305
Narbenbildung, Wundheilung 309
Nase 142 f.
Nasenbein, Gesichtsschädel 59 f.
Nasenloch, inneres 142
Nasennebenhöhlen 142 f.
Nasennebenhöhlenentzündung 148
Nasenscheidewand 142
Nebenhoden 222, 224
Nebennieren 217 f.
Nebennierenmark 217 f.
Nebennierenrinde 217
Nebenschilddrüsen 219, 221
Nebenzellen, Magendrüsen 180
Nekrose 27, 116, 120
Neoplasie 28
Nephrolithiasis (Nierensteinleiden) 27, 161, 213
Nephron 155
Nephropathie 213
Nerven, periphere 270 (s.a. Nervus)
Nervengewebe 19 ff.
Nervensystem
–, autonomes s. vegetatives Nervensystem
–, motorisches 262
–, parasympathisches 270
–, peripheres 262
–, sensorisches 263
–, vegetatives 107, 110, 263 f., 270
–, zentrales (ZNS) 262
Nervenzellen 19
Nervus (s.a. Nerven)
–, facialis (Gesichtsnerv) 269
–, ischiadicus (Ischiasnerv) 270
–, opticus (Sehnerv) 269, 289 f.
–, trigeminus (Drillingsnerv) 269
–, vagus (Eingeweidenerv) 79, 180, 269 f.
–, vestibulocochlearis (Hör- und Gleichgewichtsnerv) 269
Nesselsucht 307, 312
Netzhaut, Auge 286 ff., 290
Neurit 19, 263
Neuritis 271
Neuroleptika 279
Neuron 19
Neuropathie 271
–, diabetische 213
Neurosen 282 f.
Neurosyphilis 255
Neutrophile Granulozyten 126
Nidation, Befruchtung 241
Niederdrucksystem, Venen 110
Niere 153 ff.
–, künstliche 162
Nierenbecken 154, 157
Nierenbeckenausgußstein 161
Nierenbeckenentzündung 159

Stichwortverzeichnis

Nierenbeckenkarzinom 163
Nierenfunktion, eingeschränkte 162
Niereninsuffizienz 159 f., 162 f.
Nierenkarzinom, hypernephroides 163
Nierenkörperchen 155 f.
Nierensteinleiden 161 f.
Nierentransplantation 163
Nierenversagen, chronisches 159
Nierenzyste 163
Nikotinsäureamid 168
Nissen, Läuse 307
Noradrenalin 19, 218
Normalgewicht 169
Nucha (Nacken) 3
Nucleus (Zellkern) 5
Nußgelenk 34

O

O-Bein 70 f.
Oberarmknochen 41 ff.
Oberarmköpfchen 43
Oberarmmuskulatur 84 f.
Oberhaut 300
Oberkiefer 60
Oberkieferhöhle 61, 142
Oberkieferknochen 61
Oberschenkelknochen 49
Oberschenkelmuskel, vierköpfiger 49, 91
Oberschenkelmuskulatur 91 ff.
Obesitas (Fettleibigkeit) 169
Obstipation (Stuhlverstopfung) 121
Ödem 118
Ösophagitis (Speiseröhrenentzündung) 192
Ösophagus (Speiseröhre) 178 f.
Ösophaguskarzinom 192
Ösophagusvarizen 208
Östrogene (weibliche Geschlechtshormone) 65, 223, 231, 244, 258
Östrogenmangel 237
Ohr 294 ff.
–, äußeres 294
Ohrensausen 299
Ohrschmalz 294
Ohrspeicheldrüse 176
Ohrtrompete 58, 140, 143, 294, 298
Okkultes Blut, Dickdarmtumor 198
Olecranon (Ellenhaken) 43
Onychomykosen (Nagelmykosen) 306
Oogenese (Eizellbildung) 231
Orchitis (Hodenentzündung) 227
Organe, Körperteile 9
Organogenese, Embryo 242
Orientierungsverlust, organisches Psychosyndrom 281

Os
–, coccygis (Steißbein), Wirbelsäule 35, 37
–, coxae (Hüftbein), Beckengürtel 47
–, cuboideum (Würfelbein), Fußwurzelknochen 51
–, cuneiforme (Keilbein), Fußwurzelknochen 51
–, ethmoidale (Siebbein), Gesichtsschädel 59
–, frontale (Stirnbein), Hirnschädel 55, 58
–, hyoideum (Zungenbein), Kieferknochen 61
–, ilium (Darmbein), Hüftbein 47
–, ischii (Sitzbein), Hüftbein 49
–, lacrimale (Tränenbein), Gesichtsschädel 59 f.
–, nasale (Nasenbein), Gesichtsschädel 59 f.
–, naviculare (Kahnbein), Fußwurzelknochen 51
–, occipitale (Hinterhauptbein), Hirnschädel 56
–, palatinum (Gaumenbein), Kieferknochen 61
–, parietale (Scheitelbein), Hirnschädel 55, 59
–, pneumaticum (lufthaltiger Knochen) 55
–, pubis (Schambein), Hüftbein 49
–, sacrum (Kreuzbein), Wirbelsäule 35, 37, 47
–, sphenoidale (Keilbein), Hirnschädel 56
–, temporale (Schläfenbein), Hirnschädel 56
–, zygomaticum (Jochbein), Kieferknochen 61
Osteoblasten (Knochenbildungszellen) 16
Osteochondrose 69
Osteoklasten (Knochenabbauzellen) 16
Osteomyelitis 64
Osteoporose 64 f.
Osteosarkom 65
Osteotomie 1
Osteozyten (Knochenzellen) 16
Otitis media (Mittelohrentzündung) 298, 324
Ovarium (Eierstock) 229 ff.
Ovulation 231 f., 234
Oxytocin 216, 258, 265

P

Pacini-Körperchen 301
Palliative Bestrahlung 65
Palmarerythem 208
Palmarflexion, Handgelenk 47
Panaritium (Umlauf), Nagel 310
Panarteriitis nodosa, nekrotisierende Gefäßentzündungen 317

Paneth-Körnerzellen 183
Pankreas (Bauchspeicheldrüse) 204 f.
Pankreas-Amylase (Alpha-Amylase) 185, 204
Pankreasinsuffizienz 211
Pankreaskarzinom 211
Pankreas-Lipase 204
Pankreassaft 204
Pankreatitis (Bauchspeicheldrüsenentzündung) 210 f.
–, akute 211
–, chronische 211
Pankreozymin-Cholezystokinin (P-Ch) 181, 184, 204
Pantothensäure 168
Papilla (s.a. Papille)
–, duodeni major (Papilla Vateri) 182, 203 f.
–, nervi optici 289
–, Vateri s. Papilla duodeni major
Papillarmuskeln, Herz 105
Papille 175, 300 (s.a. Papilla)
Papillom 163
Papula (Knötchen), Hautblüten 304
Parästhesie 168
Paralyse 101
–, Darm 198
Paraparese, spastische 275
Parasitosen 322
Parasympathikus 107, 263, 270, 288
Parathormon 221
Parathymie, Schizophrenie 278
Parese 101
Parodontitis 189 f.
Parodontose 189 f.
Paronychie (Nagelgeschwür) 310
Parotis (Ohrspeicheldrüse) 176
Parotitis 191 f.
–, acuta 191
–, epidemica 191, 227, 326 f.
Partus (Geburt) 246 ff.
Patella (Kniescheibe) 49, 54
Patellarsehnenreflex 270
Pathologie 1
Paukenhöhle, Mittelohr 62, 294
Paukentreppe, Innenohr 296
Pearl-Index 254
Pectus (Brust) 3
Pellagra, Nikotinsäureamidmangel 168
Pelvis (Becken) 3
–, renalis (Nierenbecken) 157
Penis 158, 225
Pepsin 180, 185
Pepsinogen 185
Perforation 197
–, Dickdarmtumor 198
–, Magengeschwür 193
Perikard (Herzbeutel) 105
Perilymphe, Innenohr 295
Perineum (Damm) 3

Periodenstörungen 240
Periost (Knochenhaut) 16, 31
Periportales Bindegewebe 200
Peristaltik, glatte Muskulatur 75
Peritonealdialyse 162
Peritonitis (Bauchfellentzündung) 193, 199
–, umschriebene 197
Perkussion 109
Persönlichkeitsstörungen, neurotische 284
Pertussis (Keuchhusten) 326
–, Schutzimpfung 331
Pes anserinus (Gänsefuß) 93
Pessare, Geburtenregelung 252
Pest 307
Petechien, hämorrhagische Diathese 131
Peyersche Plaques 136, 184
Pfeilnaht, Hirnschädel 56
Pflugscharbein, Gesichtsschädel 59 f.
Pfortader 113, 181, 184, 200
Pfortader-Kreislauf 114
Phagozytose 125, 133
Phalangen, Finger 44, 52
Pharyngitis (Rachenschleimhautentzündung) 148
Pharynx (Rachen) 143, 177 f.
Phimose (Vorhautverengung) 227
Phlebitis (Venenentzündung) 121
Phlebothrombose 121
Phlegmone 26, 197, 305
Phobie 284
Physiologie 1
Pia mater (weiche Hirnhaut) 267
Pille, hormonale Kontrazeption 253
Pille danach 254
Pilze 321
Pilzerkrankungen 306
Plantaraponeurose, Fußmuskulatur 99
Plantarflexion, Fußgelenk 54
Plaques, Peyersche 136, 184
Plasmazellen 127 f.
Plasmozytom (multiples Myelom) 311
Platte, durchlöcherte, Siebbein 58 f.
Plattenepithel 9
Plattenepithelkarzinom 191, 308
Plattfuß 71
Platysma (Halshautmuskel) 77
Plazenta 241, 243
Plazentainsuffizienz 243
Plegie (Paralyse, Lähmung) 101
Pleura (Brustfell) 105, 145
–, pulmonalis (Lungenfell) 145
Pleuraerguß 149
Pleuritis (Rippenfellentzündung) 149
Plicae semilunares, Dickdarm 186
Pneumonie (Lungenentzündung) 149, 324
Pneumothorax 151 f.
–, offener 151

Pocken 328
Pockenvirus 328
Podagra, Großzehengrundgelenk 213
Poliomyelitis epidemica (Kinderlähmung) 100, 327
–, Schutzimpfung 331
Pollakisurie, Harnblasenentzündung 161
Polyarthritis 119
–, chronische 63 f., 100, 317 ff.
Polycythaemia rubra vera 129
Polydipsie, Insulinmangel 212
Polyglobulie 129
Polymyositis 102, 316
Polyneuropathie 100, 271
Polyp 135, 139
Polypeptid 164
Polysaccharide 165
Polyurie, Insulinmangel 212
Pons (Brücke), Hirnstamm 265
Portio vaginalis 233
Portiokappe, Geburtenregelung 252
Posttransfusionshepatitis 206
Präkanzerose, Mastopathie 259
Präkoma, akute organische Psychosen 282
Praeputium (Vorhaut), Penis 225
Präservativ 251
Prellung 72
Presbyakusis (Altersschwerhörigkeit) 299
Presbyopie (Alterssichtigkeit) 293
Preßwehen, Geburt 247
PRH (prolactin releasing hormone) 217
Primärfollikel, Eierstock 230
Primärharn 154 f.
Primärkomplex, Lungentuberkulose 150
Progesteron 231, 244, 258
Projektion, Abwehrmechanismus 283
Prolaktin 217, 248, 258
Prolaktinhemmer 259
Prolaps (Vorfall)
–, weibliche Geschlechtsorgane 237 f.
–, Zwischenwirbelscheibe 36, 69
Promotorium, Wirbelsäule 37
Pronation
–, Ellenbogengelenk 46
–, Fußgelenk 54
Prostata 158, 225
Prostataadenom 227 f.
Prostatahypertrophie 227
Prostatakarzinom 228
Proteine 164
Proteinurie 159
Protozoen 322 f.
Pseudozyste 272
Psoriasis (Schuppenflechte) 308
–, arthropathica 308
Psoriatische Erythrodermie 308

Psychosen
–, affektive 279 f.
–, endogene 278 ff.
–, organische 282
– –, akute 281
–, schizoaffektive 280
Psychosyndrom, organisches 281
Ptyalin 176, 185
Pubertätsmagersucht 170
Pulmo (Lunge) 144 ff.
Pulmonalklappe, Herz 106
Pupille 286 f.
Purkinje-Fasern 108
Purpura, thrombozytopenische 130
Pustula (Eiterbläschen), Hautblüten 304
Pyelitis (Nierenbeckenentzündung) 159
Pyelonephritis 159 f., 162
–, chronische 160
Pylorus (Magenpförtner) 179, 181
Pyosalpinx, Eileiterentzündung 256
Pyramidenkreuzung, Hirnstamm 265

Q

Quaddel, Hautblüten 304
Querschnittslähmung 66
Quetschung 72

R

Rabenschnabelfortsatz, Schultergürtel 41
Rachen 143, 177 f.
Rachenmandel 135, 143
Rachenring, lymphatischer 135
Rachitis 70, 166
Radialabduktion, Handgelenk 47
Radius (Speiche) 43
Radiusfraktur, distale 67
Raucherbronchitis 149
Raum, Douglasscher 235
Reaktion, hysterische, psychiatrische Erkrankungen 284
Reanimation, Herzinfarkt 117
Rechtsherzinsuffizienz 118
Rectum (Mastdarm), Dickdarm 186 f.
Refertilisation, Geburtenregelung 254
Reflexbogen 269 f.
Reflexe 270
Reflexzentrum, hypothalamisches 270
Reflux
–, Harn 157
–, Magensaft 192
Regelkreis, hormonaler 221
Regenbogenhaut, Auge 286 ff.
Rehabilitation, Herzinfarkt 117
Reizbildungsstörungen 119

Stichwortverzeichnis

Reizmagen 277
Rektoskopie 198
Rektozele, Mastdarm 238
Releasing-Hormone 216, 221, 265
Remission, Krankheitsverlauf 24
Remittierendes Fieber 26
Ren (Niere) 153 ff.
Renin 155 f.
Reposition, Knochenbruch 67
Resektion, transurethrale,
  Prostataadenom 228
Respiration (Atmung) 147
Retikulozyten 124
Retikulum, endoplasmatisches 5
Retikulumzellen 133
Retina (Netzhaut), Auge 286, 288 f.
Retinopathie 213
Retroflexio, Gebärmutter 234
Retroversion
–, Hüftgelenk 53
–, Schultergelenk 46
Rezeptoren, postsynaptische
  Membran 19
Rhagaden 306
Rhesus-System, Blutgruppen 125
Rheumafaktor 317
Rheumatische Erkrankungen 63
–, Formenkreis 318
Rhinitis (Schnupfen) 148
–, allergica (Heuschnupfen) 148
Rhodopsin (Sehpurpur) 290
Ribonucleic acid (RNA) 320
Rickettsien, Infektionserreger
  320
Riechregion 142
Riechzellen 142
Ringknorpel 143
Rippen 39 f.
Rippenfell 145
Rippenfellentzündung 149
Rippenserienfraktur 66
RNA (ribonucleic acid) 320
Röhrenknochen 31
Röteln 324 f.
–, Schutzimpfung 332 f.
Rötelnembryopathie 324, 332
Rötelnvirus 324
Rubeola (Röteln) 324 f.
Rückenmark 3, 262, 269 f.
Rückenmarksnerven 269
Rückenmuskel, breiter 78
Rückenmuskulatur
–, oberflächliche 78
–, tiefe 78
Rumpf 1
Rundrücken, jugendlicher 68

S

Saccharase 185
Sacculus, Gleichgewichtsapparat
  295, 297
Säure-Basen-Gleichgewicht, Niere
  154

Salmonella
–, enteritidis 328
–, typhi 329
Salmonellosen (Gastroenteritiden)
  328 f.
Salze 185
Salzsäure, Magensaft 180
Salz-Wasser-Haushalt, Niere 154
Samen s. Sperma
Samenbläschen 225
Samenerguß (Ejakulation) 225
Samenleiter 222, 224 f.
Samenstrang 222, 225
Samenzellbildung 223 f.
Samenzellen, männliche 222, 224
Sammellinse, Auge 287
Sammelrohr, Niere 156
Sarkom 29
Sattelgelenk 34
Scabies (Krätze) 307
Scapula (Schulterblatt) 40 f.
Scarlatina (Scharlach) 325 f.
Schädel 3, 54 ff.
Schädelbasis 56
Schädellage, Geburt 247
Schalleitungsapparat 62, 295
Schallempfindungsschwerhörigkeit
  299
Schambein, Hüftbein 49
Schamberg 236
Schamfugenknorpel 16
Schamlippen
–, große 236
–, kleine 236
Scharlach 325 f.
Scharniergelenk 34
Scheckhaut 319
Scheide (Vagina) 235 f.
Scheidendiaphragma 252
Scheidenentzündung 237
Scheidengewölbe 233
Scheitelbein, Hirnschädel 55, 59
Scheitellappen, Großhirn 264
Schenkelhals, Oberschenkel-
  knochen 49
Schenkelhalsfraktur 65, 67
Schielen 292
Schienbein, Unterschenkelknochen
  50
Schienbeinmuskel, vorderer 95
Schilddrüse 218 ff.
Schildknorpel 143
Schizophrenie 278
Schläfenbein, Hirnschädel 55 f.
Schläfenlappen, Großhirn 264
Schlagadern (Arterien) 109
Schlaganfall 27, 122, 271
Schleimbeutel
–, Gelenk 34
–, Muskel 74
Schleimbeutelentzündung 103
Schleimhaut 11
Schlemmscher Kanal 287
Schließmuskel
–, äußerer 158, 188

–, innerer 158, 188
Schluckakt 143, 177 f.
Schlüsselbein 41
Schmeckstoffe 175
Schmerzsinn 302
Schmierinfektion 160
Schnecke, Innenohr 295
Schneckenfenster 294, 296
Schnupfen 148
Schock 66, 122, 193 f., 307, 312
–, hypoglykämischer 213
Schocksymptome 116
Schrumpfniere 160, 162
Schulterblatt, Schultergürtel 40 f.
Schultergelenk 46
Schultergelenkluxation 70
Schultergürtel 40 f.
Schulterhöhe, Schulterblatt 41
Schultermuskulatur 83 f.
Schuppe, Hautblüten 305
Schuppenflechte 308
Schuppennaht, Hirnschädel 56
Schwanenhalsdeformität,
  chronische Polyarthritis 318
Schwangerschaft 233, 235, 241 ff.
–, ektope 250
Schwangerschaftsabbruch
  (Abtreibung) 251
Schwangerschaftsdauer 241
Schwangerschaftsgelbkörper 235
Schwangerschaftstest 244
Schwangerschaftszeichen
–, sichere 242
–, unsichere 242
Schwannsche Zellen 20
Schwarz-weiß-Sehen 289
Schweißdrüsen 302 f.
Schwerhörigkeit 298
Schwertfortsatz, Brustbein 40
Sclera (Lederhaut), Augapfel 286
Scrotum (Hodensack) 222
Seborrhoe, Akne 310
Sectio caesarea (Kaiserschnitt) 248
Segelklappe, Herz 105
Sehbahn 264
–, zentrale 290
Seheindruck 290
Sehfarbstoffe 290
Sehhügel (Thalamus), Zwischen-
  hirn 264
Sehne 73
Sehnenscheide, Muskeln 74, 86
Sehnenscheidenentzündung 103
Sehnerv 269, 285, 289 f.
Sehnervenkanal 56
Sehnervenkreuzung 290
Sehpurpur 290
Sehschärfe 288
Sehzentrum, primäres, Großhirn 264
Seitenstrang (Rachenwand) 135
Sekretin 181, 184, 202, 204
Sekundärfollikel, Eierstock 230
Sekundärharn 155 f.
Sella turcica (Türkensattel),
  Hirnschädel 56

Semilunarklappe s. Pulmonalklappe
Senkung, weibliche Geschlechtsorgane 237 f.
Senkwehen, Schwangerschaft 247
Sepsis 26, 139, 298
Septum nasi (Nasenscheidewand) 142
Sequester (abgestorbene Knochenbruchstücke) 64
Seröse Entzündung 25
Serothorax 152
Sertoli-Zellen 222
Serum 123
Serumkrankheit 312
Sesambeine, Mittelfußknochen 52
Sialolithiasis 27
Siebbein, Gesichtsschädel 59
Siebbeinzellen 59
–, hintere 143
–, vordere 143
Sigmoid (S-förmige Grimmdarmschlinge), Dickdarm 186 f.
Sigmoidoskopie 198
Simultanprophylaxe, Immunisierung 330
Sinus 267
–, ethmoidales (Siebbeinhöhlen) 143
–, frontalis (Stirnhöhle) 142
–, maxillaris (Oberkieferhöhle) 61, 142
–, sphenoidalis (Keilbeinhöhle) 143
Sinusitis (Nasennebenhöhlenentzündung) 148
Sinusknoten, Herz 107
Sinusoide, Leber 201 f.
Sitzbein, Hüftbein 49
Sitzbeinhöcker 49
Skelettmuskel 73
Skelettmuskulatur 19
Skelettsystem 35 ff.
Sklerodermie 316 f.
Sklerose, multiple 275 f., 313, 319
Skoliose 68
Skorbut 168
SLE (systemischer Lupus erythematodes) 315
Smegma, Geschlechtsorgane 225
Somatotropin 217
Somnolenz, akute organische Psychosen 282
Sonographie 210
Soorpilzerkrankung 306
Soor-Stomatitis 190, 306
Soor-Vaginitis 306
Sopor, akute organische Psychosen 282
Spätabort 249
Spätsyndrom, diabetisches 212
Spannungspneumothorax 151
Spasmus, Bronchialäste 150
Spastische Paraparese 275
Speiche 43
Speicheldrüsen 176 f.
Speiseröhre 178 f.
Speiseröhrenentzündung 192

Sperma 225
Spermatizide Substanz, Geburtenregelung 251 f.
Spermatogenese (Samenzellbildung) 223 f.
Spermien (männliche Keimzellen) 222, 224
Sphinkter (Schließmuskel) 157, 187
Sphinkter Oddi 203
Spinalganglion 269
Spinaliom 308
Spirale, Geburtenregelung 252
Spirochäten, Infektionserreger 320
Spitzfuß 71, 102
Splen (Milz) 137 f.
Splenomegalie 137
Spondylarthritis 69
Spondylarthrose 69
Spontanfraktur, Osteoporose 65 f.
Sporen, Bakterien 320
Sprache 144
–, skandierende 275
Sprachstörungen 272
Sprachzentrum, motorisches, Großhirn 264
Spreizfuß 71 f.
Sprungbein, Fußwurzelknochen 51
Sprunggelenk
–, oberes 50 f., 54
–, unteres 52, 54
Spurenelemente 165
Squama (Schuppe), Hautblüten 305
Stäbchen, Netzhaut des Auges 288, 290
Stammganglien, Endhirn 263 f.
Stapes (Steigbügel), Gehörknöchelchen 294
Star
–, grauer (Katarakt) 292
–, grüner (Glaukom) 291
Statolithen, Gleichgewichtsorgan 297
Status epilepticus 275
Stauungsbronchitis 118, 149
Steigbügel, Gehörknöchelchen 62, 294
Steinerkrankungen (Steinleiden) 27, 161 f.
Steißbein, Wirbelsäule 35, 37
Stellknorpel 143
Stenokardie (Herzenge) 115
Sterben 24
Sterilisation 251, 254
Sterilität 192, 227
Sternalpunktion 40
Sternoklavikulargelenk 40
Sternum (Brustbein) 40
Stethoskop 109
STH (somatotropes Hormon) 217
Still-Syndrom 318
Stimmbänder 143
Stirnbein, Hirnschädel 55, 58
Stirnhöhle 58, 142
Stirnlappen, Großhirn 264
Stoffe, fettähnliche 165

Stoffwechsel 164 ff., 168
Stoffwechselerkrankungen 212 ff.
Stoma (künstlicher Darmausgang) 198
Stomatitis 190
–, aphthosa 190
–, ulcerosa (Mundfäule) 190
Stoßwellenlithotripsie 162
Strabismus (Schielen) 292
Streptokokken 139, 325
Streßinkontinenz 238
Struma, euthyreote 219
Stuhl 186
Subarachnoidalraum 267
Subcutis (Unterhaut) 300
Sublimierung, Abwehrmechanismus 283
Substanz
–, graue, Großhirn 263
–, spermatizide, Geburtenregelung 251 f.
–, weiße, Großhirn 263
Subthalamus 264
Sudecksche Dystrophie 102
Sulcus (Furche), Großhirn 263
Supination
–, Ellenbogengelenk 46
–, Fußgelenk 54
–, Oberarm 84
Sympathikotonus, gesteigerter 218
Sympathikus 107, 263, 270, 288
Symptome 24
–, katatone, endogene Psychosen 279
Symptomneurose 283
Synapse, Nervenzelle 19, 73
Synergisten, Muskeln 73
Synovia (Gelenkschmiere) 33, 74
Synovitis 63
Syphilis 227, 255
System, limbisches 264
Systole, Herztätigkeit 106 f.

T

Tachykardie 119
Tachypnoe, Atemstörungen 118, 149
Taenien, Dickdarm 186
Talgdrüsen (Haarbalgdrüsen) 300, 302 f.
Talus (Sprungbein), Fußwurzelknochen 51
Tarsus (Fußwurzelknochen) 51
Taschenklappen, Lymphgefäße 133
Tastkörperchen, Meissnersche 300
Tastsinn 302
Teerstuhl 194
Temperaturregulation 303
Temperatursinn 302
Tendovaginitis (Sehnenscheidenentzündung) 103
Testes (Hoden) 222 ff.
Testosteron 223

Stichwortverzeichnis

Tetanie 221
Tetanus (Wundstarrkrampf) 329
Tetanusbazillus 329
Tetanusimpfung 330
Tetrajodthyronin (T4) 219
Tetralogie, Fallotsche 119
Thalamus 264
Thalassämie 129
Thelarche, weibliche Brust 258
Thorax (Brustkorb) 3, 39 f.
Thrombophlebitis 121
Thrombose 121
Thrombozyten (Blutplättchen) 124, 127
Thrombozytopenie 130
Thrombozytopenische Purpura 130
Thrombozytose 130
Thrombus 120, 127
Thymom 314
Thymus 132, 136
Thymushyperplasie 314
Thyreoiditis (Schilddrüsenentzündung) 312
Thyreoiditis Hashimoto 313
Thyrotropin 217
Thyroxin 219
TIA (transitorische ischämische Attacke) 272
Tibia (Schienbein), Unterschenkelknochen 50
Tinea pedis (Fußpilz) 306
T-Lymphozyten 128, 136
Tod 24 f.
–, klinischer, Kriterien 24
Todeszeichen 25
–, sichere 25
–, unsichere 25
Tokolyse (Wehenhemmung), Schwangerschaft 250
Tonsilla (s.a. Tonsillen)
–, lingualis (Zungenmandel) 176
–, palatina (Gaumenmandel) 143
–, pharyngea (Rachenmandel) 143
Tonsillektomie 139
Tonsillen 132, 135 f. (s.a. Tonsilla)
Tonsillitis 139
Tonus, Muskeln 73
Totalkapazität, Atmung 147
Totenflecken 25
Totenstarre 25
Totgeburt 250
Totimpfstoff 330
Toxine 23
Toxoidimpfstoff 330
Trachea (Luftröhre) 144
Tracheitis (Luftröhrenentzündung) 149
Tränenapparat 285 f.
Tränenbein, Gesichtsschädel 59 f.
Tränennasengang 143, 285
Transitorische ischämische Attacke (TIA) 272
Transmitter 19, 73, 218
Transurethrale Resektion, Prostataadenom 228

Trauma 23
Treponema pallidum, Syphilis 255
Treponemen, Infektionserreger 320
Trichomonaden 237
Trichterbrust 70
Trijodthyronin (T3) 219
Trikuspidalinsuffizienz 119
Trikuspidalklappe, Herz 105
Trikuspidalstenose 119
Tripper 255 f.
Trochanter, Oberschenkelknochen 49
Trochlea (Garnrolle), Oberarmknochen 43
Tröpfcheninfektion 150, 323
Trommelfell 294, 296
Trümmerbruch 67
Truncus (Rumpf) 1
Trypsinogen 185, 204
TSH (thyreoideastimulierendes Hormon) 217
Tuba
–, auditiva (Ohrtrompete) 58, 140, 143, 294
–, uterina (Eileiter) 231 f.
Tubarabort 250
Tubargravidität 250
Tubarruptur 250
Tuber ischiadicum (Sitzbeinhöcker) 49
Tuberkulose 150
–, Schutzimpfung 333
Tuboovarialabszeß 256
Tubulus, Nephron 155 f.
Tüpfelnägel 308
Türkensattel, Hirnschädel 56
Tumor 27 ff.
–, benigner (gutartiger) 28, 65
–, maligner (bösartiger) 28, 65
– –, Dickdarm 197 f.
Tunica
–, conjunctiva (Augenbindehaut) 285
–, mucosa (Schleimhaut) 11
Typhus 329

U

Überempfindlichkeitsreaktion 311 f.
Übergangsepithel 11, 157 f.
Ulcus (Geschwür) 305
–, cruris (Unterschenkelgeschwür) 121
–, duodeni (Zwölffingerdarmgeschwür) 194
–, durum (hartes Geschwür), Syphilis 255
–, ventriculi (Magengeschwür) 193 f.
Ulkuskrankheit 193 f.
Ulna (Elle) 43
Ulnarabduktion, Handgelenk 47
Ulnare Deviation, chronische Polyarthritis 318
Ultraschallbild 242

Ultraschallgerät 210
Unterarmknochen 43 f.
Unterarmmuskulatur 86 ff.
Unterernährung 169
Unterhaut 300
Unterkiefer 60
Unterkieferdrüse 176
Unterkieferknochen 61
Unterschenkelknochen 50 f.
Unterschenkelmuskulatur 95 ff.
Unterzungendrüse 177
Urämie (Harnvergiftung) 162
Ureter (Harnleiter) 157
Ureteritis (Harnleiterentzündung) 161
Urethra (Harnröhre) 158
Urethritis (Harnröhrenentzündung) 160
Urin (Harn) 157
Urobilinogen 157
Ursprung, Skelettmuskel 73
Urtica (Quaddel), Hautblüten 304
Urtikaria (Nesselsucht) 307, 312
Uterus (Gebärmutter) 232 ff.
Uterusruptur 248
Utriculus, Gleichgewichtsapparat 295, 297
Uvea (Gefäßhaut), Augapfel 286

V

Vagina 235 f.
Valva
–, aortae (Aortenklappe) 106
–, mitralis (Mitralklappe) 105 f.
–, tricuspidalis (Dreizipfelklappe) 105
–, trunci pulmonalis (Pulmonalklappe) 106
Variola (Pocken) 328
Varizellen (Windpocken) 325
Varizen (Krampfadern) 121
Vaskulitiden 313
Vasomotorenzentrum, Gehirn 110
Vasopressin 216
Vegetation, adenoide 139 f.
Vegetative Dysregulation 277
Vegetative Dystonie
s. vegetative Dysregulation
Vena
–, cava inferior (untere Hohlvene) 113, 200
–, cava superior (obere Hohlvene) 113
–, centralis retinae (Netzhautvene) 289
–, portae (Pfortader) 113, 181, 200
Venen 105, 110
Venenentzündung 121
Ventriculus (Magen) 179 ff.
Ventrikelsystem 267 f.
Verbrennung 309
Verdauungsorgane 171 ff.
Verdrängung, Abwehrmechanismus 283

Vergiftung 23
Verhaltenstherapie, Pubertäts-
    magersucht 170
Verknöcherung, direkte 17
Verleugnen, Abwehrmechanismus
    283
Verrenkung, Schultergelenk 46, 70
Verschlußikterus 210
Verschlußkrankheit, arterielle 122
Verstauchung, untere Extremität 70
Verstopfung, Stuhl 121
Vertebra prominens (7. Halswirbel)
    37
Verwirrtheitszustand, akute
    organische Psychosen 282
Vesica urinaria (Harnblase) 157
Vesicula (Bläschen) 5, 19
–, Hautblüten 304
Vesicula seminalis
    (Samenbläschen) 225
Vibrationsempfindung, Haut 301
Vieleckbein
–, großes, Handwurzelknochen 44
–, kleines, Handwurzelknochen 44
Villikinin 184
Viren 320
Virulenz, Mikroorganismen 323
Virusgrippe 329
Virushepatitis 208
–, akute 206 f.
Viscera (Eingeweide) 3
Vitalkapazität, Atmung 147
Vitamin 166 ff.
Vitamin A 166
Vitamin B1 167
Vitamin B2 167
Vitamin B6 167
Vitamin B12 167, 180, 314
Vitamin-B-Komplex 167
Vitamin C 168
–, Mangel 168
Vitamin D 165 f., 302
–, Mangelerkrankung (Rachitis) 70
Vitamin E 166
Vitamin H 168
Vitamin K 167
Vitiligo (Scheckhaut) 319
Vitium cordis (Herzklappenfehler)
    119
Volkmannsche Gefäße 16
Volkmannsche Kontraktur 102
Vollremission 130
Vomer (Pflugscharbein),
    Gesichtsschädel 59 f.
Vorfall, weibliche Geschlechts-
    organe 237 f.
Vorhaut, Penis 225
Vorhautverengung 227
Vorhofdrüsen
–, große 236
–, kleine 236
Vorhoffenster, Mittelohr 294 f.
Vorhofkammerknoten, Herz 107
Vorhoftreppe, Innenohr 296
Vormilch, Geburt 248, 258

Vorsteherdrüse (Prostata) 158, 225
Vorwehen, Schwangerschaft 247
Vulva (äußere weibliche
    Geschlechtsorgane) 236

W

Wadenbein, Unterschenkelknochen 50
Wadenmuskel, großer 95
Wärmeregulation, Haut 302
Wahnvorstellungen, endogene
    Psychosen 279 f.
Wanzen 307
Warzenfortsatz, Hirnschädel 56
Wasserkopf 275
Wasserresorption, Dünndarm 185
Wassersackniere 162
Wechseljahre 234 f.
Wehen, Geburt 233, 246
Wehenhemmung, Schwangerschaft
    250
Weißblütigkeit (Leukämie) 130
Weitsichtigkeit 292
Windeldermatitis 306
Windpocken 325
Winkel, epigastrischer, Brustkorb 40
Wirbelloch 37
Wirbelsäule 35 ff.
Wochenbett, Geburt 248
Wochenbettpsychose, affektive
    Psychosen 280
Wochenfluß, Geburt 248
Würfelbein, Fußwurzelknochen 51
Würmer 322 f.
Wunde 309
Wundrose 305
Wundstarrkrampf (Tetanus) 329
Wurmfortsatz, Blinddarm 136, 186 f.
Wurzelkanal, Zahn 172
Wurzelspitzenresektion, Zahn 190

X

X-Bein 71
Xiphoid (Schwertfortsatz), Brust-
    bein 40

Z

Zahn 171 ff.
Zahnextraktion 190
Zahnfach 171
Zahnfleisch 171
Zahnfleischentzündung 190
Zahnformel 173
Zahnhals 171
Zahnpulpa 172
Zahnschmelz 171 f.
Zahnwechsel 173
Zapfen, Netzhaut des Auges 288, 290
Zecken 307
Zehen 52

Zehengrundgelenke 52
Zeitsteuerung, innere, Epiphyse 217
Zeitwahlmethode, Geburten-
    regelung 252 f.
Zelle 4
Zellkern 5
Zellmembran 4
Zellorganellen 4
Zellplasma 4
Zellstoffwechsel 8
Zellteilung
–, direkte (Amitose) 8
–, indirekte (Mitose) 7
–, Reduktionsteilung (Meiose) 8
Zellulose 165
Zentralfurche, Großhirn 264
Zentralkörperchen, Zelle 5
Zentralwindung
–, hintere, Großhirn 264
–, vordere, Großhirn 264
Zerebralparese, infantile 100
Zervixkarzinom 239
Zervixpolyp 239
Ziegenpeter (Parotitis epidemica)
    191, 227, 326 f.
Ziliarkörper, Auge 286 ff.
Zilien, Zylinderepithel 10, 231
Zirbeldrüse (Epiphyse) 217, 264
Zirkumduktion
–, Hüftgelenk 53
–, Schultergelenk 46
Zirkumzision (Beschneidung) 227
ZNS (zentrales Nervensystem) 262
Zotten, Dünndarm 182
Zuckerkrankheit s. Diabetes mellitus
Zunge 174 ff.
Zungenbälge 176
Zungenbein, Kieferknochen 61
Zungenbeinmuskulatur, obere 77
Zungenkarzinom 191
Zungenmandel 135 f., 176
Zwangsneurose 283 f.
Zweizipfelklappe, Herz 105
Zwerchfell 79 f.
Zwischenhirn 264 f.
Zwischenknochenhaut 51
Zwischenknochenmembran 43
Zwischenrippenraum 43
Zwischenscheibe, Gelenk 33
Zwischenwirbelloch 37
Zwischenwirbelscheibe 35, 68
–, Prolaps 36, 69
Zwischenwirt,
    Infektionskrankheiten 323
Zwischenzellen, Leydigsche 223
Zwölffingerdarm 181
Zwölffingerdarmgeschwür 194
Zyanose 119
Zylinderepithel 9, 234
Zystenniere 163
Zystitis (Harnblasenentzündung) 160
Zystozele, Blasenboden 238
Zytologischer Abstrich 239
Zytoplasma 4
Zytostatikabehandlung 152